L'ANNÉE GÉRONTOLOGIQUE

VOLUME 18, 2004

Comité scientifique

Serdi Edition
320, Rue Saint-Honoré, 75001 Paris
Fax : (33) (0)5 61 75 11 28 - E-mail : serdi@serdi-fr.com
Web site : http://www.serdi-fr.com

2004

Serdi Edition, 320, Rue Saint-Honoré, 75001 Paris, France

ISSN 1248-9077
ISBN 2-914377-72-X

L'Année Gérontologique, Volume 18, 2004

Les sommaires de l'Année Gérontologique sont indexés dans : Experta Medica, ISI/IST P&B online database, Pascal, Paris, Current Literature on Aging, Washington, C.P.A. : New Literature on Old Age and Age Info, London; CAB International, Biosis.

SOUSCRIPTEURS

Que soient particulièrement remerciées les entreprises qui, par leur concours, ont permis que cet ouvrage soit imprimé et diffusé

Beaufour-Ipsen Pharma	*p. 4, 30, 370, 383, 392*
Chiesi S.A.	*p. 12, 391*
Eisai/Pfizer	*p. 14, 15*
Janssen - Cilag	*p. 10, 11*
LCA	*p. 390*
Novartis Pharma	*p. 29, 384*
Pierre Fabre Médicament	*p. 24*
Solvay Pharma	*p. 8, 356*
UCB Pharma	*p. 6*

TABLE DES MATIÈRES DU TOME I

EDITORIAUX

I - ARTICLES ORIGINAUX

III - Filieres de Soins

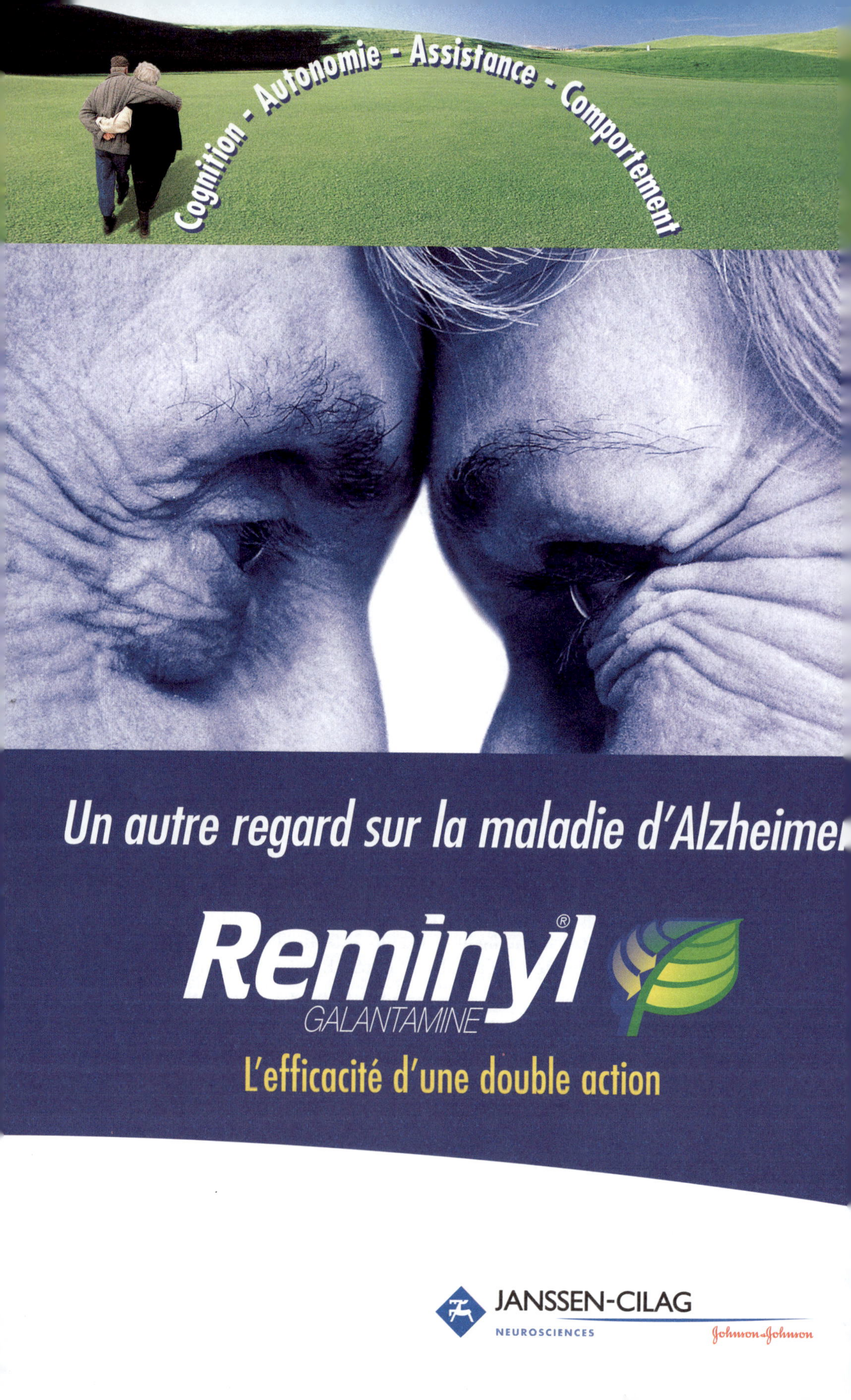
Cognition - Autonomie - Assistance - Comportement
Un autre regard sur la maladie d'Alzheimer
Reminyl®
GALANTAMINE
L'efficacité d'une double action
JANSSEN-CILAG
NEUROSCIENCES
Johnson & Johnson

…NATION, COMPOSITION, FORME PHARMACEUTIQUE : ARICEPT® 5 mg (Chlorhydrate de donepezil : 5,00 mg, soit 4,56 mg de donepezil base), comprimé pelliculé blanc, rond, biconvexe, gravé en …RICEPT™" sur une face et "5" sur l'autre face ; ARICEPT® 10 mg (Chlorhydrate de donepezil : 10,00 mg, soit 9,12 mg de donepezil base), comprimé pelliculé jaune, rond, biconvexe, gravé en …RICEPT™" sur une face et "10" sur l'autre face – **DONNÉES CLINIQUES : Indications thérapeutiques :** Le donepezil est indiqué dans le traitement symptomatique de la maladie d'Alzheimer dans …es légères à modérément sévères. **Posologie et mode d'administration :** *Adulte – Personne âgée* : Traitement instauré à la dose de 5 mg/j (prise unique), par voie orale, le soir, avant le … posologie maintenue pendant au moins 1 mois. En fonction des résultats cliniques observés après 1 mois, dose augmentée à 10 mg/j (prise unique). Posologie quotidienne max. : 10 mg. …*énale* : Pas d'adaptation de la posologie. *Insuff. hépatique légère à modéré* : Possible augmentation de l'exposition au donepezil, adapter l'augmentation posologique en fonction de la …e individuelle. Pas de données en cas d'insuffisance hépatique sévère. *Enfant* : Utilisation non recommandée. **Contre-indications :** Le donepezil est contre-indiqué chez les patients ayant une …nsibilité connue au chlorhydrate de donepezil, aux dérivés de la pipéridine ou à l'un des excipients du produit. Le donepezil est contre-indiqué au cours de la grossesse. **Mises en garde …s et précautions particulières d'emploi :** Le traitement doit être initié et supervisé par un médecin ayant l'expérience du diagnostic et du traitement des patients atteints de la maladie …imer. Le diagnostic sera porté en accord avec les critères en vigueur (par exemple DSM IV, ICD 10). Le traitement par le donepezil ne doit être entrepris qu'en présence d'un proche pouvant … régulièrement de la prise du médicament par le patient. Le traitement d'entretien peut être poursuivi tant que le bénéfice existe pour le patient. En conséquence le bénéfice clinique doit …évalué de façon régulière. L'arrêt du traitement doit être envisagé lorsque l'effet thérapeutique disparait. La réponse individuelle au traitement n'est pas prévisible. L'utilisation de donepezil …s patients au stade sévère de la maladie d'Alzheimer ou souffrant d'autres types de démence ou d'autres formes de troubles de la mémoire (par exemple, déclin cognitif lié à l'âge) n'a pas …diée. *Anesthésie* : Le donepezil, comme tout inhibiteur de la cholinestérase, peut majorer la relaxation musculaire induite par les traitements du type succinylcholine lors d'anesthésies. *Troubles …vasculaires* : En raison de leur activité pharmacologique, les inhibiteurs de la cholinestérase peuvent avoir des effets vagotoniques sur le rythme cardiaque (par exemple, bradycardie). Leur …ce peut être particulièrement élevée chez les patients présentant une maladie du sinus ou d'autres anomalies de la conduction supra-ventriculaire telles qu'un bloc sino-auriculaire ou auriculo-…laire. Il a été rapporté des cas de syncope et de convulsions. Lors de l'examen de ces patients la possibilité de bloc cardiaque ou de pauses sinusales prolongées doit être envisagée. *Troubles …intestinaux* : Les patients présentant un risque particulier d'ulcère, comme par exemple ceux ayant des antécédents de maladie ulcéreuse ou recevant un traitement concomitant par des anti-…matoires non-stéroïdiens (AINS), doivent faire l'objet d'une surveillance symptomatique attentive. Cependant, les études cliniques conduites avec le donepezil n'ont pas montré d'augmentation …cidence des ulcères ou des saignements gastro-intestinaux comparativement au placebo. *Troubles génito-urinaires* : Bien que non observée lors des études conduites avec le donepezil, les …mimétiques peuvent induire une rétention urinaire. *Troubles neurologiques* : Convulsions : les cholinomimétiques sont décrits comme potentiellement responsables de crises convulsives …lisées. Toutefois, les convulsions peuvent aussi être une manifestation de la maladie d'Alzheimer. Les cholinomimétiques peuvent avoir le potentiel d'exacerber ou d'induire des symptômes …yramidaux. *Troubles broncho-pulmonaires* : Du fait de leur activité cholinomimétique, les inhibiteurs de la cholinestérase doivent être prescrits avec précaution chez les malades présentant …técédents d'asthme ou de maladie broncho-pulmonaire obstructive. L'administration concomitante de donepezil et d'autres inhibiteurs de l'acétylcholinestérase, d'agonistes ou d'antagonistes …tème cholinergique est à éviter. *Insuffisance hépatique sévère* : Il n'existe pas de données chez les patients souffrant d'insuffisance hépatique sévère. **Interactions avec d'autres médicaments …res formes d'interaction :** Métabolisme de théophylline, warfarine, cimétidine ou digoxine non modifié par donepezil. Métabolisme du donepezil non modifié par digoxine ou cimétidine. …olisme impliquant le cytochrome P_{450}. Les inhibiteurs du CYP3A4 (itraconazole, érythromycine, kétaconazole) et 2D6 (fluoxétine, quinidine) pourraient inhiber le métabolisme du donepezil. …ntrations moy. en donepezil augmentées de 30 % env. par kétoconazole chez le volontaire sain. Les inducteurs enzymatiques (rifampicine, phénytoïne, carbamazépine, alcool) peuvent diminuer …ncentrations de donepezil, associations médicamenteuses à utiliser avec précaution. Modification possible de l'activité d'autres traitements anticholinergiques, potentialisation possible de …té cholinergique lors de la prise concomitante de produits tels que succinylcholine, autres agents bloquant le système neuro-musculaire, agonistes cholinergiques, de béta-bloquants à action …nduction cardiaque. **Grossesse et allaitement :** Ne pas utiliser. **Effets sur l'aptitude à conduire des véhicules et à utiliser des machines :** Evaluation régulière par le médecin traitant. **Effets …rables :** Les effets indésirables les plus souvent observés ont été : diarrhées, crampes musculaires, fatigue, nausées, vomissements et insomnie. Les effets indésirables qui ont été rapportés …'une fois sont classés ci-dessous par système-organe et par fréquence comme définies ci-après : fréquents (> 1/100, < 1/10), peu fréquents (> 1/1 000, < 1/100) et rares (> 1/10 000, < 1/1 000).

…me-organe	Fréquents	Peu fréquents	Rares
…ions	Rhume		
…bolisme et nutrition	Anorexie		
…iatrie	Hallucinations**, agitation**, agressivité**		
…me nerveux	Syncope* vertiges, insomnie	Convulsions*	Symptômes extra-pyramidaux
…aque		Bradycardie	Bloc sino-auriculaire, bloc auriculo-ventriculaire
…o-intestinal	Diarrhée, vomissements, nausées, troubles abdominaux	Hémorragies gastro-intestinales, ulcère gastrique et duodénal	
…to-biliaire			Atteinte hépatique incluant hépatites***
… et phanères	Rash, prurit		
…culo-squelettique	Crampes musculaires		
…génital	Incontinence urinaire		
…éraux	Céphalée, fatigue, douleurs		
…nen biologique		Légère augmentation des concentrations sériques en créatinine kinase musculaire	
…matisme et empoisonnement	Accident		

…ors de l'examen des patients ayant présenté syncope ou convulsion, la possibilité de bloc cardiaque ou de pause sinusale prolongée doit être envisagée (voir mise en garde). ** Les cas rapportés …allucinations, d'agitation et d'agressivité ont régressé lors de la réduction de la dose ou de l'arrêt du traitement. *** En cas d'hépatite d'étiologie inconnue, l'arrêt d'ARICEPT® doit être envisagé. **…dosage :** Possibilité de crises cholinergiques (nausées sévères, vomissements, salivation, transpiration, bradycardie, hypotension, dépression respiratoire, collapsus et convulsions, faiblesse …sculaire croissante pouvant conduire au décès si les muscles respiratoires sont atteints). Traitement symptomatique par anticholinergiques tertiaires (sulfate d'atropine recommandé à la dose …iale de 1,0 à 2,0 mg IV, à renouveler si nécessaire en fonction de la réponse clinique). Élimination par dialyse (hémodialyse, dialyse péritonéale ou hémofiltration) du donepezil et/ou de ses …tabolites non documentée. – **PROPRIÉTÉS PHARMACOLOGIQUES : Pharmacodynamie :** ANTI-CHOLINESTÉRASIQUE, Code ATC : N06DA02. Inhibiteur spécifique et réversible de l'acétylcholinestérase. **…rmacocinétique :** *Absorption* : C_{max} plasm. : 3,4 h env. après adm. orale. C_{max} et ASC proportionnelles à la dose. $t_{1/2}$: 70 h env. Etat d'équilibre : 3 semaines env. Pas d'influence de l'alimentation. *…tribution* : Liaison aux protéines plasmatiques humaines : 95 % env. Distribution dans les tissus incomplètement documentée. *Métabolisme/Excrétion* : Excrétion urinaire principalement (urines : …% dont 17 % inchangée et métabolites issus de l'action du Cyt P_{450} ; 14,5 % dans les fèces). Sexe, race et tabagisme sans influence clinique significative sur concentrations plasmatiques. Insuffisant …patique léger à modéré : ASC moy. : + 48 % ; C_{max} moy. : + 39 %. **Données de sécurité précliniques :** *cf.* VIDAL – **DONNÉES PHARMACEUTIQUES : Excipients à effet notoire :** Lactose – **Durée, précautions …rticulières de conservation :** 3 ans. Température < 30 °C. **Nature, contenance du récipient :** 28 comp./plaquette (PVC/Alu) – **TITULAIRE DE L'AMM :** Eisai S.A.S., Tour Manhattan – La Défense 2, …6, place de l'Iris, 92095 PARIS LA DÉFENSE – **PRÉSENTATIONS, NUMÉROS D'IDENTIFICATION ADMINISTRATIVE, PRIX, CTJ :** ARICEPT® 5 mg : 344 490-9 ; Prix Pub. : 93,95 € – CTJ : 3,36 € – Remb. Séc. Soc. : …% – Agréé Coll. ; ARICEPT® 10 mg : 344 495-0 : 28 comp. ; Prix Pub. : 93,95 € – CTJ : 3,36 € – Remb. Séc. Soc. : 65 % – Agréé Coll. – Traitement symptomatique des formes légères à modérément …vères de la maladie d'Alzheimer (score > 10 au MMSE et/ou CDR de niv. 1 ou 2) – **DATE D'AUTORISATION/DE RENOUVELLEMENT/MISE À JOUR :** 3 septembre 1997 ; 31 juillet 2002 ; 15 juillet 2003 **…ONDITIONS DE PRESCRIPTION ET DE DÉLIVRANCE :** Liste I – Surveillance particulière nécessaire pendant le traitement. Prescription initiale annuelle réservée aux médecins spécialistes en neurologie, … psychiatrie, aux médecins spécialistes titulaires du diplôme d'études spécialisées complémentaires de gériatrie et aux médecins spécialistes ou qualifiés en médecine générale titulaires de la …pacité de gérontologie. – **Pour une information complète, consulter le dictionnaire VIDAL.**

BILAN DE L'ENSEIGNEMENT UNIVERSITAIRE ET DES ACTIVITÉS DE RECHERCHE DE GÉRIATRIE

C. JEANDEL

Secrétaire Général du Collège des Enseignants-Chercheurs de Gériatrie (CNEG), Au nom des membres du CNEG.

UN ENSEIGNEMENT DE GÉRIATRIE : POUR QUELLES FINALITÉS?

L'enseignement de gériatrie délivré actuellement par les Unités de Formation et de Recherche de Médecine a pour triple finalité :

- d'apporter aux futurs jeunes médecins, quels que soient leur orientation et leur mode d'exercice ultérieurs, les bases théoriques et pratiques nécessaires à la prise en charge des patients âgés dont la proportion devrait augmenter de manière significative dans les années à venir (formation de " niveau 1 ").

Cette formation théorique est actuellement dispensée dans le cadre du Module transdisciplinaire 5 (" vieillissement ") introduit lors de la réforme du deuxième cycle des études médicales en 2001. L'enseignement pratique est dispensé dans le cadre des stages hospitaliers de 2ème cycle (les directives ministérielles de mai 1995 rendant obligatoire le passage dans les services de médecine interne ou gériatrie au même titre que de pédiatrie, gynécologie-obstétrique et chirurgie).

- de délivrer une formation aux médecins devant assurer les fonctions de coordination au sein des Etablissements d'Hébergement pour Personnes Agées Dépendantes (EHPAD) (formation de " niveau 2 ").
- de permettre l'acquisition d'une compétence en gériatrie afin de

pourvoir les postes de Praticiens Hospitaliers dans les services de gériatrie (court séjour, soins de suite et réadaptation gériatrique, soins de longue durée, hospitalisation de jour, unité mobile de gériatrie, Hospitalisation à Domicile)(formation de " niveau 3 "). Cette compétence est actuellement obtenue soit par la validation de la Capacité de Gérontologie, soit par la validation du DESC de gériatrie (du groupe 1).

L'ENSEIGNEMENT DE GÉRIATRIE AU COURS DU PREMIER CYCLE DES ETUDES MÉDICALES

Dans certaines UFR quelques heures d'enseignement dans le cadre du module de Sciences Humaines et Sociales en PCEM 1 visent à introduire une sensibilisation aux aspects démographiques, philosophiques et éthiques se rapportant au vieillissement et sous-tendant les principaux concepts gériatriques.

Un enseignement relatif aux particularités séméiologiques et aux spécificités diagnostiques du malade âgé est délivré par certaines UFR en PCEM 2 ou/et DCEM 1.

L'ENSEIGNEMENT DE GÉRIATRIE AU COURS DU DEUXIEME CYCLE DES ETUDES MÉDICALES

L'enseignement de gériatrie au cours du Deuxième cycle des Etudes médicales a été officiellement introduit en 2001 à l'occasion de la réforme du 2ème cycle sous la forme d'un module transdisciplinaire intitulé " vieillissement " (module 5). Il est dispensé en DECM 2 (30 %), DCEM 3 (47 %) ou DCEM 4 (23 %) et comporte selon les UFR entre 15 et 30 heures d'enseignement théorique. Afin de répondre à la philosophie de la réforme, certains thèmes sont abordés en pluridisciplinarité (ostéoporose, ménopause...). Certains thèmes qui faisaient l'objet d'un enseignement dans certaines facultés avant l'application de la réforme ne sont pas intégrés au contenu de ce module (organisation des soins...).

Par ailleurs, les gériatres universitaires participent à l'enseignement d'autre modules transdisciplinaires (module 4 : handicap, incapacité, dépendance), module 6 (douleur, soins palliatifs, accompagnement), module 11 (de la plainte du patient à la décision médicale).

L'ENSEIGNEMENT DE GÉRIATRIE AU COURS DU TROISIEME CYCLE DES ÉTUDES MÉDICALES

Depuis les années 1980, un enseignement de gériatrie est délivré dans le cadre du troisième cycle aux résidents de Médecine Générale sous la forme de séminaires et/ou d'enseignements dirigés. Cet enseignement, qui n'est pas dispensé dans toutes les UFR, est particulièrement apprécié des étudiants. La qualité de l'enseignement dispensé est tributaire et bénéficie de la collaboration des médecins généralistes enseignants et des gériatres universitaires. Les services de gériatrie accueillent également des résidents en médecine générale et devraient permettre aux futurs internes en médecine générale de compléter leur formation à la gériatrie.

A l'initiative de la Commission Pédagogique Nationale de Médecine Interne (COPENAMI), une révision de la maquette du DES de Médecine Interne devrait prochainement intégrer un enseignement théorique de gériatrie ainsi qu'un stage d'un semestre en service de gériatrie.

Les autres DES ne comportent pas officiellement d'enseignement relatif aux spécificités gériatriques de leur discipline. Un enseignement aux concepts gériatriques commun à l'ensemble de ces DES pourrait être envisagé.

Le Diplôme d'Etudes Spécialisées Complémentaires de Gériatrie ((DESC) a été créé en 1988 à l'intention plus particulièrement des étudiants titulaires des DES de Médecine Interne, cardiologie, neurologie, psychiatrie, médecine physique et réadaptation, rhumatologie, santé publique. L'enseignement théorique comporte 120 heures environ. Il est assuré en partie par chaque responsable de DESC et en partie sous l'égide du Collège National des Enseignants de Gériatrie dans le cadre de séminaires nationaux bi-annuels regroupant entre 30 et 40 étudiants. La formation pratique est assurée au cours de quatre semestres de stages dans des services agréés (dont deux en post-internat).

En 2003, le nombre de titulaires du DESC de gériatrie est d'environ 120 et 35 étudiants sont inscrits au DESC. Le nombre d'étudiants susceptibles d'être formés par le DESC est conditionné par le nombre de postes de Chef de Clinique-Assistants affectés aux services de gériatrie (40 postes d'ACC en 2003).

A la rentrée universitaire 2004-2005, le DESC de gériatrie sera qualifiant (DESC de groupe 2). Les futurs détenteurs de ce DESC devront faire le choix d'un exercice exclusif en gériatrie si ils se destinent à une activité gériatrique. La validation de ce DESC sera conditionnée par la validation de 4 semestres de stages en cours d'internat dans des services agréés (cf liste ci-dessous) dont au moins un en gériatrie et si possible un en médecine interne et par la validation de 2 semestres de stages en post-internat dans des services de gériatrie.

Diplômes d'études spécialisés permettant de postuler au DESC de Gériatrie : Médecine Interne, Cardiologie et maladies vasculaires, Endocrinologie et métabolisme, Gastro-entérologie, Dermatologie et vénérologie, Hématologie, Médecine physique et de réadaptation, Néphrologie, Neurologie, Oncologie, Pneumologie, Psychiatrie, Rhumatologie, Santé publique et médecine sociale, Médecine Générale (à/c de sa mise en place).

CE DESC COMPORTERA UN ENSEIGNEMENT THÉORIQUE DE 150 À 200 HEURES SE RÉPARTISSANT EN ENSEIGNEMENTS GÉNÉRAUX ET SPÉCIFIQUES (CF INFRA)

Enseignements généraux : Evaluation des pratiques de soin - recherche clinique et épidémiologique en gériatrie, éthique du soin et de la recherche clinique en gériatrie, droit et responsabilité médicale en gériatrie.

Enseignements spécifiques :

Biologie du vieillissement (génétique moléculaire et mécanismes moléculaires fondamentaux du vieillissement, vieillissement cellulaire et matriciel, modèles d'études du vieillissement et leurs limites (exemples de modèles expérimentaux, in vivo et in vitro), vieillissement des tissus et organes).

Les grands processus pathologiques survenant chez les personnes âgées et leurs traitements (pathologies neurodégénératives (notamment Alzheimer et maladies apparentées), pathologies cardio-vasculaires, pathologies ostéoarticulaires, troubles métaboliques spécifiques, dénutrition, atteintes sensorielles et locomotrices).

Spécificités liées au grand âge (les pathologies chroniques et la polypathologie, la pathologie en cascade, le concept de fragilité, perte d'autonomie : du concept à l'évaluation et la prise en charge, psychologie du vieillissement - états de régression - désafférentation sensorielle, la fin de vie - soins palliatifs).

Spécificités des prises en charge en gériatrie (maniement des médicaments - Particularité des effets iatrogènes, rééducation – réadaptation, prise en charge psychogériatrique, évaluations gérontologiques).

Santé Publique et vieillissement (le patient âgé et son environnement, organisations des structures gérontologiques, filières et réseaux..., organisation des soins gériatriques à domicile, à l'hôpital, protection juridique de la personne âgée.

Prévoyance et prévention en gérontologie (longévité, vieillissement réussi (prévoyance et prévention primaires), préventions secondaire et tertiaire des handicaps liés au vieillissement).

La Capacité de Gérontologie, créée en 1988, est un diplôme de validité nationale réglementé par des dispositions strictes, communes à l'ensemble des Universités et dont l'accès est réservé aux titulaires d'un diplôme de Docteur en médecine.

Cette formation sur deux années comporte un enseignement théorique d'environ 120 heures répartie en 5 modules (gérontologie fondamentale, pathologies gériatriques, psychogériatrie, pharmacologie et thérapeutique, gérontologie sociale) et un enseignement pratique (80 demi-journées de stages dans des services agréés). La validation de cet enseignement est en outre conditionnée par la rédaction d'un mémoire.

En 2003, le nombre de médecins détenteurs d'une Capacité de Gérontologie est estimé à 4000 tout mode d'exercice confondu (libéral exclusif ou mixte, EHPAD, secteur hospitalier). Le nombre de médecins actuellement inscrits dans le cycle d'enseignement de la capacité de gérontologie et en cours de formation est d'environ 400.

LES DIPLOMES D'UNIVERSITÉ

Les enseignants gériatres coordonnent ou participent en outre à plusieurs DU ou DIU (cardio-gériatrie, néphro-gériatrie, prise en charge pluri-professionnelle de la maladie d'Alzheimer, soins palliatifs...)

La réforme de la tarification des Etablissements d'Hébergement pour Personnes Agées Dépendantes (EHPAD) (décret du 26 avril 1999) s'est accompagnée de la création de la fonction de Médecin Coordonnateur d'EHPAD. Le nombre conséquent de postes à pourvoir à cette fonction (environ 6000) ne pouvant être satisfait par les seuls médecins capacitaires en gérontologie, un Diplôme d'Université de médecin coordonnateur a été créé et est actuellement délivré par 15 UFR provinciales et à Paris. Le nombre de candidats à ce diplôme demeure cependant faible (166), la plupart des médecins désireux d'exercer ces fonctions étant inscrit dans le cycle de la Capacité de Gérontologie. Ces DU ou DIU comportent un enseignement théorique d'environ 70 heures réparties en 5 séminaires de deux jours et une formation pratique (3 semaines de stages) dans des services de gériatrie ou structures gérontologiques s'inscrivant si possible dans leur réseau de proximité.

Ces DU organisés en vue de répondre à une situation d'urgence, ne sont, a priori, pas prévus pour être reconduits au-delà de 2 ou 3 ans, la voie d'accès normale à ces fonctions étant a priori la Capacité de Gérontologie ou le DESC de gériatrie.

Il convient par ailleurs de mentionner l'existence d'un cycle de formation médicale continue de gériatrie organisé par MGForm dans le cadre de la FMC indemnisée (séminaires de 48 heures). 1200 médecins généralistes environ suivent actuellement ce cycle de formation. Un Arrêté relatif aux conditions de validation requises pour l'accès aux fonctions de médecin coordonnateur (enseignement théorique, stages pratiques, mémoire) est actuellement en cours d'élaboration.

Il convient également de mentionner la participation des gériatres universitaires à la conception de Master Professionnels dans le cadre de la réforme L.M.D en cours.

LA FORMATION MÉDICALE CONTINUE (FMC) EN GÉRIATRIE

L'implication des gériatres dans la FMC des médecins généralistes

Parallèlement aux formations des DU (cf supra), les membres du Collège National de Enseignants de Gériatrie (CNEG) interviennent dans la FMC des médecins généralistes dans le cadre :

- de la formation conventionnelle : cette dernière comporte depuis plusieurs années des thèmes gériatriques auxquels les gériatres sont invités à participer en tant qu'experts. Le souhait des gériatres enseignants est d'y être plus impliqués au stade de l'élaboration des dossiers en réponse aux appels d'offres.
- des enseignements post-universitaires organisés pat les UFR de médecine dans le cadre de leur département de FMC.
- de séances de formation continue organisées par les associations de FMC des médecins généralistes auxquelles les gériatres sont sollicités en tant qu'intervenant-formateur.
- de réunions de formation annuelles ou bi-annuelles organisées dans certaines régions et dont certaines sont co-organisées par les associations de FMC des médecins généralistes et des gériatres (rencontres de médecine générale et de gériatrie du Languedoc Roussillon ...)

La Formation Médicale Continue des Gériatres

Une commission " formation continue " a été tout spécialement créée au sein du Collège National des Professionnels de Gériatrie, instance représentative du Collège National des Enseignants de Gériatrie (CNEG), de la Société Française de Gériatrie et Gérontologie (SFGG) et du Syndicat National de Gérontologie Clinique (SNGC). Cette commission a pour but d'instruire une réflexion sur la FMC des gériatres.

Actuellement cette FMC est assurée au cours de réunions ou congrès et séminaires divers tels que :

- Les réunions de formation des Sociétés Régionales de Gériatrie (filiales de la SFGG) qui sont organisées 2 à 3 fois par an.
- Les congrès organisés par la SFGG (1 à 2 congrès annuels)
- Les séminaires de formation (séminaires professionnels) des détenteurs

du DESC de gériatrie (un séminaire annuel)
- Le cycle de FMC destiné aux médecins gériatres Praticiens-Hospitaliers mis en œuvre à compter de 2003 (deux réunions annuelles)

LES CHARGES D'ENSEIGNEMENT ASSURÉES PAR LES HOSPITALO-UNIVERSITAIRES DE GÉRIATRIE

Les PU-PH exerçant leurs fonctions en gériatrie sont actuellement au nombre de 38. Ils interviennent dans de nombreux enseignements et tout particulièrement en deuxième et troisième cycle des Etudes médicales. Une enquête récente auprès des membres du Collège National des Enseignants-Chercheurs de gériatrie révèle une grande disparité du nombre d'heures d'enseignement délivré dans chaque UFR par les hospitalo-universitaires de rang A et de rang B affectés en gériatrie (de 200 à 400 heures environ). Cette variance est directement corrélée au nombre de PU-PH et d'ACC affectés en gériatrie dans chaque UFR.

Les activités de recherche exercées par les équipes gériatriques universitaires.

Equipes gériatriques universitaires affiliées à une unité de recherche labellisée : 19 des PU-PH de gériatrie sont affiliés à une unité de recherche labellisée (INSERM : 11, CNRS : 2, laboratoire universitaire : 6) et 20 membres de leurs équipes sont rattachés à une telle unité (INSERM : 9, laboratoire universitaire : 11).

Certains PU-PH de gériatrie participent à l'enseignement de DEA (DEA de biologie du vieillissement délivré par l'Université Paris VI en particulier) et assurent l'encadrement de DEA et de Thèses de troisième cycle. Cet encadrement est le plus souvent assuré au sein des équipes de recherche labellisées auxquelles les gériatres universitaires sont affiliés.

Les équipes gériatriques universitaires sont impliquées dans la coordination de 11 PHRC nationaux et de 9 PHRC régionaux ou y participent en tant qu'investigateur (PHRC nationaux : 30 ; PHRC régionaux : 6).

La production scientifique des équipes gériatriques universitaires sur les 5 dernières années s'établit à 417 publications en langue anglaise dans des revues internationales indexées au Medline (341 articles originaux et 76 lettres) et à 230 publications en langue française indexées au Medline (163 articles originaux et 67 lettres).

COMMENT ANTICIPER LES BESOINS FUTURS EN MÉDECINS QUALIFIÉS EN GÉRIATRIE ?

L'offre de formations médicales doit s'adapter aux besoins actuels et futurs en médecins exerçant au sein des services et établissements ayant pour vocation la prise en charge des patients âgés.

Elle doit donc en particulier satisfaire les besoins actuels et futurs en :

- médecins exerçant les fonctions de coordonnateur au sein des EHPAD et en
- Praticiens Hospitaliers des services de Gériatrie (gériatrie aiguë, hôpital de jour, SSR, SLD, Unité mobile).

La qualification aux fonctions de médecin coordonnateur d'EHPAD est actuellement obtenue par la validation d'un cycle de formation médicale continue, d'un Diplôme d'Université (DU délivré actuellement par 15 UFR), de la Capacité de Gérontologie ou encore du DESC de gériatrie.

Les besoins pressentis sont estimés à environ 6000 médecins pour environ 10000 établissements des secteurs publics, privés et associatifs représentants près de 680000 lits et places).

Il semble donc souhaitable de pérenniser la Capacité de Gérontologie afin de pourvoir les postes de médecins coordonnateurs devant être créés au sein des EHPAD ou qui seront libérés par les départs à la retraite. Par ailleurs, la Capacité de Gérontologie, qui ne délivre qu'une compétence en gérontologie, doit demeurer accessible aux médecins généralistes ou spécialistes qui ne sont pas issus de la réforme de l'internat (qui sera appliquée en 2004) et qui ne peuvent donc prétendre à une inscription au DESC de gériatrie.

Par ailleurs, le statut de médecin coordonnateur d'EHPAD doit évoluer afin de permettre à ce dernier d'exercer pleinement les différentes missions énoncées dans le décret du 26 avril 1999.

La qualification aux fonctions de Praticiens Hospitaliers en Gériatrie est actuellement obtenue après concours national accessible aux médecins détenteurs d'une Capacité de Gérontologie ou d'un DESC de Gériatrie.

Les besoins actuels sont estimés à environ 150 à 200 postes mis au concours chaque année. Ils vont sans doute augmenter dans les futures années (création de services, départ à la retraite).

La création d'un DESC de type 2 qualifiant en Gériatrie et l'ouverture d'une filière de spécialité en Médecine Générale inscrite dans la réforme de l'internat en 2004 limiteront à terme l'accès aux fonctions de PH aux seuls détenteurs du DESC de Gériatrie. Les premiers médecins qualifiés en Gériatrie devraient être nommés dès 2006 (pour les internes actuels inscrits en DESC en 2004). Leur nombre devrait être plus significatif à compter de 2009 (pour les internes de médecine générale entrant dans la filière en 2004). Afin de pourvoir aux besoins de postes de PH renouvelés ou créés au cours de cette période, le concours de PH devra vraisemblablement être maintenu accessible aux médecins capacitaires jusqu'à ce que le nombre de titulaires du DESC soit en adéquation avec ces besoins.

LE RÔLE DE L'INTERNATIONAL ASSOCIATION OF GERONTOLOGY EUROPEAN -REGION (IAG – ER)

R. MOULIAS

Président de l'IAG-ER, FNG 49 rue Mirabeau 75016 Paris

Durant ces dernières années , la Gérontologie et la Gériatrie ont fait d'immenses progrès dans de nombreux pays européens . Le bureau sortant de l'IAG –ER , Les Pr Passeri, Grillen-Llera et Lye ont joué un rôle actif dans ces progrès par leur volonté obstinée de développer tous les aspects de nos disciplines . Les présidents des sections les Pr Ribera-Casado (S. Clinique) , Loewenstein (S. Sociale) et Knokke (S. Biologique) ont aussi été des acteurs importants de ces progrès .

Le rôle de l'IAG-ER ne se limite pas à organiser des Congrès . L'IAG a surtout à promouvoir le progrès de l'ensemble des différentes sciences de la Gérontologie et de la Gériatrie, à promouvoir une meilleure Qualité de Vie des vieilles personnes, même handicapées et la qualité de leurs Soins et Aides .

Durant trop longtemps la Société et les Sciences ont laissé de côté le Vieillissement, la Vieillesse et le Handicap lié aux maladies chroniques de l'age. La vieillesse a besoin d'un nouveau regard.: la Longévité pour tous , presque partout dans le monde sera le principal événement de notre nouveau siècle. L'Europe -avec ou avant l'Amérique du Nord- sera la première région du monde où devenir vieux sera le futur de plus de 9 citoyens sur 10. Aussi l'Europe doit devenir un modèle dans sa façon de faire face à ce phénomène heureux. L'IAG-ER , avec la participation de l'ensemble des Sociétés de Gérontologie et de Gériatrie Européennes doit jouer un rôle de leader dans cette évolution .

Nous ne devons pas oublier que ces nouveaux aspects de la vieillesse sont les conséquences de deux succès essentiels.

Le premier succès est la Longévité . Le vieux fond culturel, toujours enseigné aux enfants européens est faux. La grand -mère n'est plus une vieille dame handicapée, aux cheveux gris sourde, vêtue de noir, à la mémoire défaillante, et à la vision basse, sans ressources propres, et qui attend une mort proche avec sérénité. Aujourd'hui la grand-mère d'un enfant est plus âgée que celle d'hier, et a cependant encore une longue espérance de vie. C'est une belle dame, active, habillée selon la dernière mode , disposant de ses propres ressources. Les grand-mères modernes ont besoin d'un autre regard que celui de l'assistance. Ce sont elles qui aident leurs enfants et petits enfants. La vieillesse a été reportée à la grande vieillesse mais les stéréotypes demeurent. C'est un préjudice pour toutes les vieilles personnes et un facteur d'âgisme largement entretenu par les médias.

Les nouveaux vieux n'ont pas besoin d'assistance mais de la reconnaissance de leur citoyenneté avec ses Droits et ses Devoirs. Ils ont besoin d'un meilleur accès aux activités de leur choix, en fonction de leurs capacités et de leurs souhaits, comme professionnels aussi bien que comme bénévoles . Ils ont besoin d'un accès à tous les aspects de la prévention: économiques, sociaux, psychologiques, médicaux. Ils ont besoin et ils désirent jouer un rôle actif et responsable dans la Société. Ils ont besoin d'en finir avec toutes les formes de discrimination liées à l'âge quelles soient législatives, réglementaires, ou culturelles, ainsi que cela a été décidé par les conférences mondiales de Madrid (2002) et européenne de Berlin (2002) et signé par tous les gouvernements européens . Les nouveaux vieux ne tolèreront plus toute forme persistante d'âgisme qu'elle provienne des traditions de la loi ou des médias.

Ce sera un des rôles de l'IAG-ER de combattre pour ces buts en coopération avec toutes les sociétés nationales de gérontologie et avec les associations de vieilles personnes.

Le second succès est le fait qu'aujourd'hui les personnes – de tous âges – peuvent vivre avec une maladie handicapante. Aussi prés de nous qu'il y a vingt ans , un enfant ayant une mucoviscidose ne pouvait vivre que 2 ans , maintenant 15 à 30 ans , un malade atteint du SIDA vivait 6 à 24 mois , maintenant de 10 ans à beaucoup plus . Un vieillard atteint de la Maladie d'Alzheimer vivait deux à trois ans, aujourd'hui de 7 à 15 ans avec un record à 25 ans. Plus nous guérissons d'événements pathologiques aigus, plus de personnes seront concernées , plus tard par la maladie chronique. Des preuves incontestables sont disponibles aujourd'hui qui démontrent que l'âge par lui même n'est pas une cause directe de handicap ou d'incapacité. Le handicap est toujours la conséquence d'une maladie chronique invalidante. Ces maladies sont plus fréquentes chez le sujet âgé.

Ce fait donne l'espoir de prévention efficace et d'un grand allégement de la charge sociale et médicale de la "dépendance", un fardeau si lourd pour les plus vieux , leur famille et la Société. Cette diminution des incapacités "liées à l'age" est déjà effective pour les handicaps moteurs et sensoriels, malgré le fort vieillissement de la population âgée..

Assurons un soin efficace pour le malade chronique quelque soit son age sera un défi à la fois pour le Système de Santé et pour le Système Social durant ce nouveau siècle. Le défi ne viendra non pas tant des raisons financières (bien soigner évite les surcoûts de la non qualité) que des résistances à la création de nouvelles compétences, du poids des routines, de l'ignorance, du refus de la modernité et du progrès. Le but de la Qualité de Vie pour le malade chronique atteint de maladie handicapante – et notamment par handicap mental – exige une étroite coopération médico-sociale. Chaque discipline doit faire évoluer ses pratiques.

Nous avons à accélérer le changement du regard de la Société sur les handicaps du vieillard et d'abord sur la démence. Il n'y a pas de "personne âgée dépendante". Il n'y a que des personnes malades handicapées -et par ailleurs âgées. Ce sont d'abord des personnes malades – comme les autres personnes malades avec leurs Droits , avec leurs Devoirs. Ce sera une lourde tâche pour tous les gérontologues et gériatres, pour les sociétés nationales de gérontologie et Gériatrie et pour l'IAG-ER, de faire prendre conscience à la Société de ces réalités nouvelles.

L'IAG a été créé pour promouvoir la Recherche, l'Education et la Formation Pratique dans toutes les différentes Sciences Gérontologiques : comme la Médecine Gériatrique- mais aussi les Sciences du Soin; comme la Sociologie- mais aussi les compétences des Professions de l'Aide à Domicile; comme la Géro-Psychologie- mais aussi l'Ethique du Soin et de l'Aide ; comme la Biologie du Vieillissement- mais aussi la Biologie de la Vieillesse; comme la technologie et la biotechnologie du handicap ; comme la Démographie , l'Anthropologie et les si importantes Sciences Economiques et Politiques du Vieillissement et de la Vieillesse . Ces deux dernières Sciences , toutes nouvelles méritent une croissance particulièrement rapide pour répondre aux interrogations de la Société sur le Vieillissement et la Longévité , pour démontrer au pouvoirs Politique et Administratif que les Sciences Gérontologiques ont des propositions réalistes à faire.

Accélérer les avancées des Sciences Gérontologiques est une nécessité absolue et urgente pour la Société humaine. L'IAG-ER a le devoir d'aider à la promotion de chacune des disciplines de ces sciences . Cette croissance sera plus forte si toutes les disciplines se connaissent entre elles et travaillent ensemble . Nos disciplines ne sont pas indépendantes les unes des autres . La Gérontologie est une science multi disciplinaire . Mais nous avons besoin de davantage de connections que la multi disciplinarité . Nous ne pouvons nous contenter de travailler à côté. Nous devons travailler ensemble sur les différents aspects du même sujet : la Vieillesse .

La Gérontologie doit bâtir un socle de savoir commun à toutes ses disciplines. La force de la Gérontologie serait extraordinaire si toutes nos disciplines étaient capables de parler d'une même voix pour défendre la Qualité de Vie , la Citoyenneté et l'Accès à des Soins compétents pour les vieux citoyens qu'ils soient "en forme" ou "fragiles", "fit" ou "frail" .

Chaque métier de la gérontologie et de la Gériatrie a besoin d'être informé sur les progrès dans les autres domaines de la Gérontologie que le sien et sur la situation dans les autres pays européens : une autre tâche pour l'IAG-ER .

Ce savoir et ces compétences dont nous Gérontologues disposons, ont à être diffusés en dehors de la Gérontologie , au sein de nos disciplines d'origine, des autres sciences, dans le grand public, et auprès des décideurs : une tâche pour chaque société nationale de gérontologie .

Pour s'atteler à ces travaux , le Bureau de l'IAG-ER a besoin de l'aide et de l'implication de toutes les sociétés de gérontologie et de gériatrie et de tous leurs membres .

Nous avons tant à faire ensemble durant ces quatre années.

40 ANS DE POLITIQUE GÉRONTOLOGIQUE EN FRANCE : LA PLACE DU SOUTIEN FAMILIAL

A. GRAND, S. ANDRIEU

Département d'Epidémiologie, Economie de la Santé et Santé Communautaire, Faculté de Médecine, 37 allées Jules Guesde, 31073 Toulousecedex

Résumé : *La prise en compte de l'aide informelle dans la mise en place des politiques de soutien aux personnes âgées dépendantes s'est faite progressivement. Après avoir tablé sur le tout-professionnel, les pouvoirs publics ont identifié le rôle essentiel joué par les familles dans la prise en charge de la dépendance. Des recherches sur l'aide informelle ont montré dans les années 80 la vivacité des solidarités intergénérationnelles. Deux dispositifs législatif et fiscal existaient toutefois qui témoignaient de la préoccupation séculaire du pouvoir central en France concernant les solidarités familiales. Elles sont en effet inscrites, contrairement à la tradition anglo-saxonne, dans les tables de la loi (le Code Civil) et font l'objet de multiples mesures d'encouragement. Les mesures qui se sont ajoutées depuis ont été organisées principalement dans le cadre de l'Allocation Personnalisée d'Autonomie.*

Mots clés : *PSD, APA, solidarités familiales, aide informelle, risque dépendance, politique familiale, politique gérontologique.*

INTRODUCTION

Depuis 1962, date de la production du rapport Laroque, une politique spécifique à la prise en charge des personnes âgées a été instaurée en France. Elle s'est développée par étapes, tenant compte des évolutions démographiques, économiques et sociétales. Parmi ces évolutions, celle de la famille s'est avérée particulièrement structurante. On a pu en effet assister dans la période à ce que les sociologues ont appelé un processus de "désinstitutionnalisation" de la famille. Ce processus a été marqué surtout par la remise en cause des liens familiaux "subis" ("institutionnalisés") au profit des liens familiaux "choisis". Cela s'est traduit par une diminution importante de la cohabitation intergénérationnelle (au profit de la famille nucléaire) et par une plus grande fragilité de la cellule familiale (divorcialité croissante) et des phénomènes de séparation / recomposition de plus en plus fréquents. Cette substitution de relations familiales choisies et assumées au détriment des liens familiaux "obligatoires" n'est pas sans conséquences sur la prise en charge des personnes âgées (Clément et al, 2001). Alors que celle-ci apparaissait, dans la famille traditionnelle, comme "naturelle" et "allant de soi", elle résulte actuellement d'un processus complexe de mobilisation familiale faisant l'objet de multiples négociations (Grand et al, 1999).

Il apparaît donc essentiel de bien comprendre en quoi la politique gérontologique interagit avec ces évolutions familiales. La famille apparaît en effet comme le pilier du soutien au domicile des personnes âgées dépendantes. Elle fournit 80 % de l'aide, telle que mesurée dans les enquêtes en population. L'objet de ce travail est de décrire les étapes du développement de la politique gérontologique en France, en étudiant plus spécifiquement la prise en compte du soutien familial.

LES ANNÉES 60 ET 70 : PLANIFICATION CENTRALISÉE ET DÉVELOPPEMENT DES SERVICES PROFESSIONNELS

C'est la poursuite de l'État providence installé en France dans l'immédiat après-guerre (Ordonnances de 1945 instaurant la Sécurité Sociale). L'État joue un rôle central dans la reconstruction et la modernisation du pays. C'est la période du baby-boom et d'une croissance économique continue permettant le financement sans heurts des budgets sociaux.

L'image dominante de la famille est celle de la nucléarisation et de l'abandon des parents âgés par leur descendance. L'État se propose de se substituer aux solidarités familiales présumées défaillantes en affirmant comme priorité la professionnalisation du soutien au domicile : c'est le rapport Laroque (1962) qui marque le véritable lancement de la politique gérontologique en France.

Auparavant, jusqu'en 1960, il n'y avait pas de politique spécifique destinée aux personnes âgées. Seule existait une politique d'assistance aux pauvres, dont beaucoup étaient des personnes âgées. Des associations caritatives proposaient alors des aides ménagères financées par l'Aide Sociale et les Caisses d'Assurance Maladie.

C'est le constat de la précarisation d'une fraction importante de la population âgée (véritable laissée pour compte de la croissance économique) qui a déterminé la mise en place d'une commission chargée de réfléchir aux problèmes de la vieillesse et de sa prise en charge ; il s'agit de la Commission Laroque (Commission d'études des problèmes de la vieillesse) qui marque donc la charnière entre la prise en compte de la vieillesse dans le cadre plus large de "l'aide aux pauvres" et sa prise en compte en tant qu'objet propre de réflexion et d'instauration de politiques spécifiques.

Le contexte était alors marqué par :

- la protection d'un nombre croissant de personnes âgées par les systèmes de retraites,
- une représentation de la vieillesse passant "du repos bien mérité" au "3ème âge actif, autonome et participant",
- une affirmation de la responsabilité collective face au problème de la dépendance, justifiée (a posteriori ?) par la nucléarisation de la famille et sous-tendant un parti pris de professionnalisation de l'aide. Les familles et réseaux spontanés de solidarité n'apparaissent pas dans la réflexion.

En 1962, le rapport LAROQUE affirme comme priorité le maintien au domicile. Il est suivi de la mise en place de mesures de soutien, intégrées dans des programmes impulsés par l'Etat central. Cette planification centralisée "à la française" est mise en œuvre dans les années 60 et 70 sous la forme de plans quinquennaux :

. 1970-1974 : Programme finalisé du VIème Plan, marqué par le développement de clubs, de foyers-restaurants et de services d'aides ménagères.

. 1975 : une loi, portant sur les personnes handicapées, institue l'Allocation Compensatrice Tierce Personne (ACTP) ; une autre loi réorganise les établissements médico-sociaux en distinguant maisons de retraite et longs séjours.

. 1975-1979 : Plan d'action prioritaire du VIIème plan centré sur la participation sociale des retraités et l'amélioration de l'habitat : multiplication des clubs, des services d'aides ménagères, des actions d'information, etc. Les services de soins à domicile sont en revanche peu développés. Ils ne seront inscrits dans la loi qu'en 1978, en raison notamment de l'opposition des infirmiers libéraux, relayée par les Caisses d'Assurance Maladie.

LES ANNÉES 80 : DÉCENTRALISATION ET REDÉCOUVERTE DES SOLIDARITÉS FAMILIALES

Les années 70 marquent la fin du baby boom, le vieillissement graduel de la population et les premières difficultés budgétaires avec le ralentissement de la croissance économique (chocs pétroliers). Au cours des années 80, un changement politique important lié à l'accession au pouvoir de la gauche (élection de François Mitterrand à la présidence de la République en mai 1981) relance provisoirement (jusqu'en 1983) la politique sociale dans un contexte économique très défavorable.

Ainsi, en 1981 est créée, pour la première fois, une structure ministérielle spécifique aux personnes âgées. Cette même année, un cadre réglementaire est donné aux services de soins infirmiers à domicile pour personnes âgées (les SSIDPA) ; ce qui va se traduire par leur expansion rapide.

En 1982, le rapport " Vieillir demain ", issu de la préparation du VIIIème Plan, mentionne pour la première fois l'aide informelle, considérée comme complémentaire de l'aide professionnelle.

L'échec de la politique de relance économique du gouvernement socialiste se traduit par le creusement du déficit de la sécurité sociale.

Dès lors, à partir de 1983, la préoccupation dominante devient celle de l'équilibre des budgets sociaux ; ce qui peut expliquer en partie la redécouverte suivi d'une reconnaissance par l'Etat de l'apport (effectif et potentiel) des familles dans la prise en charge des personnes âgées.

A la même période est promulguée la Loi de décentralisation qui amorce un transfert massif des responsabilités de l'Etat central aux collectivités territoriales. Cela concerne plus particulièrement l'Aide Sociale (et notamment l'Aide Sociale aux personnes âgées) qui passe désormais sous la responsabilité des Conseils Généraux (Assemblées élues départementales). L'Aide Sociale aux personnes âgées comporte trois grandes formes de soutien : hébergement, aide ménagère et soutien financier au handicap (Allocation Compensatrice Tierce Personne) (Baudier-Laurin C et al., 2003).

Dans le domaine des soins à domicile, un coup de frein est donné au développement des SSIDPA par nécessité de maîtrise des dépenses de l'Assurance Maladie.

En 1986, le changement de majorité se traduit par l'affirmation de la priorité accordée à la création d'emplois (montée du chômage oblige). Sont alors créées les associations intermédiaires et les entreprises d'insertion dont bon nombre ont pour objet le soutien à domicile des personnes âgées et qui bénéficient d'exonérations de charges. Ces exonérations amènent les services déjà existants à dénoncer la concurrence déloyale et à mettre en doute le professionnalisme de structures ayant pour vocation première la réinsertion des chômeurs (manque évident de qualification).

De plus, afin de faciliter l'embauche directe d'aides à domicile (femmes de ménage surtout), une exonération des cotisations sociales patronales est accordée aux personnes âgées de 70 ans et plus. Cela a suscité l'apparition (souvent à partir des services d'aide ménagère existants) de services mandataires, fournissant des femmes de ménage aux personnes âgées ne pouvant pas ou ne souhaitant pas bénéficier (pour des raisons de revenus le plus souvent) de l'aide ménagère subventionnée par l'aide sociale ou une caisse de retraite.

En 1989, est promulguée la Loi sur l'hébergement des personnes âgées en famille d'accueil à titre onéreux. Un bilan à 10 ans de cette loi (Aliaga C et al., 1999) a montré le faible succès (variable toutefois selon les régions) de cette forme de prise en charge : en 1997, 9000 familles accueillaient 12000 personnes âgées ou handicapées. Cela montre très clairement la réticence des familles à recourir à ce qui pourrait apparaître comme une "famille de substitution", mettant ainsi en exergue les carences de la "famille naturelle".

LES ANNÉES 90 : DIVERSIFICATION DE L'OFFRE ET ÉMERGENCE DE L'AIDE AUX AIDANTS

La décennie 1990 a été marquée par la poursuite de l'incitation à la diversification de l'offre de services, toujours dans la perspective de création d'emplois (les "emplois de proximité").

La Loi du 31/12/91 a ainsi créé les Associations de services aux personnes. La Loi du 29/01/96 a ouvert le soutien à domicile à la concurrence des Associations intermédiaires et des entreprises d'insertion ainsi que du secteur marchand. Elle a également encouragé l'emploi de gré à gré par l'extension du chèque-service, mis en place en 1993 et destiné à faciliter les formalités d'embauche du personnel à domicile. Les risques de dégradation de la qualité des prestations, liés à cette ouverture, ont été palliés par la mise en place de procédures d'agrément des services destinés aux personnes âgées de 70 ans et plus.

Le 1er janvier 1997, après 2 ans d'expérimentation de la Prestation Expérimentale Dépendance (PED), a été mise en place la Prestation Spécifique Dépendance (PSD), qui introduisait une différenciation dans la politique de soutien financier au handicap entre les handicapés adultes, qui relèvaient toujours de l'Allocation Compensatrice Tierce Personne (ACTP), et les personnes âgée handicapées qui relèvaient de la PSD (dans l'attente du vote d'une loi devant instituer la prestation autonomie).

La P.S.D était attribuée sous conditions de ressources, par les départements, aux personnes âgées de plus de 60 ans, résidant à domicile ou en établissement et dont le niveau de dépendance, évaluée grâce à la grille AGGIR, se situait du GIR 1 au GIR 3 (sur une échelle allant de 1 à 6 du plus dépendant au moins dépendant).

La P.S.D. était une prestation en nature, à domicile. Elle devait être utilisée pour financer un ou des salariés ou un service d'aide à domicile agréé (une partie de la prestation, plafonnée par décret, peut toutefois être employée pour d'autres dépenses) ; pour les personnes vivant en établissement, le montant de la P.S.D. était directement versé à l'institution. La PSD permettait la rémunération de parents. Son attribution n'était pas subordonnée à la mise en œuvre de l'obligation alimentaire. Cependant, pour les successions supérieures à 45.800 Euros, le département ou l'état pouvait engager un recours sur succession pour recouvrir le montant de la P.S.D. versée.

La PSD a été très critiquée, en raison d'abord du fait qu'il s'agissait d'une prestation d'assistance et non d'assurance (comme le préconisent les associations de retraités (le 5ème risque de la Sécurité Sociale) et comme cela a été fait dans d'autres pays : Allemagne par exemple). Le recours sur succession s'avèrait également très dissuasif. La PSD a eu peu de succès, dans les 5 ans de son application (1997-2001), puisque seulement 143.000 personnes âgées en bénéficiaient au 30 septembre 2001.

LES ANNÉES 2000 : VERS LE 5EME RISQUE DE LA SÉCURITÉ SOCIALE ET UNE INTÉGRATION AIDE INFORMELLE, AIDE PROFESSIONNELLE

L'Allocation Personnalisée d'Autonomie, instaurée le 1er janvier 2002, a été conçue afin de répondre aux critiques formulées vis-à-vis de la PSD. Elle a pour objectif de contribuer à financer : au domicile le plan d'aide, tel que défini par une équipe médico-sociale ; en établissement le tarif dépendance, tel que fixé dans le cadre de la convention tripartite (Kerjosse R, 2003).

Elle est universelle et son montant est calculé en fonction du niveau de dépendance, mesuré grâce à la grille AGGIR. Sur les six niveaux existant, seuls les quatre plus lourds (Groupes Iso-Ressources 1 à 4) sont éligibles. Le montant maximal du plan d'aide était au 01.01.03 de 1106,77 Euros pour le GIR 1 ; 948,66 Euros pour le GIR 2 ; 711,5 Euros pour le GIR 3 ; 474,33 Euros pour le GIR 4. Une participation (ticket modérateur allant de 0 à 90 %) est demandée au bénéficiaire en fonction de ses revenus. Il n'y a ni obligation alimentaire ni récupération sur succession. Un parent, à l'exception du conjoint, peut être rémunéré. En établissement, l'APA aide ses bénéficiaires à acquitter le tarif dépendance : les modalités de son calcul et la participation demandée sont donc différentes de l'APA domicile.

L'APA est un succès puisque, au 30 juin 2003, 723.000 personnes âgées en ont bénéficié, dont la moitié vit à domicile (54 %) et l'autre moitié en

EHPAD (46 %). Cela correspond à 158 bénéficiaires pour 1000 habitants de 75 ans ou plus. Le montant mensuel moyen du plan d'aide à domicile est de 478 Euros (avec une participation de 6,5 % de la personne âgée). Le montant mensuel moyen du tarif dépendance en établissement est de 346 Euros (avec une participation de 32 % de la personne âgée).

Un Fonds de Financement de l'APA a été constitué et un Conseil de Surveillance a été installé en 2003, afin de veiller à sa bonne utilisation. Les bilans font état d'une dépense oscillant entre 3,5 et 3,7 milliards d'Euros en 2003.

Les difficultés prévisionnelles de financement ont amené à modifier les modalités de calcul de l'APA, au 1er avril 2003, afin de générer une économie de 400 millions d'Euros. La réflexion concernant sa gestion par la sécurité sociale (le 5ème risque) a été réactivée à l'occasion de la crise liée à la canicule d'août 2003.

Le Plan Vieillesse et Solidarité, annoncé par le gouvernement en novembre 2003, établit ce 5ème risque de la sécurité sociale en confiant la gestion de l'APA à une Caisse Nationale de Solidarité pour l'Autonomie (CNSA). Cette mesure confirme l'autonomie comme un véritable droit devant relever désormais de l'assurance et non plus de l'assistance. Elle fait de nouveau disparaître les clivages entre la lutte contre la dépendance chez l'adulte handicapé et la lutte contre la dépendance chez la personne âgée. Il ne devrait en effet plus y avoir de critères d'âge dans l'affectation de la prestation. Le surcoût engendré sera en partie financé par la suppression d'un jour chômé (le lundi de Pentecôte pour les fonctionnaires) ; ce qui devrait permettre l'augmentation de 0,3 % des cotisations patronales (9 milliards d'euros attendus). La CNSA bénéficiera également du produit de la Cotisation Sociale Généralisée (CSG) représentant, à ce jour, la contribution de l'état au financement de l'APA. Les modalités exactes d'organisation de ce 5ème risque en sont pas encore précisées ; il s'agira "d'un dispositif national à gestion décentralisée".

Pour lutter contre la fragmentation du dispositif, une politique d'encouragement à la coordination gérontologique a été mise en place depuis 2000. L'Etat finance ainsi, par l'intermédiaire de ses administrations déconcentrées (DRASS et DDASS), des Centres Locaux d'Information et de Coordination (CLIC) qui peuvent être de 3 niveaux selon leur structuration (objectif 2003 : 320 CLIC).

Concernant les soins, après des négociations difficiles avec les syndicats d'infirmiers libéraux marquées par le retrait du projet de Plan de Soins Infirmiers (PSI), la Démarche de Soins Infirmiers (DSI) est entrée en vigueur au 1er juillet 2002. Cette DSI, qui fait l'objet d'une rémunération spécifique (15€ pour la 1ère, 10€ pour les suivantes) devrait permettre de rationaliser la prise en charge infirmière, en coordination avec le médecin traitant. La prise en compte de l'environnement familial et social est préconisée. Ainsi le secteur infirmier libéral est-il associé à un type de prise en charge coordonnée qui était à ce jour l'apanage des Services de Soins Infirmiers à Domicile pour Personnes Agées (SSIDPA).

CONCLUSION

La prise en compte de l'aide informelle dans la mise en place des politiques de soutien aux personnes âgées dépendantes s'est faite progressivement.

Après avoir tablé sur le tout-professionnel, les pouvoirs publics ont identifié le rôle essentiel joué par les familles dans la prise en charge de la dépendance. Cette identification apparaît pour la première fois dans le rapport "Vieillir demain" en 1982. Elle a été suivie de recherches sur l'aide informelle qui ont montré la vivacité des solidarités inter-générationnelles. Les Associations Familiales, très puissantes en France, ont fortement contribué à cette prise de conscience. Ce n'est toutefois que dans les débats autour de la PSD (1997) puis de l'APA (2002) que ces solidarités ont été pleinement prises en considération. L'APA, en permettant la rémunération des aidants familiaux, instaure un véritable continuum de prise en charge de l'informel au formel (professionnalisation plus ou moins grande de la prise en charge), avec tous les problèmes de coordination que cela génère.

Informel		Formel
----------------------------	----------------------------	---------------------------->
Aidants familiaux non rémunérés	Aidants informels rémunérés (+- noir)	Professionnels : services d'aide ménagère, S.A.D.

Un facteur important a retardé la pleine prise en considération de l'aide informelle : c'est la confusion qui a longtemps prévalu (notamment dans les années 90) entre les objectifs de prise en charge des personnes âgées et les objectifs de création d'emplois. Le gisement potentiel d'emplois que représentaient les fameux "emplois de proximité" (au 1er rang desquels l'aide aux personnes âgées) a occulté le soutien familial au profit du tout-professionnel.

L'existence dans le Code Civil de dispositions incitant fortement à la solidarité inter-générationnelle : l'obligation alimentaire et la transmission de l'héritage, peut également expliquer ce retard. On peut noter, à ce propos, l'inertie des mesures de protection des enfants, considérés jusqu'à peu comme seuls héritiers réservataires au détriment du conjoint dans la législation française. Ce n'est en effet qu'au 1er juillet 2002 que le conjoint a enfin été reconnu comme héritier réservataire au même titre que les enfants du défunt, sanctionnant une évolution des pratiques vers un rééquilibrage de la transmission du patrimoine en direction du conjoint.

De plus, la fiscalité française comporte de nombreuses mesures de déductions fiscales encourageant la prise en charge familiale : déductions des revenus imposables, quotient familial, réductions d'impôts...

Ces deux dispositifs législatif et fiscal témoignent de la préoccupation séculaire du pouvoir central en France concernant les solidarités familiales qui sont inscrites, contrairement à la tradition anglo-saxonne, dans les tables de la loi (le Code Civil) et bénéficient de multiples mesures d'encouragement (Grand et al., 2001). Cela peut expliquer le retard à leur prise en considération spécifique dans l'organisation du soutien aux personnes âgées dépendantes.

RÉFÉRENCES

1. Clément Serge, Lavoie Jean-Pierre, L'interface aide formelle - aide informelle : au confluent de rationalités divergentes, in : Personnes âgées dépendantes en France et au Québec, Paris, Editions INSERM, 97-119, 2001.
2. Grand Alain, Grand-Filaire Arlette, Bocquet Hélène, Clément Serge, Caregiver stress : a failed negotiation. A qualitative study in south-west France, International Journal of Ageing and Human Development, vol. 49, (3), 179-195, 1999.
3. Baudier-Laurin Claire, Chastenet Benoît, Les bénéficiaires de l'aide sociale départementale en 2002, DREES, Etudes et Résultats, n°255, août 2003.
4. Aliaga Christel, Woitrain Emmanuel, L'accueil familial de personnes âgées et d'adultes handicapés, DREES, Etudes et Résultats, n°31, septembre 1999.
5. Kerjosse Roselyne, L'allocation Personnalisée d'Autonomie au 30 juin 2003, DREES, Etudes et Résultats, n°259, septembre 2003.
6. Grand Alain, Twigg Julia, Conceptions légales de l'obligation familiale et de la réciprocité financière en France et en Angleterre, in : Personnes âgées dépendantes en France et au Québec, Paris, Editions INSERM, 173-187, 2001.

I - ARTICLES ORIGINAUX

"L'ÉPREUVE DES 12 MOTS": UN OUTIL PRATIQUE POUR LE DÉPISTAGE DES TROUBLES COGNITIFS MODÉRÉS APRÈS 50 ANS

S. GENTILE[1], J. VENAUD-MASSA[2], C. SEMPREZ, F. DE CHANVILLE[2], C. MOLINES[3], A. MOHR[2], P. BERTHEZENE[4], R. DIDELOT[5], P. GOMEZ[6], R. SAMBUC[1], B.F. MICHEL[7]

1. Laboratoire de Santé Publique EA 3279-Faculté de médecine de Marseille ; 2. Institut Régional d'Information et de Prévention de la Sénescence (IRIPS) Marseille ; 3. Service de Médecine Interne (Pr. HEIM), Hôpital de la Conception - Marseille ; 4. INSERM unité 315 - Marseille ; 5. Centre d'Examens de Santé de la CPAM13 - Marseille ; 6. Centre d'Examens de Santé de la CPAM83 - Toulon ; 7. Service de Neurogériatrie Hôpital Ste Marguerite - Marseille, Correspondance : Dr Bernard François MICHEL, Service de Neurogériatrie Hôpital Sainte-Marguerite 270 boulevard Sainte-Marguerite 13009 Marseille. Tél. : 04 91 75 65 78 - 04 91 74 46 75. Fax : 04 91 74 60 35; E-mail : bmichel@ap-hm.fr

Résumé : *La démence constitue, en terme de taux de prévalence et d'incidence, un problème de santé publique appelé à s'accentuer au regard de l'évolution démographique de la population française. Le dépistage précoce des sujets à risque devrait permettre de retarder l'entrée vers la démence. Le concept de pré démence selon le critère du DSM IV, recouvre une plainte mnésique sans retentissement sur la vie quotidienne, un déficit cognitif isolé aux épreuves de mémoire, essentiellement épisodique verbale, en dehors de tout syndrome démentiel. Objectif : Mettre au point un test de dépistage rapide de l'altération de la mémoire chez les sujets de plus de 50 ans présentant ou non une plainte mnésique. Méthode : Le concept du test est basé sur le rappel immédiat d'une liste de 12 mots dont la passation s'effectue selon un protocole standardisé. Sa validation a été faite sur une population 1632 sujets âgés de plus de 50 ans, en bonne santé apparente, vivant à leur domicile et s'étant présentés dans les centres d'examen de santé de la Sécurité Sociale. Le critère de jugement principal est la Batterie d'Efficience Mnésique de J.L. Signoret. Résultats : sur 1632 patients, près de 5 % sont dépressifs (score de Pichot > 7) et 13,4 % ont des plaintes mnésiques importantes (Echelle de Mac*

Nair). L'analyse de la courbe ROC a permis d'identifier le seuil le plus discriminant à 7 mots. Les valeurs de sensibilité et de spécificité du test sont égales à 76,8% et 75,6 % avec une valeur prédictive positive à 16,3 % et une valeur prédictive négative à 98,1 %. La passation du test étant facile et rapide (10 min.), les médecins généralistes pourront l'utiliser en routine en faisant l'économie d'une batterie complète difficilement utilisable en consultation. Ce questionnaire reste, toutefois, au stade expérimental, est sera évalué dans le cadre d'une étude de cohorte prospective prévue sur 3 ans en région PACA.

Mots clés : *Troubles cognitifs modérés, dépistage, mémoire de rappel.*

INTRODUCTION

La prévalence des déments est actuellement en France de 4,3 %, (500 000 cas), avec une incidence estimée à 15,9 pour 1000, chiffres qui devraient augmenter avec le vieillissement démographique de la population française [1]. Ce constat pose des problèmes de santé publique importants, en raison du nombre insuffisant de structures appropriées à la prise en charge de ce type de patient et de l'impuissance des familles face à ce nouveau fléau.

Des études antérieures ont montré des possibilités de prise en charge précoce des déficits cognitifs pour retarder l'entrée dans la démence, ou ralentir son évolution, en maintenant la qualité de vie [2, 3, 4,11].

Le dépistage précoce des sujets à risque, notamment ceux diagnostiqués "Mild Cognitive Impairment" (MCI) [5], devient une priorité de santé publique et les orientations de la politique de santé française vont dans ce sens [1].

De nombreux articles ont clairement établi que la première atteinte, au stade précoce d'une détérioration organique dégénérative, concerne la mémoire épisodique verbale [6, 7]. La recherche systématique de troubles de la mémoire, chez des sujets de plus de 50 ans en bonne santé apparente révèle 14 % d'anomalies ; la proportion de ces anomalies doublerait (28 %) chez les sujets présentant une plainte de mémoire [8, 9].

Ces données incitent à dépister de façon précoce, à partir de 50 ans [10], les troubles mnésiques chez les sujets en bonne santé apparente, qu'ils présentent ou non une plainte mnésique.

L'intérêt d'un tel dépistage réside dans la possibilité, non seulement de faire bénéficier les sujets d'une prise en charge très précoce et ainsi de ralentir l'entrée dans la démence, mais aussi de rassurer les individus ayant une plainte mnésique et dont les performances aux tests de mémoire sont normales (faible risque de démence) [1, 11].

Il existe un certain nombre d'outils d'investigation standardisés, utilisables uniquement dans le cadre de consultations spécialisées et spécifiques d'une démarche diagnostique. Parmi les tests les plus utilisés citons le Weschler Memory Scale R, WAIS-R, la BEM 84, l'épreuve des 16 mots du Grober et Buschke, la liste des 15 mots de Rey et celle du California Verbal Learning Test [12]. D'autres tests, comme le Memory Impairment Screen (MIS) [13] ou le très récent " Test des cinq mots " [14] sont utilisables en consultation de ville mais uniquement dans le cadre d'une pathologie avancée de type Alzheimer ou autres démences.

A un stade précoce les personnes consultent rarement un service hospitalier spécialisé. La plupart ont recours à un médecin traitant, qui pourrait être l'acteur idéal pour le dépistage précoce des troubles mnésiques. Pour qu'un tel dépistage puisse être opérationnel, il restera toutefois à sensibiliser et à convaincre les médecins traitants, mais surtout à pouvoir leur proposer un outil de dépistage fiable et rapide ainsi qu'une conduite à tenir pour la prise en charge et le suivi des patients déficitaires.

Dans ce contexte, l'objectif de cette étude a été de mettre au point et de valider un test prédictif de l'altération de la mémoire chez des sujets de plus de 50 ans, destiné à être utilisé facilement par le médecin généraliste.

Ce projet a été conduit dans le cadre de l'activité de l' Institut Régional d'Information et de Prévention de la Sénescence (IRIPS) [26] à Marseille en collaboration avec les Centres d'Examens de Santé de l'Assurance Maladie (CES) [27] de Marseille et Toulon.

MÉTHODE DE DÉVELOPPEMENT DU TEST DE DÉPISTAGE

La recherche a été suivie pendant trois ans par un comité scientifique composé, outre l'équipe pluridisciplinaire de l'IRIPS, d'un neurologue, de médecins universitaires de Santé Publique, d'un statisticien appartenant à l'INSERM et des médecins des CES.

Mise au point du test de dépistage

Phase conceptuelle du test

Le test retenu dans ce travail pour dépister précocement les troubles mnésiques explore la mémoire épisodique verbale au moyen d'une épreuve d'apprentissage évaluant le rappel d'une liste de 12 mots. En effet, la mémoire épisodique verbale est la première fonction supérieure atteinte dans un début de démence [6, 7], et son évaluation se fait notamment à l'aide de tests psychométriques faisant appel à des listes de mots.

Le test conçu dans le cadre de cette étude, a été baptisé l'"épreuve des 12 mots ". La liste des 12 mots [28] constituant ce test a été réalisée à l'aide du Brulex [15] puis validée par deux experts linguistes.

Cette épreuve est analogue dans son principe général à un sub-test de la Batterie d'Efficience Mnésique (BEM84) de J.L.Signoret [16].

Mise en place d'un protocole standardisé pour la passation du test

Afin de limiter l'effet examinateur, la réalisation de l'épreuve des 12 mots a été standardisée avec trois essais comportant chacun successivement la lecture de la liste des 12 mots par l'examinateur (sans indiçage et avec un délai de 4 secondes entre chaque mot), puis un rappel libre immédiat par le sujet, limité à 2 minutes.

Le score de chaque essai correspond au nombre de mots correctement rappelés. Le score final correspond à la moyenne des 2 meilleurs scores obtenus au cours des 3 essais, soit un score final maximum de 12. Une formation des médecins examinateurs d'environ une demi-heure s'est avérée suffisante.

Validation externe

Population de l'étude

Cette phase a été réalisée sur une population cible répondant aux critères d'inclusion suivants : sujets âgés de plus de 50 ans, retraités ou préretraités, en bonne santé apparente, vivant à leur domicile, et venant aux centres d'examen de santé pour un bilan de prévention proposé par leur Caisse de Retraite Complémentaire. L'étude s'est déroulée sur 1632 sujets, du mois de mai 1996 au mois de décembre 1999.

Les tests pratiqués

La Batterie d'Efficience Mnésique de J.L.Signoret. La BEM84 a été choisie comme test de référence pour l'étalonnage de l'épreuve des 12 mots. Cette batterie comporte des épreuves visuelles et verbales qui explorent exclusivement les capacités mnésiques : rappels immédiat et différé d'une figure géométrique, d'une liste de 12 mots, d'une histoire et reconnaissance différée de 24 figures sans signification. Sont déclarés " déficitaires " les sujets dont le score global est inférieur au seuil établi en tenant compte de l'âge et du niveau socioculturel [17].

Le Mini Mental State. Le Mini Mental State (MMS) [17] est un outil clinique qui explore les fonctions cognitives. Le score varie de 0 à 30. Chez le sujet âgé, un score < 25 [18] indique l'existence d'un déficit cognitif mais ne préjuge pas de l'étiologie.

L'échelle d'auto-évaluation des difficultés cognitives. L'échelle d'auto-évaluation des difficultés cognitives (EDC) [19], basée sur 39 items, évalue la gêne mnésique ressentie par les sujets dans leur vie quotidienne. Cette cotation permet de déterminer 3 niveaux : pas de gêne, gêne moyenne et gêne intense [20].

L'échelle d'évaluation de la dépression (Pichot). L'échelle de Pichot est un questionnaire bref (13 items) destiné à détecter les sujets dépressifs, en population générale ou parmi les malades présentant une pathologie organique ou psychiatrique [21].

Etude de la fiabilité du test

L'épreuve des 12 mots a été évaluée par le calcul de la sensibilité et de la spécificité ainsi que des valeurs prédictives positive et négative. L'analyse de la sensibilité et de la spécificité est présentée graphiquement au moyen de courbes ROC.

La sensibilité de l'épreuve des 12 mots correspond à la capacité du test à dépister les sujets présentant des troubles mnésiques (déficitaires à la BEM 84, test de référence). La spécificité correspond à la capacité du test à identifier les sujets indemnes de troubles mnésiques.

La valeur prédictive négative (VPN) du test correspond à la probabilité d'être indemne de troubles mnésiques lorsque le score obtenu à l'épreuve des 12 mots est situé au-dessus du seuil défini. La valeur prédictive positive (VPP) correspond à la probabilité de présenter des troubles mnésiques lorsque le score est situé en dessous du seuil [22].

Analyse statistique

Les données ont été analysées à l'aide du logiciel SAS [29]. Le descriptif de la population est exprimé en fréquence et pourcentages pour les variables qualitatives, et moyennes (± écart-type) pour les variables quantitatives. Les comparaisons de pourcentages ont été réalisées avec les tests du Chi2 ou des probabilités exactes de Fisher en cas de faibles effectifs. Les comparaisons de moyennes ont été faites au moyen de tests " t " de Student et d'analyses de variance. Lorsque les conditions d'application n'étaient pas respectées, les tests non paramétriques correspondants ont été utilisés. Pour les corrélations entre scores, le coefficient de corrélation de Spearman a été systématiquement utilisé. La limite de significativité des tests a été fixée à 5 %.

RÉSULTATS

Les données portent sur1632 sujets. Les principaux résultats descriptifs sont résumés dans le tableau 1.

Tableau 1
Caractéristiques socio-démographiques et cliniques

Age	64,3 ans ± 4.6 Age minimum de 50 ans Age maximum de 75 ans
Sexe	Sexe ratio H : F =1).
Niveau d'études	Niveau 1 = 433 (26,5 %) Niveau 2 = 718 (44 %) Niveau 3 = 482 (29,5 %)
MMS <25	78 (4,8 %)
Dépressifs au test de Pichot	129 (5 %)
Déficit au BEM 84	95 (5,8 %)
L'échelle d'auto-évaluation des difficultés cognitives de Mac Nair	Pas de gêne= 563 (34,5 %) Gêne moyenne =851 (52,1 %) Gêne intense= 219 (13,4 %)

Descriptif socio-démographique

L'âge moyen est de 64,3 ans ± 4,6 avec un minimum de 50 ans et un maximum de 75 ans. La répartition hommes/femmes est homogène avec un sexe ratio voisin de 1. Concernant les niveaux d'instruction, les sujets ont été répartis en trois classes correspondant aux nombres d'années de scolarité comptées à partir de l'âge de 6 ans.

Résultat du bilan cognitif

Parmi les patients, 34,5 % ne présentent pas de gêne mnésique, 52,1 % présentent des plaintes modérées et 13,4 % ont des plaintes sévères à l'EDC. On retrouve un score de dépression positif chez 5% des patients (n=129). Seuls 78 patients (4,8 %) ont un score <25 au MMS (MMS Moyen de 28,57 ±1,57). Enfin, 95 patients (5,8 %) sont déficitaires à la BEM 84.

C. Etude de la sensibilité, de la spécificité et des valeurs prédictives

Sur les 1632 sujets, 95 se sont révélés déficitaires à la BEM84. Sur la base de ce test de référence, l'étude de la sensibilité et la spécificité [Tableau 2] permet de sélectionner un seuil pour le score de rappel immédiat.

Tableau 2
Sensibilité, spécificité et valeurs prédictives de l'épreuve des 12 mots par rapport à la BEM 84. Courbe ROC.

	Sensibilité	Spécificité	VPP	VPN
coupure à 5 mots	25,26%	96,16%	28,92%	95,42%
coupure à 5,5 mots	33,68%	94,73%	28,32%	95,85%
coupure à 6 mots	54,74%	88,87%	23,32%	96,95%
coupure à 6,5 mots	58,95%	86,14%	20,82%	97,14%
coupure à 7 mots	76,84%	75,60%	16,29%	98,14%
coupure à 7,5 mots	82,11%	68,97%	14,05%	98,42%
coupure à 8 mots	90,53%	54,39%	10,93%	98,93%
coupure à 8,5 mots	91,58%	46,00%	9,49%	98,88%
coupure à 9 mots	96,84%	31,75%		
coupure à 9,5 mots	100,00%	24,14%		

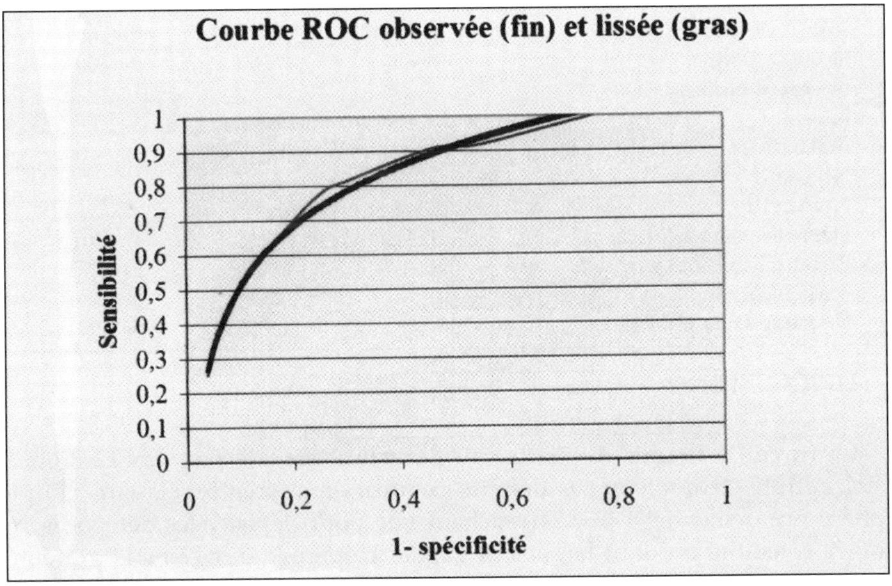

Le seuil de 7 mots (sujet considéré comme déficitaire pour un score ≤ 7) fournit les valeurs de sensibilité et de spécificité les plus homogènes (respectivement 76,8 % et 75,6 %). Il correspond à une valeur prédictive négative de 98,1 % et à une valeur prédictive positive de 16,3 %.

Validité externe

En appliquant le seuil choisi, on constate que les patients déficitaires à l'épreuve des 12 mots (score ≤ 7) sont significativement plus âgés ($65 \pm 5{,}07$ versus $63 \pm 4{,}5$; $p<0.01$), sont majoritairement des hommes et présentent un niveau d'études plus faible. Au niveau psychométrique, les scores au MMS sont significativement plus bas (28 versus 28,8), les plaintes mnésiques plus fréquentes (50,4% versus 46,9) ainsi que les symptômes dépressifs (10,8 % versus 5,6). [tableau 3]

Tableau 3

Etude des résultats en fonction de l'épreuve des 12 mots.

	Epreuve des 12 mots		
	<7 mots (n=448)	**>7 mots (n=1184)**	**P**
Age	65,3± 5,07	63,9 ± 4,53	P<0,001
Sexe Masculin	59,6 %	47,3 %	P<0,003
Niveau d'études			
Niveau I	37,1 %	22,5 %	
p<0,001			
Niveau II	42 %	44,7 %	
Niveau III	21 %	32,7 %	
Dépression (Pichot)	10,8 %	5,6 %	p<0,01
Plaintes Mnésiques	50,4 %	46,9 %	p<0,001
MMS (score moyen)	28	28,8	p<0,001
Déficitaire à la BEM84	16,3 %	1,9 %	p<0,001

DISCUSSION

Ce travail a permis de mettre au point un test " le test des 12 mots " susceptible de dépister les déficits cognitifs modérés révélateurs d'une phase pré démentielle [23, 24], sachant que pour dépister les démences, le MMS constitue un outil largement validé. L'épreuve des 12 mots présente une valeur prédictive positive de 16 % ce qui est une valeur proche de celle rapportée pour le test du MMS pour les déments, estimée à15 % dans l'étude PAQUID [19]. Sa passation est rapide moins de 10 minutes et sa mise en oeuvre extrêmement simple, rendant potentiellement envisageable son utilisation en cabinet libéral.

Toutefois sa faible valeur prédictive, impose que pour le patient déficitaire à ce test, une confirmation du diagnostic et un suivi doivent être systématiquement proposés par le médecin généraliste. Ceci impose, donc, avant de diffuser largement ce type d'outil que la prise en charge des malades en stade de pré démence ait été standardisée et que des filières spécifiques soient bien identifiées.

Le dépistage des patients en phase précoce n'est pas sans poser de problèmes éthiques [1] dans la mesure où la science médicale n'est pas en mesure de proposer actuellement de traitement curatif. Néanmoins, l'état des connaissances actuelles indique un certain nombre de facteurs de risques associés comme notamment l'hypertension artérielle, la sédentarité etc... [1], et ce type de patient " à risque " pourrait grâce à un dépistage bénéficier de mesures préventives pouvant retarder leur entrée dans la démence.

Le dépistage permettrait enfin, de préparer le patient et sa famille et de mieux appréhender les difficultés sociales qui peuvent être consécutives à une entrée en démence.

Le dépistage précoce des déficits cognitifs en population générale nous parait donc primordial en raison des risques d'évolution vers une maladie dégénérative [25]. Ceci est d'autant plus vrai quand le patient exprime une plainte mnésique. La recherche dans ce domaine est d'ailleurs l'une des 14 propositions exposées dans le rapport Girard [1].

Dans le cadre de notre recherche, l'épreuve des 12 mots restera dans sa phase expérimentale, en effet, les qualités de ce test et sa faisabilité doivent être poursuivies, en raison notamment des retombées médico-économiques qu'engendrerait la mise en place d'un tel dépistage chez les personnes de plus de 50 ans. Pour cela, nous envisageons de tester ce nouvel outil dans le cadre d'une étude de cohorte à partir de la population drainée par les Centres d'Examens de Santé de Marseille, Toulon et Nice. Cette étude a été programmée pour les trois prochaines années et vise à évaluer la pertinence de ce test, réajuster éventuellement la population cible, de tester et valider la filière de soins pour le diagnostic et le suivi des patients afin de pouvoir proposer une prise en charge standardisée.

Enfin, nous espérons que d'ici ces trois années des avancées dans le domaine du traitement thérapeutique soient faites, ce qui rendrait plus nécessaire encore ce type de dépistage.

RÉFÉRENCES

1. Girard JF, Canestri A. La maladie d'Alzheimer. Rapport au Ministre de la santé. Ministère de la Santé, Paris, Sept. 2000
2. Derouesné C, Lacomblez L. Diagnostic de la maladie d'Alzheimer à la phase pré démentielle : Possibilité et utilité. Presse Med. 2000; 29 (30):1663-9; Derouesné C, Lacomblez L. Diagnostic de la maladie d'Alzheimer à la phase pré démentielle : Possibilité et utilité. Presse Med. 2000; 29 (30):1663-9
3. Forette F. Maladie d'Alzheimer, l'urgence de la réflexion médico-sociale. La revue parlementaire. 2001:54-5.
4. Bazin N, Fremont P. Démence d'Alzheimer : le diagnostic précoce a-t-il un intérêt ? Presse Med. 2000 ;

29 (15):871-5.
5. Laurent B., Thomas-Antérion C., Incertitudes et limites du MCI : apport de la neuropsychologie. Rev. Neurol 2002 ; 158 :10, 5S11-5S20.
6. Eustache F, Desgrange B. La mémoire à long terme dans la maladie d'Alzheimer. In : Neuropsychologie clinique des démences. F. Eustache et A. Agniel Eds. Solal, Marseille, 1995, 183-97.
7. Laurent B, Thomas-Antérion C, Allegri RF. Mémoires et démences. Rev Neurol 1998 ; 154:33-49.
8. Camus JF, Gelly-Nargeot MC, Michel BF. Attention la mémoire. Solal, Marseille, 2000, 37-47
9. Michel B.F., Dérouesné C, Gely-Nargeot MC. De la plainte mnésique à la maladie d'Alzheimer. Solal, Marseille, 1997, 113-34.
10. Petersen RC. Normal aging, mild cognitive impairment, and early Alzheimer's disease. The Neurologist 1995 ; 1:326-44.
11. Allain H., Bentue-Ferrer D., Belliard S. Le déclin cognitif modéré ou mild cognitive impairment (MCI) : perspectives thérapeutiques. Rev Neurol (Paris) 2002 ; 158 : 10, 5S35-5S40.
12. Lezak M., Neuropsychological Assessment Third Edition- Oxford University Press 1995.
13. Buschke H., Kuslansky G., Katz M., 1999; Screening for dementia with the Memory Impairement Screen. Neurology, 52:231-238.
14. Dubois B., Touchon J., Portet F., Ousset P.J., Vellas B., Michel B. Les 5 mots, épreuve simple et sensible pour le diagnostic de la maladie d'Alzheimer. Presse Med 2002 ; 31 : 1696-9.
15. Content A, Radeau M, Mousty P. BRULEX : une base de données lexicales informatisée pour le français écrit et parlé, L'année Psychologique, 1990:551-556
16. Signoret JL. Batterie d'Efficience Mnésique. Elsevier, Paris, 1991, 102p.
17. Folstein MF., Folstein SE., Mc Hugh PR. Mini Mental State : a practical method for grading the cognitive state of patients for the clinician. J Psychiatr Res 1975 ; 12:189-98.
18. Derouesné C, Poitreneau J, Hugonot L et al. Mini Mental State Examination : un outil pratique pour l'évaluation de l'état cognitif des patients par le clinicien ". Presse Med.1999 ; 28 (21):1141-8.
19. Mac Nair DM, Kahn RJ. Self assessment of cognitive deficits. In : Assessment in geriatric pharmacology T. Crook Ed. New Canaan, 1984,137-43.
20. Israel L, Ohlmann T. Elaboration and standardization of a series of psychometric tests for old people. Gerontology 1976 ; 22 (3):141-56
21. Pichot P. Un questionnaire d'auto-évaluation de la symptomatologie dépressive, le questionnaire QD2 II; forme abrégée QD 2 A. Revue de psychologie appliquée 1984 ; 34(4):323-40.
22. Swets J, Robyn D, Monahan J. Comment rationaliser les décisions. Pour la science. 2000 ; n° 277:52-57.
23. Petersen RC. Normal aging, mild cognitive impairment, and early Alzheimer's disease. The Neurologist 1995 ; 1:326-44.
24. Petersen RC Stevens JC Ganguli M et al. Practice parameter : Early detection of dementia : Mild cognitive impairment (an evidence-based review). Neurology 2001 ; 56:1133-42.
25. Grober E, .Lipton RB, Hall C, Crystal H. Memory impairment on free and cued selective reminding predicts dementia. Neurology 2000;54:827-32.
26. Organisme financé par les caisses de retraite AGIRC et ARRCO, et proposant aux sujets de plus de 50 ans de la région PACA un bilan de santé comportant une consultation médicale, un entretien psychosocial et des tests de mémoire.
27. Etablissement géré par l'Assurance Maladie qui propose aux assurés adultes des bilans de santé périodiques dans le champ de la prévention et de l'éducation pour la santé. Ce bilan comprend une consultation médicale, un bilan dentaire et des examens para-cliniques (biologie, radiographie thoracique, électrocardiogramme, spirométrie, acuités visuelle et auditive, frottis cervico-vaginal.)
28. Lapin, bureau, épaule, fontaine, cerceau, essence, chaussette, armure, échelle, chignon, piano, plafond.
29. SAS Institute Inc., Cary, NC, USA., Système SAS (r) Version 6.12

IMPACT DES TRAITEMENTS ANTICHOLINESTÉRASIQUES SUR LES SYMPTOMES DE LA MALADIE D'ALZHEIMER : ÉTUDE REAL.FR

S. GILLETTE-GUYONNET[1,2], L. BALARDY[1], F. NOURHASHEMI[1,2], P.J. OUSSET, B. VELLAS[1,2] ET LE GROUPE REAL.FR

1. Service de Médecine Interne et Gérontologie Clinique, Pavillon Junod, 170 avenue de Casselardit, 31300 Toulouse ; 2. Unité Inserm 558, 37 allées Jules Guesde, 31000 Toulouse ; Adresse pour correspondance : S. Gillette-Guyonnet, Service de Médecine Interne et Gérontologie Clinique, 170 avenue de Casselardit, 31300 Toulouse (France). Tél : 05.61.77.99.37 ; Email : gillette.s@chu-toulouse.fr ; Grant : Financement du Ministère de la Santé dans le cadre de Programmes Hospitaliers de Recherche Clinique (PHRC 1998 n° 98-47 N , PHRC 2001 n° 18-05) ; Groupe REAL.FR : Investigateur principal : Pr B. Vellas (Toulouse) ; Investigateurs associés : Pr M. Rainfray, Dr S. Richard-Harston (Bordeaux) , Pr A. Franco, Dr P. Couturier (Grenoble), Pr F. Pasquier (Lille), Dr B. Frigard, Dr H. Idiri (Lille), Dr B. Michel (Marseille), Pr Cl. Jeandel (Montpellier), Pr J. Touchon (Montpellier), Pr Ph. Robert (Nice), Dr P. Brocker (Nice), Dr L. Teillet, Dr L. Lechowski (Paris), Pr J. Belmin, Dr S. Pariel-Madjlessi (Paris), Pr M. Verny (Paris), Pr F. Forette, Dr AS. Rigaud (Paris). Pr P. Jouanny, Dr S. Belliard, Dr O. Michel (Rennes), Pr R. Gonthier (Saint Etienne) ; Coordinateurs de l'étude : S. Gillette-Guyonnet, Dr F. Nourhashemi, Dr PJ. Ousset (Toulouse) ; Epidémiologiste : Dr S. Andrieu ; Traitement des données : C. Cantet (Toulouse)

***Résumé** : Objectif : L'objectif principal de cet article est de présenter une description des patients traités par des inhibiteurs de l'AchE, à partir des données de l'étude REAL.FR recueillies à l'inclusion. Les perspectives et les projets d'analyses à partir des données longitudinales, concernant notamment l'impact des inhibiteurs de l'AchE sur l'histoire naturelle de la maladie et le devenir des patients, sont également discutés dans ce travail. Méthodes : Nous avons comparé les données initiales de 645 patients participant à la cohorte REAL. FR (Réseau sur la maladie d'Alzheimer français), en fonction de la prise ou non d'un traitement spécifique de la MA. Les variables analysées comportaient les données socio-démographiques, médicales et les résultats de l'évaluation cognitive et non cognitive des patients en fonction de la prise ou non d'un traitement spécifique de la MA. Résultats : 84% des patients étaient traités par des inhibiteurs de l'AChE à* *l'inclusion dans l'étude. Les patients non traités étaient significativement plus âgés que les patients traités et présentaient plus de troubles du comportement. La présence d'un antécédent cardiaque, d'un facteur de risque cardiovasculaire, d'incapacités à l'échelle IADL et le nombre de pathologies associées (≥ 3) étaient associées de façon significative au fait de ne pas être traité chez les patients. Nous avons également retrouvé une augmentation du risque d'être non traité chez les patients dont l'aidant était un enfant, ainsi que chez ceux qui présentaient un niveau d'éducation bas. Conclusions : Ce travail constitue seulement une première étape dans notre analyse de l'impact de ces traitements sur les symptômes de la maladie. L'analyse des données longitudinales de l'étude REAL.FR devrait nous permettre de répondre à un certain nombre de questions comme en particulier quels sont les facteurs influençant la réponse thérapeutique, quelle est la conséquence de l'arrêt des médicaments, ou encore quel est l'impact des médicaments dans les différentes formes évolutives de la maladie.*

Mots clés : *Maladie d'Alzheimer, inhibiteurs de l'acétylcholinestérase.*

INTRODUCTION

L'existence d'un déficit cholinergique et la démonstration d'une corrélation entre celui-ci et la sévérité du déficit cognitif ont conduit au développement de stratégies thérapeutiques visant à renforcer l'activité cholinergique dans la maladie d'Alzheimer (MA) [1, 2]. Les inhibiteurs de l'acétylcholinestérase (AChE), dont le mode d'action est une prolongation de l'action post-synaptique de l'acétyl choline par inhibition de son hydrolyse, ont à ce jour clairement démontré leur efficacité dans le traitement symptomatique de la maladie [3-10].

Quatre molécules anticholinestérasiques ont été mises sur le marché en France pour le traitement symptomatique de la MA d'intensité légère à modérée ; il s'agit de la tacrine (Cognex*), qui a été la première commercialisée, puis du donepezil (Aricept*), de la rivastigmine (Exelon*) et plus récemment de la galantamine (Réminyl*). En raison de son hépatotoxicité, la tacrine fait l'objet depuis juin 2000 d'un retrait progressif du marché en France. L'efficacité des ces molécules semble globalement comparable [3-9]. La plupart des essais montrent une différence de 3 à 4 points entre le groupe traité et le groupe placebo à l'échelle de l'ADAS-cog évaluant les fonctions cognitives. La réelle significativité clinique de l'efficacité de ces traitements à long terme fait encore l'objet de nombreux travaux. Toutefois les études ouvertes montrent une amélioration sensible du comportement, des capacités fonctionnelles et de la cognition [10].

Les effets indésirables de ces traitements sont surtout d'ordre digestif. Six à 18% des sujets ayant participé aux différents essais ont été contraints d'arrêter le traitement en raison de la survenue d'effets secondaires. Parmi les effets indésirables signalés, les travaux soulignent la possibilité de survenue d'une perte de poids chez les patients traités par les produits actifs [6, 8, 11]. La majorité de ces effets indésirables est dose-dépendante.

L'effet des inhibiteurs de l'AchE sur les symptômes de la maladie est variable [12]. Chez certains patients, ces traitements sont à l'origine d'une réponse cliniquement notable, avec reprise de certaines des activités antérieures et amélioration du statut cognitif ; chez d'autres, la réponse reste incertaine, avec cependant une amélioration de certains troubles du comportement comme l'apathie ; enfin, certains sujets restent non-répondeurs [13]. Aucune étude n'a pour le moment déterminé les facteurs de prédiction d'une éventuelle réponse thérapeutique.

Nous ne disposons par ailleurs pas de données apportant une description précise des critères d'arrêt du traitement. Selon des données de la littérature britannique [14], il est proposé un délai de 3 à 6 mois au moins après le début du traitement. Les motifs d'arrêt proposés sont : la mauvaise compliance, les problèmes de tolérance et l'inefficacité. La définition de " l'inefficacité " est très hétérogène : déclin du Mini Mental Score Examination [15], institutionnalisation ou même absence d'amélioration.

Peu de données sont actuellement publiées concernant la réponse thérapeutique et/ou la tolérance après le remplacement d'un traitement par un autre (Switch). En pratique, il est suggéré d'essayer successivement les différents inhibiteurs de l'AchE en cas d'intolérance ou de non-réponse. Toutefois, il est recommandé de respecter un délai de l'ordre de 3 jours après l'arrêt de la rivastigmine ou de la galantamine et d'une semaine pour le donepezil avant de débuter un nouveau traitement (délai fonction de la demi-vie plasmatique des molécules) [16].

Il n'y a pas, à ce jour, de résultats concernant la comparaison de ces différentes molécules entre elles. Le choix de la thérapeutique dépend surtout des effets indésirables et des modalités d'administration (nombre de prises, dosages).

L'objectif principal de cet article est de présenter une description des patients traités par des inhibiteurs de l'AchE, à partir des données de l'étude REAL.FR recueillies à l'inclusion. Les perspectives et les projets d'analyses à partir des données longitudinales, concernant notamment l'impact des inhibiteurs de l'AchE sur l'histoire naturelle de la maladie, sont également discutés dans ce travail.

SUJETS ET MÉTHODES

Cette étude a été réalisée à partir des données recueillies à l'inclusion dans le cadre du programme de recherche REAL.FR. Il s'agit d'une étude prospective multicentrique française, dont les objectifs sont d'étudier l'histoire naturelle de la maladie et les modalités de prise en charge de la personne âgée atteinte de la MA dans des contextes diversifiés. Pour répondre à ces objectifs, 693 patients présentant une MA selon les critères du DSM IV [17] et du NINCDS-ADRDA [18] ont été recrutés et seront suivis durant quatre ans. Il s'agit de patients présentant au moment de leur inclusion une démence légère à modérée, vivant au domicile et pris en charge par un aidant informel. Ces patients bénéficient à l'inclusion, puis tous les six mois, d'une évaluation gérontologique standardisée (autonomie, fonctions cognitives, troubles du comportement, statut nutritionnel) et d'une évaluation sociale (niveau d'éducation, lieu de vie, recours aux services d'aide et de soins à domicile, allocations perçues, revenus). La charge des aidants est également mesurée par le questionnaire de Zarit [19]. Au cours du suivi, les événements survenus au cours des six derniers mois sont relevés, en particulier les hospitalisations, les placements en institution, le recours à de nouveaux services et les changements survenus dans l'entourage de la personne âgée. La consommation médicamenteuse est précisément relevée à chaque visite, en particulier la consommation d'anticholinestérasiques : nom du produit (dénomination commerciale), posologie (mg/jour), date de début de traitement (mois, année) et commentaires éventuels.

La méthodologie de cette étude a été décrite de façon précise par ailleurs [20].

Analyses statistiques

Les analyses ont été réalisées à l'aide du logiciel SAS version 8.02. Les analyses bivariées ont reposé sur des tests classiques de comparaison de moyenne dans le cas des variables quantitatives (test de Student ou de Kruskall Wallis selon la distribution des variables) et de comparaison de distribution des fréquences dans le cas des variables qualitatives (tests de Chi2 ou tests exacts de Fisher selon les effectifs). Les analyses ont été réalisées sur un échantillon de 645 patients ; nous avons exclu les patients dont le traitement a été mis en place au cours de la visite d'inclusion.

RÉSULTATS

Près de 84 % des patients étaient traités par des inhibiteurs de l'acétylcholinestérase (59 ,5 % par Aricept ; 21,9 % par Exelon ; 2,2 % par Remynil) à l'inclusion. Le faible pourcentage de sujets traités par Réminyl s'expliquait par le fait que ce traitement venait d'être introduit sur le marché au moment où ce travail a été réalisé. Dans 38 % des cas, le traitement a été initié depuis plus d'un an. Le nombre de sujets traités variait de façon importante et significative selon les centres (p<0.0001) ; le pourcentage de sujets non traités variant de 2,6% à 53,6%.

A l'inclusion, les patients non traités (n=106) étaient significativement plus âgés que les patients traités (n=539) (Tableau 1). Le score à l'Inventaire Neuropsychiatrique (NPI) [21], qui évalue les troubles du comportement, était significativement plus élevé chez les sujets non traités par rapport aux sujets traités. Le statut nutritionnel évalué par le Mini Nutritional Assessment (MNA) [22] était également plus altéré chez les sujets non traités. La charge ressentie par les aidants, mesurée à l'aide du Burden Interview de Zarit, était comparable entre les sujets traités et les non traités (Tableau 1). Nous n'avons pas retrouvé de différence concernant les performances cognitives, la sévérité de la maladie ou le niveau d'autonomie pour les activités de base de la vie quotidienne [23] entre les patients traités et les non traités (Tableau 1, Tableau 2). La présence d'un antécédent cardiaque, d'un facteur de risque cardiovasculaire, le niveau d'incapacités à l'échelle IADL [24] et le nombre de pathologies associées (≥ 3) étaient associées de façon significative au fait de ne pas être traité chez les patients. Le statut de l'aidant (enfant), de même que le niveau d'éducation du patient (enseignement primaire ou sans scolarité), augmentaient également significativement le risque d'être non traité (Tableau 2).

Tableau 1

Comparaison des sujets traités et des sujets non traités à l'inclusion.

Paramètres à l'inclusion	**Traitement de la maladie d'Alzheimer**		
	Non **My ± ET**	**Oui** **My ± ET**	**p Student**
Age du patient (ans)	79.82 ± 6.77 n=106	77.25 ± 6.71 n=535	0.0004
Score au MMS	19.60 ± 4.19 n=105	20.07 ± 4.22 n=537	0.2981
Score à l'ADAS-cog	18.84 ± 8.40 n=105	17.78 ± 8.20 n=524	0.2653(1)
Score au NPI fréquence x gravité total	18.54 ± 18.92 n=106	14.42 ± 14.36 n=538	0.0232(2)
Score au Burden Interview de Zarit	22.79 ± 16.35 n=98	22.59 ± 15.62 n=500	0.8773(2)
Score au MNA	22.79 ± 3.65 n=89	24.24 ± 2.95 n=452	0.0006

(1) : le test est effectué après transformation de la variable en valeur logarithmique ; (2) : le test est effectué après transformation de la variable en racine carrée

Tableau 2
Caractéristiques des sujets en fonction de la prise d'un traitement. Résultats de l'analyse bivariée.

	Traitement de la maladie d'Alzheimer			
	Non : N(%)	p	OR	IC à 95%
CDR		0.79		
0.5 (n=220)	33 (15)	-	1	-
1 (n=267)	44 (16,48)	0.65	1.12	0.68-1.83
2 ou 3 (n=153)	27 (17,65)	0.49	1.21	0.69-2.12
Incapacités à l'échelle ADL				
0 (n=351)	55 (15,7)	-	1	-
≥ 1 incapacité(s) (n=294)	51 (17,3)	0.57	1.13	0.74-1.71
Incapacités à l'échelle IADL				
0 (n=203)	24 (11,8)	-1	-	
≥ 1 incapacité(s) (n=442)	82 (18,5)	0.0322	1.7	1.042-2.77
Antécédent cardiaque				
Non (n=444)	60 (13,5)	-1	-	
Oui (n=151)	40 (26,5)	0.0002	2.31	1.22-3.13
Facteur de risque vasculaire (HTA, tabac, diabète, cholestérol)				
Non (n=241)	28 (11,6)	-	1	-
Oui (n=352)	72 (20,4)	0.0124	1.7	1.11-2.6
Nombre de comorbidités		0.0124		
0 (n=139)	19 (13,7)	1	-	-
1 (n=195)	26 (13,3)	0.92	0.97	0.51-1.84
2 (n=129)	21 (16,3)	0.55	1.23	0.63-2.4
≥ 3 (n=98)	27 (27,5)	0.009	2.4	1.25-4.6
Statut de l'aidant		0.0011		
- conjoint (n=344)	40 (11,6)	1	-	-
- enfant (n=238)	55 (23,1)	0.0003	2.28	1.46-3.57
- autres (n=58)	10 (17,2)	0.23	1.58	0.74-3.37
Niveau d'éducation		0.0342		
- bac, brevet technique ou enseignement supérieur	134 (11,2)	-	1	-
- brevet ou CAP	137 (12,4)	0.76	1.12	0.54-2.35
- certificat d'étude	228 (18,9)	0.0574	1.84	0.98-3.47
- enseignement primaire ou sans scolarité	134 (22,4)	0.0160	2.29	1.17-4.49

DISCUSSION - PERSPECTIVES

Les molécules anticholinestérasiques ont déjà fait l'objet de nombreuses études prouvant leur efficacité dans le traitement de la MA [3-10]. Certains patients peuvent être considérés comme des non-répondeurs. Des auteurs ont souligné l'effet possible du gêne de l'ApoE4 sur la vitesse d'évolution ou encore la réponse thérapeutique mais les résultats restent contradictoires [25,26]. L'indication limitée des traitements seulement aux formes légères à modérées de la maladie semble actuellement remise en question. De plus en plus d'études récentes montrent que ces molécules auraient également une efficacité dans les formes sévères avec notamment une action sur les symptômes psychocomportementaux [27, 28]. Toutefois, cette indication ne fait pas encore partie de l'Autorisation de Mise sur le Marché délivrée par les autorités.

L'impact des traitements sur le statut nutritionnel, et le retentissement sur l'état de santé global de la personne âgée présentant une altération sur le plan cognitif, n'ont également pas été étudiés. L' augmentation de l'incidence de l'anorexie survenant très fréquemment au cours des essais thérapeutiques semble être dose dépendante. L'incidence de l'anorexie varie entre 8 et 25% chez les patients recevant les doses les plus élevées des traitements, alors que seulement 3 à 10% des sujets sous placebo présentent une anorexie. On observe également une augmentation significative de la fréquence de perte de poids chez les sujets traités avec les doses les plus élevées de donepezil, rivastigmine, ou galantamine, par rapport aux sujets sous placebo. L'anorexie et la perte de poids prolongées, que l'on ne parvient pas à corriger, sont deux évènements qui vont conditionner la décision de poursuivre ou d'arrêter le traitement. Des résultats préliminaires semblent montrer de façon paradoxale une plus faible perte de poids chez les patients traités du fait peut-être d'une maladie moins évolutive (données de la cohorte Elsa). Des études permettant d'avoir une meilleure connaissance de la sévérité de ces évènements et du contexte dans lequel ils surviennent, permettront probablement d'améliorer la qualité du traitement.

De nombreuses questions restent donc en suspens concernant l'impact des inhibiteurs de l'AchE sur l'histoire naturelle de la maladie et le devenir des patients, mais également sur les facteurs influençant la réponse thérapeutiques ou encore sur l'impact des traitements dans les formes sévères de la MA. Notre travail nous a permis de décrire les caractéristiques de patients traités par des inhibiteurs de l'AchE. Dans l'étude REAL.FR, 84% des patients sont traités par des inhibiteurs de l'AChE à l'inclusion dans l'étude. La présence d'antécédents cardiaques, de pathologies associées ($\geq$ 3) ou l'altération du statut nutritionnel était associée de manière significative au fait d'être non traité dans cette population. Ces éléments peuvent témoigner de la crainte des effets secondaires de ces traitements (principalement anorexie, perte de poids). Nous avons également observé une influence du statut de l'aidant sur le risque d'être non traité.

Ce travail constitue seulement une première étape dans notre analyse de l'impact de ces traitements sur les symptômes de la maladie. Nous souhaiterions en effet à partir des données longitudinales de l'étude REAL.FR répondre à certaines questions afin d'améliorer la qualité des soins proposés, en particulier : quels sont les effets secondaires observés à court et à long terme ? quelle est la durée moyenne de traitement effectif ? quels sont les motifs de non mise en route d'un traitement ? est-ce que l'interruption du traitement s'accompagne d'une aggravation de la pathologie ? quel est le nombre de patients répondeurs ? quel est l'effet du médicament à long terme ? quelles sont les modalités de placement en maison de retraite, d'hospitalisation ? quel est l'impact du traitement et/ ou de son arrêt sur l'aidant ? Enfin, ces données pourraient également nous permettre d'établir des comparaisons des différentes molécules entre elles.

La MA est une maladie évolutive grave entraînant la dépendance et la perte d'autonomie. Son pronostic reste sombre et ses conséquences dévastatrices d'un point de vue social et économique. L'avènement des nouvelles thérapeutiques est un progrès incontestable dans le traitement de la MA mais le traitement de la maladie reste complexe et doit associer au traitement pharmacologie de la maladie, une prise en charge des complications. En l'état actuel des connaissances et en l'absence de contre-indications, la prescription d'un inhibiteur de l'AchE doit être envisagée pour tout patient atteint d'une MA légère à modérée et doit être associée à une évaluation régulière de leur efficacité.

RÉFÉRENCES

1. Davis DA, Maloney AJF. Selective loss of central cholinergic neurons in Alzheimer s disease. Lancet 1976; 2 ; 1403.
2. Perry EK, Perry EH, Blessed G et al. Necropsy evidence of central cholinergic deficit in senile dementia. Lancet 1977 ; 1 : 189.
3. Knapp MJ, Knopman DS, Solomon PR et al. A30-week randomized controlled trial of high-dose tacrine in patients with Alzheimer s disease. JAMA 1994 ; 271 : 985 – 991.
4. Roggers SL, Farlow MR, Doody RS et al. A 24-week double-bind placebo controlled trial of donepezil in patients with Alzheimer s disease. Neurology 1998 ; 50 : 136-145
5. Tariot PN, Cummings JL, Katz IR et al. A randomized, double-bind, placebo-controlled study of the efficacy and safety of donepezil in patients with Alzheimer's disease in the nursing home setting. J Am Geriatr Soc 2001 ; 49 : 1590 - 1599
6. Rösler M, Anand R, Cicin-Sain A et al. Efficacy and safety of rivastigmine in patients with Alzheimer's disease : international controlled trial. BMJ 1999 ; 318 : 633 – 638
7. Raskind MA, Peskinds ER. Alzheimer's disease and related disorders. Md Clin North Am 2001 ; 85 : 803 – 817

8. Tariot PN, Solomon PR, Morric JC et al. A 5 month randomized placebo controlled trial of galantamine in Alzheimer's disease. Neurology 2000 54 : 2269 - 2276
9. Wilcock GK, Lilienfield S, Gaens E et al. Efficacy and safety of galantamine in patients with mild to moderate Alzheimer's disease : a multicentre randomized controlled trial. BMJ 2000 ; 321 : 1445 – 1448.
10. Winbladt B, Brodaty H, Gauthier S et al. Pharmacotherapy of Alzheimer'disease : is there need to redefine treatment success ? Int J Psychiatry 2001 ; 16 : 653 – 666
11. Corey – Bloom J, Anand R, Veach J et al. A randomized trial evaluating the efficacy and the safety of ENA 713, a new acetylcholinesterase ihibitor in patients with mild to moderatly severe Alzheimer's disease. Int J Geriatr Psychopharmacol 1998 ; 1 : 55-56
12. Birks JS, Iakovidou V, Tsolaki M. Rivastigmine for Alzheimer's disease. Cochrane Database Syst Rev 2000.
13. Gauthier S. Do we have a treatment for Alzheimer's disease ? Arch Neurol 1999 ; 56 : 738 – 739
14. Harvey RJ. A review and commentary on a sample of 15 UK guidelines for the drug treatment of Alzheimer's disease. Int J Psychiatry 1999 ; 14 : 249 – 256
15. Folstein M, Folstein S, Mc Hugh P. Mini Mental State ; a practical method for grading the cognitive state patients for the clinicien. J Psychiatry Res 1975 ; 12 : 189 – 198.
16. Bullock R. New drugs for Alzheimer's disease and other dementia. BMJ 2002 ; 180 : 135 – 139
17. American Psychiatric Association. Diagnostic and statistical manual of mental disorders. (1997) Fourth Edition (DSM IV) Washington DC.
18. Mc Khann G, Dracchman F, Folstein F et al. Clinical diagnosis of Alzheimer's disease : report of the NINCDS-ADRDA work group under the auspices of Department of Health and Human services Task Force on Alzheimer's disease. Neurology 1984 ; 34 : 939-944.
19. Zarit SH, Todd PA, Zarit JM. Subjective burden of husbands and wives as caregivers : a longitudinal study. Gerontologist 1986 ; 26 : 260-266.
20. Gillette-Guyonnet S, Nourhashemi F, Andrieu S, Cantet C, Micas M, Ousset PJ, Vellas B, and the REAL.FR group. The REAL.FR research program on Alzheimer's disease and its management : methods and preliminary results. The Journal of Nutrition, Health and Ageing 2003 ; 7, 2 : 91-96.
21. Cummings JL, Mega M, Gray K, Rosenberg-Thompson S, Carusi DA, Gornbein J. The Neuropsychiatric Inventory : comprehensive assessment of psychopathology in dementia. Neurology 1994 ; 44 : 2308-14.
22. Vellas B., Guigoz Y., Garry PJ., Nourhashemi F., Bennahum D. Lauque S., Albarède JL. 1999. The Mini Nutritional Assessment (MNA) and its use in grading the nutritional state of elderly patients. Nutrition, 2 : 116-22.
23. Katz S, Ford A, Moskowitz R. The index of ADL : a standardised measure of biological and psychosocial function. JAMA 1963 ; 185 : 914-919.
24. Lawton MP, Brody E. Assessment of older people : self-maintening and instrumental activities of daily living. Gerontologist 1969 ; 9 : 179-186.
25. Aerssens J, Raeymaekers P, Lilienfeld S, Geerts H, Kinings F, Parys W. ApoE genotype : no influence on galantamine treatment efficacy nor on rate of decline in Alzheimer's disease. Dement Geriatr Cogn Disord 2001 ; 12, 2 : 69-77
26. Sjogren M, Hesse C, Basun H et al. Tacrine and rate of progression in Alzheimer's disease : relation to ApoE allele genotype 2001 ; 108, 4 : 451-458
27. Farlow M, Anand R, Messina J, Hartman R, Veach J. A 52-week study of the efficacy of rivastigmine in patients with mild to moderately severe Alzheimer's disease. Eur Neurol 2000 ; 44, 4 : 236-241
28. Fedlman H, Gauthier S, Hecker J, Vellas B, Subbiah P, Whalen E ; Donepezil MSAD Study Investigators Group. A 24-week, randomised, double-bind study of donepezil in moderate to severe Alzheimer's disease. Neurology 2001 ; 57, 4 : 613-620

ETUDE DE LA CONSCIENCE DES TROUBLES COGNITIFS ET COMPORTEMENTAUX DANS LA MALADIE D'ALZHEIMER À L'AIDE D'UN QUESTIONNAIRE

P. ALLAIN[1], K. PINON[1], F. ETCHARRY-BOUYX[1], J. BARRÉ[2], G. BERRUT[2], F. DUBAS[3], D. LE GALL[1]

Centre Mémoire de Ressources et de Recherche de la Région des Pays de la Loire, 1. Unité de Neuropsychologie, Département de Neurologie, CHU Angers et Laboratoire de Psychologie (UPRES EA 2646), Equipe de Neuropsychologie, Université d'Angers. 2. Unité Fonctionnelle de Gérontologie Clinique, Fédération de Médecine, CHU Angers. 3. Département de Neurologie, CHU Angers. Correspondance à adresser à : Philippe Allain, Unité de Neuropsychologie, Département de Neurologie, Centre Hospitalier Universitaire, 4 rue Larrey, 49033 Angers Cedex 01. Tél : 02.41.35.55.46. Fax : 02.41.35.35.94. E-mail : PhAllain@chu-angers.fr.

Résumé : *Nous avons étudié l'anosognosie des troubles cognitifs et comportementaux chez un groupe de 11 patients atteints d'une démence de type Alzheimer à l'aide d'un questionnaire original complété par les patients et des tiers proches. Les résultats montrent que les patients Alzheimer évaluent moins sévèrement leurs troubles intellectuels et comportementaux que leurs tiers. Par contre, les évaluations qu'ils font de leurs difficultés mnésiques, langagières et praxo-gnosiques sont en accord avec celles faites par leurs proches. L'anosognosie des troubles comportementaux paraît liée aux performances mnésiques et exécutives. Ces résultats sont discutés et interprétés en regard des données cliniques et théoriques disponibles.*

Mots clés : *Démence de type Alzheimer, anosognosie, questionnaire.*

INTRODUCTION

L'altération de la capacité à prendre conscience de ses déficits neurologiques et/ou neuropsychologiques constitue ce que l'on a coutume d'appeler une anosognosie depuis les publications de Babinski [1, 2]. L'anosognosie constitue l'un des aspects de l'altération de la conscience de soi ("self-awareness"). La méconnaissance des déficits est très souvent évoquée dans le cadre des démences. Toutefois, elle n'a été étudiée que récemment dans la maladie d'Alzheimer [3].

Les travaux consacrés à cette question rencontrent des difficultés théoriques et méthodologiques importantes. En effet, au plan conceptuel, le terme d'anosognosie recouvre plusieurs types de phénomènes dont la signification n'est probablement pas la même, allant d'une simple méconnaissance des déficits à un déni anosognosique (à ne pas confondre avec le déni psychodynamique), en passant par une indifférence ou une minimisation de leurs conséquences dans la vie quotidienne. Par ailleurs, les méthodes d'étude de l'anosognosie varient considérablement d'une recherche à l'autre. Elle est souvent appréhendée par la seule estimation clinique de l'examinateur dans le cadre d'un entretien [4]. Son évaluation repose parfois sur l'utilisation de questionnaires et sur le calcul de la différence ou du ratio entre l'auto-évaluation par le patient lui-même et l'hétéro-évaluation par un informant proche [5]. Enfin, les auteurs utilisent aussi quelquefois des paradigmes expérimentaux de jugements de performances dont font partie le sentiment de savoir [6] et le jugement de confiance [7].

La plupart des travaux réalisés dans le cadre de la démence de type Alzheimer se sont intéressés aux perturbations de la conscience des difficultés mnésiques (troubles de la métamémoire), aux relations entre cette forme d'anosognosie et la sévérité de la maladie, les troubles de la mémoire, les déficits exécutifs et les perturbations de l'humeur.

Les résultats obtenus dans ces travaux paraissent peu consensuels. Pour Reisberg et al. [8], l'anosognosie serait plus fréquente dans les démences sévères, son intensité s'accentuant avec l'augmentation des troubles cognitifs. A l'inverse, pour Feher et al. [9], il n'y aurait pas de relation entre la sévérité de la démence, la fréquence et l'importance de l'anosognosie. Pour Gainotti [10], elle serait plus fréquente au stade de démence modérée qu'aux stades de début de la maladie et de démence sévère.

Green et al. [11] et Auchus et al. [12] n'ont observé aucune relation entre le degré d'anosognosie et les scores obtenus dans les échelles d'évaluation cognitive globale telles la Dementia Rating Scale de Mattis et la Wechsler Adult Intelligence Scale. Dans cette logique, Nargeot et al. [5] n'ont observé aucune relation entre la sévérité de l'anosognosie et le score au MMSE. A l'inverse, Lopez et al. [13] puis McDaniel et al. [14] ont relevé une corrélation significative négative entre le degré d'anosognosie et le score au MMSE.

Pour ce qui concerne les liens entre l'anosognosie et les performances mnésiques, Nargeot et al. [5] n'ont pas relevé de corrélation entre l'anosognosie et les résultats aux tests neuropsychologiques évaluant la mémoire [voir aussi, 9, 15] alors que Dalla Barba et al. [16] et Vasterling et al. [17] ont noté des performances plus faibles chez les déments anosognosiques dans des épreuves d'apprentissage de listes de mots et une corrélation de l'anosognosie avec la tâche d'apprentissage de paires de mots de l'Echelle Clinique de Mémoire de Wechsler.

Nargeot et al. [5] ont par contre observé une relation significative entre la sévérité de l'anosognosie et les performances exécutives (Trail Making Test, fluence sémantique). Ce résultat corrobore plusieurs travaux récents [13, 16, 18, 19]. Par ailleurs, quelques données recueillies en imagerie fonctionnelle paraissent aller dans le même sens, montrant une relation significative entre le degré d'anosognosie et le déficit de perfusion frontal [20] dans la maladie d'Alzheimer.

Enfin, la plupart des travaux signalent l'absence de relation forte entre l'anosognosie et la symptomatologie dépressive [5, 13, 21, 22].

La question de l'hétérogénéité de l'anosognosie dans la maladie d'Alzheimer a été moins étudiée, peu d'auteurs ayant cherché à mettre en relation la méconnaissance des déficits mnésiques avec celle d'autres déficits ou à évaluer la conscience des difficultés dans différents domaines cognitifs. De Bettignies et al. [22] ont montré qu'outre une méconnaissance de leurs troubles de la mémoire, il existait également une méconnaissance des difficultés rencontrées dans les activités quotidiennes chez les patients Alzheimer. L'anosognosie serait plus marquée pour les troubles cognitifs que comportementaux [23]. Certaines données ne confirment pas cette idée d'une anosognosie générale. Ainsi, Kotler-Cope et Camp [15] et Starkstein et al. [24] ont montré que l'anosognosie pouvait concerner les troubles cognitifs tout en épargnant les troubles du comportement et de l'humeur. Concernant les différentes compétences cognitives, McGlynn et Kaszniak [25] ont montré que l'évaluation de leurs performances par les patients Alzheimer était plus ou moins correcte suivant la tâche mnésique proposée. Dans le travail de Green et al. [11], la discordance entre les auto- et les hétéro-évaluations était considérable pour la mémoire des faits récents et inexistante pour la mémoire du passé ancien. Antoine et al. [26] ont montré, en utilisant la Dementia Rating Scale de Mattis que les patients Alzheimer pouvaient être conscients de leurs difficultés dans certains registres cognitifs (l'attention, la construction) mais pas dans d'autres (la conceptualisation).

L'objectif de ce travail était d'étudier plus avant la question de l'hétérogénéité de l'anosognosie dans la maladie d'Alzheimer. Nous souhaitions compléter les résultats déjà disponibles en nous intéressant non seulement à la méconnaissance des troubles mnésiques chez les patients

Alzheimer mais également à la méconnaissance des troubles d'autres fonctions cognitives moins étudiées et du comportement en utilisant un questionnaire d'auto- et d'hétéro-évaluation. Dans la logique des travaux cliniques évoqués ci-dessus, nous nous attendions à ce que l'anosognosie épargne certains domaines cognitifs chez les patients atteints d'une démence de type Alzheimer. Nous nous attendions également à une dissociation entre l'anosognosie pour les difficultés cognitives et l'anosognosie pour les troubles du comportement. Enfin, nous nous attendions à une association entre la présence d'une anosognosie et l'existence de troubles des fonctions exécutives sans nécessaire association entre l'anosognosie et les troubles mnésiques.

MATÉRIEL ET MÉTHODES

Sujets étudiés

Vingt-deux sujets ont participé à cette étude. Onze d'entre eux présentaient une démence de type Alzheimer débutante à modérée. Les 11 autres étaient des tiers informants fiables, très proches des malades Alzheimer dans leur vie quotidienne (conjoint ou enfant).

Les patients Alzheimer (5 hommes et 6 femmes) répondaient tous aux critères diagnostiques du DSM IV et NINCDS-ADRDA [27]. Ils étaient âgés de 57 ans et 7 mois à 77 ans et 6 mois (moyenne : 69 ans et 9 mois) et avaient été scolarisés de 6 à 15 années depuis le Cours Préparatoire (moyenne : 10 années ; écart-type : 4.1 années ; étendue : 6 - 15 années). Aucun ne présentait de trouble significatif de la compréhension écrite (score supérieur à 9/13) à l'épreuve de compréhension écrite du Montréal-Toulouse version ß).

Protocole d'étude

La conscience des troubles cognitifs et comportementaux a été évaluée, avant l'examen neuropsychologique, par un questionnaire original inspiré du Questionnaire d'Auto-Evaluation de la Mémoire [28] et du Multiple Ability Self Report Questionnaire [29]. Le questionnaire comprenait une liste de 40 questions simples couvrant 5 domaines de changement : le langage (11 questions du type 'Avez-vous des difficultés à exprimer clairement ce que vous voulez dire ?'), les gnosies et les praxies (5 questions du type 'Vous arrive-t-il de ne pas reconnaître un objet familier ?' ou du type 'Avez-vous du mal à coudre, à faire des paquets, effectuer de petites réparations, du bricolage, du jardinage ?'), les capacités intellectuelles (6 questions du type 'Avez-vous des difficultés à résoudre des problèmes d'arithmétique, à faire du calcul mental, par exemple quand vous faites vos courses ?'), les capacités mnésiques (9 questions du type 'Avez vous du mal à donner la date exacte ?') et le comportement (9 questions du type 'Pensez-vous que votre caractère, votre personnalité ont changé ?'). Ce questionnaire comportait 2 versions, l'une était remplie par les patients Alzheimer ('Avez-vous...'), et l'autre par les tiers informants fiables ('A-t-il/elle...'), proches des patients au quotidien. Chaque question était cotée sur une échelle de Likert en 4 points ('Jamais', 'Rarement', 'Souvent' et 'Toujours' soit de 0 à 3) ou en 3 points ('Non', 'Un peu' et 'Oui' soit de 1 à 3). Un score de déficit pour chaque registre était calculé en additionnant les scores obtenus aux questions couvrant ce registre. Un score global de déficit (maximum : 123) était calculé en additionnant les scores obtenus à chacune des questions. La confrontation des auto- et hétéro-évaluations a permis d'apprécier la conscience des troubles cognitivo-comportementaux des patients Alzheimer. Les scores d'anosognosie, définis en calculant la différence entre les notes obtenues par les sujets et par les proches sous chaque rubrique et pour le total des rubriques, ont également été utilisés pour appréhender les capacités métacognitives des patients.

Les patients Alzheimer ont aussi été soumis à une évaluation neuropsychologique exhaustive explorant différentes composantes cognitives :

- La fluidité verbale : fluence littérale (mots commençant par la lettre 'P') et fluence catégorielle ('Animaux'),
- L'efficience intellectuelle : version réduite de L'Echelle d'Intelligence de Wechsler pour Adultes Révisée (Subtests : similitudes, arithmétique, mémoire des chiffres, codes et cube),
- La mémoire : apprentissage d'une liste de 15 mots en 5 essais,
- Les fonctions exécutives : tour de Londres, test de Stroop.

Analyses statistiques des résultats

Nous avons utilisé le logiciel Statview VF-4.5 (Abacus Concepts) sur micro-ordinateur Macintosh pour traiter les données recueillies dans cette étude. Les écarts entre les auto- et les hétéro-évaluations des problèmes cognitifs et comportementaux ont été étudiés à l'aide du test de Wilcoxon (au seuil de significativité $p < .05$), les conditions d'application des techniques statistiques paramétriques étant rarement réunies. Les relations entre les résultats des patients Alzheimer et de leurs proches au questionnaire ont été appréhendées à l'aide du test de corrélation de Spearman. Les relations entre les performances aux tests cognitifs et les réponses aux questionnaires ont été appréciées au moyen d'analyses de régressions linéaires multiples. De manière plus précise, chaque fois que la différence entre l'auto- et l'hétéro-évaluation était significative, nous avons complété l'analyse par une régression linéaire multiple afin d'identifier les facteurs cognitifs susceptibles de rendre compte de l'écart inter-évaluations. Les scores d'anosognosie ont été utilisés comme variables dépendantes et les mesures aux tests neuropsychologiques comme variables indépendantes.

RÉSULTATS

Les scores moyens obtenus par les patients Alzheimer dans les tests neuropsychologiques sont les suivants (les écarts types sont donnés entre parenthèses) :

- Fluence littérale (nombre de mots en 90 secondes) : 8.4 (3.8)
- Fluence catégorielle (nombre de mots en 90 secondes) : 10.8 (4.6)
- Quotient intellectuel WAIS-R (extrapolation) : 87.4 (22.6)
- Apprentissage (somme des 5 essais) : 26 (9)
- Tour de Londres (problèmes réussis ; maximum = 12) : 4.3 (2.3)
- Test de Stroop (erreurs planche interférence) : 19.2 (5.8)

Ils suggèrent l'existence d'une altération cognitive modérée dans la population Alzheimer, comme le confirme d'ailleurs le score moyen obtenu au MMSE : 21.1 (Ecart-type : 2.7 ; Etendue : 15 - 25 points).

Les scores d'auto- et d'hétéro-évaluation des difficultés cognitives et comportementales obtenus à l'aide du questionnaire de conscience des troubles sont regroupés dans le tableau 1 apparaissant ci-dessous.

Tableau 1

Scores moyens (les écarts-types sont donnés entre parenthèses) recueillis au questionnaire de métacognition chez les patients Alzheimer (Auto-évaluation) et les tiers (Hétéro-évaluation)

	Auto-Evaluation	**Hétéro-Evaluation**	**Statistique de Wilcoxon**
Score par Domaine			
Langage	9.2 (8.9)	8 (4.1)	.79
Praxies/Gnosies	2.6 (3.6)	2.4 (2.4)	.67
Efficience Intellectuelle	6.2 (3.9)	10.7 (4.3)	.03
Mémoire	11.4 (5.8)	13 (6.1)	.32
Comportement	5.4 (6.6)	12.6 (3.7)	.04
Score Total	34.8 (26.4)	46.7 (14.5)	.06

En regard du score total du questionnaire, il apparaît que les patients Alzheimer n'évaluent pas leurs fonctions cognitives et leur comportement de la même façon que leurs proches. Plus précisément, les patients Alzheimer estiment moins sévèrement leurs difficultés cognitivo-comportementales que leurs tiers proches. La statistique de Wilcoxon pour le score total au questionnaire montre que l'écart enregistré entre l'auto- et l'hétéro-évaluation approche le seuil de significativité ($p = .06$). Dans le détail, en regard des scores d'anosognosie calculés, 9 patients sous-estiment leurs difficultés cognitives et comportementales (la différence entre la note obtenue par le proche au questionnaire et celle obtenu par le patient prend une valeur positive) et 2 patients les surestiment (l'écart prend une valeur négative).

Si l'on considère individuellement chacun des registres neuropsychologiques explorés par le questionnaire, il apparaît des écarts significatifs d'estimations pour seulement deux dimensions, à savoir l'efficience intellectuelle et le comportement. En d'autres termes, et au regard des moyennes calculées, les patients Alzheimer sous-évaluent de manière significative leurs troubles intellectuels et comportementaux par rapport aux tiers (les scores d'anosognosie sont positifs chez 10 patients et négatifs chez un seul patient dans ces 2 registres). Par contre, ils évaluent de manière beaucoup plus comparable leurs compétences langagières, praxo-gnosiques et mnésiques. Pour les registres langage et praxies, les scores d'anosognosie sont nuls dans 37 % des cas, soit en fait chez 4 patients Alzheimer à chaque fois.

Néanmoins, les analyses corrélationnelles effectuées soulignent qu'il n'existe qu'une seule relation significative entre les résultats des patients Alzheimer et leurs proches au questionnaire. Elle concerne le langage. Le résultat indique que les patients Alzheimer s'évaluent dans le même sens que le font les tiers informants au plan langagier ($rho = .70$; $p < .02$), alors que pour les registres praxo-gnosique, intellectuel, mnésique et comportemental, les appréciations ne varient pas dans le même sens.

Les analyses de régressions linéaires effectuées entre les scores d'anosognosie pour les troubles intellectuels et les troubles du comportement et les scores aux épreuves cognitives sont contrastées. Il n'apparaît aucune relation entre le score d'anosognosie des troubles intellectuels et les mesures cognitives. Pour ce qui concerne le score d'anosognosie des troubles du comportement, il corrèle significativement ($R = .87$; $R2 = .76$; $F = 8,04$; $p = .02$) avec la mesure d'apprentissage (liste de 15 mots) et d'inhibition (Test de Stroop).

DISCUSSION

Dans ce travail, nous souhaitions étudier plus en avant la question de l'hétérogénéité de l'anosognosie dans la maladie d'Alzheimer. Pour ce faire, nous avons proposé un questionnaire d'auto- et d'hétéro-évaluation original couvrant les difficultés de différents registres cognitifs ainsi que les troubles du comportement. Nous testions plusieurs hypothèses. L'anosognosie peut épargner certains domaines cognitifs chez les patients Alzheimer. L'anosognosie pour les difficultés cognitives peut se dissocier de l'anosognosie pour les troubles du comportement. Les troubles de la nosognosie s'associent nécessairement à des troubles des fonctions exécutives mais pas nécessairement à des troubles mnésiques.

Cette étude confirme tout d'abord que les patients Alzheimer, à un stade de démence débutante ou modérée, ne sont pas ignorants de leurs troubles cognitifs. Ils ont plutôt du mal à en apprécier la sévérité, soit sous forme de sous-estimation ou de sur-estimation. Nous confirmons là des travaux antérieurs [25, 5]. La sous-estimation des difficultés paraît plus fréquente, même si elle n'est pas la règle puisque, nous avons vu dans ce travail que quelques patients sur-estimaient leurs troubles dans certains domaines. L'anosognosie varie donc selon les patients, ce qui va dans le sens de l'importante hétérogénéité inter-individuelle plusieurs fois décrite [5]. L'importance de certains écarts-types plaide dans le même sens.

Cependant, tous les jugements de sévérité des troubles produits par les patients Alzheimer ne peuvent pas être considérés comme déficitaires. Nous avons en effet vu dans cette étude, que les 11 malades Alzheimer que nous avons interrogés estimaient aussi justement que leurs proches certaines de leurs aptitudes cognitives, en l'occurrence leurs compétences langagières, mnésiques et praxo-gnosiques. L'anosognosie peut donc ne valoir que pour certains registres cognitifs. Nous confirmons là l'hypothèse selon laquelle les troubles de la conscience des difficultés peuvent être sélectifs et ne concerner que certains domaines de la cognition (première hypothèse). Cette donnée va dans le sens d'une importante hétérogénéité inter-fonctions.

Le résultat peut paraître étonnant pour ce qui concerne les difficultés mnésiques, étant entendu que l'anosognosie des troubles mnésiques est très souvent rapportée dans le cadre de la maladie d'Alzheimer. Rappelons toutefois que Nargeot et al. [5] ont montré que l'anosognosie des troubles mnésiques pouvait varier suivant le type d'oubli envisagé (orientation, conversation, etc.) et qu'il existait une importante hétérogénéité intra-fonction cognitive. Par ailleurs d'autres études ont montré que la conscience des troubles mnésiques pouvait être conservée chez les patients Alzheimer. Ainsi par exemple, Antoine et al. [26], ont constaté, en utilisant une tâche de prédiction de performance, que 25% de leurs patients Alzheimer présentaient une reconnaissance correcte de leurs déficits mnésiques et une anosognosie pour d'autres déficits.

Dans notre étude les patients Alzheimer paraissent en fait avoir conscience de leurs troubles mnésiques, langagiers et praxo-gnosiques, mais pas de leurs troubles intellectuels et comportementaux. Nous validons là partiellement notre seconde hypothèse selon laquelle l'anosognosie pour les difficultés cognitives peut se dissocier de l'anosognosie pour les troubles du comportement. Notons, que la dissociation observée ici paraît pour partie en contradiction avec celle relevée par Kotler-Cope et Camp [15] et Starkstein [24]. Dans leurs travaux, ces auteurs ont en effet montré que l'anosognosie constatée chez les patients Alzheimer portait sur les troubles cognitifs mais épargnait les troubles du comportement.

Les données permettant d'étayer notre troisième hypothèse sont peu nombreuses. D'une part, aucune corrélation significative ne fut retrouvée entre le score d'anosognosie pour les troubles intellectuels et les mesures du fonctionnement exécutif. D'autre part nous avons constaté que le score d'anosognosie pour les troubles du comportement était à la fois lié au degré de détérioration mnésique et exécutive. Sur cette base, il est donc difficile d'affirmer avec certitude que les anomalies de la conscience des troubles s'associent nécessairement à des troubles des fonctions exécutives et que les troubles mnésiques ne sont pas indispensables.

Notre travail va finalement dans le sens de tous les travaux ayant montré que l'anosognosie dans la maladie d'Alzheimer n'était pas une anosognosie globale et qu'elle pouvait être sélective [5, 11, 15, 24], au moins à un stade d'évolution modéré de la pathologie. Sur un plan plus théorique, et pour clore notre discussion, ces données s'accordent assez mal avec les propositions de Schacter [30] qui, dans le cadre de son modèle DICE (Dissociable Interactions and Conscious Experience), distingue deux types d'anosognosie [voir aussi 31]. La première, dite supra-modale [32], serait la conséquence de l'atteinte du système spécifique qui sous-tend l'expérience de la conscience phénoménologique elle-même (le 'Conscious Awareness System' ou CAS dans le modèle DICE). L'atteinte de ce système, courant dans le cadre des pathologies dégénératives, serait responsable d'une anosognosie généralisée portant sur les multiples domaines psychologiques. La seconde forme d'anosognosie, dite modulaire [32], serait quand à elle due à une déconnexion entre un ou plusieurs modules de connaissance avec le CAS. Ici les troubles nosognosiques porteraient essentiellement sur des problèmes sensoriels tels que l'hémiplégie, l'hémianopsie. Nos données ne paraissent pas réellement compatible avec cette dichotomie suggérant plutôt, que dans le cas de la démence d'Alzheimer, on puisse observer des anosognosies modulaires, comme le suggèrent d'autres travaux [26].

CONCLUSION

A l'aide d'un questionnaire original d'évaluation de la conscience des troubles cognitifs et comportementaux, nous avons recueilli quelques données qui viennent compléter celles déjà disponibles dans la littérature sur la question de l'anosognosie dans la maladie d'Alzheimer. Nos données confortent en particulier l'hypothèse d'une hétérogénéité inter-fonction pour la nosognosie des troubles cognitifs. Il conviendrait bien évidemment de compléter cette recherche, en particulier par des études impliquant davantage de patients Alzheimer ainsi que des sujets sains, ce qui permettrait également d'éprouver la sensibilité clinique de notre outil.

RÉFÉRENCES

1. Babinski J. Contribution à l'étude des troubles mentaux dans l'hémiplégie organique cérébrale (Anosognosie). Revue Neurologique. 1914; 27 : 845-847.
2. Babinski J. Anosognosie. Revue Neurologique. 1918; 31 : 365-367.
3. Derouesné C. Méconnaissance des déficits mnésiques. In B.F. Michel, C. Derouesné & M.C. Gély-Nargeot (Eds.), De la plainte mnésique à la maladie d'Alzheimer; 1997 (pp. 57-66). Marseille : Solal.
4. Duc M., Schnarenberger C., Hermann F., Michel J.P. L'expression de la nosognosie chez le dément : Etude sur une population de patients atteints de démence dégénérative. In M. Poncet, B. Michel & A. Nieoullon (Eds.), Actualités sur la maladie d'Alzheimer et les syndromes apparentés; 1994 (pp. 205-208). Marseille : Solal.
5. Nargeot M.C., Touchon J., Van der Linden M. Auto-évaluation des troubles mnésiques dans la maladie d'Alzheimer : Hétérogénéité de l'anosognosie. In M. Poncet, B. Michel & A. Nieoullon (Eds.), Actualités sur la maladie d'Alzheimer et les syndromes apparentés; 1994 (pp. 209-214). Marseille : Solal.
6. Souchay C., Isingrini M., Gil R. Alzheimer's disease and feeling-of-knowing in episodic memory. Neuropsychologia. 2002; 40 : 2386-2396.
7. Bertogliati C., Robert P.H., Lafont V., Bedoucha P., Benoit M., Salame P. Métacognition et maladie d'Alzheimer. L'Année Gérontologique. 2002; 16 : 273-277.
8. Reisberg B., Gordon B., McCarthy M., Ferris S.H., DeLeon M.J. Insight and denial accompagnying progressive cognitive decline in normal aging and Alzheimer's disease. In B. Stanley (Ed.), Geriatric psychiatry : clinical, ethical, and legal issues; 1985 (pp 38-79). Whashington: American Psychiatric Press.
9. Feher E.P., Mahurin R.K., Imbody S.B., Crook T.H., Pirozzolo F.J. Anosognosia in Alzheimer's disease. Neuropsychiatry, Neuropsychology and Behavioural Neurology. 1991; 4 : 136-146.
10. Gainotti G. Confabulation of denial in senile dementia. Psychiatria clinica. 1975; 8 : 99-108.
11. Green J., Goldstein F.C., Sirockman B.E., Green R.C. Variable awareness of deficits in Alzheimer's disease. Neuropsychiatry, Neuropsychology and Behavioural Neurology. 1993; 6 : 159-165.
12. Auchus A.P., Goldstein F.C., Green J., Green R.C. Unawareness of cognitve impairments in Alzheimer's disease. Neuropsychiatry, Neuropsychology and Behavioural Neurology. 1994; 7 : 25-29.
13. Lopez O.L., Becker J.T., Somsak D., Dew M.A., DeKorski S.T. Awareness of cognitive deficits and anosognosia in probable Alzheimer's disease. European Neurology. 1994; 34 : 277-282.
14. McDaniel K.D., Edland S.H., Heyman A. and the CERAD clinical investigators. Relationship between level of insight and severity of dementia in Alzheimer disease. Alzheimer's Disease Associated Disorders. 1995; 9 : 101-104.
15. Kolter-Cope S., Camp C.J. Anosognosia in Alzheimer disease. Alzheimer's Disease Associated Disorders. 1995; 9 : 52-56.
16. Dalla Barba G., Parlato V., Lavarone A., Boller F. Anosognosia, intrusion and frontal functions in Alzheimer disease and depression. Neuropsychologia. 1995; 33 : 247-259.
17. Vasterling J.J., Seltzer B., Foss J.W., Vanderbrook V. Unawareness of deficits in Alzheimer's disease. Domain-specific differences and disease correlates. Neuropsychiatry, Neuropsychology and Behavioural Neurology. 1995; 8 : 26-32.
18. Mangone C.A., Hier D.B., Gorelick P.B., Ganallen R.J., Langenberg P., Boarman R., Dollear W.C.

Impaired insight in Alzheimer's disease. Journal of Geriatric Psychiatry and Neurology. 1991; 4 : 189-193.
19. Michon A., Deweer B., Pillon B., Agid Y., Dubois B. Relation of anosognosia to the frontal lobe dysfunction in Alzheimer's disease. Journal of Neurology Neurosurgery and Neuropsychiatry. 1994; 57: 805-809.
20. Starkstein S.E., Vazquez S., Migliorelli R., Teson A., Sabe L., Leiguarda R. A single-photon emission computed tomographic study of anosognosia in Alzheimer's disease. Archives of Neurology. 1995; 52 : 415-420.
21. Verhey F.R.J., Ponds R.W.H.M., Rozendaal N., Jolles J. Depression, insight, and personality changes in Alzheimer's disease and vascular dementia. Journal of Geriatry, Psychiatry and Neurology. 1995; 8 : 23-27.
22. De Bettignies B.H., Mahurin R.K., Pirozzolo F.J. Insight for impairment living skills in Alzheimer's disease and multi-infact dementia. Journal of Clinical and Experimental Neuropsychology. 1990; 12 : 355-363.
23. Sellal F., Kruczek E. Maladie d'Alzheimer ; 2002. Rueil-Malmaison : Doin.
24. Starkstein S.E., Sabe L., Chemerinski E., Jason L., Leiguarda R. Two domains of anosognosia in Alzheimer's disease. Journal of Neurology, Neurosurgery and Psychiatry. 1996; 61 : 485-490.
25. McGlynn S.M., Kaszniak A.W. When metacognition fails : Impaired awareness of deficit in Alzheimer's disease. Journal of Cognitive Neuroscience. 1991; 3 : 183-189.
26. Antoine P., Nandrino J.L., Antoine C., Beaune D., Pham T., Mérrot S., Guermomprez P., Frigard B. Evaluation neuropsychologique de l'anosognosie dans la démence de type Alzheimer. L'Année Gérontologique. 2002; 16 : 261-272.
27. McKahnn G., Drachman D., Folstein M., Katzman R., Price D., Stadlan E.M. Clinical diagnosis of Alzheimer's disease : Report of the NINCDS-ADRDA Work Group under the auspices of Department of Health and Human Services Task Force on Alzheimer's disease. Neurology. 1984; 34 : 939-944.
28. Van der Linden M., Wyns C.H., Von Frenkell R., Coyette F., Seron X. Le QAM, Questionnaire d'Auto-Evaluation de la Mémoire (manuel). 1988. Bruxelles : Editest.
29. Seidenberg M., Haltiner A., Taylor M., Hermann B.B., Wyler A. Development and validation of a Multiple Ability Self-Report Questionnaire. Journal of Clinical and Experimental Neuropsychology. 1994; 16 : 93-104.
30. Schacter D.L. Toward a cognitive neuropsychology of awareness : implicit knowledge and anosognosia. Journal of Clinical and Experimental Neuropsychology. 1990; 12 : 155-178.
31. McGlynn S.M., Schacter D.L. Unawareness of deficits in neuropsychological syndromes. Journal of Clinical and Experimental Neuropsychology. 1989; 11 : 143-205.
32. Langevin P., Le Gall D. L'anosognosie secondaire à une atteinte frontale. In M. Van der Linden , X. Seron, D. Le Gall & P. Andrès (Eds.), Neuropsychologie des lobes frontaux; 1999 (pp. 289-307). Marseille : Solal.

ETUDE DE LA PERTE GUSTATIVE DES SUJETS AGÉS A DOMICILE ET EN INSTITUTION

D. COUMAU[1], S. FORQUET[2], J.A. CHAUMIER[3]

1. Gériatre CH Thouars, 2. Gériatre, HL Saint Maixent l'Ecole, 3. Interniste-Gériatrie, CH Niort

Les différentes études sur l'évolution du goût mettent en évidence une perte gustative avec l'âge, à partir de 50 ans. Une grande partie de ces études ont été réalisées en mesurant les seuils de détection (concentration à partir de laquelle un sujet est capable de détecter un stimulus) de composés sapides dans l'eau. Ces seuils sont 2 à 3 fois plus élevés chez la personne âgée de plus de 65 ans et les saveurs les plus atteintes sont l'amer [25-26] et le salé [15-25]. Certaines études ont montré une différence liée au sexe, la femme étant plus sensible que l'homme toute saveur confondue [8]. D'autres ont retrouvé des variations des seuils en fonction de l'état dentaire des sujets [4]. WEIFFENBACH a relevé une différence inter-individuelle plus importante chez les sujets âgés par rapport aux sujets jeunes. Apparaît alors la notion de vieillissement différentiel. D'où vient cette différence ? quels sont les facteurs prédisposants ? Pour tenter de répondre à ces questions nous avons voulu comparer la sensibilité gustative de deux populations âgées à priori très différentes : celle des sujets âgés en institution donc le plus souvent en perte d'autonomie et celle des sujets âgés vivant à domicile.

Nous rappellerons quelques notions sur la perception gustative : une saveur est solubilisée dans la salive pour être le plus en contact avec les papilles. Sur chaque papille siègent des bourgeons du goût composés de cellules gustatives recouvertes de récepteurs. La saveur va stimuler les récepteurs, se crée alors un signal électrique transmis à travers le système nerveux périphérique puis central pour aboutir au cortex. Les papilles gustatives siègent en majorité sur la face dorsale de la langue en 3 topographies : la partie antérieure de la langue qui perçoit principalement le salé et le sucré, le bord latéral de la langue l'acide et le V lingual l'amer.

LES MÉTHODES

Définition de l'échantillon

Nous avons sélectionné 3 échantillons de 15 personnes :

- le premier groupe était constitué de personnes âgées de + 70 ans vivant à domicile et recrutés par le biais de l'office municipal des aînés de la ville de Niort.
- le deuxième groupe comprenait des sujets résidant à la maison de retraite du Grand Cèdre et des unités de soins longue durée du service de gérontologie de l'hôpital de Niort.
- le troisième groupe, groupe témoin de sujets jeunes entre 20 et 39 ans, a été recruté parmi le personnel soignant du service de soins de suite polyvalent du centre hospitalier de Niort.

Le critère d'inclusion était un MMS supérieur à 20, sans quoi la validité des réponses pouvait sembler sujette à caution, et un âge supérieur à 70 ans pour les sujets âgés. Le sexe ratio était d'1 homme pour 5 femmes pour les sujets âgés et d'1 homme pour 2 femmes pour les sujets jeunes. Le consentement a été oral.

Méthode d'intervention

Nous avons recueilli les paramètres suivants :

- âge
- sexe
- lieu de vie
- autonomie mesurée par le SMAF
- le poids
- la taille, calculée par la hauteur du genou selon la formule de Chumlea [7]
- l'index de masse corporelle
- l'état dentaire.
- les traitements en particulier les médicaments pouvant altérer le goût.

Nous avons ensuite proposé à chaque personne l'épreuve d'évaluation sensorielle mise au point avec l'aide de l'ENSBANA (école nationale supérieure de biologie appliquée à la nutrition et à l'alimentation) de Dijon.

4 solutions étaient proposées, préparées avec une eau minérale : du chlorure de sodium pour le salé, du glucose pour le sucré, de l'acide tartrique pour l'acide, du sulfate de quinine pour l'amer. Pour chaque substance, 5 dilutions étaient réalisées, l'intervalle de progression entre chaque concentration étant géométrique. Il existe en effet une relation géométrique entre intensité de perception et concentration. A ces 20 solutions étaient ajoutés 2 échantillons d'eau soit au total 22 échantillons ; la présence de ces échantillons d'eau rassurant les patients qui n'identifieraient pas les substances proposées.

	(C1)	(C2)	(C3)	(C4)	(C5)
Na Cal g/l	1	2	4	8	16
Glucose g/l	4	8	16	32	64
Sulfate quinine mg/l	6.25	12.5	25	50	100
Acide tartrique g/l	0.25	0.5	1	2	4

Ces échantillons étaient présentés dans un ordre aléatoire déterminé par un tirage au sort avec quelques modifications : une solution de plus faible concentration ne pouvant pas immédiatement succéder à une solution de plus forte concentration d'un même produit (la sensibilité à la saveur s'en trouverait diminuée).La première concentration devait avoir une valeur moyenne. Les plus fortes concentrations des solutions acides et amères étaient présentées en dernier car elles pouvaient donner un arrière goût persistant. Enfin cet ordre aléatoire était le même pour tous les sujets.

Le recueil de données et l'expérimentation se sont déroulés à l'OMPA et à la maison de retraite du Grand Cèdre dans une pièce isolée avec toujours le même expérimentateur. L'épreuve d'évaluation sensorielle était une épreuve monadique : le sujet ne testait qu'une solution à la fois et n'avait à identifier qu'une saveur à la fois ; cette épreuve ne dépassait pas une demi heure (fatigabilité de la personne âgée). La dégustation se déroulait avec une mise en bouche de la solution en quantité suffisante, une trop faible quantité étant source d'erreur. Puis le sujet faisait circuler la solution en bouche afin qu'elle soit en contact avec toutes les papilles de la langue. La solution était recrachée, un rinçage était réalisé si nécessaire. Le sujet pouvait s'il le souhaitait goûter à nouveau la solution et se rincer la bouche aussi souvent qu'il le souhaitait.

Organigramme des réponses

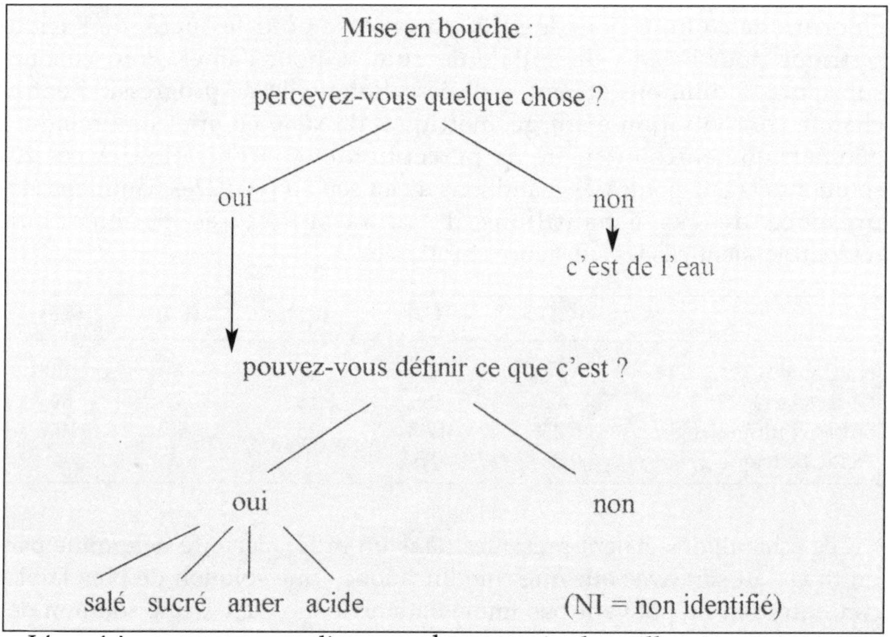

L'expérimentateur remplit pour chaque sujet la grille réponse ci-jointe ainsi que la feuille de recueil de données générales et la grille d'autonomie du SMAF (cf annexes).

Méthodes d'observation

L'interrogatoire de chaque sujet a permis de remplir des grilles d'évaluation anthropométrique. Pour ce qui est de l'évaluation de l'autonomie, nous avons utilisé le SMAF, système de mesure de l'autonomie fonctionnelle du canadien HEBERT [16-17]. Ce système élaboré à partir de la classification des déficiences incapacités et handicaps de l'OMS a été validé à domicile et en institution. Cette grille comprend 29 items couvrant les secteurs fondamentaux d'aptitude fonctionnelle (cf grille en annexe). Chaque fonction représentée par un item est uniformisée et côtée à partir du schéma général : niveau 0 : autonome, niveau -1 : requiert une surveillance ou une stimulation, niveau -2 : exige de l'aide, niveau -3 : dépendant. A partir de cette cotation, se dégage un score de dépendance. Sur le plan anthropométrique, la taille a été calculée à partir du genou selon les formules de Chumlea : Homme : (2.02 x hauteur du genou en cm) – (0.04 x âge) + 64.19g, Femme : (1.83 x hTG cm) – (0.24 x âge) + 84.88. Avec le poids et la taille nous avons établi l'index de QUETELET ou index de masse corporelle : le poids/taille2 avec les normes suivantes : homme 20 à 25 si < 20 dénutrition ; femme de 19 à 25 si < 19 dénutrition.

Pour le traitement médicamenteux, nous avons collecté le traitement pris par tous les patients en retenant :

- le nombre de médicaments différents pris par jour (dose et nombre de prises n'étant prises en compte)
- le nombre de médicaments différents pouvant altérer le goût. La liste des médicaments pouvant altérer le goût a été tirée de l'article de Monique FERRY [12].

Pour l'épreuve sensorielle, afin d'obtenir des valeurs chiffrées, chaque bonne réponse a été notée 1 et les réponses fausses 0.

Méthode d'évaluation

L'évaluation a consisté à étudier la répartition des différents paramètres (âge, sexe, index de masse corporelle, dentition, médicaments différents consommés par jour, médicaments altérant le goût, autonomie fonctionnelle) ainsi que les scores à l'épreuve sensorielle, en fonction du mode de vie de la personne âgée.

RÉSULTATS

Répartition par âges

Dans notre échantillon, les sujets âgés à domicile étaient nettement moins âgés qu'en institution : les + 90 ans représentent 20% des sujets institutionnalisés, alors qu'ils sont absents dans l'échantillon " domicile ", les 70-80 ans représentent 53% de l'échantillon " domicile " et 20% de l'échantillon " institution ".

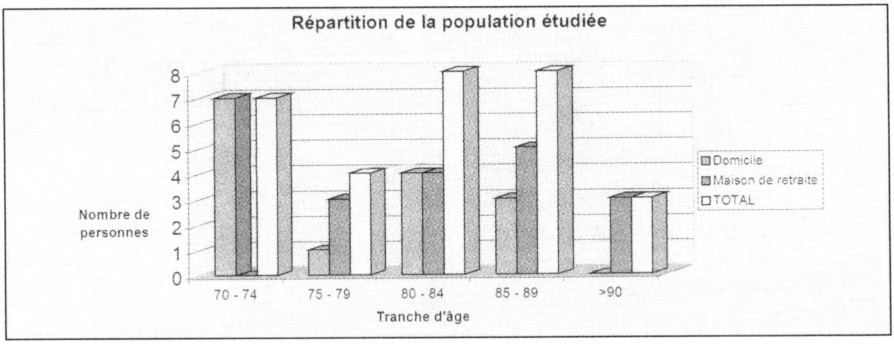

Répartition par sexe et selon l'IMC

Il était noté une forte féminisation des 2 groupes de personnes âgées : 2 hommes pour 13 femmes vivaient à domicile et 3 hommes pour 12 femmes vivaient en institution.

Le calcul de l'index de masse corporelle des + 70 ans retrouvait une dénutrition plus fréquente en institution chez les femmes. Il n'a pas été noté de dénutrition chez les hommes dans les deux groupes.

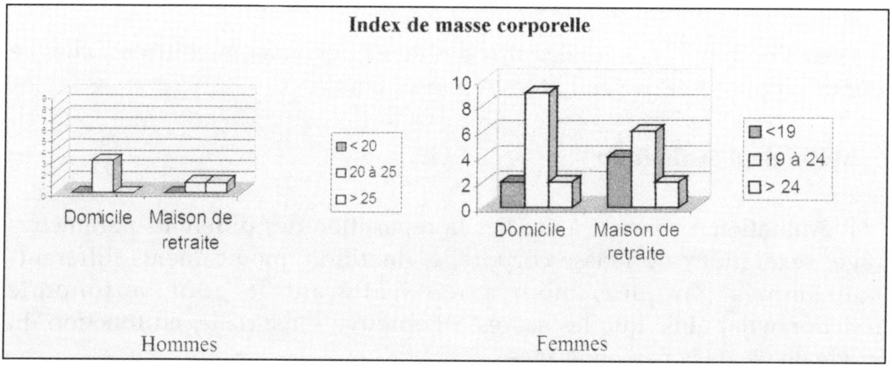

En institution, les sujets dénutris n'étaient pas significativement plus âgés (86.7 ans) que la moyenne du groupe (85.4 ans) alors qu'à domicile, les sujets dénutris étaient nettement plus âgés (84 ans) pour une moyenne de 77.9. Les sujets dénutris à domicile étaient en terme d'âge plus proches des sujets en maison de retraite que de leur groupe de référence.

Répartition selon la dentition : statut dentaire des plus de 70 ans

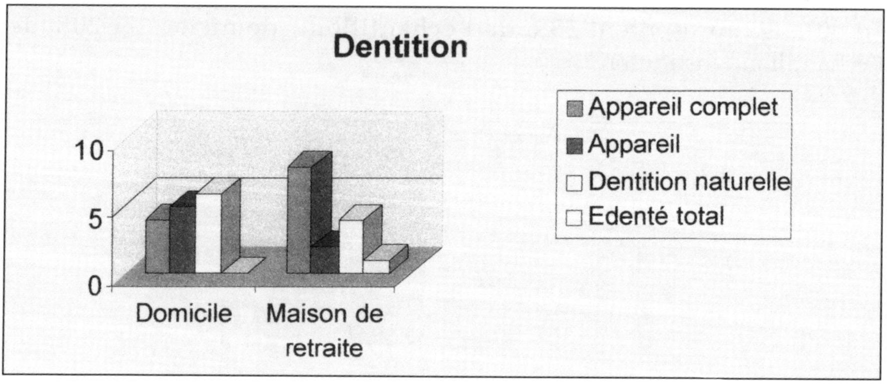

Dans l'échantillon " domicile ", la majeure partie a conservé sa dentition naturelle (6 sur 15) alors que dans l'échantillon " institution " seulement 1/4 a conservé sa dentition naturelle.

Le nombre de sujets ayant des prothèses dentaires est à peu près semblable dans les deux échantillons (10 en institution, 9 à domicile) mais 80% sont des prothèses totales dans l'échantillon " institution " contre 44% dans l'échantillon " domicile ".

Répartition selon la consommation médicamenteuse

L'analyse de la consommation médicamenteuse a montré une nette différence entre les deux groupes avec à domicile une prise moyenne de 3.4 médicaments différents par individu et en institution une prise moyenne de 5 médicaments par individu.

Répartition de la population âgée en fonction du nombre de médicaments consommés par jour

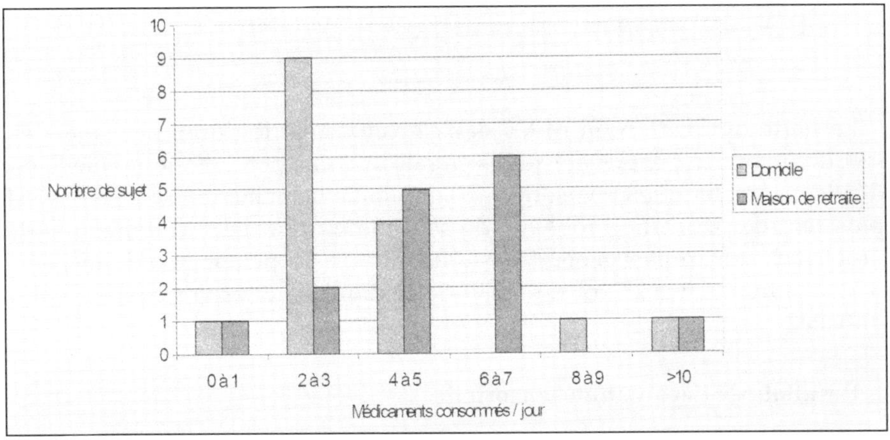

A domicile, on ne notait pas d'effet lié à l'âge. En effet les – 80 ans consommaient en moyenne 3.1 médicaments différents et les + 80 ans 3.7 médicaments par jour. En institution, on retrouvait par contre un lien avec l'âge : les 70-80 ans consomment 3 médicaments par jour en moyenne, les + 80 ans passant à 5.6 médicaments pour jour.

Pour les médicaments altérant le goût, la différence entre sujet âgé à domicile et en institutuion s'accentuait puisque les premiers prenaient par jour 0.6 médicaments altérant potentiellement le goût et les sujets âgés en institution 1.8 médicament par jour. Cette augmentation s'explique sans doute par l'arrivée en masse dans les traitements de ces patients des psychotropes et des médicaments à visée cardio-vasculaire.

Répartition selon l'autonomie

L'évaluation de l'autonomie chez les +70 ans par le SMAF retrouvait une perte d'autonomie beaucoup plus importante en institution.

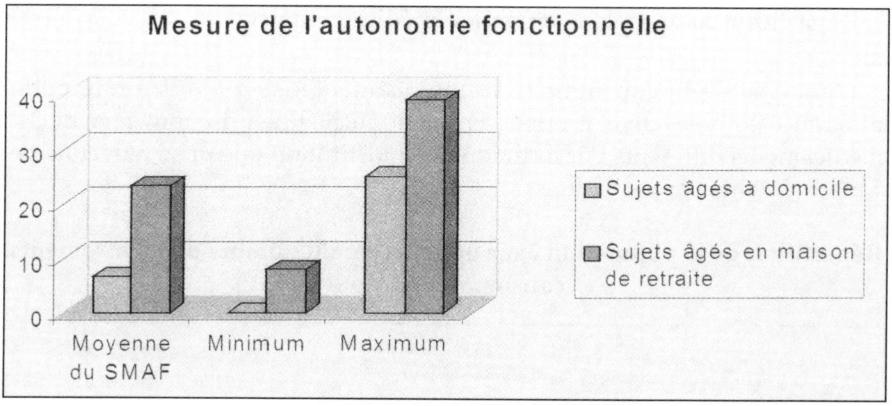

La nette opposition entre les deux groupes est logique. Les sujets en institution ont en général été admis en raison d'une perte d'autonomie. Il est d'ailleurs à noter que la personne à l'autonomie la meilleure (score à 8) y est plus rentrée pour une problème de solitude et d'un vécu difficile que de problèmes somatiques générateurs d'handicaps. La personne à domicile en perte d'autonomie à 25 voit son maintien à domicile devenir de plus en plus difficile.

Résultats de l'évaluation sensorielle

L'épreuve sensorielle incluant la population jeune (groupe témoin) a pu montrer de meilleurs performances chez les sujets jeunes par rapport aux groupes des +70 ans vivant à domicile, ce groupe étant lui-même plus performant que les sujets en institution.

Pour obtenir des valeurs chiffrées, chaque bonne réponse a été notée 1, les réponses fausses ont été notées 0. Ceci permet un total sur 22 toutes saveurs confondues.

Tableau

Nombre de sujets dans les différents échantillons en fonction du score à l'évaluation sensorielle. Les scores étant regroupés par intervalle (0 à 4, 5 à 9, etc....)

	Score à l'évaluation sensorielle					
Score **Sous groupe**	**0 à 4**	**5 à 9**	**10 à 14**	**15 à 19**	**20 à 22**	**Moyenne**
Groupe témoin	0	0	4	8	3	16,4
Domicile	0	2	8	5	0	13,13
Maison de retraite	0	6	8	1	0	9,7

15 saveurs sont reconnues par plus des 2/3 de la population témoin, par 1/3 de la population âgée à domicile, et par 1/15e de la population âgée en institution.

Nous n'avons pas différencié les saveurs car les modifications du goût avec l'âge et en fonction des saveurs sont maintenant clairement établies : la diminution de la perception du salé est la plus importante [15] [28], vient ensuite la perception de l'amer [28] puis l'acide [23] et enfin le sucré [21].

ANALYSE DES RESULTATS

L'analyse des corrélations entre les différents critères retrouve une très forte corrélation entre âge et sensibilité gustative. On retrouve une baisse de sensibilité avec l'âge. Pour les 30 personnes âgées, le coefficient de corrélation du goût par rapport à l'âge est à –0.74 (valeur significative à 5% pour 28 ddl = 0.31), la sensibilité diminuant de 0.32 points par an (calcul effectué par l'ENSBANA de Dijon). Le coefficient de corrélation partielle qui prend en compte les différences liées aux autres variables (dentition, traitement, etc...) est toujours significatif à –0.44 (valeur significative à 5% = 0.34 pour 23 ddl).

Si l'on compare les performances gustatives au mode de vie, on observe une nette différence entre les sujets âgés à domicile et ceux en institution. Mais si l'on supprime le facteur âge dans les deux groupes, il n'est pas retrouvé de différence significative de performances aux tests gustatifs. La différence apparente entre les deux groupes de sujets âgés tient, en fait, à une différence d'âge significative entre les deux groupes (p = 0.0065 significatif pour 1 ddl).

Il existe une forte corrélation entre sensibilité gustative et autonomie. Pour l'ensemble de la population âgée, le coefficient de corrélation partielle est de –0.39 (significatif à 5% pour une valeur à 0.34 et 8 ddl). Il existe également un coefficient de corrélation partielle significatif entre goût et autonomie lorsque les deux groupes sont considérés séparément :

- sujets âgés à domicile : coefficient de corrélation à 0.202 (valeur significative à 0.55 pour 8 ddl).
- sujets âgés en institution : coefficient de corrélation à 0.34 (valeur significative à 0.55 pour 8 ddl).

Il existe pour l'ensemble des sujets une corrélation entre goût et indice de QUETELET : coefficient de corrélation partielle = 0.031 (valeur significative = 0.34 pour 23 ddl).

Il existe une corrélation entre goût et consommation médicamenteuse globale ainsi qu'entre goût et consommations de médicaments altérant le goût avec un coefficient de corrélation partielle à domicile à –0.16 et en maison de retraite à 0.079. Les valeurs étant significatives à 5%.

EN CONCLUSION DE CETTE ETUDE : La perte gustative est corrélée à l'âge, l'autonomie, l'IMC, l'état dentaire, la consommation médicamenteuse mais pas au lieu de vie.

DISCUSSION

Nous retrouvons une forte corrélation entre âge et perte gustative dans le groupe des personnes âgées, cela est en opposition avec plusieurs travaux qui notaient une relative stabilité gustative après 60 ans (26 et 29). Dans la seule étude à notre connaissance comparant la capacité gustative de personnes âgées institutionnalisées et non institutionnalisées, M.e SPITZER [25] ne retrouve pas de différence significative entre le groupe des jeunes vieux (60 à 74 ans) et des vieux vieux (plus de 75 ans). Cela peut tenir au fait d'un décalage d'âge de 10 ans : Dans notre étude la population débute à 70 ans, la moyenne d'âge se situant plus à 85 ans qu'à 75 ans comme cela est le cas dans l'étude M.e SPITZER.

Il existe également une différence d'âge très significative entre les sujets vivant à domicile et ceux en institution dans notre étude. Cela reflète une réalité quotidienne : l'entrée en institution se fait actuellement en moyenne vers 84 ans.

Pour ce qui est de la méthode utilisée, elle s'est avérée être adaptée à chaque tranche d'âge. Elle n'a pénalisé aucune des personnes âgées, même pour les plus dépendantes physiquement. Contrairement à l'électro-gustométrie, elle permet en effet de stimuler le plus possible de papilles gustatives en gardant en bouche le liquide savoureux pendant un temps suffisant. On a également adapté le temps de passation des tests suivant l'âge, les sujets les plus âgés en demandant davantage, ce en quoi il n'y a pas eu d'abandon dans les deux groupes.

Le mode vie par lui-même n'influence pas la perte gustative mais les sujets institutionnalisés ont un niveau de dépendance, des prises médicamenteuses en moyenne plus élevés ; leur IMC est plus souvent abaissée et l'édentation totale se rencontre plus fréquemment par rapport aux sujets vivant à domicile.

La perte d'autonomie est fortement corrélée avec la perte gustative. Le sujet âgé en perte d'autonomie voit également ses capacités sensorielles s'altérer.

Il existe également une corrélation entre goût et IMC, on conçoit qu'une perte gustative se répercute sur la nutrition et donc l'IMC. Ainsi MATTES-KULIG et AL. [20] ont trouvé une corrélation entre la sévérité d'une dysgueusie et le nombre d'indices de risque nutritionnel tel qu'une perte de poids rapide de plus de 5% du poids corporel, un poids inférieur à 90% du poids idéal, une épaisseur du pli sous-cutané tricipital inférieur au 15e percentile ou une circonférence brachiale inférieure au 15e percentile.

Le lien étroit entre la perte du goût et la dénutrition pourrait justifier d'une évaluation spéficique. Mais pour cela, il faudrait un test d'évaluation gustative facilement applicable lors d'une consultation diététique, reproductible, de spécificité, sensibilité satisfaisantes, permettant d'affiner des plans de renutrition.

La corrélation entre goût et médicaments peut s'expliquer par divers mécanismes physio-pathologiques. On retrouve la sécheresse buccale par l'effet anticholinergique, la cytotoxicité de certains médicaments au niveau des cellules du bourgeon du goût, l'altération de l'épithélium lingual par des mycoses post-antibiotiques par exemple. La transduction du signal au sein de la cellule gustative peut être altérée par les inhibiteurs calciques. Enfin, au niveau cortical, les structures intervenant dans la création de la sensation gustative peuvent être affectées par les médicaments [18]. Ces médicaments altèrent la transmission neuronale. Ce sont les sulfamides, les anti-viraux, les hypoglycémiants, les décongestionnants et les psychotropes [19].

Comme très souvent en gériatrie dans les processus physio-pathologiques, la perte gustative est à la fois conséquence et facteur aggravant la morbidité et l'état de dépendance du sujet âgé : le goût est altéré par une diminution de la salive (syndrome de Goujerot-Sjögren, médicaments anticholinergiques....) par une baisse du renouvellement des cellules du bourgeon du goût (carence en oligo-élements, dénutrition protéino-calorique, toxicité médicamenteuse) par une atteinte au niveau de la transmission neuronale et au niveau de l'intégration corticale de la sensation (médicaments, atteinte neuro-sensorielle dégénérative...).

A son tour, la perte du goût favorise l'anorexie et donc la déshydratation avec diminution de la salive, et la dénutrition protéino-calorique. Cette dénutrition protéino-calorique favorise sarcopénie, déficit immunitaire, ostéoporose, retard de cicatrisation ; autant de facteurs entrainant pathologies, hospitalisations et traitements médicamenteux.

Si nous voulons préserver l'autonomie de nos aînés, il semble important de stimuler et protéger leurs capacités gustatives au même titre que l'audition et la vision. Cela passe par une plus grande attention dans la prescription médicamenteuse, le contrôle régulier de l'état bucco-dentaire et la stimulation des capacités gustatives restantes par une alimentation variée et goûteuse. Le sens du goût peut être excité par les réhausseurs du goût (condiments, glutamate, arômes artificiels de viande....) mais également en améliorant la présentation des plats dégustés, l'environnement, la convivialité et en faisant participer les personnes à la préparation des repas.

Trop souvent considéré comme un sens secondaire, le goût mérite l'attention des gériatres. En protégeant et stimulant les capacités à goûter chez un individu n'est-ce pas aussi maintenir chez lui une certaine qualité de vie ?

Remerciements : Les auteurs remercient le Pr SAUVAGEOT et ses étudiants de l'Ecole Nationale Supérieure de Biologie Appliquée à la Nutrition et à l'Alimentation pour leur concours dans la mise au point de l'épreuve d'évaluation sensorielle et le traitement statistique de nos résultats.

RÉFÉRENCES

1. ALIX E. Epidémiologie de la malnutrition chez les personnes âgées en institution L'année Gérontologique, 1992, 225 – 232
2. ALIX E., VETEL J.M, Epidémiologie de la dénutrition chez les personnes âgées, L'année Gérontologique, 1992, 191 – 200
3. BARRIERE C., PANEAU C. L'alimentation des personnes âgées en institution. Approche psychologique associée à une enquête alimentaire. D.U de Gérodontologie – Faculté de Chirurgie dentaire, Université DESCARTES, 1992, PARIS V
4. BARTOSHUK L.M., RIFKIN B., MARKS L.E and BARS P. Taste and aging Journal of Gérontology, 1986, Vol. 41, N° 1, 51 - 57
5. CAIN W., REID F., STEVENS J.C. Missing ingredients : Anging and the discrimination of flavor Journal of nutrition for the Elderly, 1990, vol 913, 3 – 14
6. CHAUHAN J. and HAWRYSH Z. Suprathresold sour taste intensity and pleasantness perception with age Physiology and Behavior, 1988, vol. 43, 601 – 607
7. CHUMLEA WC, ROCHE AF, STEINBAUGH FM. Estimating stature from knee height for persons 60 to 90 years of age. J Am Geriatr Soc, 1985, 33 : 116-120
8. COWART B. J Relationship between taste and smell across the adult life spain Annals of the NEW YORK Academy of Sciences, 1989, vol 561, 39 – 55
9. DRASS Poitou Charentes, Les établissements d'hébergement pour personnes âgées en Poitou Charentes, Dec 90, DRASS POITIERS
10. FERRY M. Evolution du goût et des besoins alimentaires : une modalité de prévention du Vieillissement ? Gérontologie et Société, Cahier n° 43, 14 – 23
11. FERRY M. Le goût, Gérontologie, 1987, 04, 44 – 49
12. FERRY M. Principales causes de perturbations du goût et de l'appétit chez les personnes âgées, La revue de Gériatrie, Décembre 92, Vol. 17, 10, 561 – 563
13. GREIVELDINGER J.F., MAISONNEUVE C. , LION S. Le consommateur âgé et l'alimentation Collection des rapports du CREDOC, Décembre 1990, n° 92

14. GOMEZ Ch. Physiologie et pathologie du goût EMC Stomatologie Odontologie, 22009 D10, 1992.
15. GRZEGORCZYK P.B., JONES S. W., MISTRETTA C.M. Age – Related differences in salt taste acuity Journal of Gerontology, 1979, vol. 34, 834 – 840
16. HEBERT R. L'évaluation de l'autonomie fonctionnelle des personnes âgées Canadian, Fam. Physcian, Avril 1982, vol 28, 754 – 762
17. HEBERT R., CARRIER R., BILODEAU A. Le système de mesure de l'autonomie fonctionnelle. La revue de Gériatrie, Avril 1998, Tome 13, 161 – 167
18. KETTANEH A, FAIN O, STIRNEMAN J, THOMAS M. Les troubles du goût. Revue Médecine Interne, 2002, 23 : 622-31
19. MARTEL J, GAGNON J. Altération du goût d'origine médicamenteuse Pharmactuel, 2002, vol 35, 122
20. MATTES-KULIG DA, HENKIN RI. Energy and nutrient consumption of patients with dysgeusia. J AM Diet Assoc, 1985, 85 : 822-6
21. MOORE L., M, NIELSEN C., R., MISTRETTA C.M. Sucrose taste thresholds : age related differences Journal of Gerontology, 198, vol. 37, 64 – 69
22. MURPHY C. Aging and chemosensory perception of and preference for nuritionnaly signifiant Stimuli Annals of NEW YORK Academy of Sciences, 1989, vol. 561, 251 – 266
23. MURPHY C. and GILMORE M. Quality – specific effect of aging on the human taste system Perception and Psychophysics, 1989, 45 (2), 121 – 128
24. STEVENS J.C and CAIN W. Changes in taste and flavor in aging Critical review in food science and nutrition, 1993, 33 (1), 27 – 37
25. SPITZER M.E. Taste acuity in institutionalized and noninstitutionalized Elderly men Journal of Gerontoly, 1988, vol. 43, 71 – 74
26. STRUNSKI V, LAURETTE F, GOIN M, GUILLEM I, DUMONT X. Dysosmies et dysgueusies du veillard. Revue Laryngol Otol Rhinol, 1989, 110 : 75-7
27. VELLAS B., BALAS D. Modification de la digestion et de l'absorption en fonction du vieillissement, Les dossiers de l'Année Gérontologique, 1988, 171 – 181
28. WEIFFENBACH J.M, BAUD B., BURGHAUSER R. Taste thresholds : quality specific variation with human aging, Journal of Gérontology, 1982, vol. 37, 372 – 377
29. WEIFFENBACH J.M, COWART B.J, BAUM B. Taste intensity perception in aging, Journal of Gerontology, 1986, vol 41 (4), 460 – 462
30. WOLMARK Y. Perte d'autonomie du sujet âgé, La revüe du Praticien, 1994, 44, 263 - 266

ANNEXES

DOSSIER TYPE

NOM : Prénom :

Sexe : Age :

Mode de vie :

Poids : Hauteur du genou :

Taille : Indice de Quetelet

Dentition :

Traitement :

Nom Prénom :

ACIDE	AMER	SUCRE	SALE	EAU
21e échantillon 4 g/l	22e 100 g/l	18e 64 g/l	16e 16 g/l	5e
17e échantillon 2	6e 50	2e 32	11e 8	19e
3e 1	9e 25	12e 1.6	1e 4	
10e 0.5	15e 12.5	8e 8	7e 2	
13e 0.25	4e 6.25	14e 4	20e 1	

Antibiotiques Ampicilline Ethambutol Lyncomycine Tetracyclines Amphotericine E Griséofulvine	Anti-thyroïdiens Benzylthiouracile	Cabimazole Basdène	Néomercazole
	Hypoglycémiants	Glipizide	Gilbénèse Minidiab
	Anti-coagulants	Phénindione	Pindione
Anti-mitotiques Immuno Captopril Supresseurs Doxorubine Méthotrexate Azathioprine Vincristine	Méd. C vasculaire Anti-HTA Anti-aryth	Acide étacrynique I.E.C Clonidine Tolonidine Clofibrate Propaferone	Edécrine Enalapril Catapressan Euctan Rythmol

ETUDE DE LA MÉTAMÉMOIRE CHEZ LE SUJET AGÉ SAIN À L'AIDE DU PARADIGME DE JUGEMENT FEELING-OF-KNOWING

K. PINON[1, 2], P. ALLAIN[1], A. ROY[1], Z. KEFI[1], F. ETCHARRY-BOUYX[1,2], G. BERRUT[3], F. DUBAS[4], D. LE GALL[1]

Centre Mémoire de Ressources et de Recherche de la Région des pays de la Loire. 1. Unité de Neuropsychologie, Département de Neurologie, CHU Angers et Laboratoire de Psychologie (UPRES EA 2646), Equipe de Neuropsychologie, Université d'Angers. 2. Etablissement Mutualiste Arceau Anjou, Angers. 3. Unité Fonctionnelle de Gérontologie Clinique, Fédération de Médecine, CHU Angers. 4. Département de Neurologie, CHU Angers. Correspondance à adresser à : Didier Le Gall, Unité de Neuropsychologie, Département de Neurologie, Centre Hospitalier Universitaire, 4 rue Larrey, 49033 Angers Cedex 01. Tel : 02.41.35.46.14. Fax : 02.41.35.35.94. E-mail : neuropsychologie@chu-angers.fr.

Résumé : *Nous avons étudié l'effet de l'âge sur la métamémoire en utilisant une tâche de jugement feeling-of-knowing (FOK) auprès de 12 sujets jeunes et 12 sujets âgés de plus de 75 ans. Nous ne trouvons pas de différence entre nos deux groupes de sujets sur des mesures de précision du jugement FOK. Par contre, les sujets âgés prédisent moins bien leurs performances en reconnaissance par rapport aux sujets jeunes. Par ailleurs, les mesures de métamémoire paraissent peu liées aux mesures de mémoire épisodique et exécutives. Ces résultats sont discutés et interprétés en regard des données de la littérature.*

Mots clés : *Métamémoire, jugement feeling-of-knowing, vieillissement.*

INTRODUCTION

Le vieillissement est un processus qui atteint chaque individu tant sur le plan organique que psychologique. Le déclin cognitif associé au vieillissement normal est hétérogène. En effet, certaines fonctions cognitives, comme la mémoire, semblent plus sensibles que d'autres aux effets du vieillissement [1].

La plupart des données de la littérature sur le vieillissement font état d'une détérioration de la mémoire épisodique avec l'âge [2, 3]. Les sujets âgés présentent des performances plus faibles dans des épreuves de rappel libre, de rappel indicé et de reconnaissance, avec une prévalence des anomalies en rappel libre. Ce pattern a été interprété comme la conséquence de difficultés à mettre en place les processus stratégiques permettant l'encodage, la récupération des informations [4]. Un certain nombre d'auteurs ont suggéré l'hypothèse selon laquelle des perturbations de nature exécutive en rapport avec un dysfonctionnement frontal pourraient expliquer, au moins en partie, l'effet de l'âge sur les performances mnésiques [5, 6]. De nombreux arguments neurophysiologiques [7, 8, 9], psychométriques [10, 11, 12, 13] et expérimentaux [14, 1, 15, 16] permettent d'étayer cette hypothèse frontale.

Parmi les explications du déclin de la mémoire avec l'âge, il en est une autre qui met en cause des défaillances dans la métamémoire [17]. Les personnes âgées auraient des difficultés mnésiques soit à cause d'une connaissance inappropriée du fonctionnement de la mémoire, d'un manque d'utilisation de cette connaissance, ou de difficultés dans la capacité à gérer le déroulement de leurs processus mnésiques ou à analyser les caractéristiques des tâches.

La métamémoire renvoie ainsi à la connaissance de nos propres capacités de mémoire et aux connaissances des stratégies qui peuvent aider la mémoire [18, 19, 20, 21, 22, 22]. La métamémoire est une fonction importante de la mémoire. En effet, la conscience de nos capacités mnésiques et une connaissance des techniques mnémoniques peut faciliter l'organisation de la mémoire et son recouvrement. Pour retrouver efficacement l'information, planifier, contrôler, et organiser des stratégies mnésiques appropriées s'avère rentable. L'évaluation de la métamémoire repose sur deux types de mesures [21] : des "mesures indépendantes", tels que les questionnaires, en l'absence d'activité mnésique simultanée [24, 25, 26] et des "mesures concourantes", comme le paradigme de jugement feeling-of-knowing (FOK), en présence de tâches simultanées de rétention et de recouvrement d'information [cf. 18, 27, 28] pour lesquels l'individu doit lui-même apprécier après l'apprentissage d'une série d'items, la probabilité d'un succès futur à un test de reconnaissance de ces items.

Les études réalisées à partir des questionnaires ont mis en évidence que les personnes âgées ont une bonne connaissance du fonctionnement de la mémoire. Cependant, elles pensent que leur capacité à retenir est faible [29, 30, 31, 32]. Les principales différences mises en évidence entre les sujets jeunes et les sujets âgés ne portent ni sur la connaissance du fonctionnement mnésique, ni sur la capacité à surveiller le processus mnésique en cours de tâche.

La plupart des travaux menés à partir du paradigme de jugement FOK ont pris comme support la mémoire sémantique. Ces études convergent vers l'idée qu'il n'existe pas de différence d'âge dans les jugements ou dans leur précision [33, 34, 35, 36]. Cependant, s'il n'existe pas de différence significative dans la précision du FOK sémantique entre les sujets jeunes et les sujets âgés, ces derniers ont tendance à faire des jugements FOK plus bas que les jeunes. Cela signifie qu'ils ont tendance à sous estimer leurs possibilités de rappel, ceci pouvant avoir des conséquences dans des situations quotidiennes sous forme d'un investissement insuffisant de l'effort dans des situations demandant des processus inférentiels [37].

L'ensemble des travaux portant sur les effets du vieillissement sur la pertinence ou la validité des jugements métacognitifs, type FOK ou JOL (jugement of learning), aboutissent à une conclusion unanime. Malgré des performances plus basses en rappel, les personnes âgées sont aussi exactes, aussi sensibles à leur contenu mnésique ou précises dans leur prédiction que les jeunes [38, 34, 39, 40]. Si les jugements de FOK prédisent bien la performance en reconnaissance dans les deux groupes d'âge, une différence d'exactitude a été relevée pour une tâche de rappel indicé [38].

Plus rares sont les études réalisées à partir du paradigme de jugement FOK en mémoire épisodique. Les résultats des travaux réalisés à partir d'apprentissage de couples de mots divergent. Ainsi, dans l'étude de Perfect et Sollery [41], des paires de nom-prénom ont été présentées à des sujets de 50 à 79 ans. Ces auteurs ont testé le rappel du prénom en donnant pour indice le nom cité. Avant chaque rappel, les sujets indiquaient s'ils connaissaient ou non le prénom. Les auteurs n'ont pas observé de différence significative liée à l'âge en ce qui concerne le sentiment de savoir [41]. Par contre, Souchay et al. [42] ont montré, à partir de l'apprentissage de couples de mots, que l'habileté à émettre un jugement précis déclinait avec l'âge. Le déficit a été interprété comme une conséquence de la baisse de l'efficacité du fonctionnement exécutif causée par le vieillissement.

Des troubles de la métamémoire ont été mis en évidence chez le sujet âgé. Souchay et al. [42] ont comparé des sujets jeunes à des sujets âgés invités à prédire leur capacité à reconnaître des informations nouvellement apprises mais non récupérées. Les personnes âgées s'avèrent déficitaires lors de la réalisation de jugement FOK épisodique ce qui n'est pas le cas des sujets jeunes. Ces résultats ayant été corrélés avec des épreuves du fonctionnement frontal, sur la base des épreuves du Modified Card Sorting Test et de la fluence verbale, et du fonctionnement temporal, à l'aide des épreuves de mémoire logique de l'Echelle de Mémoire de Wechsler (version Révisée), conduisent à dire que le déclin du jugement FOK à une tâche de mémoire épisodique est lié aux limites des fonctions exécutives associées à l'âge. Cette vulnérabilité des régions frontales liée à l'âge a été décrite à l'aide de techniques d'imagerie cérébrale [43, 44]. De plus, des travaux cliniques retrouvent les mêmes résultats aux épreuves exécutives chez des sujets âgés que chez des sujets porteurs de lésions frontales [45].

Compte tenu de la divergence des résultats sur l'effet de l'âge sur les capacités métamnésiques à partir du paradigme de jugement FOK, notre étude visait à vérifier les capacités de métamémoire en fonction de l'âge à partir d'une épreuve de mémoire épisodique. Par ailleurs, nous avons voulu explorer les relations entretenues entre la métamémoire, la mémoire et les fonctions exécutives. En effet, Nelson et Narens [46] conçoivent la métamémoire comme un système en constante interaction avec la mémoire. Un jugement FOK est effectué au moment de la récupération afin d'évaluer si celle-ci est réalisable et afin de mettre en œuvre les stratégies de récupération adéquates. Un défaut de jugement FOK pourrait être à l'origine d'un arrêt prématuré des recherches en mémoire ou encore de sélection d'une stratégie de récupération inefficace.

MATÉRIEL ET MÉTHODE

Sujets

Vingt quatre sujets ont participé à cette étude. Douze d'entre eux étaient des sujets âgés et les 12 autres des sujets adultes jeunes.

Les sujets âgés étaient en moyenne âgés de 79.2 ans (écart type : 3.74 ans ; étendue : 75-87 ans). Ils avaient été scolarisés en moyenne 9.7 ans (écart type: 1.2 ans ; étendue : 9-13 ans). Leur dossier médical ne faisait état d'aucun antécédent neurologique ou psychiatrique. Ils ne présentaient pas de difficultés visuelles et d'audition limitant la passation des tests. Tous avaient un score MMS supérieur à 27.

Les sujets adultes jeunes ont été retenus sur la base des mêmes critères. Ils étaient en moyenne âgés de 25.2 ans (écart type : 1.1 ans ; étendue : 20-29 ans). Leur niveau d'étude (moyenne des années de scolarisation : 13.5 ans ; écart type : 1.7 ans ; étendue : 9-15 ans) était statistiquement supérieur à celui des sujets âgés ($t(22) = 5.03$; $p <.01$).

Protocole d'examen

Le protocole d'examen comprenait une évaluation de la mémoire épisodique, de la métamémoire et des fonctions exécutives.

La procédure est semblable à celle utilisée par Connor et al. [47]. Les sujets ont à apprendre 20 paires de mots français en sachant qu'ils devront rappeler le second mot du couple lorsque le premier sera donné. Dix mots sont faiblement associés sémantiquement (foulard - téléphone) et dix ont des liens sémantiques forts (papillon - chenille). Ces mots ont été sélectionnés dans la base de données lexicales informatisée pour le français écrit et parlé réalisée par Content et al. [48]. L'occurrence d'apparition des mots dans la langue (indices, cibles, distracteurs) a été vérifiée et contrôlée.

La procédure FOK est identique au paradigme initial développé par Hart [18] et se déroule en trois étapes : (1) test de rappel indicé différé où le premier mot du couple permet l'indiçage, (2) test de FOK pour tous les items non rappelés, (3) test de reconnaissance à choix multiple. Pour le jugement FOK, le sujet doit évaluer sa probabilité de récupérer l'item par le biais d'une échelle de pourcentage : 0% - 20% - 40% - 60% - 80% - 100%. Lorsque le sujet pense pouvoir reconnaître l'item, il prédit 100%, lorsqu'il pense ne pas pouvoir reconnaître l'item, il prédit 0%. Les mesures intermédiaires lui permettent de préciser son sentiment de savoir, s'il pense ne pas reconnaître l'item mais n'est pas très sûr de cet échec, il prédit 20% ou 40%.

Le matériel expérimental est composé de quatre carnets : un carnet d'apprentissage, un carnet de rappel immédiat, de rappel différé et de reconnaissance.

Avant de débuter l'expérience, et afin d'évaluer la bonne compréhension des consignes, les sujets sont soumis à une phase de familiarisation portant sur quatre paires d'items. Il est clairement expliqué aux sujets, qu'après la phase d'apprentissage, ils devront tenter de rappeler l'item cible, sur la base de la présentation de l'indice qui sera toujours le premier mot du couple, l'expérience commence par une phase d'encodage durant laquelle, la liste de 20 paires de mots est présentée aux sujets. Les paires sont présentées une à une à raison de 10 secondes par paire. Après la phase d'apprentissage, les sujets effectuent un premier rappel indicé. Pour chaque item indice présenté, la tâche consiste à récupérer, l'item cible correspondant. Ce rappel immédiat est suivi d'une phase d'interférence de 20 minutes au cours de laquelle les sujets réalisent des tests non verbaux, ne sollicitant pas la mémoire. Enfin, les sujets sont soumis à un second rappel indicé où pour chaque item non rappelé, ils effectuent un jugement FOK et la tâche de reconnaissance. L'item à reconnaître est présenté dans un tableau avec trois items distracteurs : un item sémantiquement proche, un item phonologiquement proche et un item intrus n'ayant pas de lien avec l'item cible.

Pour évaluer la métamémoire, nous avons utilisé des mesures de prédiction et de précision du jugement feeling-of-knowing. Les profils prédictifs des sujets ont ainsi été évalués en calculant la proportion d'items prédits être reconnus [(nombre d'items prédits être reconnus / nombre de prédictions) x 100 ; Prédiction OUI (%)], et non reconnus [(nombre d'items prédits être non reconnus / nombre de prédictions) x 100 ; Prédiction NON (%)].

Dans le paradigme de FOK [18], la précision du FOK est évaluée en comparant les prédictions à la performance obtenue. Dans cette étude, deux mesures ont été utilisées : l'indice Gamma [49] et l'indice Hamman [50]. Ces deux mesures sont calculées uniquement sur les omissions et les erreurs en rappel [18]. L'indice Gamma a été proposé par Goodman et al. [51] et Goodman et al. [52] et consiste à comparer les réponses concordantes et les réponses discordantes, sa valeur est comprise entre -1 et 1. Schraw [50] met en avant que l'utilisation de cet indice est particulièrement pertinent lorsque le nombre d'observation par individu est faible. Une valeur positive équivaut à un nombre de concordances (ou prédictions correctes) supérieur au nombre de discordances (ou prédictions incorrectes). Une valeur proche de zéro est neutre, le nombre de concordances est égal au nombre de discordances. Une valeur négative correspond à un nombre de concordances inférieur au nombre de discordances. L'indice Gamma se calcule de la façon suivante (concordances - discordances) / (concordances + discordances). Il existe un problème méthodologique lié à l'utilisation de cet indice soulevé par Schraw [50]. En effet, dans un certain cas le calcul Gamma n'est pas réalisable. Lors d'une prédiction parfaite, par exemple : a = 20, b = 0, c = = 0, d = 0, l'opération implique la présence d'un zéro au dénominateur.

Selon Schraw [50], l'utilisation du coefficient Hamman (décrit par Romesburg [53]) permet d'éviter les difficultés méthodologiques liées à l'indice Gamma. Le score du coefficient Hamman varie comme celui de l'indice Gamma entre -1 et +1 et est interprété de façon identique. Il se calcule de la façon suivante : HC = (a + d) - (b + c) / (a + d) + (b + c).

Pour mesurer la mémoire épisodique, nous avons utilisé l'épreuve comme support à l'évaluation de la métamémoire. Nous avons extrait le score de rappel indicé immédiat (Rappel Immédiat) et de rappel indicé différé (Rappel Différé) correspondant au nombre de mots correctement rappelés, respectivement en rappel immédiat et à 20 minutes. Nous avons également comptabilisé le pourcentage de mots reconnus correctement au cours de la phase de reconnaissance (Reconnaissance).

Le protocole d'examen comprenait également une évaluation des fonctions exécutives par la passation de quatre tests exécutifs : la Tour de Londres (TOL, [54]), le Modified Card Sorting Test (MCST, [55]), le test de Stroop [56]et le Trail Making Test (TMT, [57]), permettant respectivement d'apprécier la planification, la formation de concepts, la sensibilité à l'interférence et la flexibilité réactive. Pour une description plus précise des épreuves, nous renvoyons le lecteur à Van der Linden et al. [58].

Analyses statistiques des résultats

Les performances des sujets jeunes et âgés aux tâches de mémoire et de métamémoire et aux tests exécutifs ont été comparées au moyen d'analyses de variance à un facteur. Le niveau d'étude, statistiquement supérieur pour le groupe de sujets jeunes, a été introduit comme covariant. Le test t de Student pour séries non appariées a été utilisé pour les comparaisons inter-groupes. Des analyses de régression ont été effectuées pour étudier les relations entre les scores de métamémoire et les performances mnésiques et exécutives. Les logiciels StatView VF-4.5 et SuperANOVA (Abacus Concepts) sur Macintosh ont été utilisés.

RÉSULTATS

Résultats aux mesures de mémoire épisodique

Comme le montre le tableau 1, les performances des sujets âgés sont toujours inférieures à celles des sujets jeunes dans les épreuves de mémoire épisodique. Toutes les différences significatives inter-groupe persistent après le contrôle statistique du niveau culturel.

Tableau 1

Performances des deux groupes aux épreuves de mémoire

	Sujets		Valeurs statistiques du p	
	Jeunes	Agés	Avant contrôle du niveau culturel	Après contrôle du niveau culturel
Rappel Immédiat	13.42 (2.99)	7.33 (3.52)	.0002	.001
Rappel Différé	12.58 (3.48)	5.58 (3.70)	.0001	.001
Reconnaissance	89.27 (11.99)	64.28 (22.00)	.002	.02

Note : Les données correspondent aux scores moyens (écart type) pour chaque groupe.

Résultats aux mesures de métamémoire

Les données relatives aux mesures de métamémoire sont présentées dans le tableau 2. Les analyses mettent en évidence que la précision du jugement feeling-of-knowing ne diffère pas d'un groupe de sujets à l'autre.

Par ailleurs, les mesures de prédiction du jugement FOK diffèrent entre les sujets jeunes et les sujets âgées. Les comportements des deux groupes sont différents. Ainsi, les sujets jeunes prédisent proportionnellement pouvoir rappeler plus de mots (Prédiction OUI) que les sujets âgés qui pensent majoritairement ne pas pouvoir rappeler les mots appris (Prédiction NON). Cependant, après le contrôle statistique du niveau culturel, ces différences disparaissent (p = .18).

Tableau 2

Performances des deux groupes aux épreuves de métamémoire

	Sujets		Valeurs statistiques du p	
	Jeunes	**Agés**	**Avant contrôle du niveau culturel**	**Après contrôle du niveau culturel**
Prédiction du FOK				
Prédiction OUI (%)	63.92 (31.40)	37.03 (30.60)	.003	ns
Prédiction NON (%)	36.08 (31.40)	65.13 (30.12)	.003	ns
Précision du FOK				
Corrélation Gamma	.0001 (1.095)	.349 (.686)	ns	ns
Coefficient de Hamman	.192 (.474)	.101 (.396)	ns	ns

Note : Les données correspondent aux scores moyens (écart type) pour chaque groupe.

Résultats aux tests exécutifs

Une ANOVA à un facteur a été réalisée afin de comparer les performances des deux groupes de sujets aux épreuves exécutives proposées (tableau 3). Les sujets âgés sont significativement moins performants dans la plupart des tests exécutifs. Même après contrôle du niveau culturel, la plupart des différences persistent.

Relations entre les scores de métamémoire et les autres mesures (mémoire et fonctions exécutives)

Comme nous l'avons dit, les relations entre les scores de métamémoire, mnésiques et exécutifs ont été étudiées au moyen d'analyses de régressions linéaires pas à pas. Une procédure pas à pas ascendante a été appliquée pour sélectionner les facteurs mnésiques et exécutifs les mieux corrélés avec les différentes mesures métamnésiques. De manière plus précise, les scores de métamémoire ont été utilisés comme variables dépendantes et les mesures de mémoire épisodique et des tests exécutifs comme variables indépendantes. Compte tenu du faible effectif, nous n'avons introduit qu'une variable indépendante par épreuve exécutive dans les analyses. Nous avons retenu le nombre de séries réalisées au Modified Card Sorting Test, le temps d'interférence au Stroop Test, le nombre d'erreurs au Trail Making Test partie B, le nombre d'items réalisés correctement au test de la Tour de Londres.

Tableau 3

Performances des deux groupes aux épreuves exécutives

	Sujets		Valeurs statistiques du p	
	Jeunes	**Agés**	**Avant contrôle du niveau culturel**	**Après contrôle du niveau culturel**
MCST				
Séries	6.73	4.27	.0001	.006
Erreurs	4.64	15.73	.0001	.03
Persévérations	.64	5.18	.0001	ns
Test du Stroop (interférence)				
Temps	33.73	131.18	.0003	.01
Erreurs	1.82	4.27	ns	ns
Auto-corrections	1.27	1.91	ns	ns
TOL				
Nombre d'items réussis	7.54	5.26	.003	.001
Nombre moyen de mvts	5.89	8.61	.0001	ns
TMT				
Temps A	44.55	113.82	.0001	.0001
Temps B	70.64	217.91	.0001	.0002
Nombre d'erreurs planche B	.45	1.82	.01	ns

Note : Les données correspondent aux scores moyens (écart type) pour chaque groupe.

Les analyses de régression sont peu productives (tableau 4), montrant peu de relation entre les scores de métamémoire, les mesures mnésiques et exécutives. Seul le coefficient Hamman paraît lié à la mesure d'interférence du test de Stroop (temps) et au score en mémoire immédiate.

Les analyses de régression linéaire, réalisées dans le groupe des sujets jeunes, entre ces séries de tests ne dégagent qu'une discrète relation entre l'indice Gamma et la mesure de temps d'interférence au test de Stroop ($R = .78$, $R^2 = .61$, $F = 6.25$, $p = .06$).

Tableau 4

Relation entre les scores obtenus par les sujets âgés aux mesures de métamémoire et aux autres mesures (mémoire et exécutives)

Variables Dépendantes	Variables indépendantes Sélectionnées	R	R^2	F	P
Gamma	Aucune	/	/	/	/
HC	Stroop Temps + Rappel Immédiat	.97	.94	63.50	<.0001
Prédiction OUI (%)	Aucune	/	/	/	/
Prédiction NON (%)	Aucune	/	/	/	/

Note : R : coefficient de régression, R^2 : coefficient de régression au carré, F : valeur de F de Fischer, p : probabilité, Gamma : corrélation Gamma, HC : coefficient Hamman, NC : nombre d'années d'étude des sujets.

DISCUSSION

L'un des objectifs de notre étude était de vérifier l'évolution des capacités de métamémoire avec l'âge à partir du paradigme de jugement FOK appliqué à une épreuve de mémoire épisodique. Comme il avait été fait état d'un lien entre la mémoire et la métamémoire [59], nous avons souhaité comparer les performances des sujets âgés avec celles des sujets jeunes dans des mesures de mémoire épisodique (Rappel Immédiat, Rappel Différé, Reconnaissance).

Les résultats ont montré que le groupe de sujets âgés était moins performant que le groupe de sujets jeunes au test de mémoire épisodique. Même si la reconnaissance améliore leurs performances, elle diffère significativement de celle des jeunes, même après le contrôle du niveau culturel. Le déficit en mémoire épisodique de la personne âgée semble donc réel et varie en fonction de l'exigence cognitive de la tâche [60]. Les difficultés rencontrées par les sujets âgés au test de mémoire épisodique sont en accord avec la littérature s'intéressant au vieillissement normal. Selon cette littérature, les personnes âgées présentent des troubles en mémoire épisodique. Nos résultats sont également en accord avec ceux d'Isingrini & Taconnat [61]. Il semble effectivement que les sujets âgés souffrent d'un déficit de récupération de l'information. En effet, le nombre de mots correctement rappelés est doublé avec la tâche de reconnaissance. Pour nos sujets âgés, il est possible que l'information soit disponible, qu'elle soit stockée en mémoire, mais qu'elle ne soit pas accessible [62]. De ce fait, ils parviennent à cette information grâce à la reconnaissance qui sert d'indiçage. Craik [4] soutient l'idée que lorsque les stimuli externes n'invitent pas les personnes âgées à effectuer un traitement profond, elles ne le font pas d'elles-mêmes. Les sujets âgés seraient donc moins enclins que les sujets jeunes à entreprendre un traitement qui exige un effort cognitif nécessaire pour qu'un événement soit encodé. Comme notre matériel était constitué de 10 paires de mots sémantiquement proches et 10 autres sans lien sémantique, nous pouvons supposer que ces 10 derniers couples ont fortement contribué à accentuer le déficit mnésique de nos sujets âgés puisqu'ils nécessitaient un effort d'encodage plus intense que les mots sémantiquement liés.

Au-delà de ces considérations sur le fonctionnement mnésique, le résultat principal de notre étude concerne l'absence d'un effet du vieillissement sur la précision du jugement FOK en mémoire épisodique. Ainsi les mesures de précision, appréhendées par la corrélation Gamma et le coefficient Hamman, ne diffèrent pas d'un groupe de sujets à l'autre. Les sujets âgés sont aussi précis que les jeunes pour juger leur capacité à reconnaître des mots non rappelés. Nos résultats diffèrent de ceux rapporté dans l'étude réalisée par Souchay et al. [42] qui retrouvait un déficit du jugement FOK avec l'âge à partir des mesures de précision. Les deux groupes présentent, par contre, un indice Gamma et un coefficient Hamman proche de zéro ce qui peut laisser penser que leur jugement FOK serait dû au hasard ou alors que les mesures classiquement utilisées pour évaluer ce paradigme métamnésique ne sont pas suffisamment sensibles et présentent des critiques méthodologiques abordées précédemment. Nos résultats quant aux performances dans les mesures concourantes de métamémoire confirment les résultats obtenus à partir des mesures indépendantes (questionnaires). Il serait bien évidemment intéressant de combiner ces différentes mesures dans une nouvelle étude.

Par ailleurs, le profil prédictif, évalué par les prédictions OUI ou NON, varie en fonction de l'âge, avant contrôle du niveau d'études. Les sujets jeunes ont tendance à prédire leur capacité à retrouver l'item manquant tandis que les personnes âgées ont tendance à prédire qu'ils ne vont pas le retrouver. Cette observation, associée au fait que les jugements FOK sont aussi précis dans les différents groupes d'âge, signifie que nos sujets âgés intègrent le déclin de leur habileté de mémoire dans leur système de connaissance mnésique et utilisent correctement cette connaissance pour effectuer leurs jugements. Schraw et Craik [63] parvenaient à la conclusion inverse. Le FOK a été traditionnellement interprété comme reflétant la disponibilité de l'information plutôt que son accessibilité [18]. Il est basé sur l'activation de la cible produite par l'indice [41]. Il est possible que ce type de mesure ne soit pas sensible au vieillissement comme le montrent nos résultats. Il est cependant à noter que nos résultats restent très sensibles au niveau d'études des sujets car les différences de performances n'apparaissent plus après le contrôle de la variable niveau culturel. Il serait donc nécessaire d'étudier plus en détail le rôle du niveau culturel sur les compétences métamnésiques.

Un autre objectif de notre étude était l'exploration des relations entretenues entre la métamémoire, la mémoire et les fonctions exécutives. Les sujets âgés présentent des performances exécutives inférieures à celles des sujets jeunes. Ce résultat est conforme à ceux obtenus dans d'autres études [64]. Les régressions réalisées révèlent peu de relation entre les scores de métamémoire et les mesures mnésiques ou exécutives. Il apparaît donc que les scores de métamémoire ne s'expliquent pas de façon prégnante par des performances exécutives comme nous le pensions et comme le laisse supposer la littérature. En effet, les études sur la métamémoire, réalisées auprès de patients présentant des lésions frontales, ont montré une altération de leurs capacités métamnésiques. Plus encore, une majorité des travaux ont conclu à une relation étroite entre métamémoire et lésions corticales frontales [65]. Notre étude ne va pas réellement dans le sens de cette proposition.

CONCLUSION

Les observations issues de ce travail n'ont pas confirmé l'effet du vieillissement sur la précision du jugement FOK, ce qui corrobore les résultats de l'étude de Perfect & Stollery [41]. Ce travail a néanmoins permis de montrer que les sujets âgés avaient tendance à sous estimer leurs performances mnésiques [29, 30, 31, 32]. Cette recherche nous a également permis de confirmer les difficultés des sujets âgés à réaliser les épreuves mettant en jeu les fonctions exécutives et la mémoire épisodique. Néanmoins, nous n'avons pas établi de lien entre le déficit exécutif et le déclin de métamémoire ni entre le déficit de mémoire épisodique et le déficit métamnésique.

RÉFÉRENCES

1. Van der Linden M., Hupet M. Vieillissement cognitif; 1994. Paris : Presses Universitaires de France.
2. Craik F.I.M., Jennings J.M. Human Memory. In F.I.M. Craik & T. Salthouse (Eds.), The Handbook of aging and cognition; 1992. Hilldale : Erlbaum.
3. Van der Linden M. Mémoire à long terme et vieillissement. In M. Van der Linden & M. Hupet, Le vieillissement cognitif; 1994 (pp. 87-137). Paris : Presses Universitaires de France.
4. Craik F.I.M. A functional account of age difference in memory. In F. Flix & H. Hagendorf (Eds.), Human memory and cognitive capabilities : Mechanisms and Performances; 1986 (pp. 409-442). New York : Elsevier Science.
5. Parkin A. Normal age-related memory loss and its relation to frontal lobe dysfunction. In L. Rabitt (Ed.), Methodology of Frontal and Executive Function; 1997. East Sussex : Psychology Press.
6. Parkin A., Walter B. Aging, Short-Term and frontal dysfunction. Psychobiology. 1992; 2 : 175-179.
7. West R. An application of prefrontal cortex function theory to cognitive aging. Psychological Bulletin. 1996; 120 : 272-292.

8. Salmon E., Marquet P., Sadzot B., Degueldre C., Lemaire C., Franck G. Decrease of frontal metabolism demonstrated by positron emission tomography in a population of healthy volunteers. Acta Neurologica Belgica. 1991; 288-295.
9. De Santi S., De Leon M.J., Convit A., Tarshish C., Rusinek H., Tsui W.H., Sinaiko, E. Wang G.J., Bartlet E., Volkow N. Age-related changes in glucose metabolism in brain : II. Positron emission tomography of frontal temporal lobe glucose metabolism in normal subjects. Psychiatric Quarterly. 1995; 66 : 357-370.
10. Daigneault S., Braun C., Whitaker H.A. Early effects of normal aging on perseverative and non-perseverative measures. Developmental Neuropsychology. 1992; 8 : 99-114.
11. Fristoe N.M., Salthouse T.A., Woodard J.L. Examination of age-related deficits on the Wisconsin Card Sorting Test. Neuropsychology. 1997; 11 : 428-436.
12. Libon D.J., Glosser G., Malamut B.L., Kaplan E., Goldberg E., Swenson R., Sands L.P. Age, executive functions, and visuo-spatial functioning in healthy older adults. Neuropsychology. 1994; 8 : 38-43.
13. Crawford J.R., Bryan J., Luszcz M.A., Obonsawin M.C., Stewart L. The executive decline hypothesis of cognitive aging : Do executive deficits quality as differential deficits and do they mediate age-related memory decline ? Aging Neuropsychology and Cognition. 2000; 6 : 9-31.
14. Daigneault S., Brown C.M.J. Working memory and self-ordered pointing task : Further evidence of early prefrontal decline in normal aging. Journal of Clinical and Experimental Neuropsychology. 1993; 15 : 881-895.
15. Zacks R.T., Radvanski G., Hasher L. Studies of directed forgetting in order adults. Journal of experimental Psychology : Learning, Memory and Cognition. 1996; 22 : 143-156.
16. Zacks R.T., Hasher L. Cognitive gerontology and attentional inhibition : A reply to Burke and McDowd. Journal of Gerontology : Psychological Science. 1997; 52B : 274-283.
17. Light L.L. Memory and aging : Four hypotheses in search of data. Annual Review of Psychology. 1991; 42 : 333-376.
18. Hart J.T. Memory and the feeling-of-knowing experience. Journal of Educational Psychology. 1965; 56 : 208-216.
19. Flavell J.H. Metacognition and cognitive monitoring. A new area of cognitive-developmental injury. American Psychologist. 1979; 34 : 906-911.
20. Flavell J.H., Wellman H.M. Metamemory. In R.V. Kail & J.W. Hagen (Eds.). Perspectives on the development of memory and cognition; 1977. Hillsdale : Erlbaum.
21. Cavanaugh J.C., Perlmutter M. (1982). Metamemory : A critical examination. Child Development, 53, 11-28.
22. Gruneberg M.M. Memory processes unique to humans. In A. Mayes (Eds.), Memory in animals and man; 1983 (pp. 253-281). Londres : Van Nostrand.
23. Lovelace E.A. Metamemory : monitoring future recallability during study. Journal of Experimental Psychology : Learning, Memory, and Cognition. 1984; 10 : 756-766.
24. Herrmann D.J. Know thy memory : the use of questionnaires to access and study memory. Psychological Bulletin. 1982; 92 : 434-452.
25. Van der Linden M. Les troubles de la mémoire; 1989.Bruxelles : Mardaga.
26. Hickox A., Sunderland A. Questionnaire and checklist approaches to assessment of everyday memory problems. In J.R. Crawford, D.M. Parker & W.W. McKinlay (Eds.), A handbook of neuropsychological assessment; 1992 (pp. 103-113). Hillsdale : Lawrence Erlbaum Associates.
27. Zechmeister E.B., Nyberg S.E.. Human memory : an introduction to research and theory; 1982. Monterey, CA : Brooks/Cole.
28. Leonesio J., Nelson T. Do different metamemory judgments tap the same underlying aspects of memory ? Journal of Experimental Psychology : Learning Memory and Cognition. 1990; 16 : 464-470.
29. Dixon R.A., Hultsch D.F. Structure and development of metamemory in adulthood. Journal of Gerontology. 1983; 38 : 682-688.
30. Dixon R.A. Questionnaire research on metamemory and aging : Issues of structure and function. In L.W. Poon, D.C. Rubin & B.A. Wilson (Eds.), Everyday cognition in adulthood and late life; 1989 (pp. 394-415). Cambridge : Cambridge University Press.
31. Hertzog C., Dixon R.A., Schulenberg J.E., Hultsch D.F. On the differentiation of memory beliefs from memory knowledge : The factor structure of the metamemory in adulthood scale. Experimental Aging Research. 1987; 13 : 101-107.
32. Hultsch D.F., Hertzog C, Dixon R.A. Age differences in metamemory : resolving the inconsistencies. Canadian Journal of Psychology. 1987; 41 : 193-208.
33. Perlmutter M. What is memory aging the aging of ? Development Psychology. 1978; 14 : 330-345.
34. Lachman J.L., Lachman R., Thronesbery C. Metamemory through the adult life span. Development Psychology. 1979; 15 : 543-551.
35. Murphy M., Schmitt F., Sanders R. Metamemory in older adults : role of monitoring in serial recall.

Psychology and Aging. 1987; 49 : 185-193.
36. Butterfield E.C., Nelson T.O., Peck V. Developmental aspects of the feeling of knowing. Developmental Psychology. 1988; 24 : 654-663.
37. Maquié J.C., Huet N. Age difference in feeling of knowing and confidence judgments as a function of knowledge domain. Psychology and Aging. 2000; 15 : 451-461.
38. Anooshian L.J., Mammarella S.L., Hertel, P.T. Adult age differences in knowledge of retrieval processes. International Journal of Aging and Human Development. 1989; 29 : 39-52.
39. Lovelace E.A., Marsh G.R. Predictions and evaluations of memory performance by young and old adults. Journal of gerontology. 1985; 40 : 192-197.
40. Rabinowitz J.C., Ackerman B.P., Craik F.I.M., Hinchley J.L. Aging and metamemory : the role of relatedness and imagery. Journal of gerontology. 1982; 37 : 688-695.
41. Perfect T.J., Stollery B. Memory and metamemory performance in older adults : one deficit or two ? The Quarterly Journal of Experimental Psychology. 1993; 46A : 119-135.
42. Souchay C., Isingrini M., Espagnet L. Aging, episodic memory feeling of knowing, and frontal functioning. Neuropsychology. 2000; 14 : 299-309.
43. Cabeza R., Kapur S., Craik F.I.M., McIntosh A., Houle S., Tulving E. Functional neuroanatomy of recall and recognition : A PET study of episodic memory, Journal of Cognitive Neuroscience. 1997; 9 : 277-288.
44. Grady C., McIntosh A., Horwitz B., Maisog J., Ungerleider L., Mentis M., Pietrini P., Schapiro M., & Haxby J. Age-related reductions in Human Recognition Memory Due to Impaired Encoding, Science. 1995; 269 : 221-228.
45. Stuss D.T., Craik F.I.M., Sayer L., Franchi D., Alexander M.P. Comparison of older people and patients with frontal lesions : evidence from word list learning. Psychology and Aging. 1996; 11 : 387-395.
46. Nelson T.O., Narens L. A new technique for investigating the feeling of knowing. Acta Psychologica. 1980; 46 : 69-80.
47. Connor L., Dunlosky J., Hertzog C. Age-related differences in absolute but not relative metamemory accuracy. Psychology and Aging. 1997; 12 : 50-71.
48. Content A., Mousty P., Radeau M. Brulex. Une base de données lexicales informatisée pour le français écrit et parlé. L'Année Psychologique. 1990; 90 : 551-566.
49. Nelson, T.O. A comparison of current measures of the accuracy of feeling-of-knowing predictions. Psychological Bulletin. 1984; 95 : 109-133.
50. Schraw G. Measures of feeling-of-knowing accuracy : A new look at an old problem. Applied Cognitive Psychology. 1995; 9 : 321-332.
51. Goodman L.A., Kruskal W.H. Measures of association for cross classifications. Journal of the American Statistical Association. 1954; 49 : 732-764.
52. Goodman L.A., Kruskal W.H. Measures of association for cross classifications; 1979. Springer-Verlag Eds.
53. Romesburg H. Cluster analysis for researchers; 1984. London : Wadswath, Inc.
54. Shallice T. Specific impairments of planing. Philosophical Transactions of the Royal Society of London (Biological Sciences). 1982; 298 : 199-209.
55. Nelson H.E. A modified card sorting test sensitive to frontal lobe defects. Cortex. 1976; 12 : 313-324.
56. Stroop J.R. Studies of interference in serial verbal reactions. Journal of Experimental Psychology. 1935; 18 : 643-662.
57. Reitan R.M. Validity of the Trail Making Test as an indicator of organic brain damage. Perceptual and Motor Skills. 1958; 8 : 271-276.
58. Van der Linden M., Meulemans T., Seron X., Coyette F., Andrès P., Prairial C. L'évaluation des fonctions exécutives. In X. Seron & M. Van der Linden, Traité de neuropsychologie clinique; 2000 (pp. 275-300). Marseille : Solal.
59. Nelson T., Narens L. Metamemory : A theoretical framework and new findings, The Psychology of Learning and motivation. 1990; 26 : 125-322.
60. Stollery B., Perfect T.J. Memory and metamemory performance in olders adults : one deficit or two. The Journalof Experimental Psychology. 1993; 46A : 119-135.
61. Isingrini M., Taconnat L. Aspects du vieillissement normal de la mémoire, Psychologie Française. 1997; 42 : 319-331.
62. Lieury A., Trebon P., Boujon C., Bernoussi M., Allain H. Le vieillissement des composants de la mémoire: Analyse factorielle de 17 scores de mémoire, L'année psychologique. 1991; 91 : 169-186.
63. Schraw G., Craik F.I.M. Age differences in prediction and performance on cued recall task, Psychology and Aging. 1989; 4 : 131-135.
64. Allain P., Roy A., Nicoleau S., Etcharry-Bouyx F., Berrut G., Le Gall D. Fonctionnement cognitif et vieillissement normal : une étude de l'hypothèse frontale. L'année Gérontologique. 2002; 16, : 179-192.
65. Janowsky J.S., Shimamura A.P., Squire L.R. Memory and metamemory : comparisons between patients with frontal lobe lesions and amnesic patients. Psychobiology. 1989; 17 : 3-11.

DÉTERMINATION D'UN PROFIL DE PERTE D'AUTONOMIE DANS LA MALADIE D'ALZHEIMER : ÉTUDE SUR LA COHORTE REAL.FR

L. LECHOWSKI[1], K. HERNANDEZ[1], D. TORTRAT[1], B. DIEUDONNÉ[1], L. TEILLET[1], B. VELLAS[2,3] ET LE GROUPE REAL.FR*

1. Service de médecine gériatrique, Hôpital Sainte-Périne, 11, rue Chardon Lagache, 75781 PARIS Cedex 16, France; 2. Service de Médecine Interne et Gérontologie Clinique, Pavillon Junod, 170 avenue de Casselardit, 31300 TOULOUSE France; 3. Unité Inserm 558, 37 allées Jules Guesde, 31000 TOULOUSE, France. * Groupe REAL.FR : Investigateur principal : Pr B. Vellas (Toulouse) ; Investigateurs associés : Pr M. Rainfray, Pr JP. Emeriau (Bordeaux) , Pr A. Franco (Grenoble), Pr F. Pasquier (Lille), Dr B. Frigard (Lille), Dr B. Michel (Marseille), Pr Cl. Jeandel (Montpellier), Pr J. Touchon (Montpellier), Pr Ph. Robert (Nice), Dr P. Brocker (Nice), Pr B. Forette, Dr L. Lechowski (Paris), Pr J. Belmin (Paris), Pr M. Verny (Paris), Pr F. Forette, Dr AS. Rigaud (Paris). Pr P. Jouanny, Dr S. Belliard, Dr O. Michel (Rennes), Pr R. Gonthier (Saint Etienne) ; Coordinateurs de l'étude : S. Gillette-Guyonnet, Dr F. Nourhashemi, Dr PJ. Ousset (Toulouse) ; Epidémiologiste : Dr S. Andrieu ; Traitement des données : C. Cantet (Toulouse). Correspondance : Dr Laurent Lechowski, Service de médecine gériatrique, Hôpital Sainte-Périne, 11, rue Chardon Lagache, 75781 PARIS Cedex 16, France. Présentation faite : 1. 7ème Réunion Francophone sur la maladie d'Alzheimer et les syndromes apparentés. Réunion de la Société Française de Gériatrie et de Gérontologie, PARIS – Maison de la Chimie - 7-10 OCTOBRE 2003, 2. 49ème congrès National de Médecine Interne (SNFMI, Société Nationale de Médecine Interne), 11-13 décembre 2003. GRENOBLE. Financement : Financement du Ministère de la Santé dans le cadre de Programmes Hospitaliers de Recherche Clinique (PHRC 1998 n° 98-47 N , PHRC 2001 n° 18-05)

Résumé : *Outre les troubles neuropsychiques, la maladie d'Alzheimer est caractérisée par une perte progressive de l'autonomie pour les activités de la vie quotidienne. Cette perte d'autonomie est corrélée à l'altération des fonctions cognitives. Les caractères évolutifs et les différents profils de la perte d'autonomie ne sont pas connus. L'objectif de notre étude était de décrire la perte des activités de la vie quotidienne à partir de l'IADL (Instrumental Activities of Daily Living) dans une large cohorte de patients atteints d'une maladie d'Alzheimer. Matériel et méthodes : Des patients ambulatoires souffrant d'une maladie d'Alzheimer avec un MMS (Mini-Mental State) compris entre 10 et 26 ont été inclus par 17 centres français dans la cohorte de suivi REAL.FR. Nous avons étudié l'autonomie pour les activités instrumentales de la vie quotidienne dites " courantes " évaluée par les 8 derniers items de l'échelle IADL. Chacune de ces activités courantes (IADLac) était* *cotée 0 ou 1 (0=dépendance, 1=autonomie) selon les critères de Lawton. Des groupes de patients en fonction de la valeur de l'IADLac ont été constitués et l'étude des items perdus de l'IADL a été réalisée. Résultats : sur 694 malades inclus, d'avril 2000 à juin 2002, l'étude des 8 IADLac était possible pour 471 femmes. Lorsque la somme des IADLac variait de 8 (autonomie complète) à 0 (dépendance total pour ces activités), le MMS diminuait ainsi que le score total de l'IADL. Les incapacités apparaissaient dans l'ordre suivant : incapacité à prendre son traitement médicamenteux, à faire les courses, à préparer et servir un repas, à manipuler de l'argent, à utiliser les transports, à faire la lessive, à faire le ménage puis à téléphoner. Conclusion : La perte d'autonomie pour les activités élaborées de la vie quotidienne évaluées par l'échelle IADL de Lawton semblait progresser de manière identique pour une grande majorité des patientes de la cohorte. Une analyse évolutive de la cohorte permettra de confirmer ces résultats.*

Mots clés *: Maladie d'Alzheimer, perte d'autonomie, activités de la vie quotidienne.*

INTRODUCTION

Les dernières estimations de prévalence de la maladie d'Alzheimer (MA) sont alarmantes en France puisque parmi les plus de 75 ans, il y aurait plus de 610000 malades [1]. C'est près de 25 % des sujets de cette tranche d'âge qui serait atteinte de la maladie. Il s'agit d'un grave problème de santé publique d'autant plus qu'aucun traitement curatif ni préventif n'existe à ce jour.

Outre les troubles de la mémoire et les troubles cognitifs, l'une des conséquence de la MA est la perte d'autonomie pour les activités de la vie quotidienne (AVQ). Cette perte d'autonomie va engendrer un surcoût très important, et place la MA dans les premiers postes de dépense dans le domaine de la santé en France. Ce surcoût est lié au recours aux aides formelles (infirmières et services de soins à domicile, systèmes de gardes malades, auxiliaires de vie et aides ménagères) et au placement en maison de retraite médicalisée ou en Unité de Soins de Longue Durée, à l'hôpital. Le surcoût lié à l'implication de l'entourage proche du malade, réel et difficile à évaluer, est probablement très important [2,3].

Une chronologie dans la progression des lésions cérébrales, plaques séniles et dégénérescence neuro-fibrillaire, responsables des troubles de mémoire et des troubles cognitifs est aujourd'hui bien établie [4-6]. La perte d'autonomie pour les AVQ évolue de façon parallèle au déclin cognitif observé dans la maladie d'Alzheimer [7]. La perte d'autonomie pour les

AVQ due à une altération cognitive constitue un des critères diagnostiques essentiels pour la maladie d'Alzheimer [8,9]. Il est pourtant difficile de relier la perte d'une capacité fonctionnelle à un trouble cognitif précis.

L'ordre dans lequel apparaissent les différentes incapacités n'est pas connu. D'autre part, nous ne savons pas non plus si tous les malades voient leurs incapacités survenir selon un profil unique ou non.

Connaître les caractéristiques évolutives de la perte d'autonomie permettrait d'anticiper l'apparition des incapacités et de définir des stratégies de prévention plus efficaces dans le cadre d'un plan de soin, enjeu majeur dans la prise en charge de la maladie d'Alzheimer.

L'objectif de notre travail était de rechercher, sur une large cohorte française de malades Alzheimer ambulatoires, un ou plusieurs profils évolutifs de perte de l'autonomie pour les activités de la vie quotidienne.

MATÉRIEL ET MÉTHODES

Notre étude a été réalisée sur une cohorte de 694 patients atteints d'une maladie d'Alzheimer définie comme probable selon les critères du DSM IV et du NINCDS [8,9] et recrutés dans 17 Centre Hospitalo-Universitaires français entre avril 2000 et juin 2002. Les patients étaient ambulatoires à l'inclusion et étaient systématiquement accompagnés d'un aidant principal, le plus souvent le conjoint ou l'un des enfants. Le MMS (Mini Mental State) [10] à l'inclusion était compris entre 10 à 26. L'analyse a été réalisée sur les données de l'inclusion et notamment le sexe, l'âge, la valeur du MMS, et pour l'évaluation de l'autonomie pour les activités de la vie quotidienne, l'ADL de Katz [11] et l'IADL de Lawton [12]. Une analyse préalable de cette cohorte nous a permis de mettre en évidence un effet plafond des valeurs du score de l'ADL à l'inclusion. Nous avons choisi d'étudier les 8 activités appelées " courantes " de l'IADL. Ces activités étaient les suivantes : utiliser un téléphone, prendre seul ses médicaments, manipuler de l'argent et gérer un budget, faire la lessive, assurer l'entretien ménager, utiliser les moyens de transport, préparer et servir un repas et faire des courses. Ces 8 activités, ainsi que leur cotation sont présentées dans le tableau n°1.

Tableau 1

Description et cotation des 8 activités courantes de l'IADL selon Lawton

1. Aptitude à utiliser le téléphone	
Se sert normalement du téléphone	1
Compose quelques numéros très connus	1
Répond au téléphone mais ne l'utilise pas spontanément	1
N'utilise pas du tout le téléphone spontanément	0
Incapable d'utiliser le téléphone	0
2. Courses	
Fait les courses	1
Fait quelques courses normalement (nombre limité d'achats)	0
Doit être accompagné pour faire ses courses	0
Complètement incapable de faire ses courses	0
3. Préparations des aliments	
Non applicable, n'a jamais préparé de repas	NA
Prévoit, prépare et sert normalement les repas	1
Prépare normalement les repas si les ingrédients lui sont fournis	0
Réchauffe ou sert des repas qui sont préparés, ou prépare de façon inadéquate les repas	0
Il est nécessaire de lui préparer les repas et de les lui servir	0
4. Entretien Ménager	
Non applicable, n'a jamais eu d'activités ménagères	NA
Entretient sa maison seul ou avec une aide occasionnelle	1
Effectue quelques tâches quotidiennes légères telles que faire les lits, laver la vaisselle	1
Effectue quelques tâches quotidiennes, mais ne peut maintenir un état de propreté normal	1
A besoin d'aide pour tous les travaux d'entretien ménager	1
Est incapable de participer à quelque tâche ménagère que ce soit	0
5. Blanchisserie	
Non applicable, n'a jamais effectué de blanchisserie	NA
Effectue totalement sa blanchisserie personnelle	1
Lave des petits articles (chaussettes, bas)	1
Toute la blanchisserie doit être faite par d'autres	0
6. Moyens de transport	
1. Utilise les moyens de transports de façon indépendante ou conduit sa propre voiture	1
2. Organise ses déplacements en taxi ou n'utilise aucun moyen de transport public	1
3. Utilise les transports publics avec l'aide de quelqu'un	1
4. Déplacement limité en taxi ou en voiture avec l'aide de quelqu'un	0
7. Responsabilité à l'égard de son traitement	
Est responsable de la prise de ses médicaments (doses et rythmes corrects)	1
Est responsable de la prise de ses médicaments si les doses ont été préparées à l'avance	0
Est incapable de prendre seul ses médicaments même si ceux-ci ont été préparés à l'avance	0
8. Aptitude à manipuler l'argent	
Non applicable, n'a jamais manipulé l'argent	NA
Gère ses finances de façon autonome	1
Se débrouille pour les achats quotidiens, mais a besoin d'aide pour les opérations à la banque et les achats importants	1
Incapable de manipuler l'argent	0

NA = Non applicable

Un sous-score de l'IADL représentant la somme des cotations de ces 8 activités a été calculé et nommé IADLac. Afin de tenir compte du passage à l'euro nous avons sélectionné les malades pour lesquels l'inclusion a été réalisée avant janvier 2002.

Nous avons déterminé pour chacune de 9 valeurs possibles d'IADLac (0 à 8) les différentes combinaisons d'incapacités. Nous avons retenu les combinaisons dites " prédominantes ", c'est-à-dire regroupant chacune au moins 10% des malades pour chaque valeur d'IADLac. Nous avons également sélectionné pour chacune des valeurs d'IADLac la combinaison majoritaire. Les nombres des combinaisons " prédominantes " et des combinaisons majoritaires ont été comparés au nombre total de combinaisons possibles.

RÉSULTATS

Trois activités étaient liées au sexe des malades. Pour les capacités à faire le ménage, à faire la lessive et à préparer les repas, la plupart des 202 hommes avaient une cotation " non applicable ", respectivement 132, 124 et 172 fois. L'IADLac était donc valide pour 471 femmes et 25 hommes : l'ensemble des analyses n'a été réalisé que pour les femmes compte tenu d'un petit nombre d'hommes.

Les principales caractéristiques des malades sont présentées dans le tableau n°2. La distribution des valeurs de l'IADLac des femmes est représentée dans la figure n°1.

Tableau 2

Caractéristiques des patients de la cohorte

	Femmes (n=492)	**Hommes (n=202)**	**p**
Age (ans)	78,2 ± 7,0	76,5 ± 7,0	< 0,01
MMS	19,6 ± 4,3	20,9 ± 4,0	< 0,001
ADL	5,4 ± 0,9	5,5 ± 0,9	NS
IADL*	8,5 ± 3,6	6,3 ± 4,1*	< 0,01
Délai entre évaluation et diagnostic (mois)	12,3 ± 12,4	12,4 ± 12,8	NS
Délai entre évaluation et troubles (mois)	33,4 ± 21,5	29,5 ± 19,6	NS

Les résultats sont exprimés par la moyenne ± écart-type; MMS : Mini-Mental State.; ADL : Activities of Daily Living ; IADL : Instrumental Activities of Daily Living; *IADL valable pour 23 hommes; p : test de student :; seuil de signification statistique inférieur ou égal à 0,05; NS : non significatif

Figure 1

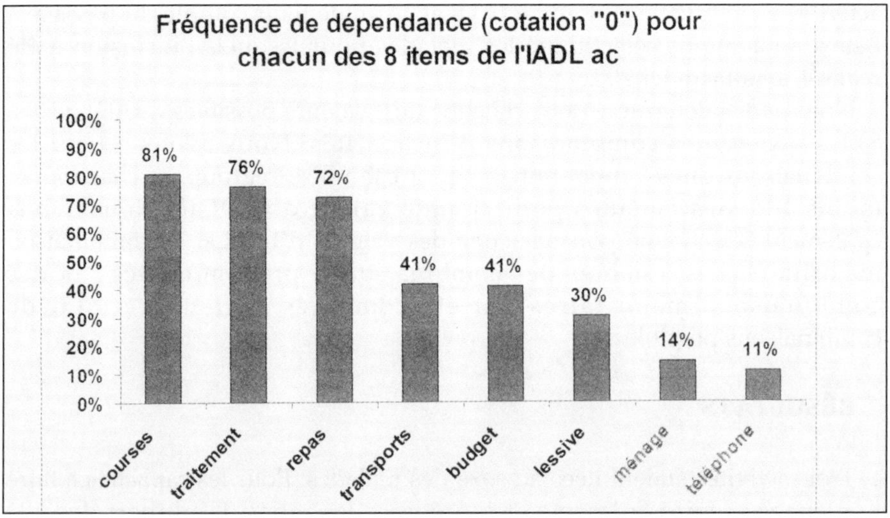

Les combinaisons prédominantes étaient au nombre de 20 soit 7,8 % de l'ensemble des 256 combinaisons possibles. Elles regroupaient 397 malades soit 84% des 471 femmes (figure n°2).

Figure 2

Incapacités de l'IADLac présentes selon la valeur de l'IADLac total

IADLac total	n	Restes	profil	Courses	Traitement	Repas	Transports	Budget	Lessive	Ménage	Téléphone	MMS moyen	IADL moyen
8	45	0	45									22,9	13,8
7	48	4	20									21,4	12,5
			15										
			9										
6	53	5	19									21,7	11,2
			17										
			6										
			6										
5	77	13	54									20,6	9,5
			10										
4	72	9	32									18,8	8,2
			19										
			12										
3	76	23	28									19,2	6,8
			15										
			10										
2	45	18	27									17,8	4,9
1	38	2	25									17,5	2,7
			11										
0	17	0	17									16,1	1,2
Total	471	74	397 (84%)	380 (81%)	358 (76%)	340 (72%)	195 (41%)	191 (41%)	142 (30%)	67 (14%)	52 (11%)		

A titre d'exemple pour le groupe des 77 femmes avec un IADLac à 5, 64 d'entre elles étaient réparties dans 2 combinaisons (54 femmes dans l'une et 10 femmes dans l'autre). Il y avait 56 combinaisons possibles au total. Une telle répartition serait liée au hasard avec une probabilité inférieure à 10^{-76}.

Deux cent soixante sept patientes soit 57 % des 471 femmes étaient concernées par l'une des 9 combinaisons majoritaires (figure n°3).

Figure 3

Profil majoritaire des incapacités de l'IADLac présentes en fonction de la valeur de l'IDALac total.

IADLac total	n	profil	Traitement	Courses	Repas	Budget	Transports	Lessive	Ménage	Téléphone
8	45	45								
7	48	20								
6	53	19								
5	77	54								
4	72	32								
3	76	28								
2	45	27								
1	38	25								
0	17	17								
Total	471	267 (57%)								

Ces 9 combinaisons représentaient 3,5 % des 256 combinaisons possibles. L'apparition des incapacités survenait selon la séquence suivante : impossibilité de prendre seul son traitement, puis impossibilité de faire les courses, de faire les repas, de manipuler de l'argent et gérer son budget, d'utiliser les moyens de transports, de laver son linge, assurer l'entretien ménager et enfin de téléphoner.

DISCUSSION

Le principal résultat de notre étude est la mise en évidence de la survenue des incapacités selon une séquence déterminée et qui correspond selon les critères de Lawton à la séquence suivante : les capacités à prendre son traitement, à faire les courses, à préparer et servir un repas, à gérer son budget, à utiliser les moyens de transport, à faire la lessive, à réaliser un entretien ménager et à téléphoner. Tout se passe donc comme si la maladie d'Alzheimer entraînait une perte de l'autonomie pour les activités de la vie quotidienne dans un ordre déterminé.

Nos résultats concernaient une population de patients MA relativement autonomes avec une valeur moyenne de l'ADL de 5,4. Ceci était probablement la conséquence des critères de sélection, puisque les patients vivaient au domicile et étaient ambulatoires. Ces malades étaient au moment de l'inclusion en début de prise en charge avec une ancienneté moyenne des troubles de moins de 3 ans [13]. Les caractéristiques de cette cohorte au moment de l'inclusion nous ont donc conduit à étudier les activités les plus complexes de la vie quotidienne appelées "activités courantes", et évaluées au moyen de l'IADL.

Derouesne a également mis en évidence des incapacités qui survenaient précocement dans la MA, comme manipuler de l'argent et faire des courses, d'autres incapacités survenant plus tardivement, comme téléphoner et prendre son traitement [14]. L'ordre des incapacités retrouvé dans notre étude était différent de l'ordre retrouvé par Derouesné. Par ailleurs, ce dernier ne retrouvait pas de parallélisme entre le déclin cognitif des malades et l'apparition des différentes incapacités. Cependant cette dernière étude était rétrospective.

Les malades non concernés par les profils prédominants pouvaient avoir une perte d'autonomie pour les activités de la vie quotidienne due à une autre cause que la maladie d'Alzheimer comme les comorbités, la iatrogénie de certaines thérapeutiques [15] une prééminence des symptômes psychologiques et comportementaux [16]. Cette dernière hypothèse n'était pas la plus probable puisqu'une étude précédente de cette même cohorte nous a permis de montrer la faible participation des troubles psychologiques et comportementaux à la perte d'autonome [17].

La mise en évidence d'un profil que nous avons appelée majoritaire et qui regroupait plus de la moitié des malades, avec une séquence d'apparition des incapacités voisine de celle retrouvée au travers de nos profils prédominants nous laisse supposer que la perte d'autonomie observée dans la maladie d'Alzheimer évolue de la même manière pour tous les malades. Dans cette hypothèse, la maladie serait homogène dans son expression. Les profils prédominants qui différaient des profils majoritaires pouvaient être expliqués par les comorbidités majorant la perte d'autonomie des malades, mais dont le rôle propre était ici très difficile à établir. L'existence de plusieurs formes évolutives de perte d'autonomie au cours de la maladie d'Alzheimer, n'est évidemment pas exclue et des études ultérieures doivent en préciser la description.

La séquence identifiée dans cette étude dépendait bien sûr de la cotation binaire retenue par Lawton. Si celle-ci avait été différente, par exemple pour la capacité à servir et préparer un repas, une cotation à 1 pour "Préparer normalement les repas si les ingrédients sont fournis", ou pour la capacité à répondre au téléphone, une cotation à 0 pour "Répondre au téléphone sans l'utiliser spontanément" nous aurions retrouvé un ordre différent pour l'apparition des incapacités. Cependant, il est remarquable de constater que l'essentiel de nos patients (85%) avaient un profil commun de perte d'autonomie.

Les lésions constatées dans l'encéphale des MA (dégénérescence neurofibrillaire et plaques amyloïdes) suivent une certaine progression [5]. Les troubles de la mémoire épisodique et immédiate surviennent très précocement dans la MA en raison des lésions constatées dès le début de la maladie dans les hippocampes. La survenue d'une agnosie visuelle, qui survient plus tardivement dans la MA, peut correspondre à la survenue tardive de lésions dans les aires associatives, pariéto-occipitales notamment.

Sans que l'on puisse mettre en rapport directement une compétence cognitive donnée avec une capacité à réaliser une activité complexe dite "courante", nous pouvons supposer que l'apparition des incapacités à réaliser des activités suit de la même manière la progression des lésions observées dans la MA. Nos résultats nous permettent d'émettre l'hypothèse que le déclin fonctionnel observé dans la MA est lié directement à la progression des lésions survenant dans le cerveau des malades.

L'échelle IADL (Instrumental Activities of Daily Living) de Lawton permet de définir le niveau de besoin d'aides pour les malades et donc d'adapter les aides mises en place pour pallier la perte d'autonomie. En effet, l'inadéquation entre le niveau d'aide et le degré de perte d'autonomie peut être à l'origine d'hospitalisations en urgence et d'institutionnalisation. Une conséquence importante de nos résultats est que le déclin fonctionnel des patients MA suivant une chronologie et une séquence bien déterminées, serait prévisible en fonction de l'évaluation de l'autonomie pour les AVQ à un instant donné.

Dès lors, les répercussions sur la prise en charge concernent le plan de soins qui peut être proposé à ces malades. Le déclin fonctionnel pour les activités courantes pourrait être anticipé en supposant que l'on connaisse les prochaines incapacités qui surviendront chez le malade. Des aides formelles peuvent être mises en place et la discordance entre aides mises en places et perte de l'autonomie pour les AVQ, souvent à l'origine de " crises " et de surcroît de charge subie par les aidants et de rupture dans le projet de maintien au domicile des patients MA, pourrait être réduite ou évitée. Par ailleurs, connaître par avance la progression du déclin fonctionnel du malade peut permettre la mise en place de techniques rééducatives adaptées afin de retarder l'apparition du déficit attendu.

Nous avons utilisé l'échelle IADL de Lawton, aujourd'hui largement utilisée dans l'évaluation des patients atteints de maladie d'Alzheimer. Ainsi, les résultats de cette étude permettent d'envisager la possibilité de prédire l'évolution de la perte d'autonomie des malades, ce qui pourrait avoir une utilité majeure dans la prise en charge quotidienne des patients. La définition d'un plan de soin, étape cruciale dans une prise en charge de qualité de ces malades, pourrait ainsi être facilitée.

Une limite de notre étude réside dans le fait que l'analyse a été réalisée uniquement chez des femmes. Les hommes avaient le plus souvent un résultat de l'IADL de Lawton coté " non valable " en raison de certaines tâches non couramment effectuées par ceux-ci avant la survenue de la MA : capacités à faire le ménage, à faire la lessive et à servir et préparer des repas. Une étude restreinte sur les activités réalisées couramment par les hommes, sur un effectif mixte permettrait de tenir compte du rôle du sexe dans l'étude de la progression du déclin fonctionnel dans la MA. Le dernier point que nous n'avons pas pu évaluer est l'existence de certaines comorbidités, elles-mêmes pourvoyeuses d'un déclin fonctionnel. Cependant, en raison des critères d'inclusion imposant le fait que les malades soient ambulatoires, il est possible que sur les données initiales le rôle et l'importance de ces comorbidités soient limités. Le suivi de ces patients nous permettra de vérifier la validité de nos résultats.

CONCLUSION

Le large effectif étudié, 427 femmes, nous permet de supposer que cet échantillon était représentatif du déclin fonctionnel observé dans l'histoire naturelle de la MA. Les résultats de cette étude permettent de supporter l'hypothèse que le déclin fonctionel observé dans la MA suit une progression autour d'un profil unique. Une étude évolutive de la perte d'autonomie de ces malades sera utile pour analyser le déclin pour les malades les moins autonomes.

RÉFÉRENCES

1. Ramaroson H, Helmer C, Barberger-Gateau P, Letenneur L, Dartigues JF; PAQUID. Prevalence of dementia and Alzheimer's disease among subjects aged 75 years or over: updated results of the PAQUID cohort. Rev Neurol. 2003;159:405-11.
2. Rigaud AS, Fagnani F, Bayle C, Latour F, Traykov L, Forette F. Patients with Alzheimer's disease living at home in France: costs and consequences of the disease. J Geriatr Psychiatry Neurol. 2003;16:140-5.
3. Sadik K, Wilcock G. The increasing burden of Alzheimer disease. Alzheimer Dis Assoc Disord. 2003;17 Suppl 3:S75-9.
4. Duyckaerts C, Colle MA, Dessi F, Piette F, Hauw JJ. Progression of Alzheimer histopathological changes. Acta Neurol Belg. 1998;98:180-5.
5. Duyckaerts C, Colle MA, Dessi F, Grignon Y, Piette F, Hauw JJ. The progression of the lesions in Alzheimer disease: insights from a prospective clinicopathological study. J Neural Transm Suppl. 1998;53:119-26
6. Duyckaerts C, Colle MA, Delatour B, Hauw JJ. Alzheimer's disease: lesions and their progression. Rev Neurol. 1999;155 Suppl 4:S17-27.
7. Green CR, Mohs RC, Schmeidler J, Aryan M, Davis KL. Functional decline in Alzheimer's disease: a longitudinal study. J Am Geriatr Soc. 1993;41:654-61.
8. American Psychiatric Association. 1994. Diagnostic and statistical manual of mental disorders. Washington (DC): APA.
9. McKhann G, Drachman D, Folstein M, Katzman R, Price D, Stadlan EM. Clinical diagnosis of Alzheimer's disease: report of the NINCDS-ADRDA work group under the auspices of Department of

Health and Human Services Task Force on Alzheimer's disease. 1984. Neurology 34: 939-944.
10. Folstein MF, Folstein SE, McHugh PR. Mini Mental Test: a practical method for grading the cognitive state of patient for the clinician. 1975. J Psychiatr Res 12: 189-198.
11. Katz S, Ford A, Moskowitz R. The index of ADL: a standardised measure of biological and psychosocial function. 1963. JAMA 185: 914-919.
12. Lawton MP, Brody E. Assessment of older people: self-maintaining and instrumental activities of daily living. 1969. Gerontologist 9: 179-186.
13. Gillette-Guyonnet S, Nourhashemi F, Andrieu S, Cantet C, Micas M, Ousset PJ, Vellas B; REAL.FR Group. The REAL.FR research program on Alzheimer's disease and its management: methods and preliminary results. J Nutr Health Aging. 2003;7:91-6.
14. Derouesne C, Thibault S, Lozeron P, Baudouin-Madec V, Piquard A, Lacomblez L. Perturbations of activities of daily living in Alzheimer's disease. A study of 172 patients with the using a questionnaire completed by caregivers. Rev Neurol (Paris). 2002 Jul;158(6-7):684-700.
15. Devanand DP, Levy SR. Neuroleptic treatment of agitation and psychosis in dementia. J Geriatr Psychiatry Neurol. 1995;8:S18-27.
16. Norton LE, Malloy PF, Salloway S. The impact of behavioural symptoms on activities of daily living in patients with dementia. 2001. Am J Geriatr Psychiatry 9: 41-48.
17. L. Lechowski, B. Dieudonné, D. Tortrat, L. Teillet, P.H. Robert, M. Benoit, B. Forette, B. Vellas and al. Role of behavioural disturbance in the loss of autonomy for activities of daily living in Alzheimer patients. Int J Geriatr Psychiatry. 2003 ; 11 : 977-82.

PROFILS D'ÉVOLUTION DES ATTEINTES COGNITIVES DE PATIENTS DANS LA DÉMENCE DE TYPE ALZHEIMER : UNE ÉTUDE LONGITUDINALE

V. CHASSÉ[1,3], Y. JOANETTE[1,2], F. GIROUX[1], B. SKA[1,2]

1. Centre de recherche de l'Institut universitaire de gériatrie de Montréal ; 2. École d'orthophonie et d'audiologie, Université de Montréal ; 3. Département de psychologie, Université de Montréal

Résumé : *Le caractère hétérogène de la démence de type Alzheimer (DTA) est manifeste à plusieurs niveaux d'analyse (e.g., neuropsychologique, neuropathologique, génétique, moléculaire). Il est donc possible que l'hétérogénéité des manifestations cognitives dans la DTA puisse refléter différents phénotypes de la maladie, phénotypes qui pourraient se traduire par des sous-groupes de patients DTA se distinguant à l'examen neuropsychologique. Les études transversales en neuropsychologie ont à ce jour appuyé la thèse de l'hétérogénéité sans toutefois permettre l'identification claire de sous-groupes d'individus avec DTA. Par ailleurs, bien que la maladie d'Alzheimer soit caractérisée par des déficits cognitifs progressifs, peu d'études longitudinales se sont penchées sur la question de l'existence de sous-groupes d'individus atteints de DTA. L'objectif de la présente étude était d'élaborer une méthodologie permettant justement d'être à même de regrouper des individus atteints de DTA en fonction du patron d'évolution de leurs atteintes cognitives. Les performances de 35 individus avec DTA évalués sur le plan de la mémoire, du langage, des gnosies et des praxies, à tous les six mois pendant deux ans, ont été analysées. Pour chacun des participants et chacune des tâches, l'écart-type et la moyenne des différences entre deux évaluations ont été utilisés comme éléments de composition d'indices de variabilité respective et de déclin des changements cognitifs dans le temps. Ces deux indices ont par la suite été insérés dans une analyse hiérarchique par grappes. Quatre sous-groupes de patients DTA se distinguant en ce qui a trait aux fluctuations de la performance* *d'une évaluation à l'autre ainsi qu'au taux de déclin cognitif global ont été identifiés. Les résultats obtenus montrent que la méthodologie proposée permet de discriminer les individus atteints de DTA sur la base des caractéristiques longitudinales de leur patron d'atteintes cognitives.*

Mots clés : *Alzheimer, cognition, longitudinal, évolution, profils.*

Le diagnostic clinique de démence de type Alzheimer (DTA) est de nature probabiliste et repose sur une série de facteurs d'exclusion et d'inclusion, dont, évidemment, la présence d'une atteinte progressive des fonctions cognitives telles la mémoire, le langage ou les habiletés visuo-spatiales (McKhann & al., 1984). La présence de ces troubles de la cognition est en fait l'un des rares signes d'inclusion et non d'exclusion du diagnostic probabiliste de DTA. Il est aujourd'hui généralement admis que les atteintes de ces différents domaines de la cognition sont hétérogènes chez une large proportion d'individus avec DTA (Joanette & al., 1992 ; Joanette & al., 2000). Cette hétérogénéité se manifeste dans le degré relatif d'atteinte des diverses composantes de la cognition (par exemple, la mémoire, le langage, etc.). Des études ont également montré que différentes sous-composantes cognitives (par exemple les diverses composantes de la mémoire, du langage, etc.) peuvent également être atteintes de manière non-homogène (Joanette & al., 1989 ; Ska, & al., 1994 ; Belleville & al., 1996) dans la DTA. Ces observations soulèvent l'idée que l'hétérogénéité des manifestations cognitives dans la DTA puisse exprimer la présence de différentes formes de la maladie, possiblement même de différents phénotypes. Si cela s'avérait juste, la présence de différents profils d'atteinte cognitive serait l'équivalent sur le plan comportemental cognitif des marqueurs moléculaires ou génétiques qui sont actuellement visés afin de permettre l'identification de différents sous-groupes ou phénotypes dans la DTA. Il est donc crucial de savoir si l'analyse des éventuels profils d'atteintes cognitives peut de la sorte contribuer à l'identification de ces sous-types.

Depuis les années 80, des études portant sur des groupes d'individus avec DTA ont tenté d'établir de tels sous-groupes sur la base de profils d'atteintes cognitives semblables (Martin & al., 1986 ; Neary & al., 1986 ; Becker & al., 1988). Ces études ont appuyé la thèse de l'hétérogénéité, sans faire la démonstration claire de l'existence de différents sous-groupes de patients DTA déterminés par des profils d'atteinte cognitive distincts. Un fait à noter est toutefois que ces études ont toutes adopté une approche transversale. Elles ont en effet tenté de montrer l'existence de possibles sous-groupes de patients DTA sur la base de critères neuropsychologiques considérés à un moment particulier de l'évolution de la maladie. Or, il est peut-être difficile en raison du facteur confondant que représente le degré d'évolution de la maladie de comparer des patients entre eux à un moment donné de leur évolution alors qu'ils sont atteints d'une maladie progressive et que leur profil d'atteinte cognitive évolue constamment. La prise en compte de l'évolution des fonctions dans le temps par une approche longitudinale pourrait se révéler une approche qui permette mieux d'établir l'existence de sous-groupes qui soient déterminés par des profils d'évolution de leurs atteintes cognitives, un descripteur qui est en soi plus conforme à la caractéristique fondamentalement évolutive de cette maladie (Jorm, 1985).

Bien que la DTA soit associée à des atteintes progressives des fonctions cognitives, peu d'études longitudinales ont investigué l'existence possible de patrons d'évolution de la variabilité des atteintes cognitives dans le temps. L'équipe de Grady & al. (1988) a, par exemple, contribué à documenter l'existence de similarités ou de différences entre de possibles sous-groupes de patients DTA en procédant à une étude longitudinale systématique des changements neuropsychologiques et métaboliques de patients avec DTA. Grady et ses collaborateurs ont étudié l'ordre d'apparition des atteintes cognitives. Ils ont ainsi tenté de caractériser les profils d'évolution d'atteinte cognitive, mais auprès d'un nombre relativement restreint d'individus avec DTA (n=11). Le principal facteur auquel se sont intéressés ces auteurs concerne la nature plus ou moins rapide de la progression des déficits cognitifs. Leurs résultats montrent que les déficits de mémoire sont généralement les premiers à survenir, suivis par des problèmes concernant l'attention requise par les traitements cognitifs les plus complexes et le raisonnement abstrait, déficits eux-mêmes suivis par des atteintes du langage et des habiletés visuo-spatiales. Les patrons d'évolution des atteintes cognitives des individus DTA sont toutefois hétérogènes, selon Grady et ses collaborateurs. Alors que la performance de certains individus apparaît stable pendant une période de temps plus ou moins importante, elle subit chez d'autres individus un déclin rapide ou est caractérisée par une irrégularité de la rapidité d'évolution. De plus, le profil d'évolution des déficits cognitifs apparaît parfois comme localisé à une seule composante de la cognition, et ce pendant plusieurs mois.

Dans le même ordre d'idées, Haxby & al. (1992) ont évalué les patrons de déclin cognitif de 16 individus avec DTA pendant des périodes allant de 2,7 à 6,8 ans. À chaque année, les auteurs ont soumis les participants à une évaluation de certaines habiletés cognitives à l'aide du Wechsler Adult Intelligence Scale (WAIS ; Wechsler, 1955), du Dementia Rating Scale (DRS ; Mattis, 1976) et du Mini-Mental Examination (MMS E; Folstein, 1976). Malgré la limite des outils neuropsychologiques utilisés, les auteurs ont observé une phase initiale caractérisée par une stabilité du langage et des autres fonctions cognitives pendant une période de 9 à 35 mois chez 5 patients DTA qui avaient initialement un déficit isolé de la mémoire. Lorsque les composantes de la cognition autres que la mémoire ont commencé à se détériorer, le taux de déclin était uniforme chez les patients considérés individuellement, mais variait de manière considérable entre les différents individus.

Bien que montrant la présence d'une certaine hétérogénéité des profils d'évolution des atteintes cognitives dans la DTA, ces deux études ne renseignent que peu sur la possibilité qu'il existe des sous-groupes d'individus DTA partageant un certain profil. En effet, le nombre de participants reste très limité et les outils neuropsychologiques utilisés sont parfois grossiers (par exemple, MMSE). Par conséquent, la question de l'existence de sous-groupes d'individus avec DTA se caractérisant par des profils d'évolution d'atteinte cognitive qui leur soit propres reste non résolue. L'objectif de cette étude vise à explorer plus à fond cette possibilité tout en tentant de pallier à certaines des limites méthodologiques et en introduisant une nouvelle stratégie d'analyse statistique des profils évolutifs.

MÉTHODOLOGIE

Participants

Les performances à un ensemble d'épreuves neuropsychologiques de 35 individus avec DTA (possible ou probable selon les critères NINCDS-ADRDA; McKahann & al., 1984) ont été rétrospectivement analysées. Tous les participants étaient en début d'évolution, soit aux stades 3 et 4 de l'échelle de détérioration globale (GDS ; Reisberg & al., 1982). Les participants ont été évalués à quatre reprises: la première évaluation a eu lieu dans les mois qui ont suivi le diagnostic alors que chacune des trois autres évaluations subséquentes a eu lieu à environ 6 mois d'intervalle. Par conséquent, deux années se sont écoulées entre la première et la dernière rencontre. Les caractéristiques socio-démographiques des participants sont spécifiées dans le Tableau 1.

Tableau 1

Informations démographiques des participants à la première évaluation	
Homme/Femme	12/23
Age à la première évaluation	70,74 ± 10,1
Age à la survenue des symptômes	66,29±11,72
Scolarité	9 ± 3,92

Batterie neuropsychologique

Les perfomances neuropsychologiques des participants ont été évaluées à l'aide du PENO (Protocole d'Évaluation Neuropsychologique Optimal), une batterie de tests neuropsychologiques conçue pour documenter la DTA (Joanette & al., 1995). Le PENO comprend plusieurs tests qui évaluent diverses sous-composantes de la mémoire, du langage, des gnosies et des praxies. Quatorze tâches issues du PENO ont été retenues:

a) Mémoire: Issues de l'échelle clinique de mémoire de Wechsler (1969) une tâche de mémoire logique, une tâche de reproduction visuelle et une tâche de rappel sériel immédiat.

b) Langage: Une tâche de compréhension extraite du protocole Montréal-Toulouse–86 (Nespoulous & al., 1986), une tâche de dénomination orale et une tâche d'évocation lexicale formelle et sémantique. Les habiletés discursives ont aussi été évaluées, incluant le discours procédural et narratif.

c) Gnosies : Une tâche de discrimination visuelle et une tâche d'appariement sémantique toutes deux extraites d'un protocole standardisé d'évaluation des gnosies visuelles (PEGV; Agniel & al. 1993), le test de jugement d'orientation de lignes de Benton (1978; 1983) ainsi que le test des cloches (Gauthier & al, 1989) qui évalue les habiletés d'exploration spatiale.

d) Praxies : Des tâches d'exécution de pantomimes unimanuelles et bimanuelles et de gestes de la vie quotidienne, le dessin de formes géométriques et d'une forme sémantisée en copie et suite à une commande verbale et la copie de la figure de Rey-Osterrieth (1945).

Stratégie générale de réduction des données

Les résultats obtenus aux tâches neuropsychologiques n'ont pas été combinés par domaine cognitif (e.g., langage, mémoire). Ils ont plutôt ont été considérés séparément afin de ne pas dissimuler une possible hétérogénéité inter- ou intra-tâches. Pour rendre comparables les résultats aux différentes tâches, les scores ont d'abord été transformés en pourcentages de réussite basés sur la note maximale possible. Les différences des scores entre deux évaluations consécutives ont ensuite été calculées pour chaque participant et pour chacune des 14 tâches.

Figure 1

Stratégies de réduction des données

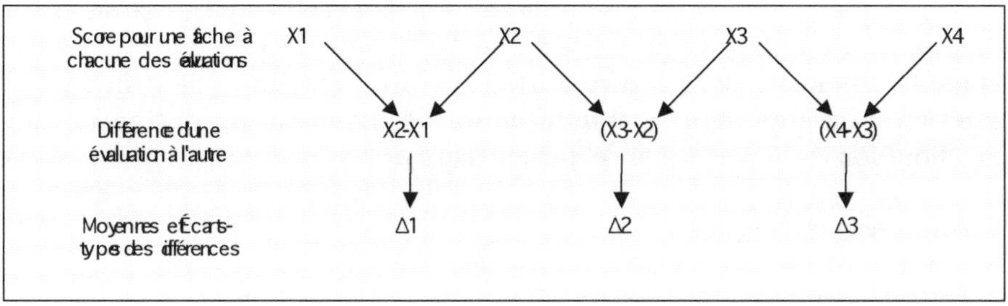

Figure 2

Exemples de profils d'évolution fictifs pour une tâche donnée

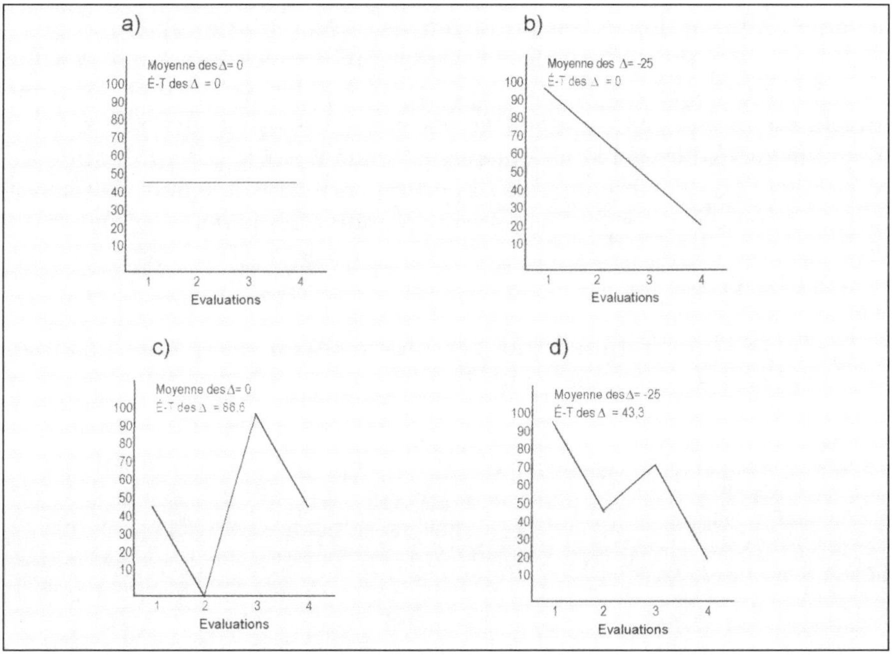

Des indices de variabilité et de déclin ont ensuite été obtenus en calculant les moyennes et écarts-types des différences de performance entre les évaluations contiguës et ce pour chacune des tâches et chacun des participants (voir Figure 1). L'objectif était d'utiliser ces indices pour comparer la variabilité et l'involution de la performance des participants dans le temps. Les participants dont les moyennes de différences de performance à une tâche donnée était semblables, par exemple équivalentes à 0 (absence de déclin de la performance de l'évaluation 1 à l'évaluation 4), auraient pu avoir un patron de variabilité différent se traduisant par un écart-type de différences plus ou moins élevé (voir figure 2 a) et c)). De la même manière, le taux de déclin de la performance des participants dont l'indice de variabilité à une tâche donnée était équivalent pouvait diverger considérablement (voir figure 2 a) et b)). Une moyenne de différences inférieure ou supérieure à 0 indique, respectivement, un déclin ou une amélioration de la performance dans le temps.

Analyses statistiques

La transformation des données a conduit à l'obtention de deux indices (moyenne et écart-type des différences entre deux évaluations consécutives) pour chacune des 14 tâches et chacun des 35 participants. Une analyse hiérarchique par grappes (Aldenderfer, 1984) a été effectuée en utilisant comme point de départ les 14 moyennes et écarts-types obtenues pour chacun des 35 patients. Le logiciel ClustanGraphics5 Analysis (version 5.0) a été utilisé (Wishart, 2000). Le postulat sous-jacent était qu'en utilisant uniquement les écarts-types et les moyennes des différences, les regroupements hiérarchiques obtenus le seraient sur la base du patron de variabilité et de détérioration de la performance dans le temps, soit sur la base de l'évolution des profils d'atteinte cognitive des patients.

RÉSULTATS

L'analyse hiérarchique par grappes a révélé cinq sous-groupes d'individus avec DTA (voir Figure 3).

Figure 3
Analyse hiérarchique par grappes indiquant les cinq regroupements de participants DTA

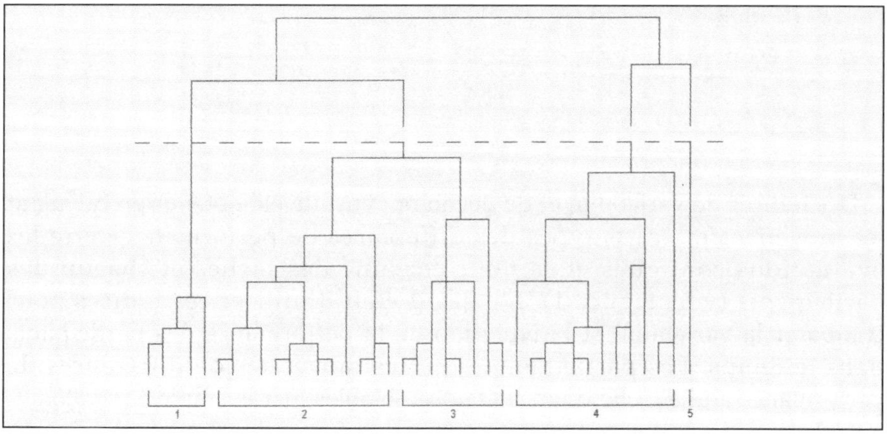

Figure 4

Moyennes et écarts-types de différences de performance cognitive pour chacun des 5 groupes de participants

Variables	Groupe1	Groupe 2	Groupe 3	Groupe4	Groupe5	Moyenne
Mémoire logique	1,45	-0,26	0,18	-0,53	0,72	-0,02
Reproduction visuelle	5,56	1,41	-1,11	-3,33	0	-0,22
Rappel	1,67	0	-2,71	-1,06	1,67	-0,71
Compréhension orale	-0,71	0,84	0,98	-3,03	-5,67	-0,71
Dénomination	1,08	-0,1	0,4	-4,01	-15,05	-1,51
Fluence verbale formelle	1,76	-0,53	-0,98	-1,38	1,95	-0,57
Fluence verbale sémantique	-2,58	-1,58	-1,58	-1,49	-3,76	-1,73
Habiletés discursives	-0,44	-2,1	-0,29	-3,03	-2,34	-1,8
Discrimination visuelle	-0,83	-1,21	5,42	-11,82	-16,67	-3,43
Appariement visuel sémantique	0,83	0	-1,67	-2,42	-10	-1,33
Jugement d'orientation de lignes	2,78	-2,02	0,83	-4,24	0	-1,46
Test des cloches	1,43	0,78	4,64	0,43	-22,86	0,95
Gestes et pantomimes	1,55	0,13	0,71	-4,11	-8,1	-1,14
Dessin(copie et commande verbale)	1,98	1,37	-0,89	-3,95	-7,14	-0,99
Copie de la figure de Rey	-1,39	-2,69	-1,79	-8,04	-2,31	-4,01
Moyenne	0,94	-0,40	0,14	-3,47	-5,97	-1,25
Mémoire logique	10,75	4,78	3,65	4,19	3,32	4,98
Reproduction visuelle	37,84	12,91	7,62	11,23	0	13,65
Rappel	6,96	11,42	20,42	9,68	7,64	12,31
Compréhension orale	3,13	3,43	6,69	9,08	12,82	6,19
Dénomination	5,46	3	8	7,32	19,44	6,25
Fluence verbale formelle	7,21	6,59	6,55	6,05	7,15	6,5
Fluence verbale sémantique	8,33	6,93	7,55	6,58	2,15	6,99
Habiletés discursives	8,75	5,34	7,46	6,53	5,36	6,59
Discrimination visuelle	15,4	8	24,16	20,26	15,28	16,6
Appariement visuel sémantique	7,14	5,11	5,68	8,88	8,66	6,76
Jugement d'orientation de lignes	19,87	10,94	15,27	18,94	6,67	15,34
Test des cloches	9,83	6,41	9,1	6,72	52,37	8,83
Gestes et pantomimes	5,96	4,75	7,33	8,84	18,09	7,15
Dessin(copie et commande verbale)	5,48	8,73	6,34	13,7	4,12	9,24
Copie de la figure de Rey	22,07	11,87	13,92	20,07	2,89	15,82
Moyenne	11,61	7,35	9,98	10,54	11,06	9,55

supérieur à la moyenne globale
inférieur à la moyenne globale

Les individus DTA qui appartiennent au premier sous-ensemble (Groupe 1) se caractérisent par des résultats supérieurs à ceux de l'ensemble des participants. Leurs performances à la plupart des tâches tendent à s'améliorer d'une évaluation à l'autre. Une variabilité plus ou moins importante selon les tâches considérées est de plus observée. La performance globale des individus du Groupe 2 est quant à elle relativement stable. Les fluctuations des performances dans le temps sont moins importantes que celles de l'ensemble des participants. Il y a peu de changement entre la performance globale des patients du Groupe 3 lors de la première et de la dernière évaluation, deux ans plus tard. Par contre, l'écart-type global des différences montre que les résultats fluctuent considérablement d'une évaluation à l'autre, la performance de ces patients étant sujette à une variabilité importante. Les patients du Groupe 4 se caractérisent par une détérioration globale de la performance dans le temps ainsi qu'une variabilité supérieure à celle de l'ensemble des participants à 50 % des tâches. Un seul participant n'a pas été intégré aux sous-ensembles déterminés par l'analyse hiérarchique par grappes. La variabilité et la détérioration marquées de sa performance au test des cloches et en dénomination expliquent probablement sa mise à l'écart.

DISCUSSION

L'objectif de ce projet était d'élaborer une approche méthodologique permettant d'identifier de possibles sous-groupes d'individus atteints de DTA caractérisés selon le profil d'évolution de leurs atteintes cognitives. Il s'agissait dans un premier temps de transformer les résultats longitudinaux à des tests neuropsychologiques de 35 individus avec DTA en indices reflétant la variabilité et le déclin de leur performance dans le temps. Les moyennes et écarts-types des différences de performance ont ensuite été calculés pour chacun des participants et chacune des tâches. Les indices proposés semblent refléter adéquatement la variabilité et la direction des profils d'évolution d'atteintes cognitives chez les individus avec DTA. Quatre sous-groupes de patients DTA discriminés sur la base d'un patron de déclin cognitif particulier ont ainsi été identifiés grâce à l'analyse hiérarchique par grappes. Les différents sous-groupes comprennent des individus ayant en commun un patron d'évolution qui se distingue de celui des autres participants, soit en ce qui a trait aux fluctuations de la performance et/ou au taux de déclin cognitif dans le temps. L'approche méthodologique proposée permet donc l'identification de sous-groupes d'individus avec DTA caractérisés par des patrons d'évolution de leurs troubles cognitifs. L'évaluation d'un plus grand nombre de participants sur une plus longue période de temps permettrait probablement d'obtenir une discrimination plus précise de tels sous-groupes. En ce sens, la validité des sous-groupes proposés demeure discutable. Toutefois, il ne fait aucun doute que la description d'une véritable typologie des individus atteints de DTA repose sur la mise en commun des connaissances cumulées dans des domaines scientifiques variés. L'hétérogénéité caractérise en effet la maladie d'Alzheimer (MA) à plusieurs niveaux. De nombreuses études ont, par exemple, appuyé la thèse d'une hétérogénéité étiologique de la MA en montrant que des événements primaires différents (e.g., défectuosité génétiques diverses) peuvent se traduire par des altérations neuropathologiques identiques (St George-Hyslop & al., 1992). La présence de patrons d'atteintes cognitives divers est aussi conforme à la distribution hétérogène de la localisation des plaques séniles et des dégénérescences neurofibrillaires (Donnet & al. 1991 ; Duyckaerts & al., 1998 ; Hanke & al., 1997 ; Hof & al., 1997). En effet, en dépit de certaines similarités globales, il semble que les sites d'altérations neuropathologiques et leur évolution dans le temps ne soient pas strictement identiques mais variables dans la maladie d'Alzheimer. La question que l'on doit maintenant se poser est celle des possibles convergences entre la présence de sous-types cognitivement décrits parmi les individus DTA d'une part, et, d'autre part, la possible existence de plusieurs phénotypes de la maladie d'Alzheimer se caractérisant de manière génétique, protéomique ou moléculaire. L'un des objectif les plus importants des prochaines années sera probablement la recherche de telles convergences entre les expressions biologiques et comportementales des diverses formes d'Alzheimer. Seule cette identification devrait permettre une meilleure compréhension des processus sous-jacents et l'identification de moyens thérapeutiques adaptés.

Remerciements : Ce projet à été rendu possible grâce à un appui financier du Consortium Valorisation Recherche Québec en cognition et vieillissement.

RÉFÉRENCES

- Agniel, A., Joanette, Y., Doyon, B. & Duchein, C. Protocole d'évaluation des gnosies visuelles Montréal-Toulouse. Isbergues : Ortho-Edition, 1992.
- Aldenderfer, M.S. & Blashfiel, R.K. (1984). Cluster Analysis. Berverly Hills : Sage Publications.
- Becker, J.T., Huff, F.J., Nebes, R.D., Holland & A., Boller, F (1988), Neuropsychological function in Alzheimer's disease : Pattern of impairment and rate of progression. Archives of Neurology, 45, 263-268.
- Belleville, S., Peretz, I. & de Malenfant, D. (1996). Examination of the working memory components in patients with Alzheimer disease, Neuropsychologia, 34, 195-207.
- Benton, A.L., Varnoy, N.R & Spreen, O. (1983). Contributions to neuropsychological assessment. A clinical manual. Chap.5 : Judgment of line orientation, pp. 44-54. New York : Oxford University Press.
- Benton, A.L., Vamey, N.R. & Hamsher, K. (1978). Visuospatial judgment : a clinical test. Archives of Neurology, 35, 364-367.
- Duyckaerts, C., Colle, M.A., Dessi, F., Piette, F. & Hauw, J.J. (1998). Progression of Alzheimer histopathological changes. Acta Neurologica Belgica, 98, 180-185.
- Donnet, A., Foncin, J.F., Habib, M. (1991). Démence et vieillissement cérébral : Évolution des concepts de l'antiquité à nos jours. In Habib, M., Joanette, Y. Puel, M. (eds) Démences et syndromes démentiels : Approche neuropsychologique (pp1-3) Masson & Edisem, Paris & Montréal.
- Folstein, M.F., Folstein, S.E. & McHugh, P.R. (1976). Mini-Mental State : A practical method for grading the mental state of patients for the clinician. Journal of Clinical and Experimental Neuropsychology, 10, 576-596.
- Gauthier, L. Dehaut, F., Joanette, Y. (1989). The bells test : a quantitative and qualitative test for visual neglect. International Journal of Clinical neuropsychology, 11, 49-54.
- Hanke, J. Yilmazer-Hanke, D.M. (1997). Variabilities in the distribution of neurofibrillary tangles in the anterior parahippocampal gyrus at initial stages of Alzheimer's disease, Clinical Neuropahtology, 16, 299-302.
- Hof, P.R., Vogt, B.A., Bouras, C., Morrisson, J.H. (1997). Atypical form of Alzheimer's disease with prominent posterior corticalatiphy : A review of lesion distribution and circuit disconnection in cortical visual pathways. Vision Research, 37, 3609-3625.
- Joanette, Y., Poissant, A. & dc Valdois, S. (1989). Neuropsychological dissociations in dementia of the Alzheimer type : a multiple single case study. Journal of Clinical and Experimental Neuropsychology, 11, 91.
- Joanette, Y., Ska, B., Poissant, A.& Béland, R. (1992). Neuropsychological aspects of Alzheimer's disease: evidence for inter and intra-function heterogeneity. In Boller, F., Forette, F., Fhachaturian, Z., Poncet, M. & Christen, Y. (eds). Heterogeneity of Alzheimer's disease (pp 33-42). Springer-Verlag, New York.
- Joanette, Y., Ska, B., Poissant, A., Belleville, S. Lecours, A.R. & Peretz, I. (1995). Évaluation neuropsychologique dans la démence de type Alzheimer : un compromis optimal. L'année

gérontologique, 2, 69-83.

- Jorm, A.F. (1985). Subtypes of Alzheimer'Dementia : a conceptual analysis and critical review. Psychological Medecine, 15, 543-553.
- Martin, A., Brouwers, P. Lalonde, F., Cox, C. Teleska, P., Fedio, P., Foster, N.L & Chase, T.N. (1986). Towards a behavioral typology of Alzheimer's patients. Journal of clinical and experimental neuropsychology, 8: 594-610.
- Mattis, S. (1976). Mental status examination for organic mental syndrome in the eldery patients. In L. Bellack & T.B. Karasu (Eds), Geriatric Psychiatry (pp. 77-12). New York: Grune & Stratton.
- McKhann, G., Drachman, D. Folstein, M. Katzman, R., Price, D. & Stadlan, E.M. (1993). Clinical diagnosis of Alzheimer's disease : report of the NINCDS-ADRDA work group. Neurology, 43 : 39-45.
- Neary, D., Snowden, J.S., Bowen, N.R , Sims, N.R., Mann, D., Benton, J.S., Northen, B., Yates, P. & Avison, D. (1986). Neurospsychological syndromes in presenile dementia due to cerebral atrophy. Journal of neurology, neurosurgery and Neuropsychiatry, 49, 163-174.
- Nespoulous, J.-L., Lecours, A.R., Lafond, D., Lernay, A .Puel, M. & Joanette, Y. Protocole Montréal-Toulouse d'examen linguistique de l'aphasie MT-86. Module standard initial: M1 beta. Montréal: Laboratoire Théophile-Alajouanine, Centre de recherche du Centre hospitalier Côte-des-Neiges.
- Osterrieth, P.-A. (1945). Le test de la copie d'une figure complexe. Archives de Psychologie , 30, 205-353.
- Reisberg, B., Ferris, S.H. , De Leon, M.J.& Crook, T. (1982). The global deterioration scale for assessment of primary degenerative dementia, American Journal of Psychiatry, 139, 1136-1139.
- Ska, B., Lemieux, P., Poissant, A. & Joanette, Y. (1994). Language deterioration profiles in DAT : a longitudinal study. International Neuropsychological Society 16th European Conference, Angers (France).
- St-George-Hyslop, P.H. , Crapper McLachlan, D.R., Haines, J.L., Bruni, A., Foncin, J.-F., Lukiw, W., Montesi, M.P., Mortilla, M., Pinessi, L., Polinsky, R.J., Pollen, D., Rainero, I., Rogaev, E., Sorbi, S., Tanzi, R., Tupler, R & Vaula, G. Molecular Genetic Evidence for Etiologic Heterogeneity of Alzheimer's Disease. In Boller, F., Forette, F., Fhachaturian, Z., Poncet, M. & Christen, Y. (eds). Heterogeneity of Alzheimer's disease (pp 87-95). Springer-Verlag, New York.
- Wechsler, D. (1969). Manuel de l'Échelle Clinique de Mémoire de D. Wechsler. Paris : Les Éditions de Centre de Psychologie Appliquée.
- Wishart, D. (2000). NTSYS-pc, ClustanGraphics5, Clustan Limited, Edimbourg, Écosse.

UTILISATION DE L'HYPODERMOCLYSE EN GÉRIATRIE : ÉTUDE PROSPECTIVE SUR 6 MOIS

M. LAMANDÉ[1], V. DARDAINE-GIRAUD[2], H. RIPAULT[2], D. CHAVANNE[1], T. CONSTANS[1]

1. Service de Médecine Interne Gériatrique, CHU de Tours, 2 bd Tonnellé, 37044 Tours Cedex; 2. Service de Soins de Suite et Réadaptation, CHU de Tours, 2 allée Gaston Pagès, 37081 Tours cedex 2

Résumé : *La perfusion sous-cutanée de solutés, encore appelée hypodermoclyse (HDC), est très largement utilisée dans les services de gériatrie. Pourtant, les données objectives sur cette technique sont rares et une évaluation précise de son utilisation est nécessaire. Le but de cette étude prospective était d'évaluer, sur une période de 6 mois, le recours à l'HDC chez des patients âgés hospitalisés en soins de suite et réadaptation (SSR). Pendant la période étudiée, 72 HDC ont été initiées chez 50 (22%) patients. Ces patients avaient une moyenne d'âge de 85 ± 7 ans et comportaient 56% de femmes. La majorité était dépendante physiquement (GIR 1, 2 ou 3 dans 84% des cas) et intellectuellement (MMS moyen de 16 ±7). Les 72 HDC ont représenté un total de 1426 jours de perfusion. Leur durée médiane était de 10,5 jours (extrêmes de 1 et 165 jours) et excédait un mois dans 1/4 des cas. Elles étaient le plus souvent prescrites en prévention de la déshydratation (65%), dans près de la moitié des cas en raison d'un syndrome infectieux survenant chez un patient aux apports oraux insuffisants. Le soluté le plus souvent utilisé était le sérum glucosé à 5 % additionné de 4 g/l de NaCl (80%), et le débit quotidien médian était de 1000 ml. Les principaux sites utilisés étaient la paroi abdominale et chacune des cuisses à une fréquence similaire de 30%. La tolérance locale sur les 1426 jours d'étude était correcte se limitant à un hématome et une douleur au point de ponction dans 3% et 1% des cas respectivement, et un œdème des régions génitales dans 2% des cas. Aucune complication infectieuse n'était notée. Cette étude permet de dresser un état des lieux de l'utilisation de l'HDC en SSR. Elle confirme la fréquence d'utilisation de cette technique et sa bonne tolérance.*

INTRODUCTION

L'hypodermoclyse (HDC) correspond à la perfusion de solutés dans l'espace sous-cutané [1]. C'est une " vieille " technique, puisqu'elle a été autrefois utilisée dans le traitement des déshydratations, en particulier chez l'enfant [2-4]. La survenue de complications à type de sepsis [5] et de collapsus cardio-vasculaires [6-8], bien que le plus souvent liée à une mauvaise utilisation de la technique, a contribué à son abandon. Depuis une vingtaine d'années, l'HDC connaît un nouvel essor en gériatrie. La fréquence et la gravité de la déshydratation chez les personnes âgées [9-12], conjointement à la simplicité d'utilisation de cette technique, au fait qu'elle ait été validée [13,14], et à ses nombreux avantages dans cette population [1] justifient ce regain d'intérêt. Si les apports oraux doivent toujours être privilégiés, ils s'avèrent souvent insuffisants en pratique quotidienne, et la voie veineuse n'est quant à elle pas toujours aisée ni dénuée de risques. L'HDC ne peut se substituer à la voie intraveineuse en cas de déshydratation sévère mais c'est une alternative efficace et confortable pour traiter une déshydratation modérée chez le sujet âgé ou, mieux encore, la prévenir dans toute situation à risque [1,15,16]. Aucun inconvénient majeur n'a été décrit avec l'HDC. Les collapsus observés dans les années 50 étaient liés à la perfusion de gros volumes de solutés hypertoniques sans électrolytes chez des patients sévèrement déshydratés voire en état de choc [6-8]. D'autres inconvénients - infection, ponction vasculaire, douleur, réaction locale ou œdème - ont été signalés dans la littérature mais n'ont pas fait l'objet d'une évaluation et sont plutôt le fruit d'expériences personnelles. Malgré un usage très répandu, les données objectives manquent et une évaluation précise de l'utilisation de cette technique parait nécessaire [17].

Le but de notre étude était d'évaluer les modalités d'utilisation et la tolérance de l'HDC chez les patients âgés hospitalisés en unité de soins de suite et réadaptation (USSR).

PATIENTS – MÉTHODES

Patients

Tous les patients hospitalisés en USSR pour lesquels une perfusion sous-cutanée de solutés a été initiée pendant la période du 01/05/02 au 31/10/02, ont été inclus.

Lieu de l'étude

L'USSR du CHRU de Tours comporte 62 lits. Les patients accueillis proviennent des différents services de court séjour du CHRU. Ils y sont transférés dans les suites d'une pathologie médicale et/ou chirurgicale pour poursuite des soins et récupération de leur autonomie antérieure. Les patients admis sont âgés, dépendants et leurs pathologies sont diverses et multiples.

Paramètres étudiés

Concernant les patients, les paramètres suivants ont été recueillis : âge, sexe, autonomie (évaluée selon la grille AGGIR) [18], fonctions intellectuelles (évaluées à l'aide du MMS) [19], motif d'admission principal et prise ou non d'un traitement anticoagulant à dose curative.

Concernant les perfusions sous-cutanées, les paramètres suivants ont été recueillis quotidiennement pendant toute la durée de l'HDC : indication de l'HDC, type de soluté utilisé et débit quotidien, site d'injection, durée de l'HDC et tolérance locale (douleur, hématome, infection, œdème, autre). Ces paramètres étaient colligés par le médecin en charge du patient. Pour la tolérance locale, le recueil se faisait grâce à l'interrogatoire du patient et à l'inspection du lieu d'injection. Les phénomènes d'intolérance pouvaient également être signalés au médecin par le personnel soignant. La localisation du site d'injection était renseignée quotidiennement par les infirmières.

Chez un même patient, lorsque l'HDC était interrompue pendant plus de 48 heures puis reprise, la deuxième perfusion faisait l'objet d'une évaluation distincte.

Dans tous les cas, une aiguille épicrânienne était utilisée et changée quotidiennement. Après des soins locaux d'asepsie, elle était insérée dans le tissu sous-cutané, parallèlement au fascia sous-jacent, et était ensuite fixée par un film transparent [1].

Analyse des données

Il s'agissait d'une étude prospective descriptive.

Les résultats ont été exprimés en moyenne ± écart-type (M ± SD) ou en pourcentages.

Les patients présentant des effets secondaires ont été décrits séparément.

RÉSULTATS

Au cours des 6 mois d'étude, 72 HDC ont été initiées. Elles ont concerné 50 patients, soit 22% des patients hospitalisés pendant cette période. Parmi eux, 13 (26%) ont été perfusés à plusieurs reprises. Leur âge moyen était de 85 ± 7 ans (extrêmes : 69-98). Il s'agissait le plus souvent de femmes (56%). La majorité était dépendante physiquement (GIR 1, 2 ou 3 dans 84% des cas) et intellectuellement avec un MMS, réalisable chez 64% des patients, à 16 ± 7. Le motif d'admission principal en USSR était ostéo-articulaire dans 46% des cas. Vingt et une (29%) HDC avaient été instituées chez des patients en hypocoagulabilité soit thérapeutique (16 lors d'un traitement par AVK ; 2 lors d'un traitement par HBPM et 2 lors d'un traitement par héparine non fractionnée) soit spontanée (un déficit acquis en facteur VIII). Ces 21 perfusions concernaient 12 patients.

Les 72 HDC instituées ont représenté un total de 1426 jours de perfusion.

Leur durée médiane était de 10,5 jours (20 ± 26 ; extrêmes : 1-165). Elle était de moins d'un mois pour les 3/4 des perfusions, et de plus de 3 mois dans 2 cas (une de 96 jours et une de 165 jours).

L'indication du recours à l'HDC était le plus souvent la prévention d'une déshydratation (65%). Dans 14% des cas, l'HDC était instituée pour traiter une déshydratation et dans 1% des cas dans le cadre de soins de confort. Plusieurs motifs de prescription initiale pouvaient être associés (traitement et prévention d'une déshydratation dans 18% des cas, soins de confort et prévention d'une déshydratation dans 2% des cas). Les HDC mises en œuvre pour prévenir une déshydratation l'avaient été pour des apports oraux insuffisants associés à un syndrome infectieux (47%), à la chaleur extérieure (32%), à un syndrome confusionnel (28%), à des troubles de la déglutition (17%), et à des troubles digestifs à type de nausées, vomissements ou diarrhée (11%). Plusieurs motifs pouvaient être associés. L'insuffisance d'apports oraux comme seul motif était avancé dans 15% des cas. Lorsque l'HDC avait été prescrite pour traiter une déshydratation, les natrémie et créatininémie moyennes étaient respectivement de 141 ± 4 mmol/l (extrêmes : 133-148) et 123 ± 67 mmol/l (extrêmes : 65-327).

Le type de soluté et le débit pouvant changer en cours de cycle de perfusion, il nous a semblé préférable de raisonner en jours de perfusion et de rapporter les valeurs au nombre total des 1426 jours de perfusion réalisés. Le soluté le plus souvent utilisé était le soluté glucosé (SG) à 5% additionné de 4 g de NaCl par litre (80%). Venaient ensuite le soluté de NaCl à 0,9% (13%), le SG 5% + 2 g de NaCl/l (4%), le SG 5 % + 4 g de NaCl/l et 2 g de KCl/l (3%), et le SG 5 % + 6 g de NaCl/l (1%). Les autres solutés étaient prescrits dans moins de 1% des cas : SG 5 % sans électrolytes, SG 5 % + 5 g de NaCl/l, et SG 5% + 6 g de NaCl/l et 2 g de KCl/l.

Le débit quotidien moyen de la perfusion était de 1061 ± 292 ml/j (médiane de 1000 ml/j ; extrêmes : 250-3000). Le nombre précis d'heures pendant lequel a été perfusé le soluté n'a pas toujours été colligé. Cependant, dans la majorité des cas, un litre de soluté était administré la nuit sur une durée de 8 heures.

La localisation du site d'injection n'était pas renseignée pour 341 des 1426 jours, soit dans 24% des cas. Les localisations habituelles étaient la paroi abdominale (33%) et les cuisses (30% pour chacune). Le dos était utilisé dans 5% des cas et dans les 2% restants, il s'agissait des épaules, des bras et des flancs. Le site d'injection était changé quotidiennement dans tous les cas, et le plus souvent, une rotation s'effectuait entre la cuisse gauche, la cuisse droite et la paroi abdominale.

Concernant la tolérance locale, des effets indésirables étaient observés 104 fois sur les 1426 jours (7%). Il s'agissait le plus souvent d'un hématome localisé au site d'injection (43/1426 jours ; 3%). Ces hématomes étaient toujours de taille réduite, ponctiformes le plus souvent, jamais supérieurs à 2 cm de diamètre. Leur survenue n'était pas plus fréquente ni plus grave chez les patients en hypocoagulabilité spontanée ou thérapeutique. Les autres effets indésirables observés étaient un œdème génital (29/1426 jours ; 2%) suivi d'une douleur au site d'injection (21/1426 jours ; 1%). Aucun cas de douleur n'était signalé en cas de perfusion de KCl à la dose de 2 g/l. Un œdème locorégional et un prurit étaient observés respectivement 7 et 4 fois sur les 1426 jours étudiés. Aucune complication infectieuse n'était notée. Aucun élément particulier ne permettait de différencier les patients chez lesquels survenait un effet indésirable. De même, le débit de la perfusion sous-cutanée était comparable en cas de survenue d'un hématome (1096 ± 301 ml/j), d'un œdème génital (1034 ± 186 ml/j) ou d'une douleur (964 ± 299 ml/j). Les tableaux 1 et 2 reprennent la fréquence des effets indésirables en fonction du type de soluté et du site d'injection.

Tableau 1

Principaux effets indésirables, exprimés en nombre de jours, en fonction du soluté perfusé

Type de soluté	Nombre de jours de perfusion*	Hématome au site d'injection	Oedème génital	Douleur au site d'injection
SG 5%+ 4 g NaCl/l	1142	29	27	19
Sérum à 0,9% de NaCl/l	184	8	0	1
SG 5% + 2 g NaCl/l	54	4	0	1
SG 5 %+ 4 g NaCl/l + 2 g NaCl/l	49	2	2	0
Autre	25	0	0	0

* le nombre total de 1454 jours de perfusion au lieu des 1426 étudiés s'explique par l'administration de deux solutés différents dans une même journée à 28 reprises.

Tableau 2

Principaux effets indésirables, exprimés en nombre de jours, en fonction du site d'injection.

Type de soluté	Nombre de jours de perfusion	Hématome au site d'injection	Oedème génital	Douleur au site d'injection
Face antérieure des cuisses	651	25	14	12
Paroi abdominale	358	12	14	4
Dos	54	41	3	3
Autre site	22	0	0	0
Site non précisé	341	5	1	2

DISCUSSION

Du fait de ses nombreux avantages, l'usage de l'HDC s'est rapidement répandu en gériatrie depuis une vingtaine d'années. Pourtant, les études scientifiques visant à évaluer son intérêt et sa tolérance sont rares [14-16,20-22]. La plupart des données dont nous disposons sur cette technique, et que nous utilisons en pratique quotidienne, sont le fruit d'expériences personnelles, souvent anciennes [17]. Une évaluation objective du recours à l'HDC paraît donc nécessaire, et c'est ce que nous avons souhaité réaliser dans cette étude prospective descriptive conduite auprès de patients hospitalisés dans une unité de soins de suite gériatriques. Toutes les nouvelles perfusions sous-cutanées instituées au cours d'une période de 6 mois ont fait l'objet d'un suivi quotidien. Une attention particulière a été portée à la tolérance avec recueil de tous les effets secondaires liés à la perfusion.

Près du quart des patients hospitalisés pendant la période d'étude de 6 mois recevait une ou plusieurs perfusions sous-cutanées de solutés. Ces patients dont la moyenne d'âge de 85 ans était similaire à celle des autres études [15,16,20,21] étaient très dépendants tant physiquement que psychiquement, et donc particulièrement exposés au risque de déshydratation.

Sur les 72 perfusions sous-cutanées initiées pendant la période d'étude, les deux tiers l'étaient dans un but de prévention de la déshydratation dans une situation à risque chez des patients ayant des apports oraux insuffisants. Comme dans l'étude de Hussain et al. [20], l'existence d'un syndrome infectieux était le plus souvent en cause. La canicule était le deuxième motif avancé et témoignait d'une bonne sensibilisation des personnels au risque de déshydratation dans la population âgée. Lorsque la perfusion était prescrite pour traiter une déshydratation, cette dernière était toujours modérée avec une natrémie inférieure à 150 mmol/l.

Le soluté le plus souvent utilisé était le soluté glucosé à 5% additionné de 4g de NaCl par litre. La limitation des apports sodés fréquemment nécessaire dans cette population âgée à risque de décompensation cardiaque peut expliquer la faible prescription de soluté de NaCl à 9%. L'administration de soluté glucosé à 5% sans électrolytes, bien que considérée comme dangereuse car susceptible d'induire un collapsus lié à un appel des liquides du secteur vasculaire vers le site d'injection, a été constatée chez un patient sur une durée de 4 jours. Aucune complication n'a été notée mais la durée très limitée ne permet aucune conclusion. On peut noter que Berger, en 84, rapportait dans son expérience le recours à du soluté glucosé sans électrolytes dans certaines situations exceptionnelles, avec une bonne tolérance [23]. L'adjonction de KCl à la dose de 2g par litre de soluté glucosé a toujours été très bien tolérée, n'engendrant en particulier aucun phénomène douloureux. A notre connaissance, une seule étude s'est intéressée au bénéfice et à la tolérance de l'adjonction de KCl dans le soluté perfusé. Elle concluait à une efficacité sur les taux de kaliémie et à une bonne tolérance locale pour des doses allant jusqu'à 2,5 g de KCl par litre [24]. Cette étude est cependant très discutable au plan méthodologique et dans l'état actuel des connaissances, l'HDC de KCl ne peut être proposée pour traiter une hypokaliémie.

L'indication principale de prévention de la déshydratation peut expliquer le débit moyen quotidien de 1000 ml observé dans notre étude. Dans cette indication, le litre perfusé est administré la nuit sur 8 heures pour des raisons de confort et pour faciliter la mise en œuvre des soins de rééducation et réadaptation dans la journée. L'administration de plus de 2000 ml/j était exceptionnelle. Ces besoins relèvent le plus souvent de situations d'urgence dans lesquelles l'HDC n'a pas sa place [23]. Dans tous les cas, le débit ne dépassait pas 1500 ml par jour pour un même site. Ce seuil, préconisé pour des raisons d'absorption et de confort, ne repose pas sur des données scientifiques et des perfusions quotidiennes de 2000 ml sur un même site ont déjà été réalisées par d'autres auteurs sans que ne soit précisée la survenue de phénomènes d'intolérance [21,23,25,26].

Si, d'après la littérature, l'aiguille peut être insérée dans n'importe quelle zone du tissu sous-cutané, les sites les plus souvent utilisés sont les cuisses et la paroi abdominale [23,27], ce que confirme notre étude. La facilité d'accès et le confort peuvent expliquer cette préférence. Il ne nous a pas été possible de préciser si le recours à un site dorsal avait été dicté par une agitation ou une opposition du patient.

Les données concernant la durée moyenne de perfusion sous-cutanée sont peu nombreuses et très variables d'une étude à l'autre selon son objectif : 3 jours [21], 6 jours [16], 14 jours [28] ou 21 jours [15]. Aucun travail ne fait état d'une durée maximale possible. Dans l'étude de Hussain et al. [20] la durée moyenne était de 4 jours et deux patients avaient eu une perfusion pendant 30 jours. Dans notre étude, le quart des perfusions instituées durait plus de 1 mois et la durée de la perfusion ne paraissait pas corrélée à la survenue de signes d'intolérance. De même, il était possible d'instituer une perfusion sous-cutanée à plusieurs reprises chez le même patient (jusqu'à 5 fois pour l'un d'entre eux) sans survenue d'effets indésirables.

La tolérance des perfusions sous-cutanées a été excellente dans notre étude. Aucune complication générale, collapsus en particulier, n'a été constatée. Les rares complications observées étaient seulement locales et toujours bénignes. Le manque de données sur le sujet rend difficile la comparaison de nos résultats avec ceux de la littérature [24]. L'effet secondaire le plus souvent observé dans notre étude était un hématome ponctiforme localisé au point d'injection et toujours bénin. Des œdèmes génitaux survenaient à une fréquence proche de celle rapportée par Schen et al. [21]. La douleur était exceptionnelle et le type ou le débit de solutés ne semblaient jouer aucun rôle. Aucun phénomène infectieux n'a été noté. Le changement quotidien de l'aiguille et le respect des conditions d'asepsie peuvent expliquer ce résultat. Dans d'autres études, l'aiguille épicrânienne est laissée plus longtemps sans complications infectieuses : 2 jours [16] à 4,7 jours [28], mais dans ce dernier cas, des phénomènes inflammatoires locaux sont signalés. D'autres équipes utilisent plus volontiers un cathéter ce qui permettrait d'augmenter la durée de maintien au site d'injection [29]. Ce débat ne se pose pas réellement dans le cadre de notre travail puisque l'indication de prévention de la déshydratation privilégie la perfusion discontinue.

Bien que l'hypocoagulabilité soit une contre-indication classique à l'hypodermoclyse [30], 21 perfusions sous-cutanées ont été conduites chez des patients traités par AVK et une chez un patient ayant une hémophilie acquise. Aucune complication hémorragique n'a été notée, et la survenue d'un hématome localisé au site d'injection n'était pas plus fréquente chez ces patients. Il est cependant nécessaire d'être prudent dans l'interprétation de ces données. Une analyse parallèle des taux d'INR, non faite de façon systématique dans ce travail, serait nécessaire. On peut effectivement supposer qu'un bon équilibre thérapeutique est indispensable pour éviter les complications.

En conclusion, cette étude a permis de faire un " état des lieux " de l'utilisation de l'hypodermoclyse chez des patients âgés hospitalisés en soins de suite gériatriques. Les résultats montrent que l'indication principale de la perfusion sous-cutanée de solutés est la prévention de la déshydratation.

Utilisée dans la majorité des cas au débit de 1000 ml par jour, sur les cuisses ou la paroi abdominale, et préférentiellement la nuit, cette perfusion est très bien tolérée, même lorsque sa durée est prolongée. Cette étude descriptive, si elle ne permet de porter aucune conclusion, ouvre la voie à d'autres travaux sur cette technique si largement utilisée en gériatrie.

RÉFÉRENCES

1. Dardaine V, Ferry M, Constans T. Presse Med 1999;28 :2246-2250
2. Schartzman J, Henderson AT, King WE. Hyaluronidase in fluid administration. J Pediatr 1948 ; 33:267-73.
3. Hechter O, Dopkeen SK, Yudell MH. The clinical use of hyaluronidase in fluid administration. J Pediatr 1949;30:645-56.
4. Schartzman J. Hyaluronidase in pediatrics. J Pediatr 1949;34:559-563.
5. Tenopyr J, Shapiroff BJB. Gas infection after hypodermoclysis. JAMA 1936; 106:779-80.
6. Abbott WE, Levey S, Foreman RC, Krieger H, Holden WD. The danger of administering parenteral fluids by hypodermoclysis. Surgery 1952;32:305-15.
7. Butler JJ. Peripheral vascular collapse after the subcutaneous use of a hypertonic non-electrolyte solution. N Engl J Med 1953;249:988-89.
8. Hall BD. Complications of hypodermoclysis (re-emphasis with a case presentation). J Kentucky Med Assoc 1968;68:626-27.
9. Weinberg AD, Minaker KL, and the Council on Scientific Affairs, AMA. Dehydration: Evaluation and management in older adults. JAMA 1995;274:1552-56.
10. Snyder NA, Feigal DW, Arieff AL. Hypernatremia in elderly patients. A heterogeneous, morbid and iatrogenic entity. Ann Intern Med 1987;107:309-319.
11. Warren JL, Bacon WE, Harris T. The burden and outcomes associated with dehydration among US elderly. Am J Public Health 1994;84:1265-69.
12. Weinberg AD, Pals JK, Levesque PG, Beal LF, Cunningham TJ, Minaker KL. Dehydration and death during febrile episodes in the nursing home. J Am Geriatr Soc 1994;42:968-71.
13. Lipschitz S, Campbell AJ, Roberts MS et al. Subcutaneous fluid administration in elderly subjects: validation of an under-used technique J Am Geriatr Soc 1991;39:6-9.
14. Dardaine V, Rapin CH, Garrigue MA, Constans T. Metabolic and hormonal changes induced by hypodermoclysis of glucose-saline solution in elderly patients. J Gerontol 1995;50A:M334-36.
15. Dasgupta M , Binns MA, Rochon PA. Subcutaneous fluid infusion in a long-term care setting. J Am Geriatr Soc 2000;48 :795-799
16. Slesak G, Schnurle JW, Kinzel E, Jakob J. Comparison of subcutaneous and intravenous rehydration in geriatric patients: a randomized trial. J Am Geriatr Soc 2003;51:155-160
17. Rochon PA, Gill SS, Litner J, Fischbach M, Goodison AJ, Gordon M. A systematic review of the evidence for hypodermoclysis to treat dehydration in older people. J Gerontol 1997 52A:M169-76.
18. Syndicat National de Gérontologie Clinique. AGGIR Guide pratique pour la codification des variables. Principaux profils des groupes iso-ressources. La Revue de Gériatrie 1994;19:249-59
19. Folstein MF, Folstein S, Mc Huth PR. Mini-Mental State: a practical method for grading the cognitive state of patients for the clinician. J Psychiatr Res 1975;12:189-98
20. Hussain NA, Warshaw G. Utility of clysis for hydration in nursing home residents. J Am Geriatr Soc 1996;44:969-73.
21. Challiner YC, Jarrett D, Hayward MJ, Al Jubouri MA, Julious SA. A comparison of intravenous and subcutaneous hydration in elderly acute stroke patients. Postgrad Med J 1994;70:195-97
22. Constans T, Dutertre JP, Frogé E. Hypodermoclysis in dehydrated elderly patients: local effects with and without hyaluronidase. J Pall Care 1991;7:10-12
23. Berger EY. Nutrition by hypodermoclysis. J Am Geriatr Soc 1984;32:199-204.
24. Schen RJ, Arieli S. Administration of potassium by subcutaneous infusion in the elderly patient. Br Med J 1982;285:1167-68.
25. O'Keefe ST, Lavan JN. Subcutaneous fluids in elderly hospital patients with cognitive impairment. Gerontology 1996;42:36-39.
26. Molloy DW, Cunje A. Hypodermoclysis in the care of older adults. An old solution for new problems? Can Fam Phys 1992;38:2038-43

27. Schen RJ, Singer-Edelstein M. Subcutaneous infusions in the elderly J Am Geriatr Soc 1981 ; 29:583-85.
28. Fainsinger RL, MacEachern T, Miller MJ, Bruera E, Spachinski K, Kuehn N, Hanson J. The use of hypodermoclysis for rehydration in terminally ill cancer patients. J Pain Symptom Manage 1994;9:298-302
29. MacMillan K, Bruera E, Kuehn N. A prospective comparison study between a butterfly needle and a teflon cannula for subcutaneous narcotic administration. J Pain Symptom Manage 1994;9:82-84
30. Schen RJ, Singer-Edelstein M. Hypodermoclysis. JAMA 1983;250:1694

UTILISATION CLINIQUE DE LA KAPLAN BAYCREST NEUROCOGNITIVE ASSESSMENT (KBNA) DANS UNE POPULATION DE SUJETS PRÉSENTANT UNE MALADIE D'ALZHEIMER

V. LAFONT[1], G. PROULX[2], L. LEACH[2], C. BERTOGLIATI[1], C. OLLIVIER[1], S. CLAIRET[1], C. BAUDU[1], H. AVERBEKE[1], M. BENOIT[1], P.H. ROBERT[1]

1. Centre Mémoire de Ressources et de Recherche – C.H.U. de Nice – Université de Nice Sophia Antipolis – France ; 2. The Rothman Institute – Baycrest Center for Geriatric Care – Toronto - Ontario - Canada

La Kaplan Baycrest Neurocognitive Assessment (KBNA) est une batterie de 25 épreuves développée à partir des bases théoriques et des connaissances actuelles les plus récentes sur les processus cognitifs. Une version courte de la batterie (10 tests), dont la passation prend environ 1 heure, regroupe les items les plus sensibles aux pathologies démentielles. Cette version est de ce fait potentiellement intéressante pour les situations de dépistage telle qu'on les rencontre dans une Consultation Mémoire. La validation de cet outil en version anglaise a montré dans un travail précédent que la KBNA identifie correctement 92% des sujets déments (Leach et al, 2003). Une version française a été réalisée par le Centre Mémoire de Ressources et de Recherche (CMRR) du CHU de Nice (Lafont et al, 2003). L' objectif de ce travail est de dupliquer l'étude de validation de la version anglaise auprès d'une population de sujets français.

MÉTHODE

La KBNA explore 5 domaines du fonctionnement cognitif : Attention/Concentration, Mémoire, Visuo-construction et perception,

Fluence verbale et Flexibilité mentale. Ces différents domaines sont explorés à l'aide d'épreuves courtes se référant aux procédures classiques de l'évaluation neuropsychologique. Chaque épreuve évalue un domaine ou un processus cognitif principal. La batterie est équilibrée quant au nombre d'épreuves visuelles et verbales . Elle dispose de consignes, matériels et procédures standardisés. A partir des scores aux 5 domaines cognitifs explorés, les performances sont réparties en 7 scores indexés: attention/concentration (AC), Mémoire immédiate (MI), Mémoire différée (MD), Reconnaissance (REC), Visuo-construction/perception (VCP), Fluence verbale (FV) et Flexibilité mentale (FM).

La version française est issue d'une première traduction anglais-français (Lafont V. et al, 2003) puis d'une seconde traduction français-anglais faite par un traducteur professionnel . La traduction anglaise d'origine a été comparée à la version retraduite (français-anglais) et tous les réajustements ont été opérés jusqu'à l'obtention d'une homogénéité entre les traductions anglaise et française.

12 patients présentant une Maladie d'Alzheimer (MAA) et 33 sujets témoins (TEMA) ont été évalués avec la version anglaise. Ces patients ont été diagnostiqués avant la passation de la KBNA au Baycrest Centre for Geriatric Care de Toronto.

Par ailleurs, 13 patients présentant une Maladie d'Alzheimer (MAF) selon les critères de la CIM 10 (OMS, 1993) et 14 sujets témoins appariés en âge (TEMF) ont été évalués avec la version française de la KBNA au CMRR du CHU de Nice.

Les caractéristiques démographiques de ces différentes populations sont présentées dans le tableau 1. Le niveau d'éducation du groupe MAF étant significativement infèrieur à celui du groupe MAA, le facteur éducation a été utilisé comme une co-variable pour l'analyse statistique.

Tableau 1

Données démographiques des populations anglaise et française

GROUPES	AGE	Niveau d'éducation	SEXE
MAA n=12	73.4	13.3	H=7 F=5
TEMA n=15	74,5	13,1	H=5 F=10
MAF n=13	72,62	7,8	H=6 F=7
TEMF n=14	74,6	13,9	H=5 F=9

MAA= patients anglophones présentant une MA; TEMA= sujets témoins anglophones; MAF= patients francophones présentant une MA; TEMF= sujets témoins francophones

Une analyse de variance multiple (MANOVA) a été effectuée pour comparer les sujets pathologiques et témoins dans les populations anglaise et française.

Une analyse discriminative a ensuite été effectuée sur la somme des 7 indexs représentatifs des 5 domaines cognitifs explorés par la KBNA.

RÉSULTATS

Les performances à la KBNA des patients et des sujets témoins en version anglaise et française sont présentées dans le tableau 2.

Tableau 2

Scores indexés des sujets présentant une MA et des sujets témoins dans les populations anglaise et française

	AC	MI	MD	REC	VCP	FV	FM	TI
MAA	47,25	33,16	28,16	32,16	47,75	41,16	44,41	33,66
TEMA	55,33*	56,13**	55,73**	53,80**	49,93	54,86**	51,13*	55,86**
MAF	43,70	39,45	36,41	39,99	48,36	39,35	44,03	33,85
TEMF	54,77**	64,79**	61,75**	60,43**	55,38	55,09**	50,68	64,64**

Attention / Concentration : AC; Visuo-construction et Perception : VCP; Mémoire immédiate: MI ; différée: MD ; Reconnaissance : REC ; Fluence verbale : FV; Flexibilité mentale : FM ; Somme des scores indexés : TI ; * = $p < .05$; ** = $p < .01$; *** = $p < .001$

Pour la version anglaise il existe un effet groupe significatif (Wilks'**=.16, F (8,18)=12.0, p<.001,*2=.84).

Le groupe MAA montre des performances significativement infèrieures au groupe TEMA pour tous les scores indexés sauf pour le score de visuo-construction / perception.

Pour la version française il existe un effet groupe significatif (Wilks'**=.28, F (8,17)=5,41, p<.002,*2=.72). Le groupe MAF montre des performances significativement infèrieures au groupe TEMF pour tous les scores indexés sauf pour les scores de visuo-construction / perception et de flexibilité mentale.

L'analyse discriminative utilisant la somme des 7 scores indexés montre que cette somme des scores indexés permet l'identification correcte de 96% des MAF et des TEMF ainsi que des MAA et des TEMA.

CONCLUSION

La duplication de l'étude de validation de la KBNA version anglaise montre que la version française est capable de discriminer des patients atteints de la Maladie d'Alzheimer de sujets témoins. Les deux versions se sont avérées capables d'identifier correctement 96% des sujets et peuvent donc être considérées comme équivalentes du point de vue de leur sensibilité à la pathologie. La validation en français de la KBNA montre qu'il s'agit d'un outil intéressant pour la pratique clinique et il restera à démontrer qu'il est utile pour le dépistage des patients en phase précoce de Maladie d'Alzheimer. Sa passation en 1 heure la rend facile d'utilisation dans le cadre d'un Centre Mémoire. Son atout majeur est de proposer une évaluation intégrée et relativement exhaustive des différents types de processus cognitifs.

En ce qui concerne son utilisation pour une activité de recherche, les conditions standardisées de passation et de cotation en font un outil précieux.

RÉFÉRENCES

- CIM-10 / ICD-10, Classification Internationale des Troubles Mentaux et des Troubles du Comportement, Descriptions Cliniques et Directives pour le Diagnostic, Organisation Mondiale de la Santé, 1993, MASSON.
- Leach L., Kaplan E., Rewilak D., Richards B., Proulx G., The Kaplan-Baycrest Neurocognitive Assessment, 2000, The Psychological Corporation, A Harcourt Assessment Company
- Leach L., DeBeaumont L., Proulx G., Lafont V., Robert P.H. Clinical validation of the Kaplan-Baycrest Neurocognitive Assessment, 2003, Second Canadian Colloquim on Dementia, Poster presentation
- Lafont V., Baudu C., Proulx G., Bertogliati C., Ollivier C., Robert P.H. , Une nouvelle batterie d'évaluation cognitive: la " Kaplan-Baycrest Neurocognitive Assessment" (KBNA), 2003, L'Année Gérontologique, vol 17, Tome 1, p 173-178.

CONSULTATION SPÉCIALISÉE DE MÉMOIRE : ÉLABORATION D'UNE LETTRE-TYPE DE DEMANDE DE CONSULTATION (À PARTIR DE L'ANALYSE DE 100 COURRIERS)

C. THOMAS ANTÉRION[1], E. POMPEL[2], N. FOYATIER-MICHEL[1], S. DIRSON[1], B. LAURENT[1]

1. Unité de Neuropsychologie, CHU Bellevue, 42000 Saint Etienne ; 2. Cabinet de Médecine Générale, 42140 St Romain le Puy.

Résumé : *Nous analysons les lettres de 100 sujets adressés à une consultation de mémoire pour qui un diagnostic de maladie d'Alzheimer possible ou probable a été porté à l'issue. Il s'agissait de sujets âgés en moyenne de 74 ans, présentant une maladie débutante dans 39% des cas (MMS>24), une maladie modérée dans 44% des cas (MMS entre 19 et 23) et une maladie moyenne ou sévère dans 15% des cas (MMS entre 13 et 18). Nous proposons aux médecins une lettre-type reprenant toutes les informations utiles au diagnostic de ces patients. Nous insistons sur le recueil des données anamnestiques, du mode de vie, des antécédents et des traitements. Nous précisons la qualité de la plainte conduisant à la demande de bilan : plainte récente, oubli des faits récents, trouble de l'orientation, repli et diminution des activités habituelles ainsi que le recueil des activités de vie quotidienne et le comportement. Nous recommandons la réalisation de l'IADL et du MMS, tests réalisés dans notre étude, par 4% et 20% des médecins.*

Mots clés : *Consultation de mémoire, lettre, plainte, antécédents, MMS, IADL.*

INTRODUCTION

La prise de conscience de ne pas négliger les plaintes de mémoire, l'information auprès des médecins et du grand public, l'existence de traitements spécifiques font que se sont développées dans les années 1990, des consultations de mémoire organisées en consultations de première et seconde ligne et CMRR [1,2,3]. Nous demandons à nos correspondants un courrier avant de fixer un rendez-vous [4,5] ce qui permet de mieux orienter les sujets vers la consultation la plus appropriée. Les paramètres les plus importants de ce courrier sont l'âge, le niveau d'étude, la pratique de la langue française, le type de difficultés observées par le médecin, rapportées par le patient ou sa famille, la durée d'évolution, le mode d' installation, le contexte psychosocial du patient et bien sûr les antécédents familiaux et personnels et les traitements habituels. Certains antécédents sont capitaux comme les facteurs de risque vasculaires [6], l'éthylisme, les traumatismes, les antécédents psychiatriques. Le fait de disposer d'un score au MMS est également un bon indicateur [7]. De plus, l'avis diagnostic du médecin traitant qui suit régulièrement le patient et/ou a vu l'entourage est capital.

Dans un travail précédent, nous avions vu combien la rédaction de cette lettre pouvait être difficile pour nos correspondants. En outre deux tiers d'entre eux semblaient être favorables à une lettre type qui faciliterait cette besogne. C'est pourquoi, nous avons tenté de répondre à cette demande [5].

MÉTHODES ET POPULATION

Méthodes

Nous analysons la lettre du médecin traitant accompagnant la demande de consultation de 100 sujets, tirés au sort, ayant consulté de septembre 2001 à mars 2003, vivant tous à domicile et pour lesquels le diagnostic de maladie d'Alzheimer possible ou probable a été retenu à l'issue de la consultation [7]. Ne sont pas traitées les lettres émanant de correspondants spécialistes ou les patients ayant déjà subi un bilan de mémoire. Nous évaluons le motif de consultation : plainte cognitive, trouble du comportement et/ou modification de l'autonomie et si des échelles ou des tests ont été réalisés au cabinet. Nous analysons les données anamnestiques (âge, sexe, niveau socio-culturel, particularité), les renseignements sur la vie du sujet (statut marital, aidant, type de domicile, aides externes), les antécédents médicaux en distinguant les facteurs de risque (HTA,diabète, cardiopathie, cholestérol, pathologie thyroïdienne, antécédent familial) et/ou les facteurs aggravants (AVC, pathologies neurologiques, psychiatriques, alcoolisme) et/ou les facteurs modifiant l'autonomie (organes sensoriels, handicap moteur etc...). Certains de ces facteurs pouvant avoir bien sûr un statut triple comme par exemple les AVC à la fois, facteurs de risque de maladie d'Alzheimer, facteurs aggravants et responsables éventuels d'une perte accrue d'autonomie.

Nous évaluons si les traitements sont précisés et si un bilan paraclinique a déjà été entrepris.

Population

Il s'agit de 100 sujets adressés pour une première consultation de mémoire spécialisée au CMRR de Saint Etienne entre septembre 2001 et mars 2003, 34 hommes et 66 femmes, âgés en moyenne de 74,4 [4,5] ans avec des extrêmes de 60 à 93 ans. Cinq sujets n'ont pas été scolarisés au delà du primaire (dont deux sujets étrangers), 69 sujets ont un niveau équivalent au certificat d'études, 18 sujets ont le brevet ou le baccalauréat et 8 sujets ont fait des études supérieures.

Statistique

Les données ont été recueillies et moyennées. Seule une analyse descriptive a été réalisée.

RESULTATS

Le motif de consultation : plainte de mémoire, trouble du comportement et activités de vie quotidienne

On constate que la plainte est souvent très vague et on perçoit le désarroi des médecins à la quantifier ou à la préciser. Nous présentons quelques extraits de lettres dans le tableau 1. Il s'agit 98 fois d'une plainte de mémoire. Le délai de survenue est précisé dans un tiers des cas (34%) mais reste souvent très flou avec des termes généraux du type " depuis quelques mois".

Tableau 1

Type de plaintes rapportées dans les lettres des correspondants.

Troubles de mémoire invalidants
Troubles de mémoire de plus en plus gênants
Trous de mémoire sur des choses simples
Absence des choses récentes mais pas des faits anciens
Mme X se plaint de sa mémoire et son entourage s'inquiète, pour ma part, je n'ai rien remarqué mais peut-être n'ai-je pas fouillé assez loin
Plaintes mnésiques pour des situations de la vie quotidienne
Sérieux troubles de mémoire
Mémoire déficiente

De même, le fait que la plainte émane du patient ou de son entourage ou des deux n'est rapporté que dans un tiers des cas (32%). Dans 40% des cas, quelques détails qualitatifs concernant la plainte avec le plus souvent le fait qu'elle concerne l'oubli des faits récents, sont précisés. Aucun médecin n'a réalisé un questionnaire de plainte. D'autres troubles cognitifs sont rapportés 11 fois : il s'agit de troubles du langage ou d'orientation. Un sujet avait une plainte ne concernant qu'un manque du mot. Les troubles du comportement sont rapportés dans 31% des cas et en l'absence d'un trouble de mémoire une fois. Là encore les symptômes sont peu explicités et il est le plus souvent rapporté un repli, une agitation, des éléments dépressifs et des modifications du sommeil.

Aucune échelle n'a été réalisée [8]. Le fait que les sujets aient perdu (ou maintenu) des activités n'est précisé que dans 15% des cas. L'IADL dans sa version simplifiée et telle qu'elle a pu être recommandée par l'étude PAQUID est réalisée 2 fois [9,10].

L'anamnèse : âge, sexe, niveau socio-culturel, particularités

L'âge manque 17 fois (y compris concernant une patiente âgée de 93 ans). Le niveau scolaire des sujets n'est jamais précisé. Les médecins précisent 10 fois le dernier métier exercé, ce qui permet d'évaluer le niveau. Celui-ci est précisé pour la moitié des sujets ayant fait des études supérieures et seulement dans 20% des cas pour les sujets non scolarisés. Deux sujets ont été difficilement testés en raison de leur langue maternelle et sans que cette limite ait été signalée.

Le mode de vie

On dispose 13 fois d'une information sur le statut : il est précisé 8 fois que le sujet est veuf, 3 fois un détail concernant le conjoint et 2 fois que le conjoint est lui-même porteur d'une maladie d'Alzheimer. Aucun renseignement n'est fourni sur l'habitat. Il n'est précisé qu'une fois qu'un projet de départ en maison de retraite est en cours. Aucun renseignement n'est fourni sur d'éventuelles aides à domicile. Les aidants naturels sont précisés 5 fois, il s'agit de l'époux une fois, de la fille 3 fois et d'une belle-sœur 1 fois.

Les antécédents familiaux

Les antécédents familiaux de démence sont précisés 4 fois (et retrouvé 16 fois lors de la consultation).

Les antécédents : les facteurs de risque, les facteurs aggravants, les troubles de l'autonomie

Beaucoup de lettres se limitent à préciser que le sujet se plaint de sa mémoire et ne situe pas le contexte médical du consultant. On sait combien il peut être difficile de le recueillir en consultation. Les facteurs de risque vasculaires sont les plus fréquemment rapportés : 37% d'hypertension et 16 % de diabète et correspondent grosso modo aux données de la consultation. Une hypothyroïdie est rapportée 2 fois. Les antécédents psychiatriques mêlant anxiété généralisée, dépression voire PMD concernent 13% des sujets. Les antécédents neurologiques (AVC, maladie de Parkinson, épilepsie ou TC) sont rapportés 6 fois. Un éthylisme chronique est rapporté 4 fois. Des antécédents orthopédiques ou digestifs, anciens et n'interférant pas avec la situation actuelle sont rapportés 6 fois. Un isolement sensoriel est annoncé 4 fois et sera noté et pénalisant pour la consultation 10 fois. Concernant, la vie personnelle des sujets, un médecin signale que son patient a été boxeur professionnel.

Les traitements

Les médecins précisent les traitements reçus dans 44% des cas (et dans la moitié des cas le font de façon incomplète). Ils précisent 2 fois que les sujets n'ont aucun traitement. Trois fois, la photocopie de l'ordonnance est jointe à la lettre.

Les tests

Dans 20% des cas, les médecins traitants ont réalisé un MMS en ville [11]. Le test des 5 mots est réalisé 4 fois (2 fois en plus du MMS) [12] et l'horloge 3 fois (1 fois en plus du MMS et des 5 mots) [13].

Le bilan paraclinique

Les patients ont réalisé un scanner cérébral avant la consultation 19 fois.

Les données neuropsychologiques à l'issue du bilan

Les données principales du minime bilan neuropsychologique commun réalisé à la consultation de mémoire sont rapportées dans le tableau 2. On note que le MMS moyen des patients était de 22,09 [4,3]. On peut préciser que 39% d'entre eux avaient un MMS supérieur à 24 et consultaient à un stade de démence légère, que 44% d'entre eux avaient un MMS compris entre 19 et 23 et présentaient une démence modérée, et qu'enfin 15% d'entre eux avaient un déjà MMS inférieur à 18 et présentaient une démence moyenne ou sévère.

Tableau 2

Performances des 100 consultants dans le bilan neuropsychologique minimum commun.

Tests neuropsychologiques	Moyenne et écart-type		Bornes
MMS	22,09 (4,3)	(n=100)	13 à 30
Rappel immédiat 3 mots	0,93(1,02)		0 à 3
Rappel différé 3 mots	0,78(0,64)		0 à 3
Fluence " animaux " 2'	14,06(6,2)	(n=100)	3 à 29
Fluence " p " 2'	5,4(4,9)	(n=97)	1 à 26
Dénomination 10 images	8,45(2,1)	(n=90)	4 à 10
Rappel total 10 images	5,42(2,07)	(n=90)	0 à 10
Praxies	4,36(0,7)	(n=97)	2 à 5

DISCUSSION

Lorsqu'une demande de consultation de mémoire est faite par le médecin, il nous semble utile de rappeler qu'il s'agit d'une consultation longue et exigeante pour le patient et que celui-ci doit s'assurer qu'il est en mesure d'y participer [3,4,5]. Une consultation médicale à orientation neuro-psychologique doit sinon suffire. Il paraît essentiel dans ce sens de préciser l'âge du sujet et son niveau culturel. Ce paramètre est parfois difficile à évaluer en ville mais on peut suggérer de préciser la dernière classe où le sujet a été scolarisée ou le dernier métier. De même l'illétrisme ou le fait de ne pas être francophone sont des paramètres utiles à connaître et ne sont dans ce travail jamais signalés.

Le MMS moyen de la population que nous avons étudié est de 22 et contrairement aux idées reçues, il apparaît que les médecins traitants peuvent envoyer les patients tôt puisque 39% des nos sujets obtenaient au moins 24 au MMS [8,11,12].

La plainte mnésique est un symptôme subjectif dont le ressenti exprimé par le patient est celui d'un dysfonctionnement de ses capacités de mémorisation [14,15,16,17]. La plainte a pu être corrélée à l'estimation que le sujet âgé peut faire de sa santé ou de sa vie relationnelle ainsi qu' à son degré d'isolement et d'intégration sociale [1,18]. Elle est fréquemment liée à des facteurs psychologiques [19]. En aucun cas, elle n'est synonyme d'entrée dans la démence. Néanmoins, on a pu observer toute une évolution concernant la plainte des déments. Longtemps, on a pu dire que ceux-ci ne se plaignaient pas (20). Plus récemment, les travaux témoignant de la plainte des patients présentant une maladie d' Alzheimer se sont multipliés [2,14,15,16,17] ; la plainte étant plus importante au stade léger et modéré de la maladie qu'au stade sévère [16]. La plainte de mémoire a pris enfin une importance capitale lorsque plusieurs travaux ont souligné qu'elle pouvait être prédictrice de démence en dehors même d'anomalie dans les tests [17,21]. On ne dispose pas de données qualitatives concernant ces plaintes mais les auteurs insistent sur le caractère récent de la plainte qui doit inciter à être prudent. Les questionnaires de plainte trop longs, peu ciblés sur la démence ou mêlant plainte et comportement sont en pratique peu utilisables en médecine de ville. Nous voyons que les médecins adressent majoritairement les sujets en consultation pour une plainte de mémoire (98% des cas) mais ont beaucoup de mal à la préciser utilisant parfois des phrases passe-partout. Nous avons ainsi développé un questionnaire de plainte cognitive ciblé sur la démence et réalisable en quelques minutes : le QPC [22]. En nous inspirant de ces résultats, nous proposons de préciser au moins son délai d'apparition, le fait qu'elle concerne les faits récents et des items très spécifiques de la démence tels que l'orientation, l'oubli d' évènements entiers, le repli et/ou la réduction des activités. Les activités de vie quotidienne sont depuis l'étude PAQUID un bon marqueur de l'autonomie et dans la plupart des cas assez facilement identifiables par le médecin [10]. L'IADL n'est précisé que 4 fois et nous nous demandons si sa diffusion a été suffisante [9]. Sa facilité de réalisation nous incite à la proposer. L'analyse du comportement est certainement très difficile et les échelles de dépression ou d'anxiété proposées dans les consultations de neurologie sont peu utilisables en médecine générale. Nous proposons que les médecins les signalent en tant que tels, focalisant leurs efforts sur un repli ou une réduction des activités.

Il a été recommandé de réaliser des tests rapides au cabinet [12]. Ceci nous paraît devoir être laissé au libre au choix des médecins. L'analyse de la plainte peut déjà être longue. Et certains confrères peuvent ne pas souhaiter établir avec leurs patients une relation de testeur. Pour ceux qui le souhaitent, la réalisation d'un MMS [11], d'une épreuve des 5 mots [12] et d'une horloge [13] paraît intéressante. Dans cette population, un seul médecin avait réalisé ces trois tests. On peut souligner toutefois qu'un médecin sur cinq avait réalisé un MMS ce qui va contre l'idée que ce test n'est pas réalisable en médecine générale. Il nous semble pouvoir être recommandé à lui seul.

Les antécédents de ces patients âgés sont parfois nombreux et difficiles à trier. Nous nous apercevons dans ce travail que les antécédents vasculaires sont souvent identifiés [6, 23]. D'une part, les patients consultent régulièrement les médecins pour leur suivi et d'autre part les risques vasculaires de la maladie d'Alzheimer semblent bien identifiés. Il est beaucoup plus difficile pour les médecins de penser à noter les antécédents interférant avec l'autonomie du patient. Les problèmes sensoriels sont en particulier trop souvent négligés et doivent être signalés. De même le handicap physique n'est pas toujours rapporté alors qu'il sera un facteur important de la prise en charge et du maintien à domicile. Les antécédents psychiatriques sont fréquents et concernent des situations très différentes. Il semble très difficile d'être souvent plus précis [16, 24] et peut-être doit on se contenter de caractériser le symptôme au mieux et s'il est ancien ou non.Les traitements sont trop peu souvent précisés et ceci retarde souvent la discussion de mise en route de traitement symptomatique ou spécifique, les sujets n'apportant pas toujours leur ordonnance à la consultation. Enfin, les antécédents familiaux de démence sont sous-estimés soit parce que les médecins ne pensent pas à les rechercher soit parce que le temps de la consultation ne permet pas de les rechercher, ceux-ci étant souvent très douloureux [12].

Un patient sur cinq arrive à la consultation avec un scanner cérébral. Il nous paraît plus licite de programmer à l'issue de la consultation imagerie et biologie.

Plus surprenant, nous n'avons que très peu de renseignements concernant la vie à domicile du patient, peut-être car la majorité des sujets ayant consulté avait une maladie légère ou modérée. Néanmoins il demeure indispensable de préciser si le sujet vit seul ou non, a de l'aide et si un référent familial peut être signalé (ou une personne de confiance comme l'indiquent les textes de loi de 2002).

CONCLUSION

En fonction des lettres que nous avons pu analyser, des besoins spécifiques de la consultation spécialisée de mémoire et de la pratique de la médecine générale, nous proposons une fiche-type pour les médecins qui souhaitent l'utiliser dans le tableau 3.

Tableau 3

Lettre-type de demande de consultation de mémoire

Nom, adresse, téléphone du sujet Age Niveau scolaire (dernière classe) ou dernier métier exercé Remarques : illétrisme, non francophone, autre Mode de vie : domicile ou non Vit seul ou non

Plainte de mémoire : oui / non
S'agit-il d'une plainte récente (6 mois à 1 an)
Oubli des faits récents
Oubli d'un événement entier
Y-a-t-il des troubles d'orientation
Y-a-t-il un manque du mot
Y-a-t-il un repli
Y-a-t-il une diminution (un arrêt) des activités
Modification vie quotidienne : oui / non
IADL de 0 à 4
Modification du comportement : oui / non (préciser si possible : anxiété, dépression, sommeil, agressivité, divers)
Atcd familial de démence (lien)
Facteurs de risque (ou associés)
HTA
Diabète
Cholestérol
AVC
Tyroïde
TC (ou sport dangereux)
Facteurs aggravants (ou associés)
Tb psychiatriques (préciser si possible)
Maladie neurologique (préciser si possible)
Ethylisme (autre toxique)
Facteurs aggravant l'autonomie
Handicap sensoriel (lequel)
Motricité / orthopédie
Digestif
Autres
Principaux traitements
MMS
5 mots
horloge
Autres tests
Personne de confiance
Aides à domicile
A déjà vu un spécialiste
Remarques importantes

RÉFÉRENCES

1. Dérouesné C. Plaintes mnésiques du sujet âgé. Rev Prat1994 ; 44 : 1432- 1435.
2. Romatet S. Plaintes mnésiques du sujet âgé : un pas vers la démence ? La Presse Méd 1998 ; 27 : 1585-1587.
3. Thomas Antérion C., Regetti I., Lemesle B., et al. Consultation spécialisée de mémoire et prise en charge

des syndromes démentiels. Rev Med Int 1995; 16 : 225-229.
4. Mahieux F., Moulignier A., Michelet D., Manifacier M.J., Guillard A. Consultation spécialisée de la mémoire. Presse Med 1993 ; 22 : 617-621.
5. Thomas Antérion C., Cadet L., Dirson S., et al. Organisation des consultations de mémoire : points de vue et besoin des médecins généralistes. L'Année Gérontologique 2001,15 : 146-156.
6. Pasquier F., Leys D. Pression artérielle et maladie d'Alzheimer. Revue de Neurologie 1998, 154,11 : 743-751.
7. McKhann G., Drachman D., Folstein M., et al.Clinical diagnosis of Alzheimer's disease : report of the NINCDS-ADRDA work under suspices of the department of Health and Human Services Task Force in Alzheimer's disease. Neurology, 1984 ; 34 : 939-945.
8. Mac Nair D. Self assessment of cognitive deficits. In Crook T, Ferris S, Bartus R, ed. Assessment in Geriatric Psychopharmacology, New-Canaan, Connecticut 1984 : Mark Powley Associate Ed.
9. Lawton M.P., Brody E.M. Assessment of older people : self maintening and instrumental activities of daily living. Gerontologist 1969 ; 10 : 20-30.
10. Gagnon M., Dartigues J.F, Mazaux J.M. Self-reported memory complaints and memory performance in elderly French community residents : results of the PAQUID research program. Neuroepidemiology 1994 ; 13 : 145-154.
11. Folstein M.F., Folstein S.E., Mc Hugh P.R. Mini Mental State. A practical method of grading the cognitive state for the clinician. J Psychiatr Res 1975; 12 : 189-198.
12. Pasquier F. Approche clinique de la maladie d'Alzheimer. . In : Démences, d'Alzheimer, Duyckaerts C & Pasquier F, eds. Doin, 2002 : Paris, pp 101-116.
13. Montani C., Nourreddine B. Le test du Cadran d'horloge. Psychologie Médicale 1990, 22,7 : 625-626.
14. Mc Glone J., Gupta S. Humphrey D., Oppenheimer S. Mirsen T. Screening for early dementia using memory complaints from patients and relatives. Arch Neurol 1990; 47 : 1189-1193.
15. O'Connor D.W., Pollitt P.A., Roth M., Brook P.B., Reiss B.B. Memory complaints and impairment in normal, depressed and demented elderly persons identified in a community survey. Arch gen Psychiatry 1990 ; 47 : 224-227.
16. Grut M., Jorm A.F., Fratiglioni L., Forsell Y., Viitanen M., Winblad B. Memory complaints of elderly people in a community survey : variation according to dementia stage and depression. J Am Geriatr Soc 1993 ; 41 : 1295-1300.
17. Schmand B., Jonker C., Hooijer C., Lindeboom J. Subjective memory complaints may announce dementia. Neurology 1996 ; 46 : 121-125.
18. Ledanseurs Y. Approche de la plainte mnésique et des réponses apportées. In : Système limbique et maladie d'Alzheimer, B. Michel, B. Soumireu-Mourat, B. Dubois, eds. Solal, 1996 : Marseille, pp 71-84.
19. Bolla K.I., Lindgreen K.N., Bonaccorsy C., Bleecker M.L. Memory complaints in older adults. Fact or fiction ? Arch Neurol 1991 ; 48 : 61-64.
20. Khan R.L., Zarit S.H., Hilbert N.M., et al. Memory complaint and impairment in the aged. Arch Gen Psychiatry 1975 ; 32 : 1569-1573.
21. Schofield P.W., Jacobs D., Marker K., et al. Validity of new memory complaint in elderly. Arch Neurol 1997 ; 54 : 756-759.
22. Thomas Antérion C., Ribas C., Honoré-Masson S., et al. Le questionnaire de plainte cognitive (QPC) : un outil de recherche de plainte suspecte d'évoquer une maladie d'Alzheimer. L'Année Gérontologique 2003, 17 : 56-65.
23. Eimeriau J.P., Salles N., Mazat L., et al.Cholestérol et vieillissement. L'Année Gérontolo-gique 2003, 17 : 145-150.
24. Verhey F.R.J., Rozendaal N., Ponds R.W., et al. Dementia, awareness and depression. Int. J. Geriatric Psychiatry 1993 ; 8 : 851-856.

EVALUATION DES EFFETS DE LA STIMULATION SENSORIELLE PAR LA MÉTHODE SNOEZELEN AUPRÈS DES PERSONNES ÂGÉES ATTEINTES DE DÉMENCE

G. LEHNHART[1], F. PENIN[2], F. PAILLE[3], G. BARROCHE[4], M. DUMAY[5], S. DE NADAI[6], V. BEZIAUD[7], B. HAMM[8]

1. CHR Metz-Thionville; 2. CHU Nancy; 3. CHU Nancy; 4. CHU Nancy; 5. CHR Metz-Thionville; 6. CHR Metz-Thionville; 7. CHR Metz-Thionville; 8. CHR Metz-Thionville;

Cet article traite d'une étude originale, la première en France, qui se propose grâce à l'emploi de la méthode Snoezelen, d'apprécier les effets de la stimulation sensorielle sur les troubles du comportement que peuvent présenter les personnes âgées démentes. Elle a été réalisée au cours de l'année 1999 auprès de résidents souffrant de démence au sein de l'unité d'hospitalisation de longue durée de l'hôpital de Sierck-les-Bains en Moselle (groupement des hôpitaux de Thionville, CHR Metz-Thionville) et a servi de base à la rédaction d'une thèse de médecine générale (G. LEHNHART. " Evaluation des effets de la stimulation sensorielle par la méthode Snoezelen auprès des personnes âgées atteintes de démence.", faculté de médecine de Nancy, Juin 2001, 202 p.)

La méthode utilisée fut celle dite " Snoezelen ", dont le terme provient de la contraction des mots hollandais " Snuffen "(= renifler, sentir) et "Doezelen" (= somnoler, se détendre). Il s'agit d'un mode de prise en charge des personnes handicapées qui a vu le jour dans les années 70 aux Pays-Bas, sur l'initiative de deux jeunes éducateurs spécialisés : Hulsegge et Verheul [1]. Celle-ci propose la stimulation des cinq sens dans un environnement adapté invitant à la détente, à l'interactivité et au bien-être (espace Snoezelen) mais se veut avant tout un état d'esprit à l'égard de la personne handicapée, un accompagnement humain basé sur l'écoute, la disponibilité, le respect des envies et la communication non verbale. Cette méthode a rapidement montré des effets positifs sur les troubles du comportement ainsi que sur le niveau de vigilance des résidents qui lui ont porté un grand intérêt, ce qui a conduit plusieurs centres dans le monde à l'adopter dans la prise en charge des handicaps psychomoteurs d'enfants, d'adultes et plus récemment des déments âgés.

ETUDES ANTÉRIEURES RÉALISÉES AUPRES DES SUJETS AGÉS DÉMENTS

Il faut souligner que l'adoption de la méthode SNOEZELEN comme mode de prise en charge par les différents établissements s'est faite plus sur des arguments empiriques que sur les conclusions d'études scientifiques validées.

Quelques études portant sur les effets de la stimulation sensorielle auprès des patients âgés déments ont cependant été réalisées par des équipes médicales australiennes, anglaises, hollandaises, allemandes et américaines [2, 3, 4, 5, 6, 7, 8, 9, 10, 11, 12, 13]. Les différents résultats montrent dans la plupart de ces études une tendance à l'amélioration de l'humeur, la diminution de l'anxiété et de l'agitation ainsi qu'un accroissement de l'intérêt, ceci de façon significative pendant le déroulement des séances de stimulation sensorielle et dans les instants qui suivent. Les bénéfices obtenus semblent persister tant que se poursuit la participation aux séances mais disparaissent avec reprise des troubles du comportement après l'arrêt des différents protocoles.

Malheureusement, ces études sont encore peu nombreuses et ont été réalisées sur de petits échantillons de patients. Certaines ont utilisé des outils d'évaluation validés tandis que d'autres font référence à des notions plus subjectives. Les conclusions semblent globalement en faveur d'un effet bénéfique de la stimulation sensorielle et les différentes équipes s'accordent à dire que des études complémentaires et à plus grande échelle s'avèrent nécessaires.

OBJECTIFS DE L'ÉTUDE

L'objet de cette étude est d'évaluer les effets de la stimulation multisensorielle par la méthode SNOEZELEN auprès de patients âgés déments hospitalisés en unité de long séjour. Le but est de mieux connaître les effets de cette technique sur les troubles présentés par ces patients afin de savoir si elle peut être intégrée dans leur prise en charge, que ce soit à visée thérapeutique ou occupationnelle.

Cinq hypothèses ont été formulées :

- La stimulation sensorielle permet d'améliorer l'humeur et le comportement des patients pendant le déroulement des séances.
- La stimulation sensorielle permet d'améliorer l'humeur et le comportement des patients à moyen terme (à la fin du protocole de stimulation sensorielle).
- Les effets de la stimulation sensorielle sur l'humeur et le comportement persistent trois mois après la fin du protocole.
- La stimulation sensorielle permet de réduire les doses de psychotropes pris par les patients.
- La stimulation sensorielle permet de réduire le stress de l'équipe soignante prenant en charge les patients déments.

POPULATION ÉTUDIÉE

Critères d'inclusion

- âge > 50 ans, quel que soit le sexe,
- diagnostic posé de démence, quel qu'en soit le type,
- score initial au Mini Mental State < 25.

Critères d'exclusion

Sont exclus de l'étude les sujets n'ayant pas suivi la totalité du protocole de stimulation sensorielle(10 séances) pour des raisons médicales ou par refus de leur part, les sujets trop opposants pour être amenés jusqu' à l'espace SNOEZELEN ainsi que les sujets n'ayant pas pu satisfaire à toutes les évaluations (décès ou transfert dans un autre établissement en cours d'étude).

Un déficit sensoriel, un état grabataire ou une comitialité n'ont pas été considérés comme des critères d'exclusion.

Constitution des groupes de patients

Deux groupes ont été constitués, selon un recrutement pseudo-aléatoire(séries temporelles), en fonction du pool de patients déments présents dans l'établissement sur la période de recrutement et selon la disponibilité des accompagnants pour leur prise en charge dans l'espace SNOEZELEN (maximum de deux patients par semaine et par accompagnant pendant la durée du protocole, ce qui correspond environ à une moyenne de huit patients bénéficiant du protocole sur la même période de dix semaines).

La période de recrutement s'étend de mars 1999 à juin 2000.

- Groupe témoin : échantillon de patients déments bénéficiant selon leurs capacités de la prise en charge habituelle dans les unités de soins (soins d'hygiène et médicaux, activités manuelles, groupes de parole, jeux de société, télévision, activité cuisine, fêtes de service, offices religieux, excursions). L'activité de musicothérapie n'a été proposée pendant la période de l'étude qu'aux patients faisant partie du groupe SNOEZELEN, dans le cadre du protocole de stimulation sensorielle. Il est composé de 32 patients dont 22 femmes, âgés de 65 à 96 ans.
- Groupe SNOEZELEN : échantillon de patients déments bénéficiant en plus de la prise en charge habituelle du protocole de stimulation sensorielle par la méthode SNOEZELEN. Il est composé de 33 patients dont 22 femmes, âgés de 60 à 96 ans.

PROTOCOLE D'ÉTUDE

Moyens humains

Six personnes accompagnantes ont pris part à la réalisation du protocole en prenant chacune en charge deux patients une fois par semaine pendant dix semaines. Cette prise en charge s'est effectuée en relation duelle, c'est-à-dire un seul patient à la fois avec le même accompagnant pendant le déroulement des séances. Cette équipe était constituée de deux médecins, deux aide-soignantes spécialisées en musicothérapie,une psychologue spécialisée en psychologie du vieillissement,et une formatrice en musicothérapie.

La collaboration des équipes soignantes a été d'une aide précieuse pour le recueil des évaluations de patients, menées en regroupant le maximum de personnes, quel que soit leur grade (médecins, infirmières, aide-soignantes et stagiaires), ceci afin d'entendre l'opinion de chacun, pour une meilleure objectivité du recueil. Un minimum de deux personnes de l'équipe était exigé, mais la plupart du temps une moyenne de six personnes était obtenue.

Moyens matériels

Moyens de stimulation visuelle : solars, spots, fibres optiques, colonne à bulles ou à balles, boule à facettes, miroirs...

Moyens de stimulation auditive : musique classique, contemporaine, d'ambiance ou de relaxation diffusée par une chaîne HI-FI, nombreux instruments de musique, essentiellement des percussions.

Moyens de stimulation tactile : matelas à eau chauffé, canapés, coussins, peluches et textiles divers, balles à picots, coussin vibrant, massages corporels.

Moyens de stimulation vestibulaire : matelas à eau, chaise à bascule, danse.

Moyens de stimulation olfactive : batterie de parfums divers, bougies parfumées, épices, senteurs diverses (café moulu, pelures d'orange, champignons frais, lavande...)

Moyens de stimulation gustative : en-cas proposé au patient pendant la séance conférant à celle-ci un aspect convivial avec une préférence pour les aliments sucrés (gâteaux, biscuits, chocolat, jus de fruits). D'autres saveurs (salée, acide, amère ou piquante) ont été introduites, avec plus ou moins de succès.

Déroulement des séances

La participation des patients au protocole de stimulation sensorielle s'est faite à raison de séances d'une durée d'une heure maximum par patient et par semaine pendant dix semaines consécutives, à jour et horaire fixes pour le même patient, de façon à instaurer un rythme régulier.

Chaque patient a été pris en charge toujours par le même accompagnant pendant la durée du protocole, en relation duelle (un seul accompagnant et un seul patient à la fois dans la salle). L'accompagnant allait chercher le patient dans son service pour l'amener jusqu'à l'espace SNOEZELEN. Si le patient refusait un jour de le suivre, l'accompagnant pouvait reporter exceptionnellement la séance. Si le refus se reproduisait plusieurs fois, le patient était exclu du protocole d'étude.

Il est important de souligner l'attitude non directive que devait adopter l'accompagnant, se devant de respecter les décisions du patient, que ce fusse pour l'amener jusqu'à la salle comme pour sa participation pendant les séances. Ainsi la séance de SNOEZELEN était interrompue si le patient en exprimait le désir, verbalement ou par son attitude (sortie de la salle et refus d'y revenir).

A l'issue de la séance, l'accompagnant raccompagnait le patient jusqu'à son service et remplissait un compte-rendu synthétique de séance reprenant les points suivants : date et durée de la séance, comportement général du patient, verbalisation ou expressions non verbales, intérêt manifesté.

Outils d'évaluation

Les évaluations ont été réalisées auprès des équipes soignantes et des patients grâce à un questionnaire regroupant un recueil d'informations et des grilles d'évaluations cognitivo-comportementales et d'autonomie. La durée moyenne de passation par patient était de 30 minutes. Ces évaluations ont été réalisées à trois reprises :

- avant le début du protocole, ayant valeur de référence,
- après dix semaines de séances de stimulation sensorielle,
- puis trois mois après l'arrêt de ces séances.

Le recueil d'informations comprend diverses données comme la date de l'évaluation, l'identité, l'âge et le sexe du patient, sa date d'entrée dans l'établissement, le type de démence présentée et la date de son diagnostic, les pathologies intercurrentes (handicaps moteurs et sensoriels) ainsi que les traitements psychotropes prescrits.

Les outils d'évaluation validés utilisés sont les suivants:

- ADL de Katz
- Mini Mental State de Folstein
- Inventaire neuro-psychiatrique de Cummings
- Echelle de dépression (Cornell Scale) d'Alexopoulos et al.

Analyses statistiques

L'analyse statistique des données a été réalisée à l'aide du logiciel STATVIEW. Les variables, toutes quantitatives, ont été décrites par la moyenne(ou proportion). Le seuil de signification retenu était de 0,05.

Le test de comparaison de l'âge moyen des deux groupes était le test t de Student.

Le test de comparaison de proportions (proportion de femmes, étiologie de la démence) des deux groupes était le test du Chi 2.

Le test de comparaison des moyennes des scores initiaux (ADL, MMS, INP, dépression, retentissement sur l'entourage) des deux groupes était le test de Mann-Whitney.

Le test de comparaison des moyennes des différents scores aux 3 bilans au sein d'un même groupe était le test de Wilcoxon.

Le test de comparaison de l'évolution des scores des deux groupes était le test de Mann-Whitney.

Le test de corrélation entre l'évolution d'un score et sa valeur initiale dans les deux groupes était le test de Spearman.

Le test de comparaison entre l'évolution des traitements psychotropes était le test exact de Fisher.

RÉSULTATS. DISCUSSION DES HYPOTHESES

La stimulation sensorielle permet-elle d'améliorer l'humeur et le comportement des patients pendant le déroulement des séances ?

L'observation du comportement des patients au cours des séances a montré que la stimulation sensorielle était bien acceptée par les patients, sauf parfois lors des toutes premières séances où l'aspect inhabituel d'un tel environnement a pu susciter chez certaines personnes une réaction de méfiance. Passé le cap du premier contact, après écoute, observation et adaptation de l'environnement à la sensibilité et aux envies des patients, les réactions ont été bonnes et les effets jugés plutôt positifs.

Dans tous les cas on a pu noter un intérêt des patients pour l'environnement qui les entourait, manifesté de bien des façons, que ce soit par la parole, les regards et l'observation attentive, l'occupation spatiale de la salle, la manipulation des divers objets.

Dans tous les cas également on a pu constater l'émergence du plaisir, exprimé de vive voix ou par des rires, des sourires, des mimiques d'émerveillement. Cette sensation de bien-être s'est parfois complétée d'une envie de jouer, l'espace Snoezelen devenant pour un temps un lieu d'expression permettant le possible par le jeu, par le mouvement également, en particulier la danse.

Les séances ont donc eu un effet stimulant sur la plupart des personnes, mais aussi des effets calmants. C'est surtout le cas des massages corporels et des vibrations, qui se sont révélés très relaxants, amenant une diminution du tonus musculaire et un endormissement en général rapide.

Certaines personnes ont gardé le souvenir du lieu à chaque séance lors de l'entrée dans la salle et pour certaines dans les instants qui suivaient.

L'espace Snoezelen a été par ailleurs un formidable lieu de rencontre entre la personne démente et son accompagnant, lieu d'échanges et de confidences, d'écoute et de respect. Il s'agit également d'un lieu d'harmonie qui ne demande pas de performances intellectuelles, plaçant l'accompagnant et le patient sur un même pied d'égalité.

La stimulation sensorielle permet-elle d'améliorer l'humeur et le comportement des patients à moyen terme (à la fin du protocole de stimulation sensorielle) ?

Si l'on analyse l'évolution des scores des patients du groupe Snoezelen entre le bilan initial et le deuxième bilan, seuls ceux de l'échelle de dépression s'améliorent de façon significative ($p < 0{,}014$).

Dans le groupe témoin, l'évolution des scores va dans le sens d'une aggravation significative de la dépression ($p < 0{,}002$) et des scores totaux de l'INP ($p < 0{,}01$), en particulier pour les idées délirantes ($p < 0{,}013$), l'euphorie ($p < 0{,}03$) et la désinhibition ($p < 0{,}025$).

Si l'on compare l'évolution des scores dans les deux groupes, on obtient une différence significative en faveur du groupe Snoezelen en ce qui concerne la dépression ($p < 0,0001$), les scores totaux de l'INP ($p < 0,01$), les idées délirantes ($p < 0,01$), l'apathie ($p < 0,03$), la désinhibition ($p < 0,002$) et les troubles de l'appétit ($p < 0,035$).

Les effets de la stimulation sensorielle sur l'humeur et le comportement persistent-ils encore 3 mois après la fin du protocole ?

Seuls les scores de l'échelle de dépression diffèrent encore significativement ($p < 0,04$) trois mois après l'arrêt du protocole, quoique légèrement moins bons qu'au deuxième bilan.

La stimulation sensorielle permet-elle de diminuer les doses de psychotropes pris par les patients ?

Cette analyse est délicate à effectuer du fait de la présence de plusieurs classes thérapeutiques, prescrites pour des indications différentes. La prise médicamenteuse varie donc qualitativement et/ou quantitativement. Les classes thérapeutiques dominantes dans les deux groupes sont les neuroleptiques (prescrits en raison d'agitation ou d'agressivité plus que pour des attitudes délirantes) et les hypnotiques (prescrits au coucher en raison de troubles du sommeil). L'analyse n'est faite dans les deux groupes que par comparaison entre le bilan initial et le deuxième bilan (après 10 semaines) chez les patients initialement traités par psychotropes.

Dans le groupe Snoezelen, 17 patients sur 33 étaient initialement traités. Sur ces 17 patients, au deuxième bilan :

- 8 ont vu leur traitement diminuer (réduction des doses, suppression d'une classe thérapeutique ou arrêt de toute médication),
- 1 a vu son traitement augmenter (augmentation des doses ou rajoût d'une classe thérapeutique),
- 4 ont changé de molécule(s) au sein d'une même classe thérapeutique,
- 4 ont conservé le même traitement (même(s) molécule(s), même(s) posologie(s))

Dans le groupe témoin, 15 patients sur 32 étaient initialement traités. Sur ces 15 patients, au deuxième bilan :

- 2 patients seulement ont vu leur traitement diminuer (arrêt du traitement)
- 4 ont vu leur traitement augmenter,
- 9 ont conservé le même traitement

L'évolution semble donc se faire dans le sens de la réduction des psychotropes pour le groupe Snoezelen mais sans atteindre le seuil de significativité ($p=0,0605$). Signalons que les patients non traités initialement le restent en général. La stimulation sensorielle, si elle ne montre pas d'amélioration significative n'entraîne donc pas pour autant d'évolution péjorative sur ce point.

La stimulation sensorielle permet-elle de réduire le stress de l'équipe soignante ?

L'importance du stress vécu par l'équipe soignante est appréciée grâce à l'item "retentissement émotionnel sur l'entourage" coté pour chaque trouble du comportement présent dans l'Inventaire Neuropsychiatrique. Le score global est donc obtenu en additionnant chaque sous-score de ce retentissement pour un trouble donné, quand il existe. Notons bien qu'il ne s'agit pas là d'une appréciation de la charge de travail occasionnée par les troubles en question mais bien de la répercussion émotionnelle engendrée auprès des soignants. Ainsi un état d'euphorie sera bien mieux vécu par l'entourage qu'une agressivité, un syndrome dépressif ou un comportement moteur aberrant.

Le retentissement émotionnel entraîné par les troubles du comportement des patients sur l'équipe soignante diminue pour les patients du groupe Snoezelen, contrairement à ceux du groupe témoin chez qui il se majore, même si la significativité est faible pour chacun des groupes.

La différence d'évolution du retentissement émotionnel entre les deux groupes est donc hautement significative ($p<0{,}003$).

PERSPECTIVES

Cette étude est intéressante pour plusieurs raisons.

Tout d'abord elle a nécessité un long travail de préparation qui a permis la collaboration d'un grand nombre d'intervenants extérieurs : stages de formation, visites d'établissements équipés en matériel Snoezelen, congrès international à Toronto, et surtout la rencontre en Hollande d'un des fondateurs de la méthode Snoezelen, Ad VERHEUL.

Une fois le protocole élaboré, l'étude a permis aussi la collaboration d'intervenants au sein même de l'établissement : ce sont les accompagnants, qui ont fait preuve de beaucoup de patience, de sérieux, de créativité et d'intérêt dans la prise en charge des patients. Les équipes soignantes ont largement été mises à contribution. Le temps consacré aux évaluations a permis aux soignants de se questionner sur les patients dont ils ont la charge, de s'arrêter un moment sur chacun d'eux et de donner leur opinion. Ces mises au point leur ont permis de parler longuement des patients, de les aborder sous un angle différent. Mais ce sont surtout les patients et leur famille qui ont été les acteurs principaux de cette aventure riche d'enseignements. Ainsi, même si les résultats sont modestes, la méthode Snoezelen est apparue adaptée aux personnes souffrant de démence et bien acceptée par elles. Sa philosophie ne fait pas appel aux capacités intellectuelles de la personne, elle est respectueuse de ses besoins et de ses envies, elle lui permet de découvrir un autre monde, de se redécouvrir elle-même à travers une expérience sensorielle originale et source de plaisir.

Il serait intéressant que d'autres études soit menées, sur des échantillons de patients plus importants et idéalement de façon multicentrique. On pourrait par exemple envisager d'autres protocoles, en variant notamment le rythme et la durée des séances. Selon le Docteur Jason STAAL, qui étudie actuellement les effets de la stimulation sensorielle auprès des personnes âgées démentes à l'institut Beth Israel de New York, le rythme d'une séance par jour semblerait plus approprié, mais encore une fois, gardons à l'esprit que ce protocole devrait être le plus possible en adéquation avec les besoins de la personne. On pourrait également varier le nombre de participants lors des séances, de façon à créer une dynamique de groupe entre plusieurs patients et même, leur famille. Cette dernière aurait ainsi l'occasion de nouer des liens différents avec leur proche dans un contexte qui se veut revalorisant, où s'efface le handicap intellectuel et où ne subsiste que le plaisir de vivre.

On conçoit aisément qu'une telle approche, si elle n'a pas l'ambition de guérir les personnes âgées de leur démence, peut parfaitement s'intégrer, au même titre que la musicothérapie, dans une prise en charge de type occupationnelle et leur permettre tout au moins de la vivre mieux, avec tout le respect et la dignité humaine qu'elles sont en droit d'avoir. Elle peut être proposée aussi bien dans le cadre d'un USLD, d'une maison de retraite, d'un cantou que d'un service d'hospitalisation de jour. Tous les patients, déments comme non-déments peuvent s'y retrouver, entourés des soignants ou de leur famille. Une installation à domicile de matériel spécifique paraît par contre moins réalisable, en raison du coût trop élevé à supporter.

RÉFÉRENCES

1. J. HULSEGGE, A. VERHEUL, Snoezelen : un autre monde. Namur : Erasme, 1989, 179 p.
2. H.M. BOWER, Sensory stimulation and the treatment of senile dementia. The Medical Journal of Australia. Sydney : 1967, 1, 22, p. 1113-1119.
3. P. ERNST, D. BADASH, B. BERAN, R. KOSOVSKY, K. LERNER, M. KLEINHAUZ, Sensory stimulation of elderly patients : preliminary report on the treatment of patients with chronic brain syndrome in an old age home. Israel Annals of Psychiatry and Related Disciplines. 1978, 16, 4, p. 315-326.
4. J.A. PAIRE, R.J. KARNEY, The effectiveness of sensory stimulation for geropsychiatric inpatients. The American Journal of Occupational Therapy. 1984, 38, 8, p. 505-509.
5. N. MOFFAT, P. BARKER, L. PINKNEY, M. FARSIDE, C. FREEMAN Snoezelen: an experience for people with dementia. Chesterfield : Rompa, 1993, 35 p.
6. L. ROBICHAUD, R. HEBERT, J. DESROSIERS, Efficacy of sensory integration program on behaviors of inpatients with dementia. The American Journal of Occupational Therapy. 1993, 48, 4, p. 355-360.
7. R. BARKER, Z. DOWLING, L. WAREING, J. DAWSON, J. ASSEY, Snoezelen: its long term and short term effects on older people with dementia. British Journal of Occupational Therapy. 1997, 60, 5, p. 213-218.

8. C. HOLTKAMP, K. KRAGT, M.C.J.M. VAN DONGEN, E. VAN ROSSUM, C. SALENTIJN, Effecten van Snoezelen op het gedrag van demente ouderen. Tijdschrift voor Gerontologie en Geriatrie Amsterdam : 1997, 28, p. 124-128.
9. L. PINKNEY, A comparison of the Snoezelen environment and a music relaxation group on the mood and behaviour of patients with senile dementia. British Journal of Occupational Therapy. 1997, 60, 5, p. 209-212.
10. D. SPAUL, C. LEACH, I. FRAMPTON, An evaluation of the effects of sensory stimulation with people who have dementia. Behavioural and Cognitive Psychotherapy. 1998, 26, p.77-86.
11. K.W. HOPE, The effects of multisensory environments on older people with dementia.Journal of Psychiatric Nursing and Mental Health Services. 1998, 5, 5, 377-385.
12. S. VARGAS, G. CAMILLI, A meta-analysis of research on sensory integration treatment. The American Journal of Occupational Therapy. 1999, 53, 2, p.189-198.
13. I. BURNS, H. COX, H. PLANT, Leisure or therapeutics ? Snoezelen and the care of older persons with dementia. International Journal of Nursing Practice. 2000, 6, 3, p. 118-126.

EVALUATION DE LA PLANIFICATION DE L'ACTION DANS LE VIEILLISSEMENT NORMAL

ETUDE D'UNE ACTIVITÉ DE VIE QUOTIDIENNE: L'ORGANISATION DE LA PRISE DES MÉDICAMENTS

E. MONFORT[1], P. ALLAIN[1,2], D. LEGALL[1,2]

1. Equipe Neuropsychologie des lobes frontaux, Laboratoire de Psychologie – Cognition et Métacognition, UPRES EA 2646, Université d'Angers; 2. Unité de Neuropsychologie, Département de Neurologie, CHU Angers. Ce travail a reçu le soutien de la Fondation Médéric Alzheimer et de l'association France Alzheimer

Résumé : *Nous avons évalué tant la compréhension de prescriptions médicales que l'organisation planifiée de la prise des comprimés dans le cadre d'un organiseur de type semainier, chez des personnes jeunes et âgées. Ces compétences ont plus particulièrement été étudiées au travers des processus inférentiels permettant l'élaboration de la représentation des prescriptions par les patients. Les données ont été recueillies chez 34 adultes jeunes, et chez 34 adultes âgés, retraités autonomes, sans antécédent neurologique et psychiatrique. Nos résultats montrent chez les personnes âgées, une altération de la planification de la prise des comprimés, à l'aide du semainier, et de la compréhension des prescriptions, cette dernière n'étant pas suffisante pour expliquer la première. Les indicateurs précisant la relation logique entre dose et moment de prise ("X comprimés Y fois par jour") sont moins source d'erreur, sur la répartition des doses, que les indicateurs précisant les moments de prise des comprimés ("X comprimés matin, midi et soir", "X comprimés avant chaque repas", etc.).*

Mots clés : *Ordonnance médicale, vieillissement, compréhension, planification.*

INTRODUCTION

Au moment où des changements importants se produisent en matière de prescription médicale, avec le recours généralisé aux médicaments génériques et à la Dénomination Commune Internationale (DCI), il peut paraître surprenant qu'aussi peu d'études se soient penchées sur ce domaine de la vie quotidienne qu'est l'organisation de la prise des médicaments et de la planification de l'action qui en découle. Il s'avère par ailleurs que la demande et l'offre de santé ne cessent de s'accroître et que la France doit actuellement faire face à des besoins nouveaux, générés par le vieillissement de la population. Dans ce contexte il devient nécessaire de reconsidérer le rôle du médicament, en commençant par son bon usage, c'est à dire par la recherche de son efficience, par la maximisation de sa performance thérapeutique.

Les seniors sont de grands consommateurs de médicaments et il n'est pas rare qu'une personne âgée ait à prendre plusieurs médicaments simultanément, ou à différents moments de la journée. Or, une mauvaise interprétation de la prescription médicale risque d'être la cause de graves difficultés. Dans une étude menée par Royall et ses collaborateurs [1], il est apparu que 69% des retraités âgés institutionnalisés et 49% des retraités non institutionnalisés présenteraient un déficit de leur compréhension de l'information médicale, même lorsque celle-ci était présentée selon un format qui correspondait à leur niveau scolaire. Le problème du non respect des prescriptions médicales se traduit au quotidien par l'utilisation incorrecte de l'ordonnance, par exemple par la prise de doses supplémentaires, du mauvais médicament, ou encore par l'omission de la prise des médicaments. On peut ainsi considérer les composantes cognitives des comportements et examiner les différences de ces derniers pour chaque groupe d'âge.

Le respect d'une prescription médicale se fait selon quatre composantes cognitives. Il requiert :

- la compréhension des instructions de l'ordonnance,
- la capacité à intégrer les instructions
- l'organiser temporelle de chacune des différentes prescriptions au cours de la journée,
- le rappel de l'agenda correspondant à la prescription.

Plus particulièrement, l'organisation de la prise des médicaments à l'aide d'un semainier nécessite :

1. De comprendre l'ordonnance, c'est à dire d'extraire les connaissances qui doivent permettre d'agir de manière efficace ;
2. de s'en faire une représentation adéquate, dans le cadre d'une

planification de la prise des médicaments ;

3. de positionner correctement les pilules dans le semainier.

Face à l'ordonnance, les patients ont à extraire les connaissances qui doivent leur permettre d'agir de manière efficace. Or, la situation d'interaction entre le médecin et son patient, avec son but de respect des posologies de la prescription, entraîne l'énonciateur, qu'est le praticien, à respecter un principe d'identité au modèle général de l'ordonnance médicale, tout en y introduisant des variations propres à la situation particulière, à l'aide de catégories génériques possibles. Cet énoncé est particulier et doit refléter les conditions spécifiques, par son contenu, mais aussi par le style de la langue, c'est à dire par la sélection qui est opérée sur les moyens de cette langue et notamment par sa construction propositionnelle. L'analyse d'un échantillon d'ordonnances médicales, rédigées à l'intention de personnes âgées a permis d'en observer les régularités compositionnelles (le plan du texte : une phrase pour chaque prescription, positionnée distinctement, à la ligne de la précédente) et une homogénéité sémantique (subdivisions temporelles, nombre de repas par jour, etc.). Cette analyse a également permis d'en constater l'extrême variabilité (tableau n°1), selon la manière dont sont organisées les informations portant sur la quantité totale de comprimés, sur la quantité de comprimés par prise et sur le nombre de prises.

Au niveau lexical, la prescription d'un médicament peut comporter 4 niveaux de précision :

- 1 niveau indispensable, relatif à la quantité de comprimés, de gélules, etc. ;
- 3 niveaux relatifs à l'organisation temporelle de la prise, dont 1 au moins est nécessaire.

C'est sur cette base que le prescripteur peut faire varier sa formulation. Pour s'en faire une représentation adéquate, le patient, lecteur de l'ordonnance, doit lui sélectionner et organiser les propositions sémantiques en un réseau cohérent. Ceci implique pour le patient d'interpréter les différentes formulations de l'ordonnance, en se référant à ses connaissances, à ses croyances [2] sur les médicaments et sur la (ou les) maladie(s). La capacité à produire des inférences, en combinant les informations textuelles aux connaissances, revêt ainsi une importance particulière. Le patient doit intégrer l'information sur le nombre de comprimés (la dose) à l'information sur le (ou les) moment(s) de prise de ces comprimés, afin d'élaborer un plan organisé pour la prise effective des médicaments. En effet, ces informations définissent des catégories plus ou moins générales supposées recouvrir l'ensemble des cas qui peuvent se présenter. Le patient doit donc adapter à la situation particulière celles qui sont valables pour l'ensemble de la catégorie. Il s'agit d'inférer le résultat particulier auquel doivent aboutir les actions à atteindre. Il produit également des inférences liées à la planification des procédures, leur rôle étant de spécifier l'ensemble des actions à mettre en œuvre pour atteindre le but [3]. Bien que l'ordonnance médicale paraisse présenter le résultat des actions à entreprendre, l'utilisateur doit produire cet ensemble d'inférences (inférences de particularisation et inférences pragmatiques relatives au résultat à atteindre), pour comprendre et agir sur la situation, pour définir des plans, et pour élaborer des séquences d'action [4]. Des difficultés de communication, et notamment de compréhension, peuvent ainsi émerger des difficultés à produire des inférences entre la connaissance telle qu'elle est élaborée à partir du texte et la connaissance du monde réel [5].

Tableau 1

Inventaire des formulations pour la prescription d'une quantité totale de trois comprimés, à trois moments différents de la journée.

1 comprimé	3 fois par jour		
1 comprimé	3 fois par jour	matin, midi et soir	
1 comprimé		matin, midi et soir	
1 comprimé			avant chaque repas
1 comprimé	3 fois par jour		avant chaque repas
1 comprimé	3 fois par jour	matin, midi et soir	avant chaque repas
1 comprimé		matin, midi et soir	avant chaque repas
3 comprimés	par jour		
3 comprimés	par jour	matin, midi et soir	
3 comprimés	par jour		avant chaque repas

D'une manière générale, l'âge affecte la résolution de problèmes. Les personnes âgées sont moins efficaces - elles sont moins rapides et commettent plus d'erreurs - pour trouver la solution d'un problème [6]. Les déficits cognitifs semblent se manifester surtout là où des calculs complexes sont requis [7]. Godbout et al. [8] ont pu noter, dans le cas de leur simulation d'activités de vie quotidienne, que certaines fonctions sont préservées, alors que d'autres sont au contraire altérées. Aux vues de leurs résultats, les fonctions d'anticipation – planification et la capacité à déplacer son attention sont détériorées. De toute évidence il s'agit de processus cognitifs demandant un effort de haut niveau. Par contre, la séquenciation des routines d'actions, surapprises, est elle préservée. Les différences observées peuvent alors être expliquées par le manque d'expérience, de disponibilité des connaissances spécifiques. La relation entre le fonctionnement cognitif et le respect de la médication par des patients âgés a ainsi pu être évaluée, au travers de multiples performances cognitives, de la capacité à planifier sa médication ainsi que de son respect [9]. Il a notamment été montré que l'attention et la mémoire sont liées à la planification de la médication.

Un déclin des fonctions cognitives affecte également les capacités langagières. Les seniors sont moins performants pour les tâches de production d'inférences [10], particulièrement en raison d'une réduction des capacités de la mémoire de travail affectant ces capacités langagières. La réduction des capacités d'inhibition permet aux informations incorrectes d'être activées plus longtemps en mémoire de travail, laissant place aux erreurs de communication [11, 12]. L'information fournie par un mot active une variété de significations potentielles. La compréhension implique la suppression des significations inappropriées des mots ambigus pour bien mettre en accord les significations des phrases lues. Si les adultes âgés deviennent moins efficaces pour inhiber les informations contextuelles non pertinentes, alors les significations multiples des mots ambigus pourraient être activées sans tenir compte du biais contextuel [13].

Cet ensemble de données nous laisse supposer que les personnes âgées rencontrent des difficultés dans l'organisation planifiée de la prise de leurs médicaments. On peut également, avec la baisse des capacités de compréhension langagière observées chez les personnes âgées, s'attendre à observer un déclin des fonctions langagières telles que la production d'inférences nécessaires à l'élaboration d'une représentation adéquate de ce plan de prise des comprimés, gélules, etc., à partir de la lecture de leur ordonnance médicale.

MÉTHODE

Cette série d'expériences a exploré d'une part la compréhension des prescriptions médicales et d'autre part leur exécution, c'est à dire leur organisation selon un agenda. En conséquence elle s'est composée de deux volets :

- un questionnaire à choix multiples, portant sur dix formulations de précisions et de complexités différentes, visant à évaluer la compréhension de l'ordonnance ;
- une tâche d'organisation de la prise des médicaments, à partir d'une ordonnance, selon un agenda de type semainier (figure n°1). Cette dernière mentionne neuf prescriptions de médicaments différents, de complexités variables et rédigées selon des formulations différentes.

Figure 1

Agenda de type semainier

Lundi	**Mardi**	**Mercredi**	**Jeudi**	**Vendredi**	**Samedi**	**Dimanche**
Matin	Matin	Matin	Matin	Matin	Matin	Matin
Midi	Midi	Midi	Midi	Midi	Midi	Midi
Soir	Soir	Soir	Soir	Soir	Soir	Soir
Coucher	Coucher	Coucher	Coucher	Coucher	Coucher	Coucher

Le protocole expérimental a été appliqué à un échantillon de sujets tout venant : 34 adultes jeunes (moyenne d'âge=22,62 ans), hommes et femmes, actifs ou étudiants et 34 adultes âgés (moyenne d'âge=68,83 ans), hommes et femmes, retraités actifs autonomes, sans antécédent neurologique et psychiatrique. Chaque participant avait besoin d'une vingtaine de minutes pour résoudre et mener à bien ces problèmes.

RÉSULTATS

Il est apparu que le matériel employé, complexe bien que familier, n'a pas permis une bonne compréhension de la prescription par les individus âgés constituant notre échantillon, ni une bonne interprétation en termes de planification des actions à réaliser, c'est à dire d'organisation de la prise des médicaments prescrits, en comparaison des performances des adultes jeunes constituant notre échantillon témoin. Les sujets jeunes (moy : 8,79) ont obtenu de meilleures performances que les sujets âgés (moy : 7,50) : $t(66)=3{,}45$, $p<0{,}001$ à l'épreuve de compréhension. Ils (moy : 8,50) ont également obtenu de meilleures performances que les sujets âgés (moy : 6,62) : $t(66)=6{,}11$, $p<0{,}001$ à l'épreuve de planification (figure n°2).

Figure 2

Notes moyennes aux épreuves de compréhension et de planification chez les sujets jeunes et âgés.

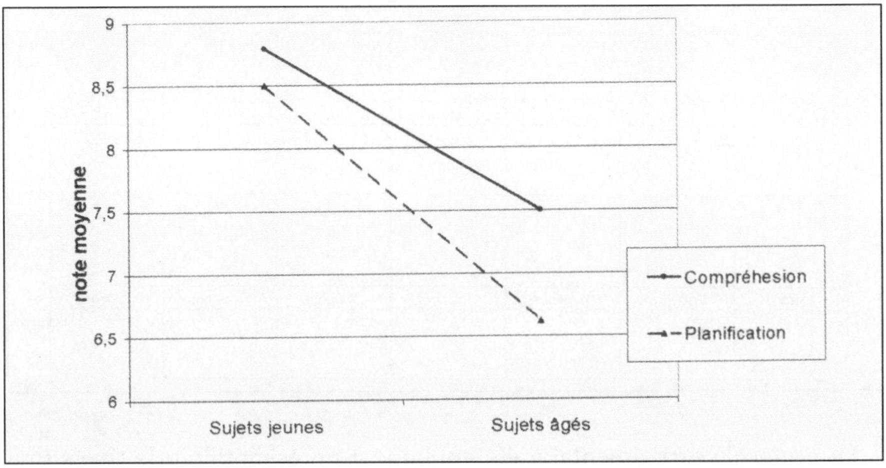

Les erreurs observées, à partir des informations fournies par notre ordonnance, portent essentiellement sur la répartition journalière des comprimés (53,1 % de l'ensemble des erreurs recensées; 35,29 % des erreurs observées chez les sujets jeunes et 56,79 % chez les sujets âgés). Il s'agit donc d'erreurs répétées tout au long des jours de la semaine. A celles-ci s'ajoutent des confusions entre ces deux moments particuliers de prise que sont le " soir " et le " coucher " (19,4 % de l'ensemble des erreurs recensées ; 17,65 % des erreurs observées chez les sujets jeunes et 11,11 % chez les sujets âgés). Les erreurs concernant la séquence de répartition hebdomadaire des médicaments (19,39 % du total des erreurs ; 41,18 % des erreurs observées chez les sujets jeunes et 14,81 % chez les sujets âgés), l'absence de fractionnement des comprimés lorsqu'il était requis (8,16 % du total des erreurs ; 5,88% des erreurs observées chez les sujets jeunes et 8,64 % chez les sujets âgés) et les non réponses (7,14 % du total des erreurs ; absentes chez les sujets jeunes et 8,64 % chez les sujets âgés).

Les inférences de déduction (ou particularisation) du schéma de prescription sont les opérations mentales qui, à partir des propositions décrivant l'organisation de la prise des médicaments, entraînent une conclusion, sous la forme de l'organisation des comprimés dans le semainier. Une différence de répartition des erreurs intervenant, selon les inférences, pour les sujets jeunes, les sujets âgés et les réponses théoriquement attendues, a été observée ($\chi 2$ (6)=15,09 (p=0,02)). Les erreurs portant sur les inférences de particularisation des prescriptions à partir d'informations précisant les moments de prise (" matin, midi et soir ", " avant chaque repas ", etc.), sont proportionnellement bien plus importants que celles concernant les inférences sur des informations décrivant à la fois l'organisation logique et les moments de prise (" trois fois par jour, avant chaque repas ", etc.), elles-mêmes plus importantes que celles relatives à un matériel logique (" trois fois par jour ", etc.). Il est à noter que ces différences n'apparaissent pas chez les adultes jeunes (figure n°3).

Figure 3

Répartition du nombre total d'erreurs de répartition journalière théoriquement attendues et observées chez les sujets jeunes et âgés lorsque la prescription implique une inférence de particularisation sur la répartition des doses, sur les moments de prise, l'une et l'autre, ou n'en implique aucune

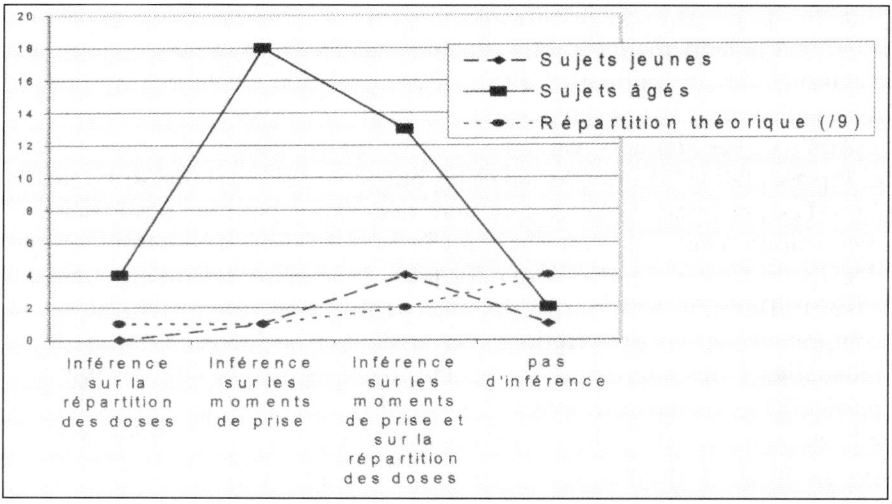

Le cadre conceptuel élaboré et utilisé est un schéma abstrait, général, qui doit également prendre en compte des différences liées aux croyances. Les résultas observés dans le cas d'une prescription conditionnelle, répondant à la condition "si douleur", ont montré qu'une très grande majorité (86,76 %) des sujets prévoit de prendre systématiquement la dose maximale.

DISCUSSION

Tout laisse à penser que les adultes âgés présentent un niveau de risque plus élevé que les individus plus jeunes dans la non observance de leurs traitements, alors qu'ils se voient prescrits bien plus de médicaments. Ceci ne fait qu'exacerber un risque déjà encouru. Il est, en effet, habituel de rattacher à l'âge des modifications observées dans la vie courante, telles que la capacité à utiliser le téléphone, les transports, à gérer son argent et la prise de ses médicaments [14]. Le vieillissement normal est la cause de divers changements des fonctions comportementales et des systèmes neuraux qui leurs sont associés [15]. Comme le montrent les nombreuses études sur le raisonnement inductif et déductif, l'efficacité des processus inférentiels décline avec l'âge [6]. Les adultes âgés voient également le déclin de leurs capacités cognitives accru quand ils sont sous traitement [16]. Malheureusement, il est souvent difficile de comparer directement les effets des prescriptions sur le fonctionnement cognitif, du fait de la disparité de nombreuses variables cliniques (dosages, état de la maladie, etc.). Nous avons donc tenté d'éclairer les pratiques du patient âgé vis à vis de ses médicament, sous l'angle particulier de la compréhension des prescriptions par des personnes âgées en bonne santé. D'une manière générale, comprendre leurs modes d'utilisation des médicaments et des prescriptions médicales devrait permettre d'expliciter la relation existant entre l'usage des médicaments et une atteinte des fonctions cognitives.

Au vu de ces premiers résultats, il semble qu'un fossé existe entre les buts et représentations des médecins et les buts et représentations des patients âgés. Les personnes âgées se montrent déficitaires pour la compréhension des ordonnances médicales et pour la planification des actions qui en découlent. L'altération de la planification de la prise des médicaments, a essentiellement être imputée aux problèmes rencontrés dans la compréhension des prescriptions. Les erreurs, majoritaires, de répartitions journalières des comprimés et les confusions entre ces deux moments particuliers de prise que sont le " soir " et le " coucher " ont, en effet, été attribuées à un déficit de compréhension des énoncés. La répartition des comprimés tout au long de la semaine semble, par contre, être une activité automatique, la tâche ne prévoyant pas d'irrégularité de la structure hebdomadaire, représentée par le semainier. Il est donc notable qu'une part significative des sujets ne parvient pas à utiliser les informations fournies par le semainier, ainsi que par sa manipulation, pour opérer une correction des organisations de prescriptions qui ne sont pas pertinentes et ne s'inscrivent pas dans le cadre fourni.

Le modèle référentiel des moments de prise des comprimés, utilisé par les praticiens, n'est pas stable chez une partie non négligeable des participants. Certains participants à nos protocoles, contrairement aux prescripteurs, paraissent parfois faire appel à un modèle de la situation pour lequel la journée s'organise autour de quatre repas et non de trois. Ils assimilent ainsi une organisation de type "4 fois par jours" à une organisation de type "avant chaque repas". Il s'agit là d'une représentation référentielle différente de celle attendue. Les précisions d'ordre pragmatique ("avant chaque repas", "matin, midi et soir", etc.) semblent par ailleurs prééminentes. Les sujets paraissent y attacher une importance particulière, alors que leur représentation du calendrier journalier, dont la précision dépend de la présence des informations pragmatiques, paraît, à bien des égards, floue.

Nos résultats sont compatibles avec l'idée que certaines altérations liées à l'âge, observées pour les tâches de mémoire de travail, reflèteraient un déclin de la vitesse des processus ou une moindre capacité à inhiber les réponses aux stimuli entrant en compétition, plutôt qu'un déclin des mécanismes d'encodage, de stockage, ou de rappel de la mémoire de travail [12]. L'acceptation de l'inférence incorrecte laisse ainsi penser que les personnes âgées ont une capacité d'inhibition réduite [11]. Cette altération laisse place à l'activation d'un vaste ensemble d'idées (par exemple des inférences correctes et incorrectes). Parmi les performances à la tâche de planification, la confusion entre les deux moments de prise des comprimés, que sont " le soir " et " le coucher ", paraît relever d'un tel déficit. Il semble ainsi souhaitable de présenter les informations le plus explicitement possible, en requérant le moins souvent possible des formulations précisant les moments particuliers de prise des médicaments (" matin, midi et soir " et "avant chaque repas"), ou des formulations conditionnées à un état subjectif du patient, affectivement connoté (" si douleur ", " en cas de besoin ", etc.), afin de réduire le recours aux processus inférentiels, pour élaborer le modèle de la situation de prescription. Il serait ainsi préférable de privilégier les formulations décrivant la logique de la répartition des prises de comprimés sur la journée (par exemple : " 3 comprimés par jour, 3 fois par jour ") L'adjonction d'une description schématique de la prescription [17] pourrait alors faciliter l'accès à une représentation adéquate de cette prescription (figure n°4).

Figure 4

Représentation schématique de l'organisation de la prise des médicaments sur une journée, lorsque le patient doit prendre un médicament 3 fois par jour, à 8h le matin, 12h le midi et 18h le soir [17].

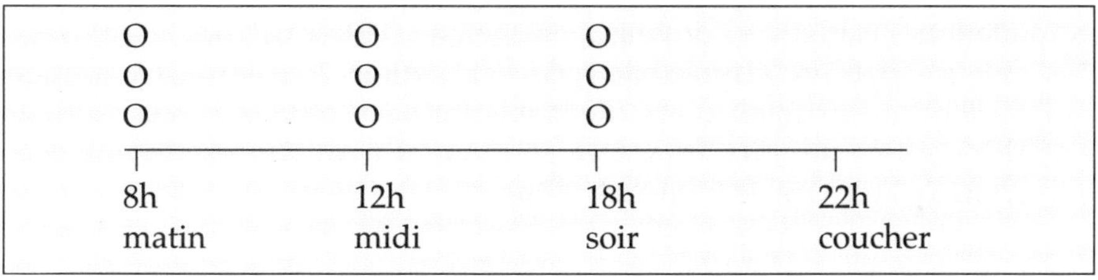

Cependant, ces résultats posent la question de l'expertise des sujets rencontrés quant à la gestion de leurs médications (Suivent-ils un traitement à plus ou poins long terme ? Quelle est leur connaissance des traitements ? etc.) et plus généralement de leur niveau d'efficacité cognitive. Le libellé des prescriptions médicales et leur mauvaise interprétation par les patients s'inscrivent, en effet, dans une problématique plus vaste. De nombreux facteurs sont liés à la non-observance : la complexité du traitement, la relation avec le praticien, les fausses croyances concernant la maladie et son traitement, etc. [18]. Il faut par ailleurs souligner la modestie de l'échantillon étudié (34 individus pour chaque groupe d'âge) et le manque de mesures annexes, évaluant les performances cognitives des participants. Ces résultats préliminaires devront être confirmés et précisés, notamment en incluant un nombre plus important de sujets, qui devront être observés suffisamment longtemps, dans un cadre le plus proche possible de leur environnement naturel. Il s'agira notamment d'observer si l'utilisation d'organiseurs de type semainier facilite le contrôle de leurs médications et de quelle manière ceux-ci interagissent avec les difficultés de compréhension rencontrées. Ces mesures devront être couplées à des évaluations des pratiques des patients dans l'usage de leurs médicaments.

CONCLUSION

En conclusion, les résultats que nous avons obtenus auprès de sujets âgés montrent un déficit de la compréhension des ordonnances médicales et de l'organisation planifiée de la prise des médicaments, à l'aide d'un organisateur hebdomadaire. Les données recueillies laissent supposer que le déficit de planification relève pour une grande part d'une altération de la compréhension des formulations des prescriptions. Les indicateurs précisant les moments de prise des comprimés (" X comprimés matin, midi et soir ", " X comprimés avant chaque repas ", etc.), induisent un plus grand nombre d'erreurs que les indicateurs précisant la relation logique entre dose et moment de prise (" X comprimés Y fois par jour "), sur la répartition des doses. Si on adopte un point de vue plus pratique, on ne peut que suggérer aux prescripteurs de privilégier, lorsque cela leur est possible, des formulations relatives à l'organisation logique de la prise des comprimés. Par ailleurs, une prescription de type " si douleur " induit l'organisation anticipée d 'une prise maximale de la médication. Ce type de prescriptions conditionnelles devrait donc être clairement explicité par le médecin prescripteur, au cours de la consultation.

RÉFÉRENCES

1. Royall, D.R., Cordes, J. & Polk, M. (1997). Executive control and the comprehension of medical information by elderly retirees. Experimental Aging Research, 23, 301-313.
2. Perrig, W. & Kintsch, W. (1985). Propositional and situational representation of text. Journal of Memory and Language, 24, 503-518.
3. Richard, J.-F., Poitrenaud, S. et Tijus, C. (1993). Problem-solving restructuration : elimination of implicit constraints. Cognitive Science, 17, 497-529.
4. Kohler, C., Kekenbosch, C. & Verstiggel, J.C. (2000). La compréhension d'un texte procédural : un processus à profondeur variable. International Journal of Psychology, 35, 258-269.
5. Chapman, S.B., Highley, A.P. & Thompson, J.L. (1998). Discourse in fluent aphasia and Alzheimer's disease : linguistic and pragmatic considerations. Journal of Neurolinguistics, 11(1-2), 55-78.
6. Lemaire, P. (1999). Psychologie cognitive, Bruxelles, De Boeck.
7. Lories G. & Costermans S. (1994). Raisonnement et résolution de problèmes chez le sujet âgé. In M. Van der Linden & M. Hupet (Eds.). Le vieillissement cognitif (pp. 201-232). Paris, PUF.
8. Godbout, L., Doucet, C. & Fiola, M. (2000). The cripting of activities of daily living in normal aging : anticipation and shifting deficits with preservation of sequencing. Brain and Cognition, 43(1-3), 220-224.
9. Issac, L.M. & Tamblyn, R.M. (1993). Compliance and cognitive function : a methodological approach to measuring unintentional errors in medication compliance in the elderly. The gerontologist, 33(6), 772-781.
10. Wright, H.H. & Neuhoff, M. (2002). Age-related differences in inference revision processing. Brain and Language, 80, 226-239.
11. Hamm, V.P. & Hasher, L. (1992). Age and the availability of inferences. Psychology and Aging, 7, 56-64.
12. Van der Linden, M., Hupet, M., Feyereisen, P., Schelestraete, M.-A., Bestgen, Y., Bruyer, R., Lories, G., El Ahmadi, A. & Seron, X. (1999). Cognitive mediators of age-related differnces in language comprehension and verbal memory performance. Aging, Neuropsychology, and Cognition, 6, 32-55.
13. Syssau, A., Brouillet, D. & Groen, S. (2000). The study of inhibitory processes in aging with the Faust et al. paradigm (1997) : methodological issues. Brain and Language, 72(2), 150-157.
14. Barberger-Gateau, P., Fabrigoule, C., Rouch, I., Letenneur, L. & Dartigues J.-F. (1999). Neuropsychological correlates of self-reported performance in Instrumental Activities of Daily Living and prediction of dementia. Journal of Gerontology : Psychological Sciences, 54B, 293-303.
15. Swinney, J.A., Rosano, C., Berman, R.A. & Luna, B. (2001). Inhibitory control of attention declines more than working memory during noraml aging. Neurobiology and Aging, 22(1), 39-47.
16. Meador, K.J. (1998). Cognitive side effects of medications. Neurologic Clinics, 16, 141-155.
17. Morrow, D. & Leirer, V.O. (1999). Designing instruction for older adults. In. D.C. Park & R.W. Morrell (Eds.). Processing medical information in aging patients : Cognitive and human factors perspectives (pp. 249-265). Mahwah, N.J., Lawrence Erlbaum.
18. Moisan, J., Gaudet, M., Grégoire, J.-P. & Bouchard, R. (2002). Non-compliance with drug treatand reading difficulties with regard to prescription labelling among seniors. Gerontology, 48, 44-51.

II - MISES AU POINT

PSYCHOTROPES ET SPÉCIFICITÉS GÉRIATRIQUES

A. MAHEUT-BOSSER, A. PICHOT, B. HANESSE, F. PAILLE

Centre de Gériatrie - CHU Nancy-Brabois 54511 - Vandoeuvre Cedex

Les psychotropes restent utilisés en gériatrie dans la population institutionnalisée ou non. C'est ainsi que dans une enquête effectuée dans la région Nord-Est à partir de 1500 ordonnances concernant des patients âgés de plus de 65 ans, les psychotropes représentent la deuxième classe des prescriptions après les médicaments à visée cardio-vasculaire [21]. D'après les données de l'enquête PAQUID, concernant 3777 sujets âgés de plus de 65 ans, la prévalence de la consommation de psychotropes est de 39 % [27].

Une enquête réalisée dans des unités de soins de longue durée en Lorraine montre que 70 % des patients ont reçu au moins une fois des psychotropes [55]. Enfin, il est à souligner qu'on estime qu'un quart des sujets âgés reçoivent 2 psychotropes ou plus [14] avec tous les risques iatrogènes inhérents dans cette population souvent polymédicamentée avec des prescriptions parfois inappropriées [12].

La prévention de la iatrogénie repose d'abord sur la connaissance des modifications physiologiques liées à l'âge qui engendrent des modifications pharmacologiques à la fois pharmacocinétiques et pharmacodynamiques.

Par ailleurs, toute prescription en gériatrie impose une réflexion en terme de bénéfice/risque en intégrant les différents facteurs décisionnels notamment la polymédication et les risques d'interactions médicamenteuses.

Enfin, il convient de s'enquérir de l'autonomie du sujet, des déficits sensoriels fréquents chez le sujet âgé afin d'éviter les formes galéniques qui pourraient entraîner des erreurs posologiques telles les formes solutions.

L'évaluation des capacités cognitives reste également nécessaire afin de réduire les risques d'erreurs par omission ou par excès qui peuvent être source d'accident grave.

Cette approche gérontologique pluridimensionnelle reste nécessaire et a le mérite de favoriser l'observance médicamenteuse souvent médiocre dans cette population et d'éviter des prescriptions inadaptées voire potentiellement dangereuses.

Enfin, il convient d'insister sur la place de l'écoute et de l'analyse symptomatique précise afin que la prescription des psychotropes ne soit pas un moyen de couper court au dialogue par une réponse immédiate médicamenteuse à une plainte mal documentée. En effet, si globalement la prescription des psychotropes et notamment des benzodiazépines est excessive, en revanche, il apparaît une sous prescription des antidépresseurs dans une population pourtant particulièrement sensible à cette pathologie.

Après quelques rappels sur les modifications pharmacologiques liées à l'âge et leurs conséquences, nous aborderons les différentes classes de psychotropes utilisés qu'il s'agisse des benzodiazépines et apparentés, des neuroleptiques et des antidépresseurs dans une approche gériatrique des prescriptions.

MODIFICATIONS PHARMACOLOGIQUES LIÉES A L'AGE

L'étude du médicament sur l'organisme peut se diviser en trois phases :

- la phase pharmaceutique qui correspond à la modalité d'administration.
- la phase pharmacocinétique qui correspond à l'action de l'organisme sur le médicament. Cette phase comprend l'absorption, la distribution, le métabolisme et l'excrétion du médicament et des métabolites.
- la phase pharmacodynamique qui correspond à l'effet du médicament sur l'organisme.

Les modifications sont habituellement progressives mais méritent une attention particulière à partir de 70 ans surtout en cas de pathologies surajoutées [13]

Etape pharmaceutique

Elle reste essentielle pour plusieurs raisons déjà évoquées précédemment. En effet, la forme galénique proposée impose une étude de l'autonomie du patient tant sur le plan psychique que physique, afin de s'assurer de sa capacité d'observance et de compréhension des consignes. Le recours à une tierce personne, notamment par le biais du passage d'une infirmière à domicile mérite d'être discuté en cas de doute.

Des explications claires sur l'intérêt de la prescription sont nécessaires pour favoriser l'adhésion du patient et une meilleure compliance au traitement. A titre d'exemple, la prescription d'un antidépresseur nécessite des informations sur le délai d'action parfois long de ces molécules, cause trop fréquente d'arrêt prématuré du traitement.

Insistons également sur la forme solution, dont l'intérêt est incontestable en raison des possibilités d'adaptation posologiques précises, d'une meilleure observance médicamenteuse notamment en milieu institutionnel mais qui peut s'avérer inadaptée à domicile.

Les modifications pharmacocinétiques

En raison des conséquences sur le métabolisme médicamenteux, il convient de préciser les modifications de certaines fonctions liées à l'âge, notamment la fonction rénale et hépatique ainsi que les modifications du volume de distribution.

Métabolisme rénal et vieillissement

Les modifications anatomiques et histologiques liées à l'âge conduisent à une diminution de la filtration glomérulaire évaluée par la clairance de la créatinine [59]. La mesure de la clairance de la créatinine qui nécessite le recueil des urines de 24 heures, souvent difficile en gériatrie peut être approchée par la formule de Cockroft :

Clairance de la créatinine estimée (ml/mn) :

$$\text{Femme} = \frac{(140\text{-âge}) \times \text{poids(kg)}}{\text{créatininémie } (\mu\text{mol/l})}$$

$$\text{Homme} = 1{,}25 \times \frac{(140\text{-âge}) \times \text{poids (kg)}}{\text{créatininémie } (\mu\text{mol/l})}$$

créatininémie en μmol/l = créatininémie en mg/l x 8,85

1/3 des patients âgés de plus de 70 ans ont une clairance de la créatinine nettement diminuée [13]. Par ailleurs, il est important de rappeler qu'une créatininémie normale chez le sujet âgé n'élimine pas l'hypothèse d'une insuffisance rénale en raison d'une diminution de production de créatinine liée à la réduction de la masse maigre au profit de la masse graisseuse.

Cette diminution de la fonction rénale perturbe le métabolisme des médicaments à élimination rénale avec risque d'accumulation et de surdosage médicamenteux et conduit à des adaptations posologiques.

Métabolisme hépatique et vieillissement :

Les conséquences du vieillissement sur le foie se manifestent sur le plan anatomique par une réduction de la masse hépatique, habituellement sans traduction biologique. Cependant, il existe une réduction globale du métabolisme hépatique estimée à 20 ou 30 % qui peut se traduire par une augmentation de la biodisponibilité des médicaments fortement métabolisés par le foie. Citons à titre d'exemple, les benzodiazépines et les antidépresseurs tricycliques. Quant à la fonction d'élimination, qu'il s'agisse de la glucoroconjugaison ou de la sulfoconjugaison, elle est peu modifiée par le vieillissement.

Modification du volume de distribution :

Globalement, on observe une diminution du volume d'eau corporel avec pour corollaire le risque d'augmentation de la concentration des médicaments hydrosolubles comme les sels de lithium. Ce constat nécessite une réduction posologique. Quant à la masse grasse, elle augmente avec l'âge au détriment de la masse maigre avec risque d'accumulation des médicaments liposolubles tels que les neuroleptiques et les benzodiazépines.

Modifications pharmacodynamiques

Les modifications métaboliques décrites, la susceptibilité individuelle, la fréquente polymédication en raison de pathologies associées et les risques d'interactions médicamenteuses dans ce contexte rendent les prescriptions en gériatrie particulièrement délicates.

La prudence sera d'autant plus importante dans la prescription des psychotropes en raison de réponse excessive comme pour le diazepam (VALIUM®) ou paradoxale comme pour certains hypnotiques notamment le zolpidem (STILNOX®)

Ces constats conduisent à des ajustements posologiques. En général, la réduction de 50 % de la posologie habituelle est préconisée notamment pour les molécules susceptibles d'entraîner des effets secondaires potentiellement graves. A titre d'exemple, citons les benzodiazépines, les opioïdes, les antiarythmiques, la digoxine, les anticonvulsivants.

En revanche, en cas d'index thérapeutique élevé, la diminution posologique en gériatrie n'est pas sytématique.

Néanmoins, il est à souligner le fréquent empirisme qui accompagne nos décisions faute d'essais thérapeutiques chez le sujet âgé et très âgé.

Ces rappels fondamentaux sont nécessaires à connaître afin d'améliorer notre démarche thérapeutique et orienter nos décisions en terme de posologie et de choix moléculaire en fonction du métabolisme du médicament.

ANXIOLYTIQUES ET HYPNOTIQUES

Nous nous proposons d'aborder les benzodiazépines, classe la plus étudiée en gériatrie et largement prescrite, ainsi que les autres anxiolytiques représentés par la buspirone, le meprobamate et l'hydroxyzine.

Les benzodiazépines (BZD)

Le recours aux BZD reste fréquent en gériatrie en raison de troubles anxieux certes mais probablement aussi en raison des difficultés diagnostiques entre dépression et anxiété liées au polymorphisme clinique fréquent de la dépression dans cette population [30].

En terme d'épidémiologie, la prévalence de la consommation de benzodiazépines et apparentés est de 32 % chez les sujets de plus de 65 ans, données provenant de l'étude Paquid [27]. Cette étude a permis également de préciser le caractère chronique de cette consommation puisque dans 62 % des cas, la consommation s'est poursuivie pendant au moins 5 ans, ce qui reste préoccupant en raison du caractère délétère des BZD sur les fonctions cognitives, fait qui semble confirmé par une étude nantaise [43].

Les indications des BZD en gériatrie peuvent se résumer schématiquement à 4 situations :

- les états d'anxiété généralisée parfois anciens survenant souvent chez des patients traités depuis de nombreuses années par des médications sédatives
- les troubles du sommeil
- les troubles psycho-comportementaux qui émaillent notamment l'évolution d'une pathologie démentielle.
- Toutes les manifestations anxieuses qui accompagnent des pathologies organiques ou psychiatriques.

Même si la règle de prescription limitée dans le temps à 8 à 12 semaines reste de rigueur, l'expérience clinique montre que ces traitements sont souvent reconduits pendant des mois, voire des années [40]. Il paraît donc essentiel de rediscuter systématiquement et régulièrement les prescriptions souvent introduites dans une situation somatique aiguë et parfois prolongées après l'événement initial.

En effet, des effets secondaires ne sont pas rares et sont à redouter ce qui justifie une réévaluation systématique de l'indication.

Les effets secondaires les plus couramment retrouvés en gériatrie sont :

- les chutes avec notamment les risques de fracture du col du fémur avec toutes les conséquences fonctionnelles et le risque de mortalité liés à cette pathologie.
- les troubles mnésiques qui ont été largement documentés dans la littérature [1, 4]. Néanmoins, l'anxiété majeure peut entraîner une forme d'inhibition psychique qui peut être atténuée par de faibles posologies de BZD qui ont alors un effet promnésiant en soulignant l'effet amnésiant des posologies élevées. [1].
- Les états confusionnels survenant d'autant plus que la BZD prescrite a une demi-vie longue.
- La perte d'autonomie liée à une sédation excessive.

Ces risques soulignés, il convient donc de respecter quelques règles de "bonnes prescriptions" afin de réduire les risques de iatrogénie. Ces règles découlent des modifications pharmacologiques liées à l'âge.

De façon consensuelle, certaines précautions d'utilisation sont très préconisées :

- privilégier le recours aux benzodiazépines à demi-vie courte ou intermédiaire et sans métabolite actif afin de réduire les risques de surdosage par accumulation. Le tableau 1 rappelle les demi-vies et le métabolisme des BZD.
- La posologie initiale doit être réduite de 50 % en moyenne par rapport aux posologies préconisées chez l'adulte.
- Augmentation posologique progressive en rappelant que l'équilibre plasmatique est obtenu après 5 demi-vies environ.
- Choisir la forme galénique en fonction de l'éventuel handicap du patient.
- Toujours limiter la prescription dans le temps afin d'éviter la pérennisation du traitement sans discussion en terme de bénéfice / risque.
- Enfin, l'arrêt du traitement doit être, dans la mesure du possible, progressif afin d'éviter un risque de syndrome de sevrage sachant qu'un syndrome de sevrage peut n'apparaître qu'après une semaine d'arrêt des BZD surtout en cas de demi-vie longue [6].

Le respect de ces règles a le mérite de réduire les risques de iatrogénie.

Tableau 1
Principales caractéristiques des anxiolytiques

DCI	Spécialité	Demi-Vie	Métabolite actif
Benzodiazépines anxiolytiques (voie orale)			
Clotiazépam	VERATRAN®	4 h	Oui
Oxazépam	SERESTA®	8 h	Non
Lorazépam	LORAZEPAM®,TEMESTA®	10-20 h	Non
Alprazolam	XANAX®	10-20 h	Oui
Bromazépam	ANXYREX, BROMAZEPAM® GNR		
	LEXOMIL®	20 h	Oui
Clobazam	URBANYL®	20 h	Oui
Diazépam	NOVAZAM, VALIUM® Roche	32-47 h	Oui
Nordazépam	NORDAZ®	65 h (30-150 h)	Oui
Prazépam	LYSANXIA®	5 h (30-150 h)	Oui
Chlorazépate dipotassique	TRANXENE®	65 h (30-150 h)	Oui
Loflazépate d'éthyle	VICTAN®	77 h	Oui
Benzodiazépines anxiolytiques (voie injectable)			
Diazépam	VALIUM® Roche	32-47 h	
Chlorazépate dipotassique	TRANXENE®	65 h (30-150 h)	
Autres anxiolytiques			
Buspirone	BUSPAR®, BUSPIRONE Gam® BUSPIRONE Merck®	2-11 h	
Méprobamate	EQUANIL®, NOVALM® MEPROBAMATE RICHARD®	6-16 h	
Hydroxyzine	ATARAX®, HYDROXYZINE Renaudin®	6-8 h	

(source : Vidal 2003)

Les carbamates

Les carbamates sont représentés principalement par le méprobamate (Equanil®, Méprobamate®, Novalm®) qui entre également dans la composition d'un hypnotique (Mepronizine®).

Son intérêt réside dans son caractère sédatif, sa demi-vie acceptable (6 h à 16 h), sa tolérance habituellement satisfaisante en gériatrie, à condition de respecter les adaptations posologiques. Cependant, comme pour les BZD, un risque de dépendance existe ainsi qu'un risque létal en cas de surdosage.

La buspirone

Cette molécule appartient à la famille des azapirones, agoniste des récepteurs 5-HT1A de la sérotonine.

L'intérêt de la buspirone (Buspar®, Buspirone G Gam®, Buspirone Merck®) réside dans son profil anxiolytique dénué d'effet sédatif, myorelaxant et anticonvulsivant et dans l'absence de contre-indication respiratoire.

En revanche, son délai d'action retardée de 2 à 4 semaines limite son intérêt. Par ailleurs, la grande variabilité pharmacocinétique interindividuelle rend son équilibration thérapeutique difficile.

Les antihistaminiques

L'hydroxyzine (Atarax®, Hydroxyzine Renaudin®) reste utilisée en gériatrie, soit au long cours pour son caractère sédatif, soit dans le cadre d'une prémédication avant un examen paraclinique ou avant une anesthésie.

Son activité sédative est liée à son action centrale par inhibition des régions subcorticales. Son effet anticholinergique impose une surveillance toute particulière en gériatrie en raison notamment des risques de confusion. L'adaptation posologique est aussi nécessaire.

Les hypnotiques

Avant toute prescription d'un hypnotique, l'analyse séméiologique précise est indispensable. En effet, de nombreuses pathologies organiques peuvent perturber le sommeil et méritent d'être prises en considération. A titre d'exemple, citons les réveils nocturnes fréquents liés à des mictions répétées.

Un autre tableau clinique à ne pas méconnaître et à ne pas sous estimer est représenté par toute la pathologie douloureuse où un traitement antalgique bien conduit peut éviter le recours à un hypnotique. Enfin, rappelons que les troubles du sommeil peuvent s'intégrer dans le cadre d'une pathologie psychiatrique, telle que le syndrome dépressif. Dans ce cadre, si un traitement hypnotique peut s'avérer nécessaire temporairement, il ne peut cependant être considéré comme suffisant. Enfin, l'analyse des prescriptions à la recherche de traitements perturbant le sommeil est également nécessaire. Citons par exemple les traitements par théophylline.

Par ailleurs, l'analyse clinique permet de préciser le caractère du trouble du sommeil qui peut se situer au niveau de l'endormissement, des réveils nocturnes, de la durée du sommeil, et son retentissement sur l'activité diurne. Enfin, les modifications architecturales du sommeil liées à l'âge conduisent à une réduction de la durée du sommeil qui n'est pas toujours compatible avec la vie institutionnelle qui impose trop souvent des heures de coucher inadéquates. Dans ce cadre, une approche non médicamenteuse avec une meilleure hygiène de vie reste à privilégier [45, 46].

Les hypnotiques appartiennent principalement à deux classes, celle des benzodiazépines et apparentés et celle des antihistaminiques (tableau 2)

Tableau 2
Hypnotiques

BENZODIAZEPINES ET APPARENTÉS. DCI	Spécialité	Demi-Vie	Métabolite actif
• Benzodiazépines			
Estazolam	NUCTALON®	17 h	
Flunitrazépam	ROHYPNOL®	20 h	oui
Loprazolam	HAVLANE®	8 h	
Lormétazépam	NOCTAMIDE®	10 h	oui
Nitrazépam	MOGADON®	16-48 h	non
Témazépam	NORMISON®	5-8 h	oui (faible quantité)
Triazolam	HALCION®	1-4 h	oui
• Zopiclone	IMOVANE® ZOPICLONE®	5 h	oui (chez l'animal)
• Zolpidem	IVADAL®, STILNOX®	2,4 h	non
ANTIHISTAMINIQUES H1			
Alimémazine	THERALENE® prolongée	variable	
Chlorazépate dipotassique (BZD) + acépromazine (neuroleptique phénothiazinique) + acéprométazine (antihistaminique phénothiazinique)	NOCTRAN®	30-150 h	oui
Doxylamine	DONORMYL® LIDENE® MEREPINE®	10 h	faible quantité
Méprobamate + acéprométazine (antiH1 phénothiazinique)	MEPRONIZINE®	6-16 h	
Prométhazine	PHENERGAN®	10-15 h	

(source : Vidal 2003)

Si l'on se réfère aux règles de prescription en gériatrie, dans la classe des BZD et apparentés, la Zopiclone (Imovane®, Zopiclone®) ou le Zolpidem (Stilnox®, Ivadal®) ont un intérêt en soulignant cependant les risques d'effets paradoxaux non exceptionnels dans la population âgée avec le Zolpidem. La posologie recommandée après 65 ans est de 1/2 cp pour le Zolpidem comme pour la Zopiclone (Imovane®) (source Vidal 2003).

Les risques de syndrome de sevrage lors des prescriptions prolongées ne sont pas rares et imposent une réduction progressive de la posologie avant l'arrêt définitif avec accompagnement psychologique [45, 46]. On estime que 40 % des patients traités par BZD pendant au moins 6 mois sont susceptibles de présenter un syndrome de sevrage [6]. Les risques sont plus importants avec les BZD à demi-vie courte avec possibilité de survenue d'un syndrome de sevrage dans les 24 à 36 h après l'arrêt [6].

Par ailleurs, il convient d'être particulièrement attentif lors de la prescription de molécules considérées comme hypnotiques qui sont en fait des associations médicamenteuses. Citons à titre d'exemple le Noctran®, association d'une benzodiazépine en l'occurrence 10 mg de chlorazépate dipotassique (Tranxène®), d'un neuroleptique et d'un antihistaminique et la Mépronizine® qui contient 400 mg de méprobamate (Equanil®) associé à un neuroleptique et un antihistaminique.

NEUROLEPTIQUES ET PERSONNES AGÉES

Les neuroleptiques restent largement utilisés en gériatrie, malgré les nombreux effets secondaires et le risque de majoration des troubles cognitifs notamment en cas de syndrome démentiel. Cependant, des situations imposent le recours à cette classe et les neuroleptiques peuvent être considérés comme un "mal nécessaire". Cependant, une meilleure connaissance du profil de ces molécules, le recours à des thérapeutiques qui ont fait l'objet d'étude portant sur une population âgée, les adaptations posologiques permettent de réduire la iatrogénie.

En ce qui concerne les données pharmacologiques, rappelons que la majorité des neuroleptiques a un métabolisme hépatique. Il convient d'être particulièrement attentif en cas de pathologie neurologique dégénérative, telle que le syndrome démentiel de type Alzheimer, qui s'accompagne d'un déficit en acétylcholine et rend le sujet particulièrement sensible aux neuroleptiques.

Les indications

En dehors des pathologies psychotiques vieillies, les neuroleptiques sont prescrits dans de multiples situations telles que :

- les symptômes hypochondriaques
- les insomnies rebelles
- les symptômes psychotiques émaillant l'évolution d'un syndrome démentiel. Il est important de préciser l'étiologie d'un syndrome démentiel d'une part pour diagnostiquer une démence à Corps de Lewy, pathologie où les neuroleptiques peuvent être particulièrement mal tolérés avec risque de coma et d'autre part pour diagnostiquer les états démentiels de type Alzheimer pour lesquels le recours aux anticholinestérasiques peut apporter les résultats appréciables sur les déficits cognitifs mais aussi sur les troubles psycho-comportementaux.
- Les troubles psycho-comportementaux qui comportent les états délirants, les tableaux hallucinatoires, les comportements auto et hétéro-agressifs, les déambulations et errances, symptômes multiples qui perturbent l'entourage socio-familial ou institutionnel conduisant parfois à une réponse thérapeutique trop rapide [25, 26, 52].

Toute manifestation psychiatrique en gériatrie n'est pas fatalement en rapport avec une pathologie psychiatrique, mais peut également s'inscrire dans le cadre d'une pathologie organique. L'analyse séméiologique, les circonstances d'apparition des symptômes et un examen clinique précis sont nécessaires afin de rechercher par exemple une étiologie organique, notamment un syndrome algique, une rétention urinaire, un syndrome infectieux ou un tableau chirurgical.

De même, la recherche d'un effet indésirable médicamenteux est également essentielle comme un sevrage aux BZD ou un syndrome hallucinatoire chez un patient traité par L. Dopa.

Le choix du traitement

L'indication de prescription d'un neuroleptique retenue, il convient de choisir la molécule la plus adaptée en terme d'efficacité et en limitant les effets secondaires. Dans ce cadre, les derniers neuroleptiques apparus sur le marché qualifiés de "nouveaux antipsychotiques" ont suscité un grand intérêt en gériatrie en raison de la diminution des effets extrapyramidaux. Cependant, des effets secondaires graves limitent pour certains notamment la clozapine (Leponex®), leur utilisation en gériatrie.

Par ailleurs, les trop rares études pharmacologiques dans une population âgée conduisent à des prescriptions empiriques. Deux neuroleptiques cependant ont fait l'objet de plusieurs travaux sur des populations âgées : le tiapride (Tiapridal®) et la risperidone (Risperdal®). Ces études ont permis d'aboutir à des attitudes consensuelles en terme de posologie.

Les nouveaux antipsychotiques

Qu'il s'agisse de l'olanzapine (Zyprexa®), la risperidone (Risperdal®) ou la clozapine (Leponex®), leur intérêt réside dans la nette réduction des effets extrapyramidaux, du moins à faible dose.

La clozapine (Leponex®), neuroleptique de la famille des diazépines et oxazépines est d'un intérêt très réduit en gériatrie, en raison des risques d'apparition d'une agranulocytose notamment chez la femme âgée. Il convient cependant de souligner que la clozapine est indiquée "dans le traitement des troubles psychotiques survenant au cours de l'évolution d'une maladie de Parkinson, en cas d'échec de la stratégie thérapeutique habituelle" (Vidal 2003) mais avec une stratégie posologique précise et une surveillance étroite en terme de tolérance (surveillance hebdomadaire de la numération formule leucocytaire).

L'olanzapine (Zyprexa®) appartient également à la famille des diazépines et oxazépines. Cette molécule à demi-vie longue n'a pas fait l'objet de nombreux travaux gériatriques. Une étude récente comparant l'efficacité de l'olanzapine et de la risperidone dans les troubles psychocomportementaux de la démence a permis d'objectiver une efficacité comparable mais la brièveté de l'étude (14 jours) ne permet pas une évaluation en terme de tolérance au long cours [17]. D'autres travaux qui méritent cependant des études complémentaires ont montré l'intérêt de l'olanzépine par voie sublinguale dans les troubles psychocomportementaux rencontrés dans les états démentiels, en raison de la dissolution rapide du comprimé au contact de la salive. Cependant, ces observations ont été effectuées chez 6 patients et nécessitent donc d'être confirmées par d'autres études [48].

Enfin, la risperidone (Risperdal®) qui n'appartient à aucune famille des neuroleptiques classiques (cf classification des neuroleptiques) a fait l'objet de plusieurs études en gériatrie qui montrent l'efficacité de cette molécule et une tolérance satisfaisante en respectant les posologies consensuelles en gériatrie allant de 0,25 mg à 2 mg/j et une augmentation très progressive des posologies [10, 29, 31]. Cependant, même si la risperidone semble une molécule particulièrement intéressante, une surveillance de la tolérance s'avère toujours nécessaire et les précautions d'emploi habituellement décrites pour les neuroleptiques sont également à prendre en considération comme les risques d'hypotension, les tachycardies en cas d'antécédent cardio-vasculaire, les dyskinésies tardives ou la survenue d'un syndrome extrapyramidal.

Il convient de souligner que la prescription de neuroleptiques qualifiés d'"atypiques" n'exclut pas la possibilité d'apparition d'un syndrome malin aux neuroleptiques [16].

Par ailleurs, la risperidone semblerait présenter un intérêt à faible posologie (1 mg/j) dans les psychoses parkinsoniennes, mais ceci reste cependant à confirmer [2]. A ce jour, seule la clozapine a obtenu cette indication

Les autres neuroleptiques

L'halopéridol (Haldol®) qui appartient à la famille des butyrophénones reste encore utilisé, bien que la commercialisation de la risperidone tende à modifier les habitudes de prescription en raison d'une meilleure tolérance de cette molécule (réduction des symptômes extrapyramidaux).

La classe des benzamides est d'utilisation fréquente, notamment le tiapride (Tiapridal®) qui a fait l'objet de plusieurs études en gériatrie. Le tiapride, antagoniste sélectif des récepteurs dopaminergiques D2 et D3 a l'avantage de ne pas avoir de métabolite actif et sa demi-vie de 3 heures en moyenne est particulièrement intéressante. D'autre part, son profil sédatif, ses formes galéniques multiples justifient son intérêt en gériatrie. Son mode d'action et ses faibles effets extrapyramidaux le rapprochent des "nouveaux antipsychotiques" [50].

Enfin, plusieurs travaux dans des populations gériatriques ont permis de préciser la posologie à recommander qui varie de 100 mg à 300 mg [50].

D'autres molécules, à action plus sédative, sont également utilisées de façon empirique comme la thioridazine (Melleril®), la loxapine (Loxapac®) ou l'alimemazine (Theralène®).

Soulignons qu'il convient avant toute prescription de neuroleptique, dans la mesure du possible, d'effectuer un ECG à la recherche d'un allongement de l'intervalle QT congénital ou acquis en raison des risques de trouble du rythme ventriculaire et de torsades de pointes [18].

Prescrire des neuroleptiques en gériatrie impose une surveillance étroite à la recherche systématique de signes d'intolérance ou de surdosage. D'autre part, la recherche de la posologie minimum efficace conduit à augmenter très progressivement la posologie.

Quant à la durée du traitement, elle est souvent prolongée par la crainte du patient et surtout de son entourage de voir resurgir des symptômes qui ont, dans certains cas, comme dans les états démentiels, compromis le maintien à domicile ou dans la structure d'accueil. Dans ce contexte, une réévaluation systématique du traitement avec analyse bénéfice/risque et recherche de la posologie minimale efficace s'avère nécessaire. L'arrêt du traitement doit toujours être discuté.

En conclusion, les neuroleptiques s'avèrent nécessaires et même indispensables dans certaines situations gériatriques mais imposent une surveillance particulière, en raison des nombreux effets secondaires inhérents à ces molécules. Il convient de respecter quelques règles de "bonne prescription" :

- toujours discuter l'indication
- bien connaître les pathologies associées et les traitements reçus afin d'éviter de potentialiser d'éventuels effets secondaires.
- éviter les associations de neuroleptiques
- toujours débuter par une faible posologie et l'augmenter progressivement en respectant la demi-vie.
- rechercher et surveiller la survenue d'effets secondaires.
- réévaluer systématiquement le traitement et rechercher la dose efficace minimale.
- arrêter le traitement neuroleptique face à tout état d'hyperthermie inexpliquée en raison de la possibilité de survenue d'un syndrome malin.

Enfin, rappelons que certaines molécules à vocation non psychiatrique sont en fait des neuroleptiques.

A titre d'exemple et de façon non exhaustive, citons :

- PRIMPERAN® : métoclopramide
- MOTILIUM® : domperidone
- PLITICAN® : alizapride
- AGREAL® : veralipride

Tableau 3

Classification des neuroleptiques à l'exclusion des formes retard.

Famille	DCI	Spécialités	1/2 vie	Métabolite
Phénothiazines	Chlorpromazine	LARGACTIL®	30 h	Oui
	Thioridazine	MELLERIL®	10 h	Oui
	Fluphénazine	MODITEN®	15 h	Oui
	Propericiazine	NEULEPTIL®	?	?
	Lévomepromazine	NOZINAN®	15 à 80 h	Oui
	Pipotiazine	PIPORTIL®	7 à 8 h	?
	Cyamemazine	TERCIAN®	10 h	?
Butyrophénones	Pipamperidol	DIPIPERON®	?	?
	Dropéridol	DROLEPTAN® (HOP) inject		
	Haloperidol	HALDOL® HALOPERIDOL RENAUDIN®	24 h	Non
Benzamides	Amisulpride	SOLIAN®	12 h	Non
	Sulpiride	DOGMATIL®, SULPIRIDE® AIGLONYL®, SYNEDIL®	7 h	?
	Sultopride	BARNETIL® SULTOPRIDE®	3 à 5 h	Non
	Tiapride	TIAPRIDAL® EQUILIUM® TIAPRIDE®	1,9 F 3,6 H	Non

(source VIDAL 2003)

Tableau 4
Classification des neuroleptiques

Famille	DCI	Spécialités	1/2 vie	Métabolite
Diazépines et oxapines	Clozapine	LEPONEX® CLOZAPINE®	6 à 26 h	Oui
	Loxapine	LOXAPAC®	8 h	Oui
	Olanzapine	ZYPREXA®	51,8 > 65 ans	Oui
Thioxanthènes	Clopixol	CLOPIXOL®	20 h	?
	Flupentixol	FLUANXOL®	24 h	?
Autres neuroleptiques	Pimozide	ORAP®	53	Non
	Risperidone	RISPERDAL®	24	
			3 h pour la risperdone 24 h pour le métabolite actif	Oui

(source VIDAL)

ANTIDÉPRESSEURS ET PERSONNES AGÉES

La dépression du sujet âgé reste une pathologie fréquente mais dont le diagnostic demeure particulièrement difficile, le polymorphisme clinique de cette affection pouvant s'exprimer par des tableaux pauci-symptomatiques, des plaintes somatiques, des symptômes anxieux ou délirants ce qui est bien souvent source d'erreurs diagnostiques. Par ailleurs, la survenue d'un état dépressif dans le cadre d'une pathologie démentielle évoluée rend le diagnostic particulièrement laborieux surtout lorsque la communication verbale est réduite. L'analyse des symptômes comportementaux inhabituels, une agitation, des troubles du sommeil et des conduites alimentaires et la recherche d'un facteur déclenchant permettent de suspecter une souffrance morale.

Pourtant, en raison des risques de passage à l'acte suicidaire inhérents à la pathologie dépressive, et des possibilités thérapeutiques apportées par les traitements antidépresseurs, il est important de ne pas méconnaître cette affection [54].

Par ailleurs, le traitement d'un état dépressif ne se limite pas à une approche médicamenteuse mais doit s'intégrer dans une prise en charge empathique globale associée à un soutien psychothérapique.

Le choix du traitement

Le choix de la molécule dépend de plusieurs critères et se fait après une analyse précise des antécédents des patients, des traitements associés, des traitements antidépresseurs déjà prescrits dans le passé et de la symptomatologie dépressive. En effet, l'intensité de l'anxiété et du retentissement psychomoteur sont des facteurs à prendre également en considération dans le choix du traitement.

La commercialisation de nouvelles classes d'antidépresseurs non imipraminiques a facilité largement les prescriptions chez les sujets âgés. En effet, les tricycliques, en raison des effets secondaires et des contre indications notamment cardiologiques ont des indications très limitées en gériatrie.

Les nouveaux antidépresseurs et notamment les inhibiteurs de la recapture de la sérotonine (ISRS),doivent être privilégiés en première intention. Cependant, les règles gériatriques recommandant le recours à des molécules à demi-vie brève et sans métabolite actif méritent d'être respectées. Le tableau suivant rappelle les spécificités des différents ISRS.

Tableau 5

Inhibiteurs sélectifs de la recapture de la sérotonine

DCI	Spécialités	1/2 vie	Métabolites actifs
Citalopram	SEROPRAM®	33 h	oui
Fluoxétine	PROZAC® FLUOXETINE®	7 j (4 à 15 j)	oui
Fluvoxamine	FLOXYFRAL®	16 h	non
Paroxétine	DEROXAT®	24 h	± (peu actif)
Sertraline	ZOLOFT®	26 h	± (peu actif)
Escitalopram	SEROPLEX®	?	?

(Vidal 2003)

Si, incontestablement, leur tolérance est bonne en règle générale, il existe des effets secondaires qu'il convient de connaître tels que le risque d'hyponatrémie, non exceptionnel en gériatrie, lié à une sécrétion inappropriée d'hormone antidiurétique. Les troubles digestifs à l'initiation du traitement peuvent être réduits par une augmentation posologique très progressive. Une majoration de l'anxiété voire des états d'agitation peuvent survenir également notamment avec des molécules desinhibitrices. Quant aux effets anticholinergiques bien que très réduits, ils ne doivent pas être négligés. De même, un syndrome sérotoninergique doit être évoqué face à

un tableau associant [28, 38] :
- des manifestations psychiques (agitation, confusion).
- des signes moteurs (myoclonies, tremblements, hyperréflexie, rigidité, hypertonie).
- des signes végétatifs (hypotension, hypertension, frissons).
- des signes digestifs comme la diarrhée.

Ce tableau survient principalement en cas de non respect des posologies et d'association avec un autre traitement pro-sérotoninergique. A titre d'exemple, l'association d'un IRS avec le millepertuis (Arkogelules Millepertuis®, Procalmil®) peut favoriser la survenue d'un syndrome sérotoninergique.

Les interactions médicamenteuses sont également à rappeler, notamment avec les antiarythmiques, les antivitamines K (augmentation de l'INR) par leur action sur le cytochrome P450. Le risque de perturbation de l'équilibre glycémique en cas de diabète est à prendre en considération.

Si les IRS restent certainement des médicaments de référence dans le traitement des états dépressifs du sujet âgé, il n'en demeure pas moins qu'une surveillance étroite s'avère nécessaire en tenant compte des interactions médicamenteuses possibles.

Quant aux autres antidépresseurs non tricycliques, ils ont également un intérêt en gériatrie.

Tableau 6

Autres antidépresseurs

DCI	Spécialités	1/2 Vie	Métabolites actifs
Miansérine	ATHYMIL® MIANSERINE®	17 h	?
Mirtazapine	NORSET®	20 à 40 h (jusqu'à 65 h)	oui
Tianeptine	STABLON®	2 h 30	?
Viloxazine	VIVALAN®	2 à 5 h	non

(Vidal 2003)

La miansérine (Athymil®) de par son profil sédatif a un intérêt certain dans les formes anxieuses et associées à des troubles du sommeil.

La tianeptine (Stablon®) paraît avoir une tolérance acceptable sans les contre indications ou précautions d'emploi soulignées avec les IRS et peut apparaître comme une alternative intéressante.

La viloxazine (Vivalan®), de par sa demi-vie brève et son absence de métabolites actifs respecte les règles de prescription gériatrique mais son profil désinhibiteur limite sa prescription.

Enfin, la mirtazapine (Norset®) possède une demi-vie longue (20 à 40 heures) et des métabolites actifs ainsi que de nombreuses précautions d'emploi superposables à celles observées avec les tricycliques comme l'hypertrophie prostatique, le glaucome aigu à angle fermé et la constipation chronique. Son utilisation en gériatrie impose donc une surveillance attentive, mais son caractère sédatif est intéressant.

Enfin, les inhibiteurs de la recapture de la sérotonine et de la noradrénaline représentés par le Milnacipran (Ixel®) et la venlafaxine (Effexor®) n'ont pas fait l'objet de nombreuses publications gériatriques

Tableau 7

DCI	Spécialités	1/2 vie	Métabolites actifs
Milnacipran	IXEL®	8 h	(+) petites quantités
Venlafaxine	EFFEXOR®	5 h	Oui

Dans une étude comparant venlafaxine (Effexor®) versus sertraline (Zoloft®) effectuée sur 52 patients âgés résidant en maison de retraite, la venlafaxine a été nettement moins bien supportée que l'IRS choisi [39].

Il convient de souligner les risques de dysurie, voire de rétention d'urine, et d'interactions médicamenteuses avec les antihypertenseur pour la venlafaxine (Effexor®), également rencontrées avec le milnacipran (Ixel®).

Quant aux IMAO sélectifs comme l'iproniazide (Marsilid®), ou non sélectifs comme la moclamine (Moclamine®) ils n'ont pas d'intérêt particulier en gériatrie.

En conclusion, si la prescription des psychotropes s'avère nécessaire en gériatrie, en raison de la fréquence des états dépressifs dans cette population, des troubles psychocomportementaux que l'on peut observer dans l'évolution des pathologies démentielles, il paraît cependant nécessaire avant toute prescription, d'analyser la symptomatologie afin de préciser le diagnostic et de s'enquérir des antécédents, du contexte somatique et des traitements associés, afin de réduire les risques iatrogènes. Enfin, il parait nécessaire de respecter les règles de "bonne conduite" gériatrique en ayant recours aux molécules à demi-vie acceptable et sans métabolite actif en réévaluant régulièrement l'indication du traitement, notamment pour les benzodiazépines et les neuroleptiques.

RÉFÉRENCES

1. Allain H, Bourin M, Reymann JM, Bentue-Ferrer D, Patat A, Schluck S, Leury A. Emotion, anxiété et performances cognitives. In "Affect amygdale Alzheimer" : manifestations non cognitives et diagnostic précoce des démences, Solal Editeurs, Marseille, 1999, p. 311-320.
2. Angenot A, Gil R, Senon JL, Couderq C, Neau JP. La risperdone dans le traitement de la psychose parkinsonienne. Ann Psychiatrie, 1998 ; n° 1 : 41-47
3. Baillard C. Symptômes psychotiques et maladie d'Alzheimer. In : Maladie d'Alzheimer : recherche et pratique clinique. Edition française. Serdi, Paris, 1999 : p. 185-192.
4. Bazin N. Les troubles cognitifs liés aux traitements psychotropes. Rev. Prat 1994 ; 44, n° 17 : 2332-2335.
5. Bonin-Guillaume S, Clement JP. Antidépresseurs, sujet âgé, démence : quelle molécule choisir ? In : Michel BF, Touchon J, Pancrazi MP. Solal, Marseille 1999 : p. 321-330.
6. Bourin M. Pharmacologie et thérapeutique des benzodiazépines chez le sujet âgé. Neurologie - Psychiatrie - Gériatrie. Année 1, avril 201, p. 24-30.
7. Bovier Ph, Campus Souche D. Psychotropes et sujets âgés : prescription. In JM Leger, JP Clement, J Wertheimer. Psychiatrie du sujet âgé. Flammarion, Paris, 1999, p. 365-373.
8. Clement JP. Traitement des symptômes psychotiques chez le sujet âgé : enjeux cliniques et thérapeutiques. La Revue du Généraliste et de la Gérontologie 1999, n° 59 : 18-21.
9. Condren RM, Cooney C. Use of drugs by old age psychiatrists in the treatment of psychotic and behavioural symptomes in patients with dementia. Aging Ment Health 2001 ; 5 (3) : 235-41.
10. Daniel DG. Antipsychotic treatment of psychosis and agitation in the elderly. J Cin Psychiatry 2000 ; 61 (suppl 14) : 49-52.
11. Doucet J, Capet C, Jego A, Trivalle C, Noel D, Chassagne P, Bercoff E. Les effets indésirables des médicaments chez le sujet âgé : épidémiologie et prévention. Presse Méd 1999 ; 28, n° 32 : 1789-1793.
12. Doucet J, Druesne L, Verdonck A, Perrotte A, Meliot C, De Brucq H, Kadri N, Chassagne Ph, Arnaud Ph. Prescriptions inappropriées de médicaments psychotropes en gériatrie. Neurologie-Psychiatrie-Gériatrie, 2003 ; Année 3, n°14 : p. 19-24.
13. Doucet J, Meliot C. Métabolisme du médicament chez la personne âgée. Soins Gérontologie, n° 40, 2003, p. 14-15.
14. Doucet J, Otero G. La consommation médicamenteuse chez la personne âgée. Soins Gérontologie, n° 40, 2003, p. 16-18.
15. Doucet J. Thérapeutique de la personne âgée. Maloine, Paris, 1998, 685 p.
16. Farver DK. Neuroleptic malignant syndrome induced by atypical antipsychotics. Expert Opin Drug Saf 2003 ; 2 (1) : 21-35.
17. Fontaine CS, Hynan LS, Koch K, MARTIN-Cook K, Svetlik D, Weiner MF. A double-blind comparision of olanzapine versus risperidone in the acute treatment of dementia-related behavioral disturbance in extended care facilities. J Clin Psychiatry 2003 ; 64 (6) : 726-30.
18. Gury C, Canceil O, IARIA P. Antipsychotiques et sécurité cardio-vasculaire : données actuelles sur les allongements de l'intervalle QT et le risque d'arythmies ventriculaires. L'encéphale 2000 ; XXVI : 62-72.
19. Hazif-Thomas C, Guibert S, Thomas P. La place des neuroleptiques en institution gériatrique. La Revue du Généraliste et de la Gérontologie 1999 ; 59 : 14-17.
20. Heltzer HY. Role of serotonin in the action of atypical antipsychotic drugs. Clin Neurosci 1995 ; 3 ; 2 : 64-75.
21. Jeandel C, Graille M, Ferry JC. La prescription médicamenteuse chez la personne âgée. A propos d'une enquête dans la région Nord Est. Rev. Geriatr 1996 ; 21 (7) : 483-488.
22. Katchthaler T, Coccaro E., Lichtiger S. Incidence of polypharmacy in long term care facility. J Am Geriatr Soc 1977 ; 25 : 308.
23. Katona CL. Psychotropics and drug interactions in the elderly patient. Int J Geriatr Psychiatry 2001 ; 16 (suppl 1) : S86-90.
24. Kergoat MJ, Champoux N. Polymédication et médication inadéquate chez la personne âgée. Rev Gériatr 1998 ; 23 , n° 8 : 681-690.
25. Lanctôt KL, Best TS, Mittmann N, Liu BA, Oh PI, Einarson TR, Naranjo CA. Efficacy and safety of neuroleptics in behavioral disorders associated with dementia. J Clin Psychiatry 1998 ; 59 (10) : 550-559.
26. Lantz M, Marin D. Pharmacologic treatment of agitation in dementia : a comprehensive review. Journal of geriatric psychiatry and neurology 1996 ; 9 : 107-119.
27. Lechevallier N, Fourrier A, Berr C. Utilisation de benzodiazépines chez le sujet âgé : données de la cohorte EVA. Rev Epidemiol Santé Publique 2003 ; 51 : 317-326.
28. Lejoyeux M, Rouillon F, Leono E, Ades J. Le syndrome sérotoninergique : revue de la littérature et description d'une étude originale. L'Encéphale 1995 ; XXI : 537-43.

29. Lemmens P, Brecher M, Van Baelen B. A combined analysis of double-blind studies with risperidone in placebo and other antipsychotic agents : factors associated with extrapyramidal symptoms. Acta Psychiatr Scand 1999 ; 99 : 160-170.
30. Lenze EJ, Comorbidity of depression and anxiety in the elderly. Curr Psychiatry Rep 2003 ; 5 (1) : 62-7.
31. Lipski PS, Death JW. Risperidone in the treatment of agitation and agressive patients with dementia. Australia J of Ageing 1995 ; 1314 : 151-154.
32. Maixner S, Mellow A, Tandon R. The efficacy, safety and tolerability of antipsychotics in the elderly. J Clin Psychiatry 1999 ; 60 (suppl. 8) : 29-41
33. Malauzat D. La surveillance du traitement antidépresseur du sujet âgé. Rev Gériatr 1999 ; 24, n° 7 : 523-530.
34. Manière D. Les psychotropes en gériatrie. Rev Geriatr 1998 ; 23 (4) : 325-333.
35. Möller HJ. Amisulpride : limbic specificity and the mechanism of antipsychotic atypicality. Prog Neuropsychopharmacol Biol Psychiatry. 2003 ; 27(7) : 1101-11.
36. Mort JR, Aparasu RR. Prescribing of psychotropics in the elderly : why is it so often inappropriate ? CNS Drugs 2002 ; 16 (2) : 99-109.
37. Moulias R, Meaume S, Pellerin J, Raynaud-Simon A. Les antidépresseurs et dépressions. La Revue du Généraliste et de la Gérontologie 1998 ; 44 : 6-8.
38. Onen F, Courpron PH. Le syndrome sérotoninergique : une iatropathogénie à connaître. Rev Gériatr 1997 ; 22, n° 4 :
39. Oslin DW, Ten Have TR, Streim JE, Datto CJ, Weintraub D, DiFilip S, Katz IR. Probing the safety of medications in the frail elderly : evidence from a randomized clinical trial of sertraline and venlafaxine depressed nursing home residents. J Clin Psychiatry 2003 ; 64 (8) : 875-82.
40. Ouellet N, Beaulieu m. Les facteurs psychosociaux associés à la consommation de médicaments psychotropes chez les personnes âgées. Recherche en Soins Infirmiers 2003 ; n°74 : p.38-46.
41. Oxman TE. Antidepressants and cognitive impairment in the elderly. J. Clinical Psychiatry 1996 ; 57 (suppl. 5) : 38-44.
42. Pancrazi MP. Impact des neuroleptiques sur les fonctions cognitives chez le sujet âgé. La Revue du Généraliste et de la Gérontologie 1999 ; 59 : 22-26.
43. Paterniti S, Dufouil C, Alperovitch A. Long-term benzodiazepine use and cognitive decline in the elderly : the epidemiology of vascular Aging study. J Clin Psychopharmacol 2002 ; 22 (3) : 285-93.
44. Pellerin J, Boiffin A. Depression et sujet âgé. Rev Gériatr 1999 ; 24, n° 5 : 375-382.
45. Petit L, Azad N, Byszewski A, Sarazan ff. Power B. Non-Pharmacological management of primary and secondary insomnia among older people ; review of assessment tools and treatments. Age Ageing 2003 ; 32 (1) : 19-25.
46. Petrovic M, Mariman A, Warie H, Afschrift M, Pevernagie D. Is there a rationale for prescription of benzodiazpines in the elderly ? Review of the literature. Acta Clin Belg 2003 ; 58 (1) : 27-36.
47. Piette F, Ferry M, Soubrie C, Teille T. Pathologie iatrogène du sujet âgé. Encycl. Med Chir, Paris France, Thérapeutique, 25004 A10 ; 1992 : 12 p.
48. Reeves RR, Torres RA; Orally disintegrating olanzapine for the treatment of psychotic and behavioral disturbances associated with dementia. South Med J 2003 ; 96 (7) : 699-701.
49. Reuben DB, Yoshikawa TT, Besdine RW, eds. Geriatric Review Syllabus : a score curriculum in geriatric medicine. Syllabus gériatrique Livre I/ traduction française par M Allard et B Forette. IPSEN, Paris, 1998, 464 p.
50. Robert PH, Allain H, Gerard D. Revue des données d'efficacité et de tolérance du tiapride. Rev Gériatr, 1999 ; 24, 8 : 653-659.
51. Schatzberg AF, Kremer C, Rodriguez HE, Murphy GM and The Mirtazapine vs. Paroxetine Study Group. Double-Blind, Randomized Comparison of Mirtazapine and Paroxetine in Elderly Depressed Patients. Am J Geriatr Psychiatry September-October 2002 ; 10:5 : 541-550.
52. Schneider LS, Pollock VE, Lyness SA. A metaanalysis of controlled trials of neuroleptic treatment in dementia. J Am Geriatr Soc 1990 ; 38 : 553-563.
53. Sciolla A, Ujeste D. Use of antipsychotics in the elderly. Int J Psychiatry Clin Pract 1998 ; 2 (suppl 1) : 527-534.
54. Stoudemire A. Reccurence and relapse in geriatric depression : a review of risk factors and prophylactic treatment strategies. J Neuropsychiatry Clin Neurosci. 1997 ; 9 : 208-221.
55. Tagu C, Maheut-Bosser A, De Nadai S, Poivey P. Malo JP, Froment M, Wagner C, Salom MJ. Psychotropes en USLD : une analyse de la prescription : étude multicentrique en Lorraine. Gériatrics, Praticiens et 3ème Age, 2000, XIX : 143-149.
56. Taylor S, Mc Cracken C, Wilson K, Copeland J. Extend and appropriateness of benzodiazepine use. Br J Psychiatr 1998 ; 173 : 433-438.
57. Taylor S, Mc Cracken KC, Wilson M, Copeland JMR. Extent and appropriateness of benzodiazepine use:

results from an elderly urban community. Br J Psychiatr 1998 ; 173 : 43-438.
58. Tillement JP, Albengres E, Lecouet H, Vandel B. Antidépresseurs et sujet âgé : aspects pharmacocinétiques et pharmadynamiques. La Revue du Généraliste et de la Gérontologie 1999 ; 57 : 6-10.
59. Vrtovsnik F. Physiologie rénale et vieillissement. In : M. Kessler : les maladies rénales chroniques chez le sujet âgé. Editions Serdi, 2003, p. 13-14.
60. Williams D, Mc Bride A. Benzodiazepines : time for reassessment. Brit J Psychiatr 1998 ; 173 : 361-362.

L'APPROCHE SENSORIELLE DE LA PERSONNE ÂGÉE... ... LES SENS AU SERVICE DU SENS

M. CHARLIER

Formatrice I.R.T.S. Champagne-Ardenne D.U. en gérontologie

"La qualité de vie", c'est une œuvre d'art à construire avec ses odeurs fortement évocatrices, ses sonorités qui déclenchent des sensations inimaginables, ses visions floues et douces comme des pastels... dans un monde qui éveille des émotions imprégnées d'humanité.

Aujourd'hui, en ce qui concerne la personne âgée, on ne peut pas lire un texte législatif, une circulaire ministérielle, une charte, consulter les principes des Nations Unies ou parcourir un article relatif à la gériatrie ou à la gérontologie, sans voir recommandé cette notion de qualité de vie à promouvoir pour nos aînés.

L'Organisation Mondiale pour la Santé a donné en 1993 une définition de la qualité de vie : " C'est la perception qu'à un individu de sa place dans l'existence, dans le contexte de la culture et du système de valeurs dans lesquels il vit, en relation avec ses objectifs, ses attentes, ses normes et ses inquiétudes ". Il va sans dire qu'on ne peut atteindre une qualité de vie sans être relié aux éléments essentiels de son environnement.

On voit bien qu'en la matière, il ne peut y avoir aucun étalonnage possible, aucune norme et aucune standardisation et on ne peut être que d'accord avec les recommandations et les orientations généralistes et singulières préconisées partout pour tenter le zéro défaut comportemental auprès la personne âgée. Par contre, on peut s'étonner d'un vide, dira-t-on significatif, dans ces mêmes textes législatifs et cette même littérature, un vide en ce qui concerne la prise en compte de la sensorialité des personnes vieillissantes. On sait pourtant qu'avant d'avoir un rapport cognitif ou conceptuel à son environnement, toute personne le découvre par ses sens. (Andréas Fröhlich, Docteur en psychologie).

Pourquoi, alors que la sensorialité est le premier vecteur de la relation, est-elle si peu investie, suscitée, concernée, recommandée dans l'approche des personnes âgées ? Un accompagnement sensoriel ne serait-il pas aussi un marqueur de leur qualité de vie ? Et cette prise en compte apparaît d'autant plus importante que le vieillissement peut entraîner potentiellement des déficits sensoriels chez chacun qui avance dans les années.

En effet, les études de Ship à Baltimor en 1996, mettent en valeur que des changements dus à l'âge interviennent dans le fonctionnement sensoriel de la personne : il y a une diminution de la sensibilité sensorielle absolue dans quasiment tous les sens avec le vieillissement.

En terme de définition, il est à préciser que l'input sensoriel est défini comme le flux d'impulsivités électriques s'écoulant des récepteurs sensoriels interne à la colonne vertébrale et au cerveau. Le but de l'intégration de l'input sensoriel est une perception du corps ou du monde ou une réponse adaptative ou un processus d'apprentissage ou encore le développement d'une fonction neuronale. Lors de l'intégration sensorielle, les différentes parties du système nerveux coopèrent afin que la personne puisse interagir avec son environnement efficacement (Jean Ayres 1983, ergothérapeute Californien : Los Angelès).

Les personnes âgées peuvent avoir des pertes de la sensibilité olfactive ou des seuils de détection plus élevés ou diminués et une difficulté à identifier ou discriminer les odeurs ou la nourriture en bouche. En ce qui concerne le goût, les bases représentatives peuvent être altérées, ce qui entraîne des implications nutritionnelles. Par rapport à la structure de l'œil des changements peuvent intervenir endommageant l'acuité visuelle et entraînant des pertes en terme de performance, la vision spatiale peut être rétrécie aussi et la perception du mouvement mal appréhendée. Ceci peut entraîner des problèmes d'équilibre, de mouvements, de locomotion ou de motricité fine. L'atteinte des fonctions auditives se situe principalement dans la perception de la force du son, de sa discrimination, de sa localisation et au niveau de la résolution temporelle et de la perception de la parole. Au contact de la sensibilité somatosensorielle (sensations issues de la stimulation de la peau, de la kinesthésie), le rapport au toucher peut devenir différent, de même en ce qui concerne la température et les sensations au froid et au chaud, les vibrations et la douleur. On voit que ce déficit peut être issu de causes multiples primaires ou secondaires.

Un déficit sensoriel chez la personne âgée a toujours des implications psychologiques qui peuvent entraver son confort, son bien-être, son identité, sa communication interpersonnelle, donc sa qualité de vie. Il peut aussi accroître sa vulnérabilité et sa dépendance et avoir ainsi un certain nombre d'impacts négatifs sur sa vie de tous les jours et tout cela dans une grande variabilité interindividuelle. Une déprivation sensorielle de la personne vieillissante, au niveau fonctionnel, conduit souvent à une inhibition de certaines informations, à des réactions très émotives, à des attitudes défensives, à une absence d'expérimentation au niveau moteur, à un schéma corporel de plus en plus pauvre ou encore à des difficultés d'organisation et à un évitement des contacts. Ces causes peuvent, bien entendu, aussi se combiner entre elles et se conjuguer de façon dramatique. Les pertes sensorielles génèrent du même coup une aggravation de l'état global de la personne. On pourrait schématiser en disant que la déprivation sensorielle entraîne les gens dans une spirale qui peut s'emballer. La perte de repères provoque une perte des acquis, ce qui résonne sur la perte d'autonomie et conduit à une perte de conscience de sa vie propre, avec tous les troubles comportementaux que cela suscite. En tous cas, ce tableau clinique souvent décrit chez la personne âgée crée beaucoup de difficultés et de problèmes aux accompagnants et les laisse parfois emprunts d'impuissance.

Partant de ce lien fort entre déficit sensoriel et vieillissement, il semble qu'il faille avoir une mobilisation importante à ce niveau dans l'accompagnement de la personne âgée.

Je m'appuierai maintenant sur les travaux de Boris Cyrulnik traduit dans son livre " Les Nourritures affectives " pour expliquer combien une déprivation sensorielle de la personne âgée la conduit irrésistiblement à quitter le présent pour retourner dans son passé, en se déshumanisant progressivement. Un appauvrissement de son environnement désaffective et désémantise ses relations au monde.

Le Docteur Cyrulnik parle de " l'effet palimpseste ". Un palimpseste est un parchemin manuscrit dont on a effacé la première écriture pour pouvoir graver un nouveau texte. " Qu'est-ce que le cerveau humain sinon un palimpseste universel et naturel " dit Charles Baudelaire ? En effet, les évènements passés vivent en exil dans notre mémoire. Ils reviendront un jour, si le présent ne les chasse plus. Quand " l'ici et maintenant " défaille , " l'avant " reprend sa place dans la conscience. C'est ce que l'on voit dans les situations d'isolement sensoriel où le sujet n'a pas d'autres choix que de revivre son passé car rien de la réalité présente ne l'en empêche.

Les contextes trop souvent appauvris des personnes âgées tant au niveau de leurs déficits sensoriels et tant au niveau de notre manque de vigilance en terme de stimulation, ont un effet déshumanisateur. Quand l'environnement se déshumanise, la personne âgée ne peut le maintenir en vie qu'en le chargeant d'émotions et de récits venus de son passé. Quand l'autre ou les objets perdent de leur fonction relationnelle, une valeur historique s'installe et une impression passée, qui fait retour, se superpose à une perception présente. Le sujet âgé puise alors dans sa mémoire le souvenir d'une vie, souvent avec beaucoup d'émotions d'ailleurs, et c'est très vite la perte de sens. La privation de nourritures sensorielles laisse émerger les souffrances passées gravées dans le palimpseste de la mémoire. La personne âgée a besoin d'informations nouvelles, de stimulations en permanence, c'est-à-dire d'un milieu qui l'enracine.

Comment définir " la sensorialité " qui est, en fait, la base de toute la vie... du bébé au vieillard ? En quelques mots, on peut dire que la sensorialité : c'est le ressenti, la pensée du cœur exprimée en liaison avec le sensible. Le sensoriel, c'est aussi les " atomes crochus ", le fait que sans parler, on est à l'aise ou mal à l'aise en face d'une personne. Le sensoriel, c'est le pouvoir de rencontrer l'autre. " Je sens donc je suis, mais encore je te sens donc tu es " (B. Lesage). La stimulation sensorielle, c'est la stimulation par les sens, mais aussi, et peut-être surtout, la stimulation des sens, du sens, aiguillonnage vers une direction, une signification, une manière de penser.

Reprenons l'histoire un peu plus tôt... (en lien avec le Colloque de A.I.R. en mars 1994 sur la Stimulation sensorielle dans la pratique quotidienne d'accompagnement) [1]. " Avant les vertébrés, la sensorialité relevait de l'espionnage : un œil ou une antenne captait des renseignements, ils étaient analysés au secret d'une ébauche encéphale, enchâssés dans une carapace. Puis l'évolution a retourné la situation comme un gant. Le dur, le solide est passé au dedans, se faisant plus charpente, squelette, que cuirasse ; et le mou, le tendre, le sensible s'est retrouvé en contact avec l'extérieur. Tout ne s'est pas fait en une seule fois. Bien des espèces se sont dotées prudemment d'écailles, de cuirs épais ou de fourrures. Notre peau, à nous les humains, conserve les caractéristiques de notre expérience : toujours en mise à nu, en prise directe sur l'alentour. Avec notre périphérie sensible, nous sommes donc vulnérables et particulièrement lorsqu'il y a fragilité comme dans le cas du vieillissement.

S'il ne peut s'ébaucher un va et vient à double sens en terme de sensorialité, on est mal parti. Néanmoins notre capital intégré veille autant que faire se peut. Par la peau, l'œil, l'oreille, la langue, le nez, par tous ces propriocepteurs, même ceux qui sont logés au milieu des capsules articulaires, du périoste, des tendons, nous pouvons recevoir le monde, être informés non pas sur lui, mais par lui, prendre forme au regard de ce que nous pouvons donner ou refuser. Donc nous pouvons agir quel que soit l'âge dans une pluralité des sens (et cela marche mieux lorsqu'il y permission et surtout invitation de l'autre).

Parler des sens, c'est évoquer la question de la relation et des limites. Celles-ci ne font sens que s'il y a sensorialité, sensation, sensibilité partagée. L'être humain est un être flou qui ne doit son identité qu'au fait qu'il la rejoue sans cesse comme une mise. Cette métaphore du joueur qui ne donne que pour recevoir et ne reçoit que pour remettre son gain en jeu, nous introduit à la fluctuation du sujet présent/absent qui faisait dire à Bachelard: " L'homme est un être entr'ouvert ".

La sensorialité se joue toujours en deux parties : la première est l'information sensorielle et la deuxième est l'intégration sensorielle. Il faut préciser que l'intégration sensorielle réfère au processus neurologique par lequel l'information sensorielle (auditive, olfactive, tactile, proprioceptive, vestibulaire, gustative, visuelle) est reçue, organisée, interprétée de telle sorte que nous puissions produire une réponse adaptée. Pour savoir comment réagir, nous devons nous faire une bonne idée de ce qu'est la situation autour de nous. L'intégration sensorielle organise ces informations, les trie de façon à ce qu'elles deviennent significatives et que nous puissions nous ajuster. Ce processus est inconscient.

Aucune étude en France n'est connue au regard de mes connaissances actuellement, malgré mes recherches en ce qui concerne l'importance d'un accompagnement sensoriel de la personne âgée, comme marqueur d'une qualité de vie. Néanmoins, cette absence de communication scientifique ou littéraire ne veut pas dire que des expériences ne sont pas en cours et que la sensorialité est complètement absente du champ de l'accompagnement des personnes âgées dans notre pays.

Mais, il me semble important de citer en exemple la méthodologie des soins d'Yves Gineste et de Rosette Marescotti à Montréal au Québec dès 1996, appelée " Capture et rebouclage sensoriel " expérimentée auprès de personnes âgées démentes au Canada et en France.

Ils partent du principe que la baisse de l'efficacité des sens, ainsi que les troubles de la mémoire conduisent à une angoisse existentielle qui exprime l'incapacité à lire le monde environnant et à se lire en " Humanitude ". La baisse en capacité cognitive augmente les pertes de la mémoire sémantique et de la mémoire autobiographique au profit de la mémoire palimpseste. La perception d'un ensemble chaotique de la vie entraîne alors des désordres profonds.

Par des préliminaires à la relation, puis une approche visuelle, un toucher affectif et une parole signifiante, un rebouclage sensoriel est possible car au niveau cérébral, la personne âgée reconnaît une approche oubliée. Parole, toucher et regard agissent en boucle, en harmonie, pour apaiser la personne. Elle entre alors en cohérence avec sa mémoire ancienne rappelant une ambiance affective. Un circuit de " feeling " se met ainsi en place et stocke de façon mnésique la qualité du moment vécu. Cette intervention se fixe un temps soit peu et le lendemain la personne âgée, lors d'une telle approche, sait qu'on va lui faire du bien. C'est le " priming de l'impression " qui agit. [2]

Les conclusions relatives aux études selon la méthodologie d'action Gineste-Marecotti expérimentée auprès de patients âgés déments, donc très déprivés sensoriellement, mettent en exergue que si les soins avec capture et rebouclage sensoriel persistent, les comportements dit agressifs et perturbateurs vont complètement s'éteindre en moins de quinze jours.

La prise en compte de l'ensemble de ces éléments théoriques, pratiques et expérimentaux m'amène à dire que l'accompagnement sensoriel de la personne âgée est certainement une signature de plus, en ce qui concerne sa qualité de vie. Certes cette approche doit obligatoirement se conjuguer avec d'autres.

Néanmoins, un tel propos, laissé à cette étape, perdrait de la véracité de son sens, s'il ne se déclinait pas davantage sur un versant pratico-pratique car la sensorialité se joue avant tout dans un mouvement. Comment accompagner sensoriellement une personne âgée dans les gestes quotidiens afin de prévenir et d'enrailler le plus possible une déprivation à ce niveau ?

On sait maintenant que proposer une stimulation sensorielle est dès lors un acte d'engagement. C'est mettre à nu et promettre une enveloppe plus vaste et plus riche. L'aventure est déjà un challenge dans la vie de tous les jours, elle l'est ô combien pour des personnes déjà chargées d'histoire mais qui ressentent maintenant la limitation.

Les accompagnants, amis, parents, professionnels, thérapeutes, nous sommes entre autres des fournisseurs de sensations. Mais nous sommes aussi créateurs de sens dans tous les sens du terme : donner du sens à une corporéité qui est de plus en plus dépourvue et dévoiler un sens aux formes du monde que cet ancien pourra intégrer encore au travers d'expériences, si on le guide. Il s'agit pour nous, en somme, de faire exister l'environnement au travers de notre engagement. Le sensoriel devient ici " trajet vers ", c'est-à-dire " projet ".

Il faut savoir que la stimulation sensorielle qu'elle soit basale pour les personnes âgées les plus démunies ou plus élaborée, n'est en rien une méthode. C'est un axe de réflexion, un mode de pensée autour duquel on doit travailler dans chaque acte d'accompagnement tant dans la manière de faire que d'être. On parle à ce sujet de philosophie de l'Humanitude à appliquer. (Humanitude est un terme que l'on doit au Professeur Jacquart).

L'Humanitude est la somme des particularités qui permet à un homme de se reconnaître comme faisant partie de l'humanité. La nécessité de se reconnaître comme membre d'une espèce est une nécessité vitale. Les signes d'appartenance à l'espèce, soient innés, soient acquis, sont indispensables à la survie immédiate et au développement. Le manque de signaux conduit à la régression, parfois à l'agressivité et c'est souvent pour les personnes âgées des chemins en terme de dernière tentative pour survivre et résister dans un monde environnemental déprivé sensoriellement, c'est-à-dire qui ne lui donne pas de signes de reconnaissance.

On voit bien que la vie de chacun participe à un grand dessein collectif, la construction de l'Humanitude. Chaque homme d'autrefois et d'aujourd'hui apporte à chaque homme. Si on accompagne une personne âgée et que l'on n'est pas persuadé que ce vieux là dont on s'occupe a à voir avec le vieux potentiel qui sommeille en nous, cela ne pourra pas marcher et on restera avec lui en marge de toute communication.

Les points essentiels de la particularité de la philosophie de l'Humanitude (décrite par Monsieur Gineste et Madame Marescotti) sont : le regard, la parole et le toucher (comme par hasard des conduits sensoriels !). Ils évoluent ensemble, de façon concomitante. Ils sont les passages obligés pour rejoindre une mémoire, une ambiance affective. Les autres points parmi les plus importants de l'entrée en Humanitude sont la verticalité, le rire, le sourire, l'humour, les habitudes sociales et la perception de la finitude.

Il ne suffit de reconnaître les besoins d'un tiers pour l'aider. Il faut parvenir à le motiver, c'est-à-dire, d'une certaine façon, à l'apprivoiser car " on ne fait se lever le soleil avant l'heure ". Cela suppose donc un engagement et d'accepter de payer de sa personne, pour qu'il y ait cohérence entre ce que l'on veut faire et ce que l'on fait.

Il faut donc partir du postulat que la personne âgée à plus ou moins de difficultés à lire le monde et donc à se lire en Humanitude. L'approche visuelle, le toucher affectif ou le toucher tendresse et la parole sont donc des phases à créer et à recréer tous les jours et ceci dans la permanence. Encourager une mémoire affective ou tenter de la retrouver créent des liens mnésiques liés à des situations de bien-être. Ainsi de nouvelles traces en mémoire secondaires vont s'installer et seront des voies positives pour la qualité de vie de la personne âgée. Il s'agit, en utilisant ses sens, en allant chercher son potentiel, de créer une stabilité et une sérénité réassurante. C'est aussi ce qu'on appelle la musique des accompagnants, mais il faut savoir qu'elle demande beaucoup de répétitions, pour mettre en harmonie ce que l'on veut faire en équipe et ce que l'on fait ensemble. Il est clair que s'il y a dix accompagnants et qu'ils interviennent chacun avec leur individualité, successivement auprès d'une personne démunie sensoriellement, que c'est ainsi qu'on renforce son morcellement.

En fait, ce postulat paraît simple mais dans la réalité, cela nécessite un réel entraînement pour que cette communication sensorielle avec la personne âgée devienne naturelle et arrive à s'inscrire dans la cohérence d'une équipe pluridisciplinaire. En effet, nombreux de nos gestes spontanés se voulant aidants peuvent être vécus difficilement par la personne âgée car souvent, aussi, on les produit inconsciemment avec une vitesse incompatible avec la douceur.

Par exemple, on saisit en pince car c'est un meilleur contrôle de notre part pour la sécurité de l'autre, mais cela n'a rien à voir avec un toucher affectif. On a aussi souvent un discours intellectuel explicatif qui dépasse le langage vrai. On est descriptif plus que prédictif. On peut aussi avoir un regard vertical, ce qui ne permet pas la communication symétrique.

Concrètement, voici quelques exemples pratiques d'un accompagnement sensoriel : il faut apprendre à entrer sur le corps de l'autre par le bout des doigts, la paume se pose ensuite et il faut faire l'inverse pour quitter le corps de la personne âgée. Lors d'une prise en charge, il est préconisé aussi, quand cela est possible, de ne jamais quitter le patient, de toujours garder un contact avec sa peau. Comme en escalade, il ne faut jamais lâcher les deux mains à la fois. Pour favoriser la douceur, les doigts ne sont pas actifs sur la peau, c'est la paume de la main qui travaille, les doigts ne faisant que suivre" [3]. Lors des transferts, il est important de contrer les informations de peurs, en diminuant les informations sensitives extéroceptives...

La démonstration est ainsi faite que toute cette approche sensorielle, cette philosophie de l'Humanitude, cette sculpture d'équipe nécessite un long apprentissage et de nombreuses répétitions. Acquérir ce positionnement et ces gestes professionnels à part entière passent donc par une formation. On sait combien les soignants, les accompagnants, ont déjà appris un certain nombre d'actes, comme la toilette, un pansement ou autres, mais rares sont ceux qui ont reçu un entraînement spécifique à l'utilisation de la pensée dans ce sens, au portage d'un regard ou d'une parole, à l'utilisation de leurs mains comme outils de la relation sensorielle (sauf s'ils ont des prédispositions et un intéressement innés en la matière).

Cet axe de formation n'existe pas aujourd'hui en tant que tel dans le cursus des professionnels oeuvrant auprès de la personne âgée. Après avoir visité un certain nombre de programmes d'enseignements des personnels soignants, accompagnants ou travailleurs sociaux..., j'ai envie d'affirmer que cela s'inscrit en manque.

Il me semble donc important de proposer une formation à ce sujet car on est plus efficace et compétent avec la réflexion et la connaissance que sans et puis se former, c'est aussi parfois savoir mieux ce que l'on sait déjà. Cette formation pourrait-être optionnelle, dans un premier temps, (afin de tester sa validité dans un deuxième temps à partir d'une évaluation rigoureuse) et proposée lors de toutes les formations initiales (des personnels médicaux et paramédicaux, personnels médico-éducatifs, auxiliaires d'aide à la vie sociale, travailleurs sociaux...). Elle pourrait s'inscrire aussi dans la formation continue des personnels à l'endroit des équipes constituées autour de la personne âgée.

Si je parle de formation optionnelle en terme d'entrée en matière, c'est parce que le proverbe dit : " Si le chapeau te fait, mets-le " ! Mettre un chapeau peut révéler un aspect de ce que nous sommes. Il peut nous identifier à un groupe de personnes. Le choix du bon chapeau se confirme quand les autres nous reconnaissent [4]. Dans un premier temps, il va peut-être falloir faire tache d'huile pour éveiller à cette approche sensorielle autour de nous. La base de la relation avec la personne âgée doit nous obliger à mettre un certain chapeau, celui de la " rencontre des Humanitudes ". Prendre soin d'une personne âgée n'est pas une relation ordinaire et ne va pas forcément de soi. Ainsi pendant un temps d'abord, il va falloir, non pas convaincre, mais savoir apposer notre discours à d'autres, ce qui nécessite fondamentalement de savoir de quoi l'on parle et quelle est notre conception de l'autre âgé.

Une formation réalisée sur une semaine : trois jours (approche fondamentale), plus deux jours (approche expérimentale) porterait sur :

- Les conceptions de l'accompagnant vis à vis de la personne âgée : un retour sur sa pensée structurante comme grille de lecture de la personne vieillissante (un travail sur le questionnement) ;
- La personne âgée et sa déprivation sensorielle possible (apport expérimental) ;
- Une réflexion sur la sensorialité en tant que réciprocité de la relation à tout âge de la vie et prise de conscience du potentiel perceptif de tout individu en passant par son propre relais (approche théorique et pratique à partir d'observations cliniques) ;
- Une réflexion sur la philosophie de l'Humanitude, vers une hyperéthique (travail sur l'explicitation et l'élaboration) ;
- Des indications techniques d'intervention et de suppléance à partir de la base d'un développement permanent en matière de sensorialité (pour une mise en projet) ;
- Le récit comme prothèse psychique : une invitation sensorielle pour se mettre en communication (apport méthodologique et travail réflexif) ;
- Une évaluation de la formation à partir des personnes en formation qui se fera à trois niveaux :
  - le comportement des personnes âgées (analyse clinique) ;
  - la pratique de l'accompagnement (analyse pratique) ;
  - le positionnement du groupe de stagiaires vis à vis de la formation (analyse critique).

Une synthèse fera l'effet d'un ajustement rigoureux de la formation en terme de reconduction.

Ce qui revient à dire qu'une approche sensorielle de la personne âgée s'apprend tant au niveau d'un savoir-faire que d'un savoir être. En résumé, l'apprentissage, dans ce cas, est une prise conscience de ce que l'accompagnant fait ou est dans sa relation à la personne âgée et ensuite l'acquisition d'une technicité qui se met en projet, en équipe pluridisciplinaire.

En fait, on peut dire en conclusion que travailler avec une philosophie de l'Humanitude est une assurance contre l'exclusion " des vieux ". La boucle se refermera sur une question d'identité ou de choix du chapeau qui nous identifie : " Faire le plein de sens ou pas ". Mais ce développement donne probablement la mesure de ce que peut être la stimulation sensorielle : " convoquer une présence et la nourrir ".

RÉFÉRENCES

1. A.I.R. Association – Information – Recherche, 6 boulevard Diderot 25 000 BESANCON.
2. Gineste Y. et Marescotti R., CEC.87220 Eyjeaux-France, Http://www.cec-formation.net
3. Yves Gineste, Rosette Marescotti, Capture et rebouclage sensoriel
4. Op. cit.

PROTECTEURS EXTERNES DE HANCHE : INTÉRÊT, LOGIQUE, VALIDATION ET UTILISATION...

P. RUMEAU, V. REVEL, S. MOULIAS, C. LAFONT, B. VELLAS

Centre de gériatrie CHU Toulouse Purpan-Casselardit

La fracture du col du fémur reste le premier problème de santé publique orthopédique. Le nombre de fractures du col de fémur doit augmenter massivement entre 1990 et 2050 [1]. Ces chiffres se basent sur l'augmentation progressive avec l'âge du risque de fracture du col du fémur. Il est probable que cet accroissement soit encore majoré, dans les pays développés, par l'émergence de la maladie d'Alzheimer de forme évoluée. La démence est un risque intrinsèque de chute et de fracture du col du fémur [2,3], et ce risque est encore multiplié par les facteurs associés comme la prise de thérapeutiques psychotropes, difficiles à éviter dans les formes accompagnées de complications psychiatriques. Dans notre unité de soins aigus Alzheimer, en 2002, 623 patients ont été hospitalisés, dont 90% une seule fois ; 54% avaient un trouble de la marche et 31% étaient des chuteurs avérés.

La prévention de la fracture du col du fémur, dont il est inutile d'insister sur les conséquences fonctionnelles, d'institutionnalisation et vitales, qui rentre dans la problématique globale "chutes/ostéoporose" est une nécessité reconnue (CDC états-unien, gouvernement fédéral canadien et suisse...). Cette problématique a été abordée sous trois angles : thérapeutiques médicamenteuses pour renforcer l'os, médecine physique au sens le plus large et techniques gymniques pour limiter les chutes, atténuation des impacts par un choix des surfaces de revêtement de sol et par des habits spécifiques.

Les thérapeutiques médicamenteuses sont efficaces dans la lutte contre l'ostéoporose et la prévention de l'ostéomalacie. L'introduction récente des traitements par bi-phosphonates injectables [4] est un progrès indéniable pour la compliance et la simplicité d'administration pour les patients déments notamment (plus de problème d'horaire, de chélation avec le calcium). Les techniques utilisant des modalité d'activité physique limitent le nombre de chutes pour un niveau d'activité donné mais les chutes persistent par l'augmentation simultanée du niveau d'activité [5], en outre la compliance à un ou deux ans est des plus médiocre. L'idée d'atténuer le choc lors des chutes résiduelles pour éviter sa transmission à un os, même solidifié par les traitements, parait donc des plus pertinentes.

La physio-pathologie des fractures du col du fémur chez la personne âgée est probablement différente de celle des personnes plus jeunes. L'expérience clinique montre que, contrairement à ce qu'affirment encore certains, elle est le plus souvent due à une chute ; la douleur suit la chute et ne la précède pas comme dans une fracture de fatigue. Par ailleurs, comment expliquer la survenue de la chute initiale lors d'une fracture engrenée qui permet une poursuite de la marche ? Sur une étude prospective cas-témoin de 206 patient et 100 contrôles, en Finlande, 98% des fractures du col du fémur étaient dues à une chute et plus des deux tiers étaient tombés sur le côté, et les deux tiers avaient un hématome en regard du grand trochanter [6]. Une étude danoise, dans un registre de chute tenu en maison de retraite médicalisée, a trouvé une prévalence de plus du quart de fracture du col du fémur en cas de chute avec impact direct sur le grand trochanter [7], contre environ 2% sur la totalité des chutes d'une cohorte de 88 sujets contrôle a risque élevé de chute en maison de retraite australienne [8]. Il est possible que les mécanismes en torsion et les fractures de fatigue soient plus fréquents dans une population plus jeune qui présente des lésions moins fréquentes en cas de chute [9]. Plusieurs facteurs participent de la physio-pathologie des fractures du col du fémur par impact sur le grand trochanter. Avec l'ostéopénie et l'osteoporose la solidité de l'os diminue. Un caractère friable peut apparaître qui correspond à une diminution de l'élasticité de la corticale. Les travées se raréfient avec une préservation prioritaire du système ogival et de l'éventail de sustentation soumis à des contraintes verticales importantes. Le col du fémur apparaît sur les radiographies standard des patients ostéoporotiques comme un espace clair, zone de moindre résistance. Lors d'un choc la fracture pourra survenir : en per-trochantérien sur un choc latéral sur un système ogival précontraint et raréfié ou en cervical après transmission des charges jusqu'à la zone de moindre résistance. On estime le seuil fracturaire chez une femme entre 65 et 80 ans à 2,5 à 6 kN pour une mise en charge à 100mm.s-1 [10]. Il est classique de dire que les graisses ont un effet protecteur par leurs action sur les taux d'hormones stéroïdes. Il est probable que les tissus mous aient également un effet direct mécanique indépendant de l'effet sur la minéralisation. En effet le risque de fracture du col du fémur varie linéairement avec le poids et ce indépendamment du BMI, si on le contrôle, qui est le reflet de l'effet métabolique des graisses [11]. Les tissus mous prétrochantériens ont une capacité d'absorption des chocs chez la femme jeune de l'ordre de 35 N.mm-1 [12]. Chez la femme âgée la répartition des graisses se modifie avec une diminution de la graisse des hanches, l'épaisseur des tissus mous est encore diminuée par la sarcopénie qui touche les muscles de la région. Chez les patients en plus mauvais état général il n'y a plus " que la peau sur les os " avec une capacité résiduelle d'absorption des chocs quasi nulle.

L'absorption des chocs peut être réalisée par des revêtements de sol [13], mais cette constatation n'a d'intérêt que dans un environnement maîtrisé et un sol " mou " amortissant par absorption le choc d'une chute a un effet néfaste sur la proprioception et aggrave le risque de chute, l'équilibre le juste milieu est possible [14] mais difficile à trouver.

Les protecteurs externes de hanche ont pour objet de venir recouvrir la zone du grand trochanter pour la protéger des choc selon deux principes mécaniques que sont l'absorption et la diversion du choc. Selon leurs matériaux constituanttifs et leurs circonstances d'utilisation, les différents protecteurs de hanche auront préférentiellement l'un, l'autre ou les deux effets. Un protecteur rigide, avec une quasi absence d'élasticité aux charges et aux vitesses de mise en charge considérées, aura un effet de dérivation du choc prédominent (Safehip® par exemple). Ces systèmes dérivent un pourcentage quasi constant de l'impact jusqu'à ce qu'ils cassent. Un protecteur souple avec une mousse à cellule fermée (Safety Pants® par exemple) ou à mémoire de forme (Hornsby Healthy Hips –nuit-) a un effet d'absorption prédominant ; il ralenti la mise en charge du grand trochanter en laissant l'élasticité naturelle de l'os jouer au maximum et absorbe entièrement les premiers kN de la charge. Par contre il y a un effet de saturation dès que la capacité d'absorption du matériau est dépassé et le surplus d'impact est entièrement transmis.

Il existe également des systèmes pneumatiques qui ont un effet mixte de répartition et d'absorption (par exemple Air Choc®) ; il s'agit d'une poche d'air dans une enveloppe souple mais inextensible : pour simplifier ; dans un premier temps la poche est déformée et l'air comprimé avec un effet d'absorption , puis le système se comporte comme une coque rigide, congruente au grand trochanter qui va dériver l'énergie vers sa périphérie. Un effet mixte est également retrouvé dans des protecteurs semi-rigides dont la rigidité n'est pas la même selon tous les axes (type Hips®).

Enfin des protecteurs composites (type KPH®) ont un revêtement interne en mousse qui va absorber la partie initiale du choc mais leur effet principal est un effet de dérivation (lors de l'utilisation d'un composite l'effet d'absorption est proportionnel à l'épaisseur de mousse comprimée avant que la coquille rigide arrive en butée sur les tissus péri-trochantériens) [15].

Globalement tous les protecteurs sur le marché et testés dans des études publiée dans la presse médicale ont fait la preuve de leur efficacité dans la prévention des fractures du col du fémur [16,17,18,19,20,21]. Toutefois l'analyse en intention de traiter s'est heurtée à plusieurs obstacles, la revue Cochrane [22] n'a pu retenir que six études ayant pour objet de prouver une efficacité des protecteurs de hanche testés, les auteurs concluent que les protecteurs de hanche semblent réduire le risque de fracture en cas de chute. Une étude hollandaise plus récente conclue à l'inefficacité du protecteur testé mais elle est victime de biais méthodologiques majeurs qui aurait du lui interdire de conclure : les effectifs inclus ont été de plus de dix pour-cent inférieurs aux effectifs calculés pour un effet en ITT, sur un taux de compliance surestimé (absence de prise en compte de l'impossibilité de port nocturne de protecteurs rigides, non prise en compte du manque de familiarisation du personnel avec les dispositifs), en plus le résultat est pollué par l'absence de contrôle de l'absence de fractures pathologiques ou de fatigue alors qu'une variation d'un seul patient peut avoir un effet sur un aussi petit effectif 18 fractures dans le groupe intervention contre 20 dans le groupe témoin) [23].

Parler en intention de traiter est trop tôt. En effet la chute est un événement rare, cela reviendrait a avoir fait les études sur l'hypertension artérielle avec dès le début l'infarctus du myocarde comme critère principal ; il aurait été impossible de conclure. Pour l'étude de la prévention des fractures du col du fémur lors des chutes par protecteurs de hanche, il n'y a pas de critère intermédiaire d'efficacité immédiatement mesurable. Il faut donc une approche en deux temps : validation des dispositifs sur des modèles bio-méchaniques [24,25] puis étude des facteurs de l'acceptabilité (facteurs individuels médicaux, culturels, organisationnels). Une vérification secondaire de l'efficacité des protecteurs par l'amélioration des registres de chutes contrôlera la preuve de l'efficacité des protecteurs de hanche de façon aussi puissante et plus éthique qu'une étude contre absence de protecteur. A ce stade il sera possible de développer de nouveaux produit par rapport à des produits déjà validés et " l'evidence based medicine " classique pourra reprendre ses droits.

Dès actuellement, un certain nombre d'études ont permis de préciser l'acceptabilité des protecteurs de hanche. Parkkari [26] a étudié l'acceptabilité des protecteurs KPH chez 19 patients sur 6 mois en se basant sur l'appréciation des soignants ; 7 patients ont refusé le port dont trois initialement et quatre rapidement, sur les prés de deux tiers restant les protecteurs étaient portés 90% des heures d'éveil et 90% des jours ouvrables. Le port nocturne n'a pas été évalué, mais, dans notre expérience personnelle celui-ci est très inconfortable : sous le poids du corps, si l'on dort sur le côté, la mousse se collabe et la partie rigide vient appuyer de façon inconfortable sur la hanche comme si l'on utilise un protecteur rigide. La quasi impossibilité d'utiliser des protecteurs rigides ou semi-rigides la nuit a été retrouvée en Suisse avec des protecteurs semi-rigides (Hips®, [20]) et en Angleterre avec des protecteurs rigides (Safehip®, [27]). Les Australiens de Hornsby Ku-ring-gai Hospital proposent un système avec un dispositif composite le jour et une mousse à mémoire de forme la nuit ajustables sur le même type de culottes. Dans l'étude de l'hôpital Charles Foix à Paris, sur trente patients, la mauvaise acceptabilité était significativement associée au poids chez les patients en fauteuil roulant ; ce-ci repose sur le fait que nous n'avions pas de fauteuil d'obèse et que chez des patients pour lesquels l'assise était juste assez large, les quelques centimètres supplémentaires d'épaisseur causaient un appui proche de ce qui se passe quand le patient est couché sur le côté. A noter toutefois que si il y avait désagrément nous n'avons jamais observé de rougeur persistante avec les dispositifs semi-rigides testés ([28], Hips®). A l'opposé il n'y a pas de problème spécifique d'acceptabilité nocturne avec les dispositifs souples ([19], Safety Pants®) ou pneumatiques (Lafont 2002, Air Choc®).

Nous avons peu de chiffres sur l'acceptabilité à long terme, Lauritzen rapporte sur une série de 713 patients une poursuite de l'usage de 60% à 1 an et de 40% à 2 ans avec un protecteur rigide [29]. Dans une lettre au BMJ, McAughey rapporte avec le même type de dispositif des taux nettement moindre de 59% initiaux à 35% à 6 mois [30]. La confrontation de ces deux résultats avec les mêmes dispositifs appelle plusieurs commentaires ; la série de plusieurs années de Lauritzen comporte dans ses derniers patients des gens qui ont bénéficié de l'expérience de présentation et de d'éducation accumulée, comme le rapporte McAughey persuadés de l'utilité du dispositif ont plus de chance de le porter. En outre Lauritzen est un chirurgien qui intervient en prévention secondaire et pas un généraliste qui intervient en prévention primaire avec un diagnostic du risque plus difficile à faire.

Le bon diagnostic du risque de chute semble avoir un rôle majeur dans l'acceptabilité du dispositif par le patient et reste à évaluer.

La motivation des soignants joue et pas seulement celle des patients, ainsi lors du suivi de la mise en œuvre des protecteurs de hanche il nous est apparu que le fait pour les soignants de les voir comme une alternative à la contention favorisait le port (perte de temps plus acceptable en comparaison au temps d'installation d'une contention appropriée, moins de complications d'agitation, éviter le dilemme culpabilisant d'attacher ou de laisser tomber sans rien faire).

Les chiffres de compliance semblent bas mais ils doivent être mis en perspective : par la population étudiée (taux de décès 188 sur 1472 soit plus de 10% par exemple avec une population " relativement bien " pour Kannus [21], patients perdant définitivement la marche par évolution d'une maladie d'Alzheimer par exemple), par la faible compliance obtenue avec les études d'activité physique qui tombe rapidement aux changements de saison surtout s'il s'était agit de faire prendre de l'exercice à des patients initialement sédentaires. L'acceptabilité des protecteurs de hanche a été discutée chez les patients déments [17]. Deux études récentes spécifiques d'acceptabilité et tolérance ont montré que l'acceptabilité, au moins initiale, chez les déments était la même que chez les autres patients et non liée au MMS ou à la présence d'un diagnostic de démence ([28, 31] Hips®). Cette acceptabilité est un argument majeur en faveur d'une possible utilité de ces dispositif en santé publique au vu de l'épidémie de maladie d'Alzheimer qui se profile, du risque de chute majeur que cette maladie constitue dans ses formes évoluées et de l'importance chez ces patients de maintenir une autonomie de marche le plus longtemps possible.

L'acceptabilité pose enfin des problèmes pratiques et morphologiques. Si le côté esthétique est peu gênant, des problèmes de confort ont été rapportés: chaleur sous les protecteurs avec les mousses et dispositifs non aérés, l'étroitesse de l'élastique à la taille (notamment en cas de port par dessus une couche ou protection qui fait baisser l'entrejambe si l'essai n'a pas été fait sur une couche identique à celle utilisée). Le caractère forcément ajusté peut rendre incontinent un patient au doigts malhabiles.

Le problème morphologique est majeur ; dans notre expérience les patients français de gériatrie ont besoin souvent de tailles plus grandes que les taille fournies par les maisons nordiques, alors qu'en rééducation les patients sont plus jeunes en moyenne et les tailles conviennent. Ce problème d'adaptation aux conditions locales a été mis en exergue par deux études consécutives à Hong Kong ; une première étude a trouvé une compliance de seulement 13% sur 47 sujets du groupe intervention, les auteurs ont conclu à l'inadaptation du dispositif à la morphologie des patients et au climat subtropical [32]. Une autre étude a obtenu une compliance de l'ordre des deux tiers avec des dispositifs spécifiquement étudiés [33]. Une démarche holistique est nécessaire pour l'introduction locale des protecteurs de hanche : formations du personnel (notamment de proximité : aides soignants), en encourageant des essais sur eux mêmes, (notamment de proximité : aides soignants), mise à disposition de dispositifs de démonstration, éducation des patients, mise à disposition de trois dispositifs par patient au minimum (une culotte ne fait pas la semaine ! Une culotte indisponible n'est pas efficace et la logistique a une rôle majeur) ; ainsi il est possible de diviser par deux le nombre de fractures du col du fémur en maison de retraite, alors que les autres fractures sont inchangées ce qui confirme puissamment l'efficacité de la démarche [34].

Les protecteurs externes de hanche publiés dans la littérature sont globalement efficaces mais ne sont pas interchangeables. L'importance des facteurs éthiques, culturel, éducatifs et l'insuffisance actuelle de connaissance des indications de leur utilisation tient en échec " l'evidence based medicine classique ". L'étude rigoureuse et systématique des facteurs d'acceptation et de port, précédée d'une validation bio-mécanique de qualité permettra de mettre en œuvre des procédures de prévention des fractures du col du fémur efficaces qui pourront être attestées par des registres de chutes bien tenus. Par la suite des études contre les gold-standards ainsi défini pourront être envisagées.

RÉFÉRENCES

1. Cooper C, Campion g, Melton LJ. Hip fractures in the elderly. Osteoporos Int 1992 ; 2 : 285-289.
2. Morris JC, Rubin EH, Morris EJ, Mandel SA. Senile dementia of Alzheimer's type : an important risk factors for serious falls. J Gerontol 1987 ; 42 : 412-417.
3. Tinetti ME, Speechley M, Ginter SF. Risk factors for falls among elderly persons living in the community. New Engl J Med 1988 ; 319 : 1701-1707.
4. Reid IR, Brown JP, Burkardt P et al. Intravenous zoledronic acid in postmenopausal women with low bone mineral density. N Engl J Med 2002;346:653-661.
5. Rubenstein L, Josephson K, Trueblood P et col. Effects of a groupe exercice programm on strength, mobility, and falls among fall-prone elderly men. J Gerontol A Biol Sci Med Sci 2000 ; 55 : M317-321.
6. Parkkari J, Kannus P, Palvanen M et col. Majority of hip fractures occur as a result of a fall and impact on the greater trochanter of the femur : a prospective controlled hip fracture study with 206 consecutive patients. Calcif Tissue int 1999 ; 65 : 183-187.
7. Lauritzen JB, Petersen MM, Lund B. Effect of external hip protectors on hip fractures. Lancet 1993 ; 341 : 11-13.
8. Cameron ID, Venman J, Kurrle SE, et col. Hip protectors in aged-care facilities : a randomized trial of use by individual higher risk-residents. Age Ageing. 2001 ;30 :431-432.
9. Sterling DA, O'Connor JA, Bonadies J. Geriatric falls : injury severity is high and disproportonate to mechanism. J Trauma 2001 ; 50 : 116-119.
10. Courtney AC, Watchel EF, Myers ER, Hayes WC. Effects of loading rate on the strength of the proximal femur. Calcif Tissue Int 94 ; 55 : 53-58.
11. Meyer HE, Tverdal A, Selmer R. Weight variability, weight change and the incidence of hip fracture : a propspective study of 39,000 middle-aged Norwegians. Osteoporos Int 1998 ; 8 : 373-37.
12. Mills NJ. The biomechanics of hip protectors. Proc Inst Mech Engrs 1996 ; 210 : 259-266
13. Healey F. Does flooring type affect risk of injury in older in-patients. Nursing Times 1994 ; 90 : 40-41.
14. Wilmott M ; The effect of a vinyl floor surface upon walking in elderly hospital in-patients. Age Ageing 1987 ; 16 : 119-120.
15. Kannus P, Parkkari J, Poutala J. Comparison of force attenuation properties of four different hip protectors under simulated falling condition in the elderly : an in vitro biomechanical study. Bone 1999 ; 24 : 229-235.
16. Lauritzen JB, Petersen MM, Lund B. Effect of external hip protectors on hip fractures. Lancet 1993 ; 341 : 11-13.
17. Chan DK, Hillier G, Coore M, et al. Effectiveness and acceptability of a newly designed hip protector : a pilot study. Arch Gerontol Geriatr 2000 ; 30 : 25-34.
18. Ekman A, Mallmin H, Michaelsson K, Ljunghall S. External hip protectors to prevent osteoporotic hip fractures. Lancet 1997; 350 : 563-564.
19. Heikinheimo R, Jäntti P, Jalonnen-Männikkö A. Experiences with external hip protectors in aged people in institutions and home. Gerontology 2001 : 47S1 : 432.

20. Hubacher M, Wettstein A. Die Wirksamkeit des Hüftprotektor zur Vermeidung von sturzbedingten Shenkelhalsfracturen. Berne (CH) : bureau suisse de prévention des accidents bpa ; avril 2000. Rapport No44.
21. Kannus 2000 Kannus P, Parkkari J, Niemi S, et al. Prevention of hip Fracture in elderly people with use of hip protector. N Eng J Med 2000 ; 343 : 1506-1513 .
22. Parker MJ, Gillespie LD, Gillespie WJ. Hip protectors for preventing hip fractures in the elderly. In : The Cochrane Library. Oxford, England : Update Software ; 2003 issue 1.
23. van Schoor NM, Smit JH, Twisk JW, Bouter LM, Lips P. Prevention of hip fractures by external hip protectors : a randomized controled trial. JAMA 2003 ; 289 : 1957-1962.
24. Mills NJ. The biomechanics of hip protectors. Proc Instn Mech engrs 1996 ; 210 : 259-266.
25. Kannus P, Parkkari J, Poutala J. Comparison of force attenuation properties of four different hip protectors under simulated falling conditions in the elderly : an in vitro biomechanical study. Bone 1999; 25 : 229-235.
26. Parkkari J, Heikkilä J, Kannus P. Acceptability and compliance with wearing energy shunting hip protectors : a 6-month prospective follow-up in a Finnish nursing home. Age Ageing 1998 ; 27 : 225-229.
27. Cryer C, Knox A, Martin D, Barlow J. Hip protector compliance among older people living in residential care homes. Inj Prev 2002 ; 8 : 202-206.
28. Rumeau P, Moulias S, Benadjila H et col ; de l'utilisation des protecteurs externes de hanche : gadgets ou instruments de prévention ? La Revue de Gériatrie 2002 ; 27 : 855-858.
29. Lauritzen JB, Witt A. Denmark's experience with hip protectors. Prevention of falls and injury expending networks ; 2001 July 8-10 ; Victoria, Canada.
30. McAughey JM. Acceptability of hip protectors. http//bmj.com/cgi/324/7334/375.
31. Lemper JC, van Puyvelde K, Mets T, Swine C, Nkunzimana E. Acceptabilité d'un protecteur de hanche en psychogériatrie. Rev Med Brux 2002 ; S1 : A201.
32. Wing Chu L. Compliance with hip protectors is a problem for Chinese geriatric patients in Hong Kong. http//bmj.com/cgi/324/7334/375.
33. Woo J, Sum C, Yiu HH, Ip K, Chung L, Ho L. Clin Rehabil 2003 ; 17 : 203-205.
34. Meyer G, Warnke A, Bender R, Mühlhauser I. effect on hip fractures of increased use of hip protectors in nursing homes : a cluster randomised controlled trial. BMJ 2003 ; 326 : 76.

LIMITATIONS FONCTIONNELLES LIÉES AUX DÉFICITS MUSCULAIRES, ÉVALUATION ET INTERVENTION

O. SEYNES[1], P.M. TARDIEUX[2], O. GUERIN[3], P.L. BERNARD[4], P. PRAS[2]

1. Laboratoire de Physiologie des adaptations, performance motrice et santé, Faculté des sciences du Sport .Université de Nice Sophia Antipolis; 2. Equipe Mobile de Gérontologie, Hôpital de Cimiez Nice ; 3. Service de Gériatrie Hôpital de Cimiez Nice; 4. Laboratoire Sport performance santé Faculté des Sciences du Sport. Université de Montpellier 1

RELATION CAPACITÉ FONCTIONNELLE / FONCTION MUSCULAIRE

Capacité fonctionnelle : considérations sémantiques

L'Organisation Mondiale de la Santé (OMS) a initialement caractérisé le processus de handicap d'un individu selon plusieurs concepts hiérarchisés : la cause (par exemple la maladie), le déficit (ou déficience), l'incapacité, et le handicap (ou désavantage) (World Health Organization 1980;Wood 1980). Cette classification était intitulée Classification internationale des handicap : déficiences, incapacités et désavantage (CIH). Mais cette modélisation est incomplète et (Nagi 1965), puis (Jette 1997) ont affiné le concept de perte d'autonomie en y ajoutant la limitation fonctionnelle comme étape intermédiaire entre le déficit et l'incapacité. Depuis, l'OMS a intégré la dimension fonctionnement comme partie intégrante de la modélisation de la santé (World Health Organization 2001), et la limitation fonctionnelle a été démontrée comme étant une étape prédictive de l'incapacité (Guralnik; Ferrucci; Simonsick; Salive, and Wallace 1995;Guralnik 1997), considérée comme l'état ultime du processus de perte de capacité fonctionnelle. (Cf.

Tableau 2).

Tableau 1
Modélisation de l'état de santé.

référence	item	atteinte	définition
organique	intégrité	déficience / déficit	modification d'ordre physiologique, aigue ou chronique, résultant de la non-utilisation, du vieillissement, de la maladie, ou d'un traumatisme
performance	fonctionnement	limitation fonctionnelle	restriction de la performance fonctionnelle ou cognitive
aptitude	capacité	incapacité	restriction ou perte d'aptitude dans l'accomplissement des tâches de la vie courante, à cause de limitations fonctionnelles
social	rôle social attendu	handicap	désavantage social d'un individu, l'empêchant de tenir un rôle social dit normal, et résultant d'une incapacité

Elaboré d'après (Nagi 1965), (Ostir; Carlson; Black; Rudkin; Goodwin, and Markides 1999), (Carlson; Ostir; Black; Markides; Rudkin, and Goodwin 1999) et (World Health Organization 2001).

Pour illustrer cette modélisation sur le plan physique, considérons le vieillissement musculaire. La sarcopénie engendre le déficit de force, lui-même responsable de l'apparition de limitations fonctionnelles lors d'actions impliquant la force musculaire. Ces limitations fonctionnelles entraînent alors l'incapacité pour l'individu de réaliser certaines tâches de la vie courante (niveau d'incapacité), et socialement le mettent en situation de désavantage, ou handicap.

Initialement, le niveau d'incapacité était évalué par les questionnaires sur les activités de la vie quotidienne (les échelles Activities of Daily Living, ADLs, et Instrumental Activities of Daily Living, IADLs) (Katz; Ford; Moscowitz; Jackson, and Jaffe M.W. 1963). Plus récemment, et dans le but de détecter les état transitoire entre l'apparition du déficit et l'incapacité, de nombreuses mesures de performance fonctionnelle ont été testées et validées afin de déterminer les limitations fonctionnelles (Ostir and others 1999).

Capacité fonctionnelle / force musculaire

Etre cliniquement fonctionnel dépend de l'interaction des capacités de force, de souplesse, d'endurance, d'équilibre / coordination, avec d'autres facteurs internes (douleur, fatigue, nutrition, maladie, médicaments) et environnementaux et sociaux (culture, ...) (Schwartz 1997).

Force musculaire

Plusieurs études ont identifié le paramètre de force comme le facteur prédictif de l'évolution de la capacité fonctionnelle de la personne âgée (Connelly and Vandervoort 1997;Judge 1993). Par extension, la force musculaire est également un facteur prédictif de la mortalité (Al Snih; Markides; Ray; Ostir, and Goodwin 2002). De même qu' une faible masse musculaire est associé à la dépendance fonctionnelle (Landers; Hunter; Wetzstein; Bamman, and Weinsier 2001;Janssen; Heymsfield, and Ross 2002;Visser; Kritchevsky; Goodpaster; Newman; Nevitt; Stamm, and Harris 2002), le déficit de force est un vecteur de la perte de la capacité fonctionnelle.

La nature de cette relation n'est cependant pas linéaire. (Buchner; Larson; Wagner; Koepsell, and de Lateur 1996) ont étudié l'hypothèse d'une relation non linéaire entre la vitesse de marche et la force musculaire des membres inférieurs (extenseurs et fléchisseurs du genou, fléchisseurs et extenseurs plantaires de la cheville). Ces auteurs ont ainsi montré que la relation entre ces deux variables était curvilinéaire (Figure 1).

Figure 1

Modélisation de la relation curvilinéaire entre la force des membres inférieurs et la vitesse de marche habituelle.

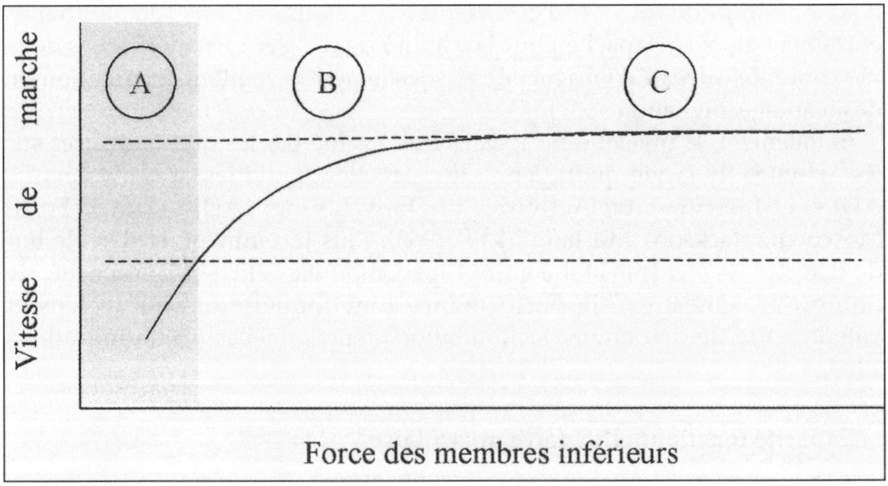

D'après (Buchner and others 1996). Dans la zone A, la force des membres inférieurs est en dessous du seuil nécessaire à la marche normale. La zone B est située entre le seuil où la marche est difficile et le seuil à partir duquel la force est suffisante pour assurer une vitesse de marche normale (seuils matérialisés en pointillés). Il est à noter que seules les variations de forces situées dans les zones A et B sont susceptibles d'entraîner des modifications de la vitesse de marche. Une augmentation de la force située dans la zone C augmente la réserve physiologique, mais n'augmente pas la vitesse de marche habituelle.

Certains auteurs ont quantifié le seuil au-delà duquel la relation entre la force et la performance fonctionnelle n'est plus linéaire. (Ferrucci; Guralnik; Buchner; Kasper; Lamb; Simonsick; Corti; Bandeen-Roche, and Fried 1997) ont observé une relation linéaire significative entre la capacité de marche et la force de flexion de hanche lorsque celle-ci était inférieure ou égale à 150 Newton (N). Une autre performance fonctionnelle, la capacité de lever de chaise, était reliée à des niveaux de force inférieurs à 100 N pour l'extension de genou et 150 N pour la flexion de hanche. L'intérêt de ce type de mesure dans la pratique clinique réside dans l'identification de niveaux en dessous desquels il est utile d'augmenter le niveau de force maximal, et au-delà desquels cette augmentation n'améliorerait plus directement la performance fonctionnelle.

Puissance musculaire

De récentes études ont montré la prévalence de la capacité à générer un niveau de force rapidement (puissance), sur la valeur maximale de la force qu'une personne âgée peut développer pour une activité donnée (Evans 2000). La notion de temps limite de production de force est primordiale dans les situations de déséquilibre (réactions parachute). Ainsi, (Bassey; Fiatarone; O'Neill; Kelly; Evans, and Lipsitz 1992) on observé que la puissance des membres inférieurs constituait un meilleur facteur prédictif de la capacité fonctionnelle des sujets âgés institutionnalisés, devant le niveau de force maximale. Dans une autre étude, (Foldvari; Clark; Laviolette; Bernstein; Kaliton; Castaneda; Pu; Hausdorff; Fielding, and Singh 2000) avaient pour objectif d'identifier les facteurs physiologiques les plus déterminant pour la caractérisation de la capacité fonctionnelle perçue par les sujets. Ces auteurs ont été les premiers à montrer la relation entre la puissance musculaire d'extension de genou et ce paramètre fonctionnel, mais ils n'ont trouvé de relation non linéaire significative ni pour la force ni pour la puissance. Dans une étude sur l'influence de la puissance et de la force des membres inférieurs sur diverses mesures de performance fonctionnelle, (Bean; Kiely; Herman; Leveille; Mizer; Frontera, and Fielding 2002) ont confirmé les travaux antérieurs de (Bassey and others 1992) en démontrant à nouveau la relation puissance / performance fonctionnelle. Mais cette étude a surtout rapporté deux faits importants, (i) le caractère prédictif de la puissance des membres inférieurs sur la performance fonctionnelle est plus important que celui de la force, (ii) la relation qui unit la puissance musculaire à la performance fonctionnelle est également de nature curvilinéaire, indiquant, comme pour la force, qu'il existe un seuil au-delà duquel la puissance ne contribue plus à l'amélioration de la performance fonctionnelle.

Endurance musculaire

Les conséquences de la perte de force ou de la puissance musculaire constituent une part importante des effets du vieillissement sur la capacité fonctionnelle de la personne âgée. L'endurance musculaire n'est pas déterminante dans la performance fonctionnelle de type explosif, pour laquelle les qualités de force et de vitesse de contraction sont prépondérantes.

Synthèse

D'après le modèle curvilinéaire, la relation entre la force ou de puissance et la performance fonctionnelle d'un individu âgé serait linéaire lorsque celui-ci présente un fort déficit de force musculaire. En revanche, au-delà d'un certain seuil de force cette relation deviendrait curvilinéaire et il n'y aurait plus de proportionnalité entre le niveau de force et celui de la performance fonctionnelle. Enfin, il existerait un dernier seuil supérieur que l'on pourrait qualifier de seuil de fonctionnement normal au-delà duquel l'augmentation de force ne contribuerait plus à l'amélioration de la performance fonctionnelle, mais servirait à constituer une réserve physiologique (Buchner and others 1996). En d'autres termes, la dernière partie de la courbe (théoriquement horizontale) indique qu'une augmentation potentielle du niveau de force n'améliorerait pas d'avantage la limitation fonctionnelle. Aussi la réduction de la performance fonctionnelle chez la personne âgée est attribuable à des facteurs biomécaniques et physiologiques différents de la force maximale, restant à identifier.

L'enjeu de la caractérisation des relations entre les grandeurs physiologiques déterminantes et la performance fonctionnelle, est double :

- la mesure simple de variables physiologiques permet, la quantification des limitations fonctionnelles en pratique gériatrique (notamment du diagnostique)
- optimiser les stratégies de reconditionnement physique de la personne âgée en ciblant le maximum de facteurs physiologiques déterminants.

Evaluation fonctionnelle

L'évaluation des limitations fonctionnelles nécessite l'utilisation d'un outil d'évaluation approprié au niveau de performance de la population testée.

Cet outil doit également être suffisamment sensible pour repérer de faibles variations de performance, et doit être associé à une mesure instrumentale pour être validé (Dutta; Hadley, and Lexell 1997). La technique d'évaluation pour permettre une intervention ciblée doit également permettre de différencier les déterminants physiologiques des tâches proposées (force, endurance, puissance) (Schwartz 1997). Le déficit fonctionnel augmentant d'autant plus que le niveau physiologique est bas, les personnes âgées fragilisées présentent un très grand risque de perte brusque de leur capacité fonctionnelle. Il convient donc pour cette population d'employer une évaluation basée sur des tâches simples, représentatives du seuil fonctionnel d'accomplissement des tâches basiques de la vie courante (Schwartz 1997).

La littérature a produit et validé une grande diversité de tests fonctionnels, dont l'objet d'évaluation varie en fonction de la configuration intensité/durée de la tâche choisie. Ainsi, et comme décrit plus bas, un test de monter d'escalier pourra évaluer la puissance ou l'endurance des sujets, selon la configuration choisie. Ces tests ont l'avantage de fournir des mesures objectives de la capacité fonctionnelle d'un individu au travers de ces limitations fonctionnelles, avec une validité et une reproductibilité supérieures aux évaluations plus subjectives obtenues par questionnaire (Guralnik; Branch; Cummings, and Curb 1989).

Puissance musculaire fonctionnelle

En raison de sa relation forte avec la performance fonctionnelle associée à la capacité locomotrice (Bassey 1997), la puissance d'extension des jambes est couramment évaluée chez la personne âgée.

Parmi les différents tests utilisés à travers la littérature, on retrouve le test de monter d'escalier (Fiatarone; O'Neill; Ryan; Clements; Solares; Nelson; Roberts; Kehayias; Lipsitz, and Evans 1994;Bassey and others 1992), inspiré du test de Margaria. Celui-ci consiste à demander aux sujets de monter 4 marches d'escalier (représentant une distance verticale d'environ 60 cm) le plus rapidement possible, et d'en chronométrer la durée.

Ces mêmes auteurs ont également utilisé un test de lever de chaise, pour évaluer la puissance d'extension de genou. Il s'agit pour la personne testée de se lever d'une position assise, le plus rapidement possible. Le meilleur temps enregistré sur 3 essais est retenu. Une variante de ce test consiste à demander à la personne testée de répéter cet exercice à 5 reprises, le plus rapidement possible (Guralnik and others 1995).

Endurance musculaire fonctionnelle

Le problème de l'évaluation de l'endurance musculaire chez la personne âgée, semble encore plus délicat que chez la personne jeune. En effet, ces tests relevant de la fatigue centrale nécessitent des sujets motivés et bien familiarisés avec la méthode employée. Les tests ne visant que le paramètre musculaire (en éliminant la participation d'autres fonctionnalités comme l'équilibre où la coordination), consistent en une succession d'actions musculaires généralement mono-articulaires, et dont la configuration intensité / durée reflète la capacité oxydative du groupe musculaire impliqué. Ainsi, certains auteurs ont mesuré l'endurance des quadriceps en comptant le nombre d'extensions complètes de genou effectuées à 90% du 1RM initial (Foldvari and others 2000;Pu; Johnson; Forman; Hausdorff; Roubenoff; Foldvari; Fielding, and Singh 2001).

La marche

La locomotion constituant un élément fondamental de l'autonomie, elle est souvent étudiée comme paramètre représentatif de la capacité fonctionnelle globale.

Le test de référence en la matière est le 6-minute walk test (Guyatt; Sullivan; Thompson; Fallen; Pugsley; Taylor, and Berman 1985). Ce test a été à l'origine développé pour toute personne présentant une pathologie cardiaque chronique. Par extension certains auteurs l'ont utilisé avec des personnes âgées (Cress; Buchner; Questad; Esselman; deLateur, and Schwartz 1999), et une étude l'a validé spécifiquement pour cette population (Harada; Chiu, and Stewart 1999). Dans ce test la personne testée doit marcher suivant un parcours sans obstacle, en essayant de couvrir la plus grande distance possible. La distance parcourue pendant 6 minutes est mesurée, et représente la performance. Sous cette forme, ce test permet de calculer la vitesse de marche maximale sur 6 minutes, mais il est également possible de l'utiliser pour calculer la vitesse de marche habituelle. Ce test est logiquement corrélé à l'endurance du sujet, mais également à sa force et sa puissance, comme l'ont montré récemment (Bean; Kiely; Leveille; Herman; Huynh; Fielding, and Frontera 2002). La marche peut également être évaluée avec une configuration intensité / durée différente, dépendante des capacité de force, de puissance et d'équilibre (Guralnik and others 1995;Ostir; Markides; Black, and Goodwin 1998). Sur une distance d'environ 2,4 m (8 pieds dans le système de mesure anglo-saxon original), le sujet doit marcher le plus vite possible. La performance est évaluée par le nombre de secondes nécessaires à l'accomplissement de la tâche. Ce test n'a cependant pas le degré de représentativité du test de 6 minutes par rapport à la capacité fonctionnelle globale.

Perception de la capacité fonctionnelle

La capacité fonctionnelle est, au même titre que le niveau d'activité physique, un concept difficile à appréhender. L'outil le plus largement utilisé dans ce domaine (particulièrement dans les études épidémiologiques) est le questionnaire (Ostir and others 1999). L'incapacité désignant une impossibilité ou une restriction dans la réalisation d'une activité dans des conditions dites normales pour un être humain (Ostir and others 1999), les questionnaires mesurant le degré d'incapacité perçu sont basés sur les activités de la vie quotidienne (Katz and others 1963;Fries; Spitz; Kraines, and Holman 1980). Afin d'évaluer les conséquences du degré d'incapacité sur la vie de la personne, des questionnaires de qualité de vie comme le MOS SF-36 sont utilisés (Ware and Sherbourne 1992). Ce type de questionnaires inclue des items plus larges que les questionnaires de capacité fonctionnelle, en évaluant les dimensions psychologiques et sociales.

La validité de la perception du niveau d'incapacité ou de la qualité de vie a été vérifiée en analysant les relations existantes avec des mesures directes de déficit comme la force musculaire ou la VO2max, ou avec l'expression de ces déficits que sont les limitations fonctionnelles (van den Brink; Tijhuis; Kalmijn; Klazinga; Nissinen; Giampaoli; Kivinen; Kromhout, and van den Bos 2003).

Les limites de l'évaluation de la capacité fonctionnelle par la perception qu'en ont les sujets sont intrinsèques au sujet lui-même. La perception de l'incapacité (ou de la qualité de vie) est tributaire de l'expérience et des attentes de la personne qui remplit le questionnaire, augmentant la variabilité des réponses données (Daltroy; Larson; Eaton; Phillips, and Liang 1999). Cette variabilité dépendra (i) de la correspondance de la calibration de l'échelle avec les standards internes de la personne, (ii) de la correspondance du concept ciblé avec celui perçu par la personne, (iii) de l'importance des domaines constituant le concept évalué par rapport aux valeurs de la personne (Schwartz and Sprangers 1999). Dans une étude consacrée à la comparaison du niveau de capacité fonctionnelle perçue d'un pays à l'autre, (van den Brink and others 2003) ont également analysé les effets des facteurs environnementaux sur la relation entre la perception de la capacité fonctionnelle et sa mesure objective. Bien que cette relation soit alors apparue différente d'un pays à l'autre, ces auteurs ont ainsi montré que les facteurs socioculturels ne remettaient pas en cause l'association entre le niveau d'incapacité perçu et les limitations fonctionnelles.

La mesure de la perte de capacité fonctionnelle liée au vieillissement constitue l'évaluation de l'impact des déficits physiologiques sur la les tâches de la vie courante de la personne âgée. Ce type de mesure peut être réalisé de manière précise, à partir de tests de performance fonctionnelle, simples et reproductibles, ou à partir de questionnaires de perception de la capacité fonctionnelle, pour une évaluation globale des difficultés de l'individu dans ses activités quotidiennes.

RENFORCEMENT MUSCULAIRE DE LA PERSONNE AGÉE

Caractère entraînable du muscle senescent

Plusieurs études ont montré que la fonction musculaire reste entraînable au cours du vieillissement. Certains auteurs ont par ailleurs démontré que cette capacité se vérifie pour de hautes intensités de travail et au-delà de 90 ans (Fiatarone; Marks; Ryan; Meredith; Lipsitz, and Evans 1990). Le Tableau 2 présente différents protocoles de renforcement musculaire de la personne âgée, ainsi que les résultats obtenus.

Le renforcement musculaire est une composante essentielle du reconditionnement physique de la personne âgée (Judge 1993). Cela se vérifie particulièrement pour les populations âgées fragilisées dont la perte de masse et de force musculaire sont importantes (Evans 1999). Ainsi, l'ACSM place même la nécessité d'un entraînement musculaire avant toute autre type d'activité physique dans le cadre du reconditionnement physique de la personne âgée fragilisée (American College of Sports Medicine 1998).

Bénéfices du renforcement musculaire chez la personne âgée

Le renforcement musculaire de la personne âgée engendre des bénéfices directs sur la masse, la force et l'endurance musculaires, et améliore également d'autres paramètres tels que la consommation maximale d'oxygène, la densité minérale osseuse, et indirectement, la capacité fonctionnelle globale et le niveau d'activités journalières.

Comme chez le sujet jeune (Leplege; Ecosse; Pouchot; Coste, and Perneger 2001), l'entraînement musculaire à haute intensité (80% 1RM (une répétition maximale)) provoque l'augmentation de la masse musculaire, principalement reliée à l'augmentation des protéines contractiles (Evans 1999). On observe alors généralement une augmentation de CSA (Cross Sectional Area : coupe transversale) des quadriceps d'environ 10% (Tableau 5). Sur le plan histologique, les CSA des fI et des fII augmentent à peu près dans les même proportions, autour des 30% (Tableau 5). Par l'augmentation de masse maigre, l'entraînement musculaire permet également de contrôler la balance énergétique et la composition corporelle (Evans 1999). En effet, le principal déterminant de la dépense énergétique étant la quantité de masse

Tableau 2

Effets de l'entraînement de la fonction musculaire chez la personne âgée.

Auteurs Date	Sujets n, sexe	âge	Action musculaire	Intensité ; Appareil	Durée ; fréquence(/sem.) ; séries ; répétitions	Résultats
(Frontera; Meredith; O'Reilly; Knuttgen, and Evans 1988)	12 f	60 à 72	Ext./Flex. genou	80% 1RM, machine	12 semaines ; 3x3 séries de 8 rep	↗ 107,4% 1RM Ext. ↗ 9,3% CSA quadri. / ↗ 33.5% et 27.6% CSA fI et fII
(Fiatarone and others 1990)	9 f/h	86 à 96	Ext. genou	80% 1RM, machine	8 semaines ; 3x3 séries de 8 rep.	↗ 174% 1RM
(Charette; McEvoy; Pyka; Snow-Harter; Guido; Wiswell, and Marcus 1991)	13 f	64 à 86	Presse Ext./Flex. genou Ext./Flex. hanche Abd./Add. hanche	65-75% 1RM, machine	12 semaines ; 3x3 séries de 6 rep. (3x6 séries de 6 rep. pour Presse et Ext genou)	↗ 92,6% 1RM Ext. genou ↗ 28,3% 1RM Ext. hanche ↗ 90,6% 1RM Abd. Hanche ↗ 7,3 et 20,1% de surface d'occupation des fI et II
(Judge; Underwood, and Gennosa 1993)	18 f/h	81,6	Abd. hanche	Sacs de sable (≈10RM)	10 semaines ; 3x3 séries de 10-12 rep.	↗ 32% 1RM Ext. genou ↗ 8% vitesse normale de marche, et 4% en max.
			Ext. genou	75-80% 1RM, machine	10 semaines ; 3x3 séries de 8-10 rep.	
(Roman; Fleckenstein; Stray-Gundersen; Alway; Peshock, and Gonyea 1993)	5 f	67.6	Flex. coude	3 exercices avec poids libres (≈10RM) Contractions isocinétiques (60, 180, 240 et 300°/s)	12 semaines ; 2x3 séries de 8 rep. 12 semaines ; 2x4 séries (1 par vitesse) de 8 rep.	↗ pic de couple (de 23.0% à 60°/s , à 47.9% à 300°/s) ↗ 22.6% CSA fléchisseurs coude / ↗ 37.2% CSA fII (fI non significatif)
(Pyka; Lindenberger; Charette, and Marcus 1994)	16 f/h	61 à 78	Tout groupe musculaire majeur	65-75% 1RM, machine	15 semaines ; 3x3 séries de 8 rep.	↗ 18% (Ext. hanche) à 48% (Flex. Hanche) 1RM [95% Ext. genou]
	16 f/h				30 semaines ; 3x3 séries de 8 rep.	↗ 29.4% CSA fI, ≈ fII (8 sujets) ↗ 26% (Ext. hanche) à 62% (Flex. Hanche) 1RM [61% Ext. genou] ↗ 58.5% CSA fI, & 66.6% fII (8 sujets)
	8 f/h				52 semaines ; 3x3 séries . de 8 rep	↗ 30% (Ext. hanche) à 97% (Flex. Hanche) 1RM [95% Ext. genou]
(Fiatarone and others 1994)	50 f/h	72 à 98	Ext. hanche Ext. genou	80% 1RM, machine	10 semaines ; 3x3 séries de 8 rep.	↗ 113.8% 1RM total ↗ 11.8% vitesse de marche ↗ 28.4% puissance en monté d'escalier, & 2.7% CSA cuisse
(Harridge; Kryger, and Stensgaard 1999)	11 f/h	85 à 97	Ext. genou Flex. genou	80% 1RM, machine	12 semaines ; 3x3 séries de 8 rep.	↗ 134% 1RM Ext. ↗ 9.8% CSA quadri.

Sem.: semaine ; rep.: répétitions ; 1RM: répétition maximale ; f: fibre musculaire ; f: femme ; h: homme ; Ext.: extension ; flex.: flexion ; abd.: abduction ; add.: adduction ; CSA: cross sectional area (coupe transversale).

maigre chez l'individu âgé sédentaire, la lutte contre la sarcopénie par l'exercice musculaire s'avère un moyen de prévention de la diminution du métabolisme basal (American College of Sports Medicine 1998). A ce titre, l'exercice musculaire peut permettre de parer au surpoids survenant parfois au cours du vieillissement (American College of Sports Medicine 1998), et bien mieux que l'exercice aérobie, de préserver la masse maigre durant la perte de poids. Parallèlement, ce type d'intervention permet chez les individus âgés n'étant pas en situation de surpoids, de lutter de façon appropriée contre l'augmentation de la proportion de masse grasse et du tissu conjonctif.

Parallèlement, l'entraînement musculaire permet selon les protocoles et le type de population âgée, un accroissement du 1RM des muscles extenseurs du genou allant jusqu'à 174% (Tableau 2). En plus de l'augmentation de masse musculaire, l'élévation du niveau de force est également dû à des adaptations nerveuses, intervenant principalement au début de l'entraînement (Hakkinen and Hakkinen 1995). Parmi ces adaptations on observe particulièrement l'amélioration de la commande nerveuse agoniste (Hakkinen; Kallinen; Izquierdo; Jokelainen; Lassila; Malkia; Kraemer; Newton, and Alen 1998).

Plusieurs études montrent les bénéfices de l'entraînement de la force sur l'endurance musculaire de personnes jeunes (Kraemer; Adams; Cafarelli; Dudley; Dooly; Feigenbaum; Fleck; Franklin; Fry; Hoffman; Newton; Potteiger; Stone; Ratamess, and Triplett-McBride 2002), et ces effets se confirment chez la personne âgée (Grimby; Aniansson; Hedberg; Henning; Grangard, and Kvist 1992;Pu and others 2001). En revanche, si l'entraînement en endurance augmente la qualité musculaire par l'amélioration de la force par unité de surface de coupe, cette technique n'augmente pas les valeurs absolues de force et de masse musculaire (Alway; Coggan; Sproul; Abduljalil, and Robitaille 1996).

La sarcopénie est un déterminant de la réduction de capacité maximale aérobie (VO2max) (Fleg and Lakatta 1988). Réciproquement, il apparaît que l'accroissement de masse musculaire successive à un entraînement augmente la (VO2max) des sujets âgés (Hagerman; Walsh; Staron; Hikida; Gilders; Murray; Toma, and Ragg 2000). Cette causalité, est reliée principalement à l'augmentation quantitative du matériel oxydatif, et a été observée chez des sujets âgés avec un état initial de sarcopénie peu avancé (Frontera; Meredith; O'Reilly, and Evans 1990).

La fragilisation osseuse liée au vieillissement peut également être ralentie par l'exercice musculaire (Wilmore 1991). En effet, plusieurs études ont montré les effets bénéfiques de l'exercice à haute intensité sur la densité minérale osseuse (Taaffe; Pruitt; Pyka; Guido, and Marcus 1996;Wilmore 1991).

Au-delà de ses bénéfices physiologiques directs, l'exercice musculaire s'avère un moyen efficace d'augmentation de la capacité fonctionnelle de la personne âgée (Judge 1993). En effet, si la performance fonctionnelle d'un individu (par ex. la marche) n'est pas nécessairement reliée de manière proportionnelle à la variation d'une fonction (par ex. la force), il y a un intérêt à augmenter le niveau de force chez des personnes âgées fragilisées, afin d'atteindre le niveau seuil de force nécessaire à l'accomplissement des tâches basiques (marche, lever de chaise...). De la même façon, l'augmentation de force chez la personne âgée "non fragilisée" permettra une augmentation de la réserve physiologique, l'éloignant ainsi d'avantage du seuil liminaire.

(Fiatarone and others 1994) ont démontré (chez des sujets âgés fragilisés) qu'un entraînement musculaire à haute intensité de 8 semaines engendrait, outre une augmentation de force et de masse musculaire, une élévation de la vitesse de marche et de la puissance fonctionnelle lors d'un test de montée d'escalier. Ces auteurs, et d'autres à travers la littérature (Evans 1999), observent par ailleurs une augmentation du niveau général d'activité physique des personnes entraînées.

Les bénéfices du renforcement musculaire sont nombreux chez la personne âgée, du fait de la quantité des déficits identifiés chez cette population. Le potentiel bénéfique de l'activité physique est encore accru chez la personne âgée fragilisée, en raison de l'exacerbation de ses déficits, et de la prévalence des maladies chroniques.

Spécificité de la personne âgée fragilisée

La détermination du caractère fragilisé est principalement liée à la capacité fonctionnelle de l'individu considéré. En effet selon (Brown; Sinacore; Binder, and Kohrt 2000), la performance sur un parcours d'obstacle, l'équilibre, la force et la coordination expliquent les trois quarts de la fragilité de la personne âgée.

Les objectifs du reconditionnement physique des personnes âgées fragilisées sont déterminés par l'adaptation des objectifs définis pour les individus moins âgés. Ces nouveaux objectifs sont identifiés comme la minimalisation des modifications physiologiques dues à l'âge, l'inversion des effets de la sédentarité, le contrôle des maladies chroniques, l'optimisation de la santé mentale, l'amélioration de la mobilité et des autres capacités fonctionnelles, et l'aide au rétablissement des pathologies chroniques ou ponctuelles liées à l'âge (American College of Sports Medicine 1998). Comme pour les personnes moins fragiles, toute programmation doit s'établir en tenant compte des spécificités de cette population. L'ACSM les identifie comme une interaction du vieillissement biologique, des contraintes liées aux pathologies chroniques, de la malnutrition, et d'une extrême sédentarité (American College of Sports Medicine 1998).

Faible intensité et renforcement musculaire de la personne âgée

Bien que son efficacité soit indéniable, le renforcement musculaire à haute intensité demeure encore sous-exploité. Les raisons de cette sous-utilisation sont autant matérielles qu'humaines. D'un point de vue matériel, les structures d'accueil et/ou de soin sont souvent trop exiguës, et les appareils ne sont pas toujours appropriés ou trop onéreux. De plus on constate un désintérêt ou une appréhension de beaucoup de professionnels de santé pour l'utilisation de cette intensité de travail avec la population âgée. L'option restante, la faible intensité de charge, est de fait largement utilisée. Les études impliquant la faible intensité de travail musculaire chez une population âgée abondent (Judge and others 1993;Brown; Sinacore; Ehsani; Binder; Holloszy, and Kohrt 2000;Binder; Schechtman; Ehsani; Steger-May; Brown; Sinacore; Yarasheski, and Holloszy 2002). Cependant très peu d'entre elles permettent d'isoler un effet spécifique, dans la mesure où nombre de protocoles incluent le renforcement musculaire à faible intensité au sein d'un programme de reconditionnement physique global, sollicitant d'autres fonctions comme l'équilibre ou la coordination. D'autre part, parmi les études traitant des seuls effets du renforcement musculaire, une majorité repose sur plusieurs types d'exercice, sur une ou plusieurs articulations (Taaffe and others 1996;Vincent; Braith; Feldman; Magyari; Cutler; Persin; Lennon; Gabr, and Lowenthal 2002). D'un point de vue clinique, ces deux types de protocole sont incontestablement appropriés dans la mesure où ils se rapprochent des pré-requis au maintien d'une capacité fonctionnelle globale. Malgré tout, il est impossible à travers ce type de protocoles d'identifier, et a fortiori de quantifier les effets spécifiques de l'exercice musculaire à faible intensité.

Certaines études ont directement comparé les effets du renforcement musculaire de faible intensité à ceux d'un programme semblable de haute intensité.

Tableau 3

Etudes comparatives du renforcement musculaire à haute et faible intensité.

Source	Sujets n	âge	Type d'exercice	Intensité, Fréquence, d'évaluation du 1RM	Fréquence volume, durée	Variation de la force d'extension du genou
Taaffe et al., 1996	7	65 à 79	- Presse - Extension de genou - Flexion de genou	40% 1RM, toutes les 2-3 semaines	3 fois/semaine - 3 séries de 14 rep - 52 semaines	≈ 60% *† (≈ 50% après 12 semaines)
	7			80% 1RM, toutes les 2-3 semaines	- 3 fois/semaine - 2 séries de 7 rep. - 52 semaines.	≈ 85% *† (≈ 60% après 12 semaines)
Hortobagyi et al., 2001	9	66 à 83	- Presse	40% 1RM, toutes les 2,5 semaines	- 3 fois/semaine - 5 séries de 8-12 rep - 10 semaines	30%
	9			80% 1RM, toutes les 2,5 semaines	- 3 fois/semaine - 5 séries de 4-6 rep. - 10 semaines.	37%
Vincent et al., 2002	24	60 à 83	- Presse - Extension de genou - Flexion de genou - Abduction de hanche	50% 1RM, tous les jours	- 3 fois/semaine - 1 série de 13 rep. - 24 semaines	11% †
	22			80% 1RM, tous les jours	- 3 fois/semaine - 1 série de 8 rep. - 24 semaines	15% †

*D'après les données graphiques; †Significativement différent des valeurs initiales

Cependant, tous les protocoles de ces travaux ont compensé la faible intensité utilisée par l'augmentation du volume de travail (Tableau 7), empêchant l'analyse de la seule variable intensité. Ces études sont à notre connaissance les seules ayant rapporté ce type de comparaison. Il est notable qu'à la suite de ces protocoles basés sur une compensation de l'intensité de travail, ces auteurs n'ont trouvé aucune différence significative entre les effets des renforcements musculaire à haute ou faible intensité, sur la force maximale d'extension du genou. Ces données tendent à minimiser le principe de spécificité du renforcement musculaire de la personne âgée, quant au niveau de l'intensité choisi. Pourtant, en raison des choix méthodologique de leurs auteurs, il est impossible de conclure sur l'influence de la seule variable intensité d'après ces études. En effet, la diminution de l'intensité de travail de l'un des groupes expérimentaux était compensée par l'augmentation du volume d'exercice, par l'élévation du nombre de répétitions.

Le renforcement musculaire est un moyen sûr et efficace de lutte contre les déficits physiologiques survenant avec le vieillissement. L'entraînement musculaire contre résistance à haute intensité s'avère être la technique produisant les plus larges bénéfices, et ce, même chez les individus les plus âgés. Toutefois, les résultats observés à la suite de rares études comparatives entre intensité faible / modérée, et haute intensité, ne présentent pas de différence significative entre les deux modalités de renforcement musculaire. Pour des raisons méthodologiques, ces résultats ne permettent pas d'établir avec certitude les adaptations musculaires obtenues à la suite d'un programme de renforcement musculaire chez la personne âgée, selon l'intensité choisie. Récemment, une étude comparative a pu déterminer les effets physiologiques et fonctionnels de régimes de renforcement musculaire à haute et faible intensité, en intégrant les limites des précédents protocoles de ce type (Seynnes; Fiatarone Singh; Hue; Pras; Legros, and Bernard 2004). Les résultats de cette étude démontrent pour la première fois les effets de type dose-réponse entre l'intensité d'entraînement et les bénéfices physiologiques, et entre les gains musculaires et l'amélioration des performances fonctionnelles. Cette étude montre en outre que les bénéfices musculaires obtenus à la suite d'un renforcement musculaire des extenseurs du genou, d'intensité modérée (40% de 1RM), ne sont pas suffisants pour améliorer de façon optimale la capacité fonctionnelle de sujets sédentaires, fragilisés.

Ces travaux confirment que dans le cadre de la prévention secondaire, le renforcement musculaire à haute intensité (80% de 1RM) constitue une approche sûre et efficace sous réserve d'une méthodologie et d'un encadrement rigoureux. Ils montrent également que ce type de régime est indispensable à la récupération de performances fonctionnelles.

RÉFÉRENCES

1. Al Snih, S.; Markides, K. S.; Ray, L.; Ostir, G. V., and Goodwin, J. S. Handgrip strength and mortality in older Mexican Americans. J Am Geriatr Soc. 2002 Jul; 50(7):1250-6.
2. Alway, S. E.; Coggan, A. R.; Sproul, M. S.; Abduljalil, A. M., and Robitaille, P. M. Muscle torque in young and older untrained and endurance-trained men. J Gerontol A Biol Sci Med Sci. 1996 May; 51(3):B195-201.
3. American College of Sports Medicine. Position Stand. Exercise and physical activity for older adults. Med Sci Sports Exerc. 1998 Jun; 30(6):992-1008.
4. Bassey, E. J. Measurement of muscle strength and power. Muscle Nerve Suppl. 1997; 5:S44-6.
5. Bassey, E. J.; Fiatarone, M. A.; O'Neill, E. F.; Kelly, M.; Evans, W. J., and Lipsitz, L. A. Leg extensor power and functional performance in very old men and women. Clin Sci (Colch). 1992 Mar; 82(3):321-7.
6. Bean, J. F.; Kiely, D. K.; Herman, S.; Leveille, S. G.; Mizer, K.; Frontera, W. R., and Fielding, R. A. The relationship between leg power and physical performance in mobility- limited older people. J Am Geriatr Soc. 2002 Mar; 50(3):461-7.
7. Bean, J. F.; Kiely, D. K.; Leveille, S. G.; Herman, S.; Huynh, C.; Fielding, R., and Frontera, W. The 6-minute walk test in mobility-limited elders: what is being measured? J Gerontol A Biol Sci Med Sci. 2002 Nov; 57(11):M751-6.
8. Binder, E. F.; Schechtman, K. B.; Ehsani, A. A.; Steger-May, K.; Brown, M.; Sinacore, D. R.; Yarasheski, K. E., and Holloszy, J. O. Effects of exercise training on frailty in community-dwelling older adults: results of a randomized, controlled trial. J Am Geriatr Soc. 2002 Dec; 50(12):1921-8.
9. Brown, M.; Sinacore, D. R.; Binder, E. F., and Kohrt, W. M. Physical and performance measures for the identification of mild to moderate frailty. J Gerontol A Biol Sci Med Sci. 2000 Jun; 55(6):M350-5.

10. Brown, M.; Sinacore, D. R.; Ehsani, A. A.; Binder, E. F.; Holloszy, J. O., and Kohrt, W. M. Low-intensity exercise as a modifier of physical frailty in older adults. Arch Phys Med Rehabil. 2000 Jul; 81(7):960-5.
11. Buchner, D. M.; Larson, E. B.; Wagner, E. H.; Koepsell, T. D., and de Lateur, B. J. Evidence for a non-linear relationship between leg strength and gait speed. Age Ageing. 1996 Sep; 25(5):386-91.
12. Carlson, J. E.; Ostir, G. V.; Black, S. A.; Markides, K. S.; Rudkin, L., and Goodwin, J. S. Disability in older adults. 2: Physical activity as prevention. Behav Med. 1999 Winter; 24(4):157-68.
13. Charette, S. L.; McEvoy, L.; Pyka, G.; Snow-Harter, C.; Guido, D.; Wiswell, R. A., and Marcus, R. Muscle hypertrophy response to resistance training in older women. J Appl Physiol. 1991 May; 70(5):1912-6.
14. Connelly, D. M. and Vandervoort, A. A. Effects of detraining on knee extensor strength and functional mobility in a group of elderly women. J Orthop Sports Phys Ther. 1997 Dec; 26(6):340-6.
15. Cress, M. E. ; Buchner, D. M.; Questad, K. A.; Esselman, P. C.; deLateur, B. J., and Schwartz, R. S. Exercise: effects on physical functional performance in independent older adults. J Gerontol A Biol Sci Med Sci. 1999 May; 54.(5.):M242-8.
16. Daltroy, L. H.; Larson, M. G.; Eaton, H. M.; Phillips, C. B., and Liang, M. H. Discrepancies between self-reported and observed physical function in the elderly: the influence of response shift and other factors. Soc Sci Med. 1999 Jun; 48(11):1549-61.
17. Dutta, C.; Hadley, E. C., and Lexell, J. Sarcopenia and physical performance in old age: overview. Muscle Nerve Suppl. 1997; 5(2):S5-9.
18. Evans, W. J. Exercise training guidelines for the elderly. Med Sci Sports Exerc. 1999 Jan; 31(1):12-7.
19. Evans, W. J. editorial. Exercise strategies should be designed to increase muscle power. J Gerontol Med Sci. 2000; 54A(6):M309-M310.
20. Ferrucci, L.; Guralnik, J. M.; Buchner, D.; Kasper, J.; Lamb, S. E.; Simonsick, E. M.; Corti, M. C.; Bandeen-Roche, K., and Fried, L. P. Departures from linearity in the relationship between measures of muscular strength and physical performance of the lower extremities: the Women's Health and Aging Study. J Gerontol A Biol Sci Med Sci. 1997 Sep; 52(5):M275-85.
21. Fiatarone, M. A.; Marks, E. C.; Ryan, N. D.; Meredith, C. N.; Lipsitz, L. A., and Evans, W. J. High-intensity strength training in nonagenarians. Effects on skeletal muscle. JAMA. 1990 Jun 13; 263(22):3029-34.
22. Fiatarone, M. A.; O'Neill, E. F.; Ryan, N. D.; Clements, K. M.; Solares, G. R.; Nelson, M. E.; Roberts, S. B.; Kehayias, J. J.; Lipsitz, L. A., and Evans, W. J. Exercise training and nutritional supplementation for physical frailty in very elderly people. N Engl J Med. 1994 Jun 23; 330(25):1769-75.
23. Fleg, J. L. and Lakatta, E. G. Role of muscle loss in the age-associated reduction in VO2 max. J Appl Physiol. 1988 Sep; 65(3):1147-51.
24. Foldvari, M. ; Clark, M.; Laviolette, L. C.; Bernstein, M. A.; Kaliton, D.; Castaneda, C.; Pu, C. T.; Hausdorff, J. M.; Fielding, R. A., and Singh, M. A. Association of muscle power with functional status in community-dwelling elderly women. J Gerontol A Biol Sci Med Sci. 2000 Apr; 55(4):M192-9.
25. Fries, J. F.; Spitz, P.; Kraines, R. G., and Holman, H. R. Measurement of patient outcome in arthritis. Arthritis Rheum. 1980 Feb; 23(2):137-45.
26. Frontera, W. R.; Meredith, C. N.; O'Reilly, K. P., and Evans, W. J. Strength training and determinants of VO2max in older men. J Appl Physiol. 1990 Jan; 68(1):329-33.
27. Frontera, W. R.; Meredith, C. N.; O'Reilly, K. P.; Knuttgen, H. G., and Evans, W. J. Strength conditioning in older men: skeletal muscle hypertrophy and improved function. J Appl Physiol. 1988 Mar; 64(3):1038-44.
28. Grimby, G.; Aniansson, A.; Hedberg, M.; Henning, G. B.; Grangard, U., and Kvist, H. Training can improve muscle strength and endurance in 78- to 84-yr-old men. J Appl Physiol. 1992 Dec; 73(6):2517-23.
29. Guralnik, J. M. Assessment of physical performance and disability in older persons. Muscle Nerve Suppl . 1997; 5.:S14-6.
30. Guralnik, J. M.; Branch, L. G.; Cummings, S. R., and Curb, J. D. Physical performance measures in aging research. J Gerontol. 1989 Sep; 44(5):M141-6.
31. Guralnik, J. M.; Ferrucci, L.; Simonsick, E. M.; Salive, M. E., and Wallace, R. B. Lower-extremity function in persons over the age of 70 years as a predictor of subsequent disability. N Engl J Med. 1995 Mar 2; 332(9):556-61.
32. Guyatt, G. H.; Sullivan, M. J.; Thompson, P. J.; Fallen, E. L.; Pugsley, S. O.; Taylor, D. W., and Berman, L. B. The 6-minute walk: a new measure of exercise capacity in patients with chronic heart failure. Can Med Assoc J. 1985 Apr 15; 132(8):919-23.
33. Hagerman, F. C.; Walsh, S. J.; Staron, R. S.; Hikida, R. S.; Gilders, R. M.; Murray, T. F.; Toma, K., and Ragg, K. E. Effects of high-intensity resistance training on untrained older men. I. Strength, cardiovascular, and metabolic responses. J Gerontol A Biol Sci Med Sci. 2000 Jul; 55(7):B336-46.
34. Hakkinen, K. and Hakkinen, A. Neuromuscular adaptations during intensive strength training in middle-aged and elderly males and females. Electromyogr Clin Neurophysiol. 1995 Apr-1995 May 31;

35(3):137-47.
35. Hakkinen, K. ; Kallinen, M.; Izquierdo, M.; Jokelainen, K.; Lassila, H.; Malkia, E.; Kraemer, W. J.; Newton, R. U., and Alen, M. Changes in agonist-antagonist EMG, muscle CSA, and force during strength training in middle-aged and older people. J Appl Physiol. 1998 Apr; 84(4):1341-9.
36. Harada, N. D.; Chiu, V., and Stewart, A. L. Mobility-related function in older adults: assessment with a 6-minute walk test. Arch Phys Med Rehabil. 1999 Jul; 80.(7.):837-41.
37. Harridge, S. D.; Kryger, A., and Stensgaard, A. Knee extensor strength, activation, and size in very elderly people following strength training. Muscle Nerve. 1999 Jul; 22(7):831-9.
38. Janssen, I.; Heymsfield, S. B., and Ross, R. Low relative skeletal muscle mass (sarcopenia) in older persons is associated with functional impairment and physical disability. J Am Geriatr Soc. 2002 May; 50(5):889-96.
39. Jette, A. M. Disablement outcomes in geriatric rehabilitation. Med Care. 1997; 35:JS28-JS37.
40. Judge, J. O. Resistance training. Top Geriatr Rehabil. 1993; 8(3):38-50.
41. Judge, J. O. ; Underwood, M., and Gennosa, T. Exercise to improve gait velocity in older persons. ArchPhys Med Rehabil. 1993 Apr; 74(4):400-6.
42. Katz, S.; Ford, A. B.; Moscowitz, R. W.; Jackson, B. A., and Jaffe M.W. Studies of illness in the aged. The index of ADL: A standardized measure of biological and psychological function. JAMA. 1963; 185:914-919.
43. Kraemer, W. J.; Adams, K.; Cafarelli, E.; Dudley, G. A.; Dooly, C.; Feigenbaum, M. S.; Fleck, S. J.; Franklin, B.; Fry, A. C.; Hoffman, J. R.; Newton, R. U.; Potteiger, J.; Stone, M. H.; Ratamess, N. A., and Triplett-McBride, T. American College of Sports Medicine position stand. Progression models in resistance training for healthy adults. Med Sci Sports Exerc. 2002 Feb; 34(2):364-80. Notes: CORPORATE NAME: American College of Sports Medicine.
44. Landers, K. A.; Hunter, G. R.; Wetzstein, C. J.; Bamman, M. M., and Weinsier, R. L. The interrelationship among muscle mass, strength, and the ability to perform physical tasks of daily living in younger and older women. J Gerontol A Biol Sci Med Sci. 2001 Oct; 56(10):B443-8.
45. Leplege, A.; Ecosse, E.; Pouchot, J.; Coste, J., and Perneger, T. Le questionnaire MOS SF-36. Manuel de l'utilisateur et guide d'interpréation des scores. Estem ed. Paris: 2001.
46. Nagi, S. Z. Some conceptual issues in disability and rehabilitation. Sussman MB. Sociology and rehabilitation. American Sociological Society ed. Washington, DC; 1965; pp. 100-113.
47. Ostir, G. V.; Carlson, J. E.; Black, S. A.; Rudkin, L.; Goodwin, J. S., and Markides, K. S. Disability in older adults. 1: Prevalence, causes, and consequences. Behav Med. 1999 Winter; 24(4):147-56.
48. Ostir, G. V.; Markides, K. S.; Black, S. A., and Goodwin, J. S. Lower body functioning as a predictor of subsequent disability among older Mexican Americans. J Gerontol A Biol Sci Med Sci. 1998 Nov; 53(6):M491-5.
49. Pu, C. T.; Johnson, M. T.; Forman, D. E.; Hausdorff, J. M.; Roubenoff, R.; Foldvari, M.; Fielding, R. A., and Singh, M. A. Randomized trial of progressive resistance training to counteract the myopathy of chronic heart failure. J Appl Physiol. 2001 Jun; 90(6):2341-50.
50. Pyka, G.; Lindenberger, E.; Charette, S., and Marcus, R. Muscle strength and fiber adaptations to a year-long resistance training program in elderly men and women. J Gerontol. 1994 Jan; 49(1):M22-7.
51. Roman, W. J. ; Fleckenstein, J.; Stray-Gundersen, J.; Alway, S. E.; Peshock, R., and Gonyea, W. J. Adaptations in the elbow flexors of elderly males after heavy-resistance training. J Appl Physiol. 1993 Feb; 74(2):750-4.
52. Schwartz, C. E. and Sprangers, M. A. Methodological approaches for assessing response shift in longitudinal health-related quality-of-life research. Soc Sci Med. 1999 Jun; 48(11):1531-48.
53. Schwartz, R. S. Sarcopenia and physical performance in old age: introduction. Muscle Nerve Suppl. 1997; 5:S10-2.
54. Seynnes, O.; Fiatarone Singh, M. A.; Hue, O.; Pras, P.; Legros, P., and Bernard, P. L. Physiological and functional responses to low-moderate vs. high intensity progressive resistance training in frail elders. J Gerontol Med Sci. 2004.
55. Taaffe, D. R.; Pruitt, L.; Pyka, G.; Guido, D., and Marcus, R. Comparative effects of high- and low-intensity resistance training on thigh muscle strength, fiber area, and tissue composition in elderly women. Clin Physiol. 1996 Jul; 16(4):381-92.
56. van den Brink, C. L.; Tijhuis, M.; Kalmijn, S.; Klazinga, N. S.; Nissinen, A.; Giampaoli, S.; Kivinen, P.; Kromhout, D., and van den Bos, G. A. Self-reported disability and its association with performance-based limitation in elderly men: a comparison of three European countries. J Am Geriatr Soc. 2003 Jun; 51(6):782-8.
57. Vincent, K. R.; Braith, R. W.; Feldman, R. A.; Magyari, P. M.; Cutler, R. B.; Persin, S. A.; Lennon, S. L.; Gabr, A. H., and Lowenthal, D. T. Resistance exercise and physical performance in adults aged 60 to 83. J Am Geriatr Soc. 2002 Jun; 50(6):1100-7.

58. Visser, M.; Kritchevsky, S. B.; Goodpaster, B. H.; Newman, A. B.; Nevitt, M.; Stamm, E., and Harris, T. B. Leg muscle mass and composition in relation to lower extremity performance in men and women aged 70 to 79: the health, aging and body composition study. J Am Geriatr Soc. 2002 May; 50(5):897-904.
59. Ware, J. E. Jr and Sherbourne, C. D. The MOS 36-item short-form health survey (SF-36). I. Conceptual framework and item selection. Med Care. 1992 Jun; 30(6):473-83.
60. Wilmore, J. H. The aging of bone and muscle. Clin Sports Med. 1991 Apr; 10(2):231-44.
61. Wood, P. H. N. Appreciating the consequences of disease: the International classification of impairments, disabilities and handicaps. World Health Organization Chronicle . 1980; 34:376-380.
62. World Health Organization. International classification of impairments, disabilities and handicaps . Geneva: World Health Organization ; 1980.
63. International Classification of Functioning, Disability and Health (ICF). Geneva: World Health Organization; 2001.

MANIEMENT DES ANTALGIQUES CHEZ LA PERSONNE AGÉE

J. DOUCET, C. MÉLIOT

Service de Médecine Interne Gériatrique, CHU de Rouen, 76031 Rouen cedex

La douleur est un symptôme fréquent chez les personnes âgées, mais souvent sous-estimé car son diagnostic est parfois difficile. En dehors de leurs causes elles-mêmes, les douleurs altèrent la qualité de vie et sont à l'origine de dépression, de troubles du sommeil, de recours aux soins médicaux avec polymédication, de troubles de la motricité, de retard de rééducation, de dénutrition, d'isolement social, de perte d'autonomie [9,34,35].

Sur le plan thérapeutique, la décision de traiter la douleur est d'autant moins discutable que la préservation de la qualité de vie est un objectif majeur. En revanche les modalités pratiques de prise en charge de la douleur restent mal validées en gériatrie. Il en résulte une situation contradictoire: la consommation d'antalgiques, notamment anti-inflammatoires non stéroïdiens (AINS) est importante après 70 ans, alors que bon nombre de personnes âgées continuent de souffrir et/ou présentent des effets indésirables dont une grande partie serait évitable.

Un âge avancé ne doit pas limiter les indications thérapeutiques antalgiques, d'autant que le traitement des douleurs chroniques est aussi efficace chez le sujet âgé que chez l'adulte jeune à condition de l'entreprendre selon une approche multidisciplinaire incluant prise en charge médicamenteuse, psychologique et rééducation [1,10,14,20,29].

La classification en 3 niveaux de l'OMS reste valable chez le sujet âgé [6]. L'absence de corrélation entre la dose de médicament administrée et l'action antalgique impose d'adapter le traitement à chaque situation. Bien que le vieillissement retentisse sur le métabolisme des médicaments, les études pharmacologiques ou les essais thérapeutiques spécifiques portant sur les antalgiques chez les personnes âgées restent rares. On extrapole donc habituellement les résultats d'études effectuées chez des sujets plus jeunes ou chez des malades cancéreux [9,15]. Ce chapitre n'aborde pas les thérapeutiques non médicamenteuses, ni les médicaments d'action antalgique indirecte (anti-spasmodiques) [9, 21, 36].

ANTALGIQUES DE NIVEAU I

Le paracétamol

Sur le plan pharmacocinétique, le vieillissement s'accompagne d'une diminution de la clairance du paracétamol de 43%, considérée comme non significative [22]. La dénutrition et les altérations rénales d'une part, et la prescription associée de médicaments inducteurs enzymatiques d'autre part, exposent à la survenue d'hépatites. En réalité les doses de 2 à 3 grammes/jour demeurent bien tolérées chez le sujet âgé et les effets indésirables du paracétamol sont rares [3]. Il est conseillé d'espacer les administrations toutes les 8 à 12 heures en cas d'insuffisance rénale évoluée (clairance de la créatinine inférieure à 15 ml/mn) [1]. Enfin il faut alerter le malade quant au risque de surdosage favorisé par une automédication.

L'aspirine et les autres anti-inflammatoires non stéroïdiens (AINS)

Les personnes âgées consomment beaucoup (trop) d'AINS: aux Etats-Unis 10 à 15 % des personnes âgées consomment des A.I.N.S. prescrits par le médecin et environ autant en consommeraient par automédication [5, 18]. En revanche les A.I.N.S. sont responsables d'une iatrogénie plus fréquente et plus grave chez la personne âgée [2,8,10,11,15,18,24,28,38]. Le risque d'accidents digestifs graves (hémorragies) sous AINS est multiplié par 4.1 à 5.5 après 65 ans alors qu'il est multiplié par 1,6 avant 65 ans [11,12,15,37]. La mortalité des accidents digestifs est globalement de 20 % après 65 ans. Le risque d'insuffisance rénale aiguë est augmenté de 3 à 4 fois chez la personne âgée et il est multiplié par 16 en cas d'interaction médicamenteuse [27]. Le risque de décompensation cardiaque est doublé chez la personne âgée et celui d'augmentation de la pression artérielle (consécutive à une rétention hydrosodée) est augmenté chez l'hypertendu âgé [16,17]. Quant aux troubles cognitifs (confusion), ils sont bien connus. Les circonstances favorisant les accidents des AINS en Gériatrie sont nombreuses:

- La surconsommation, résultant souvent de l'absence de respect des indications.
- Les modifications gastriques et rénales liées au vieillissement [33].

- La posologie, la durée (notamment au cours des 3 premiers mois de traitement) et le type d'A.I.N.S. (avec une toxicité plus importante des oxicams et des indoliques que celle du naproxène et de l'ibuprofène) [11].
- La comorbidité: déshydratation, pathologies digestives (antécédents d'ulcère gastro-duodénal, diverticulose colique ...), rénales, neurologiques, cardio-vasculaires.
- Certaines associations médicamenteuses sont à l'origine d'interactions dangereuses: anticoagulants, corticoïdes (majorant le risque digestif), diurétiques, I.E.C. (majorant le risque d'insuffisance rénale aiguë), psychotropes (majorant le risque de confusion) [31].

Il faut donc limiter les indications des A.I.N.S. aux pathologies inflammatoires et éviter de les prescrire comme traitement d'appoint ou comme simple antalgique dans les affections extra-rhumatologiques. En pratique, les indications thérapeutiques sont être limitées aux situations suivantes: rhumatismes inflammatoires chroniques; certaines arthroses douloureuses et invalidantes, après échec des antalgiques de niveau I, voire de niveau II; les poussées aiguës de chondrocalcinose, en seconde intention en cas d'échec de la colchicine. Dans l'arthrose (coxarthrose, gonarthrose), la prescription d'A.I.N.S. doit être réservée aux poussées douloureuses si celles-ci ne sont pas contrôlées par les antalgiques. Si ceux-ci sont nécessaires, leur prescription doit être de courte durée (moins de 15 jours) et doit privilégier les molécules de demi-vie d'élimination courte. Pour certaines localisations (genou) une infiltration intra-articulaire de corticoïdes peut être préférable à des AINS par voie générale.

Avant de débuter le traitement, le prescripteur doit s'assurer de l'absence de médicaments pouvant interférer avec le nouveau traitement (A.V.K., héparine, autres A.I.N.S.). Il faut vérifier l'absence de contre-indication à l'utilisation d'A.I.N.S. (déshydratation, ulcère gastro-duodénal évolutif, allergie). La fonction rénale doit être évaluée avant toute prescription (formule de Cockroft). La prescription d'AINS est contre-indiquée si la clairance de la créatinine est inférieure à 30 ml/mn.

A l'initiation du traitement, il est recommandé de réduire les doses en fonction du poids chez le sujet de plus de 70 ans, d'éviter les molécules de demi-vie longue, d'éviter les indoliques et les oxicams [8]. Les A.I.N.S. percutanés ont un faible passage systémique et ils sont préférables pour traiter les affections inflammatoires des articulations superficielles. L'utilisation des coxibs après 70 ans doit respecter les mêmes conditions que celles des AINS classiques car l'intérêt de l'utilisation préférentielle des coxibs en Gériatrie n'est pas actuellement démontré. L'amélioration de la tolérance digestive avec les coxibs n'est pas établie chez le sujet âgé. Le risque rénal persiste (existence de l'activité de la Cox 2 au niveau rénal), notamment en cas de déshydratation ou d'association médicamenteuse à risque (IEC, diurétique) [16]. D'autre part, la disparition de l'action anti-agrégante plaquettaire reste actuellement très débattue et incite à la prudence chez les malades âgés ayant une insuffisance coronarienne [25]. La dose minimale efficace doit être recherchée. Une protection gastrique (misoprostol, oméprazole) est systématiquement prescrite, a fortiori en cas d'antécédents ulcéreux. L'administration concomitante d'I.E.C. ou de diurétiques est déconseillée chez les malades âgés (fréquemment exposés à des épisodes de déshydratation) notamment au cours d'affections aiguës intercurrentes. L'information du malade et de son entourage est indispensable, notamment en ce qui concerne le dépistage des effets indésirables et l'auto-médication.

La surveillance du traitement nécessite de s'assurer de la bonne tolérance du médicament au plan digestif (douleurs épigastriques, méléna, signes d'anémie ou de saignements), rénal (prise de poids, oedèmes des membres inférieurs, diminution de la diurèse), neurologique (confusion), hémodynamique (pression artérielle en cas d'HTA, hydratation) et hématologique (hématome sous-cutané, fragilité capillaire). Certains paramètres biologiques doivent être vérifiés 5 à 7 jours après le début du traitement : créatininémie, ionogramme sanguin. Les paramètres biologiques doivent être aussi contrôlés lors de l'apparition d'un symptôme évocateur d'effet indésirable, lorsque la posologie du médicament est augmentée ou après l'introduction d'un traitement antihypertenseur ou diurétique.

ANTALGIQUES DE NIVEAU II

La codéine

La codéine est métabolisée en morphine par l'intermédiaire de l'iso-enzyme 2D6 du cytochrome P450, avec une variabilité interindividuelle importante expliquant les différences d'efficacité [26]. Il existe une corrélation négative entre la demi-vie plasmatique de la codéine et la fonction rénale qui doit donc être prise en considération [7]. Les effets indésirables de la codéine (nausées, vomissements, constipation, somnolence) sont minimes et régressent généralement après quelques jours de traitement [6]. En revanche le risque de fractures du col fémoral associé à la prise de codéine responsable de chutes est presque doublé en cas d'association avec le paracétamol ou avec les psychotropes, notamment avec les inhibiteurs spécifiques de recapture de la sérotonine (en raison de l'interaction avec le 2D6). En cas d'association avec le paracétamol

(Efferalgan codéine®, Codoliprane®, ...), une dose de codéine de 120-180 mg/j peut être progressivement atteinte en l'absence d'insuffisance rénale. Il est nécessaire d'espacer les prises d'au moins 8 heures lorsque la clairance de la créatinine est inférieure à 15ml/mn.

Le dextropropoxyphène

Le dextropropoxyphène est souvent utilisé, seul ou en association avec le paracétamol (Diantalvic®). Certaines études suggèrent que l'efficacité du dextropropoxyphène est peu différente par rapport au paracétamol ou ou à l'aspirine [9]. A dose équivalente, son pouvoir antalgique serait d'environ 30% inférieur à celui de la codéine, avec une demi-vie d'élimination plus longue [4]. Le risque de fractures du col fémoral associé à la prise de dextropropoxyphène est presque doublé en cas d'association avec le paracétamol ou les psychotropes. Les hypoglycémies parfois graves induites par le dextropropoxyphène sont exceptionnelles. La posologie habituelle est de 195 mg/j pour le dextropropoxyphène seul et de 120 à 180 mg/j en cas d'association avec le paracétamol. L'insuffisance rénale sévère (clairance de la créatinine <15 ml/mn) contre-indique l'utilisation de ce produit.

Le tramadol

Le tramadol (Topalgic®, Contramal®, ...) est un médicament plus récemment utilisé en France notamment pour le traitement des douleurs aiguës. Il est utilisé seul ou en association avec le paracétamol (Ixprim®). Ses effets indésirables sont ceux des opiacés (digestifs, céphalées, somnolence, vertiges, sécheresse buccale) sont transitoires. Il ne bénéficie pas d'évaluation à long terme chez les personnes âgées, mais les confusions surviennent préférentiellement chez ces patients [10]. Le risque de trouble de vigilance ou de convulsions est majoré en cas d'administration concomitante de psychotropes (dépression du système nerveux central et/ou abaissement du seuil épileptogène), situation fréquente en Gériatrie. La posologie quotidienne est de 200 à 400 mg/j. Pour la présentation d'action rapide, il est conseillé d'augmenter l'intervalle entre les administrations après 75 ans (8 heures) et de ne pas dépasser 300 mg/j. La posologie du tramadol doit être diminuée de moitié avec une administration toutes les 12 heures si la clairance de la créatinine est inférieure à 30 ml/mn. Une clairance de la créatinine inférieure à 10 ml/mn contre-indique la prescription de tramadol [13].

ANTALGIQUES DE NIVEAU III

Les études pharmacocinétiques concernant cette classe d'antalgiques sont limitées, notamment en ce qui concerne le nombre de sujets inclus dans les essais.

La morphine

A posologie identique, la morphine en administration aiguë est 3 à 4 fois plus puissante chez le sujet âgé que chez le sujet jeune [9,10,19]. Cette situation est due aux modifications pharmacocinétiques (réduction du volume de distribution) et pharmacodynamiques (augmentation de la sensibilité des récepteurs de ces médicaments chez les malades âgés [10,19]. En revanche, cette différence disparaît après plusieurs jours, malgré la diminution de la clairance et l'accumulation de métabolite actif [6].

L'initiation d'un traitement oral morphine peut commencer en fonction du contexte (intensité et évolution de la douleur), soit par l'administration de chlorhydrate de morphine, en sirop (Morphine Meram® 0,1% et 2%) ou sous forme de comprimés (Actiskenan®, Sevredol®) toutes les 4 à 6 heures, soit directement sous forme de sulfate de morphine d'action prolongée. Certaines précautions sont nécessaires: doses initiales de 20 à 30 mg/24 heures, plus faibles que pour un adulte plus jeune, notamment lorsque le malade n'avait pas d'antalgique de niveau II. Lorsque le malade était préalablement traité par dextropropoxyphène, codéine ou tramadol, le tableau d'équi-analgésie utilisé chez le sujet jeune reste valable. Les doses sont ensuite augmentées par paliers de 50% jusqu'à obtention de l'effet antalgique. A ce moment, il est possible de remplacer le chlorhydrate de morphine par du sulfate de morphine d'action prolongée (Moscontin LP®, Skenan LP®) pour diminuer le nombre de prises médicamenteuses à 2 par 24 heures. La dose quotidienne de sulfate de morphine est la même que la dose quotidienne de chlorhydrate per os. Chez un patient traité par morphine d'action prolongé, il est possible de prescrire de la morphine d'action immédiate ou interdoses (Actiskenan®, Sevredol®) en cas de renforcement douloureux aigu.

Lorsque la morphine ne peut par être administrée par voie orale, elle peut être administrée sous forme de chlorhydrate par voie injectable : injection sous cutanée toutes les 4 à 6 heures, ou perfusion continue à la seringue électrique sous cutanée, voire intra-veineuse. La dose quotidienne de morphine injectable correspond alors à la moitié de la dose orale.

Le vieillissement s'accompagne d'une majoration de certains effets indésirables de la morphine: notamment les nausées et vomissements, la constipation, la rétention vésicale et les troubles neuro-psychiques (confusion, somnolence). Leur survenue peut être plus rapide que l'analgésie [9,10]. Les morphiniques prescrits à doses initiales faibles et progressives n'induisent pas de dépression respiratoire et la somnolence régresse après quelques jours de traitement. La prévention systématique de la constipation impose d'administrer rapidement un laxatif non irritant (ex: lactulose ou polyéthylène glycol). La recherche d'une rétention vésicale doit être quotidienne (diurèse, examen abdominal, bladder scan). En cas de nausées ou de vomissements, il faut éviter l'administration conjointe de neuroleptiques (métoclopramide) en première intention. En effet les sujets âgés sont plus sensibles à l'action anticholinergique de ces médicaments qui les exposent de plus à une majoration du risque de trouble de vigilance par potentialisation au niveau du système nerveux central [9]. La crainte d'une dépendance ou d'une accoutumance doit être pondérée par la nécessité d'améliorer le confort d'un malade, notamment en fin de vie, et ne doit pas faire retarder la prescription de morphiniques, à condition que la posologie initiale soit modérée.

En cas d'administration chronique les doses efficaces de morphine sont peu différentes de celles du sujet jeune [6]. Toute diminution des doses a priori (dans la perspective d'une diminution du risque d'effets indésirables) exposerait à un retard d'obtention d'une sédation satisfaisante [6,9].

Trois situations méritent être individualisées :

- les personnes âgées préalablement traitées par un psychotrope (anxiolytique, hypnotique, antidépresseur et/ou neuroleptique) sont exposées à un risque d'interaction médicamenteuse avec les morphiniques à l'origine de troubles de vigilance parfois graves (coma, dépression respiratoire, pneumopathie d'inhalation). La mise en route d'un traitement par morphinique doit donc s'accompagner d'une réévaluation du traitement psychotrope.
- chez les malades alimentés par sonde naso-gastrique, il est possible d'ouvrir les gélules de Skénan® et de mélanger les microgranules avec le liquide administré par la sonde.
- enfin les indications d'administration parentérale continue de morphine sont limitées à la fin de vie et en milieu hospitalier ou institutionnel, en cas d'altération sévère de l'état général, de troubles digestifs rendant impossible la voie orale et/ou de troubles cognitifs majeurs.

Le fentanyl

Le fentanyl est un opioïde fort liposoluble beaucoup plus puissant que la morphine habituellement utilisé par voie transdermique sous forme de patchs (Durogésic®). Il bénéficie d'études gériatriques spécifiques qui ont mis en évidence une augmentation transitoirement plus rapide et plus importante des concentrations plasmatiques et une clairance diminuée ou inchangée [32]. Ses effets indésirables sont moindres qu'avec la morphine. La posologie du fentanyl doit être progressive, a fortiori en cas de dénutrition, et utilise plusieurs dosages différents (25, 50, 75 et 100 μg/h). Il est généralement conseillé de ne l'utiliser qu'en relais de la morphine et pour des douleurs d'intensité stable, en sachant que le délai d'action est lent après la pose du patch mais que l'effet est prolongé permettant le changement de patch toutes les 72 heures (10). La fièvre expose à une augmentation de la concentration plasmatique du Fentanyl secondaire à la vasodilatation cutanée qui augmente la vitesse d'absorption.

La buprénorphine

Cet antalgique est désormais moins prescrit en raison de la mise sur le marché des nouveaux antalgiques de niveau III. Chez les personnes âgées, la buprénorphine (Temgésic®) doit être utilisée à la dose de moitié de celle préconisée chez les adultes plus jeunes. Il existe une forme injectable pour la voie veineuse ou sous cutanée, et une forme sublinguale.

Autres médicaments opioïdes de niveau III

La pentazocine et la péthidine ne devraient plus être utilisées chez les sujets âgés, car elles ne présentent aucun avantage sur la morphine et ont un profil de tolérance moins bon: la pentazocine (Fortal®) induit un risque important de syndrome confusionnel et d'hallucinations [8,9]. La péthidine a des effets anticholinergiques.

L'hydromorphone (Sophidone®), destiné au traitement des douleurs cancéreuses en relais de la morphine (notion de rotation des opioïdes) bénéficie de peu d'informations quant à son utilisation gériatrique. Les posologies initiales doivent être réduites chez le sujet âgé et/ou insuffisant rénal [1].

Le Kapanol® (sulfate de morphine à libération prolongée administré une fois par jour) et l'Oxycontin® (chlorydrate d'oxycodone administré 2 fois par jour) ne bénéficient pas encore d'évaluation thérapeutique gériatrique.

Les psychotropes co-analgésiques

Les psychotropes co-analgésiques sont généralement utilisés pour traiter les douleurs de désafférentation: névralgie post-zostérienne ou post-traumatique, compression nerveuse, névralgie, neuropathie diabétique... Lorsqu'ils sont utilisés comme traitement adjuvant des morphiniques (douleurs cancéreuses), ils potentialisent l'action des morphiniques, avec majoration du risque de dépression du système nerveux central, voire de chutes.

Les antidépresseurs tricycliques

Les antidépresseurs tricycliques sont d'autant plus indiqués chez les personnes âgées qu'il existe un lien entre la douleur et la dépression et qu'ils peuvent corriger les troubles du sommeil associés aux douleurs [36]. L'effet antalgique survient à des doses inférieures à celles requises pour l'action anti-dépressive. Toutefois, les personnes âgées sont particulièrement sensibles à leurs effets anticholinergiques centraux (confusion, délire) ou périphériques (sécheresse buccale, troubles visuels, tachycardie, rétention vésicale, constipation).

Il est recommandé d'utiliser des doses initialement faibles, qui seront augmentées par paliers en l'absence d'effet indésirable: par exemple 10 à 25 mg d'amitriptyline (Laroxyl®, Elavil®) au coucher, en augmentant par paliers de 10 à 20 mg jusqu'à obtention de l'analgésie [36].

Les anti-comitiaux

Il s'agit principalement de la carbamazépine (Tégrétol®), et du clonazépam (Rivotril®). Il est nécessaire d'en réévaluer régulièrement la posologie pour déterminer la dose minimale efficace et limiter les effets indésirables. Ces derniers semblent plus fréquents chez les personnes âgées, notamment la sédation sous clonazépam. Les posologies doivent être progressivement augmentées pour atteindre 200 à 400 mg par jour pour la carbamazépine et 0,5 à 4 mg/jour pour le clonazepam [36]. La carbamazépine fait l'objet de nombreuses interactions médicamenteuses et notamment interfère sur le métabolisme du tramadol et expose à un diminution de l'efficacité de ce dernier. La gabapentine (Neurontin®) a montré son efficacité dans les douleurs post-zostériennes des sujets âgés. Son profil de tolérance semble intéressant et il ne donne pas lieu à des interactions médicamenteuses [30]. Les doses de gabapentine doivent être ajustées à la clairance de la créatinine.

Les neuroleptiques (phénothiazines)

Leurs nombreux effets secondaires à type d'hypotension orthostatique, de sédation, d'effets anticholinergiques, et de syndromes extrapyramidaux en limitent l'emploi. Ils sont parois utiles en situation de fin de vie lorsqu'un effet sédatif est recherché.

Surveillance du traitement antalgique

L'efficacité thérapeutique d'un traitement antalgique doit être évaluée au moyen des outils vus précédemment, utilisés avant le début du traitement puis tout au long du suivi. Elle doit plus particulièrement porter sur la qualité de vie du patient et s'appuyer sur le témoignage de la famille et des soignants.

La prescription médicamenteuse doit être impérativement rediscutée avec le malade et son entourage lors de chaque ordonnance afin d'interrompre certains médicaments devenus inutiles ou faisant double emploi ou encore contre-indiqués par une pathologie intercurrente.

Le traitement des douleurs est souvent difficile et ne se limite pas au traitement antalgique, mais nécessite un travail d'équipe et une très bonne communication entre le patient et les membre de cette équipe. Le retentissement psychologique, souvent important, nécessite une prise en charge spécifique. Les douleurs difficiles à contrôler doivent conduire à la collaboration avec les centres spécialisés.

RÉFÉRENCES

1. AGS panel on chronic pain in older persons. The management of chronic pain in older persons. J. Am. Ger. Soc. 1998, 46: 635-651.
2. Agrawal N. Risk factors for gastrointestinal ulcers caused by NSAIDs. J. Fam. Pract. 1991, 32, 6: 619-624.
3. Bannwarth B, Pehourcq F, Lagrange F et al. Single and multiple dose pharmacokinetics ofacetaminophen (paracetamol) in polymedicated very old patients with rheumatic pain.J Rheumatol. 2001;28(1):182-4.
4. Beaver W. T. Impact of non-narcotic oral analgesics on pain management. Am. J. Med. 1988, 84 (suppl. 5A): 3-15.
5. Chrischilles EA, Lemke JH, Wallace RB et al. Prevalence and characteristics of multiple analgesic drug use in an elderly study group. J. Am. Ger. Soc. 1990, 38(9):979-84.
6. Ciaroni-Rappaz O. et al. Traitement de la douleur cancéreuse chez la personne âgée. Schweiz. Apotheker-Zeitung 1988, 13: 376-383.
7. Davies K N, Castleden C M, McBurney A, Jagger C. The effect of ageing on the pharmacokinetics of dihydrocodeine. Eur. J. Clin. Pharmacol. 1989, 37 (4): 375-379.
8. Enck R. E. Pain control in the ambulatory elderly. Geriatrics 1991, 46, 3: 49-56.
9. Ferrell B. A. Pain management in elderly people. J. Am. Ger. Soc. 1991, 39, 1: 64-71.
10. Ferrell B.A. Pain evaluation and management in the nursing home. Ann. Intern. Med. 1995, 23, 9: 681-687.
11. Gabriel S.E., Jaakkimainen L, Bombardier C. Risk for serious gastrointestinalcomplications related to use os NSAIDs. A meta-analysis. Ann. Int. Med. 1991, 115, 10: 787-796.

12. Gibson G.R. et al. Colitis induced by NSAIDs. Arch. Intern. Med. 1992, 152: 625-632.
13. Gibson T P Pharmacokinetics, efficacy and safety of analgesia with a focus on tramadol HCI. Am. J. Med. 1996, 101 (suppl A): 47S-54S.
14. Gloth F M Concerns with chronic analgesic therapy in elderly patients. Am. J. Med. 1996,101 (suppl A): 19S-24S.
15. Griffin M. R. et al. NSAID use and increased risk for peptic ulcer disease in elderly persons. Ann. Int. Med. 1991, 114, 4: 257-263.
16. Hao CM, Komhoff M, Guan Y et al. Selective targeting of cyclooxygenase-2 reveals its role in renal medullary interstitial cell survival. Am. J. Physiol. 1999, 277 (3 Pt2): F352-359.
17. Heerdink ER, Leufkens HG, Herings RMC et al. NSAIDs associated with increased risk of congestive heart failure in elderly patients taking diuretics. Arch. Intern. Med. 1998, 158: 1108-1112.
18. Johnson A.G. et al. The problems and pitfalls of NSAID therapy in the elderly (part I). Drugs and Aging. 1991, 1, 2: 130-143.
19. Kaiko R. F. et al. Narcotics in the elderly. Med. Clin. Noth. Am. 1982, 66, 5: 1079-1089.
20. Middaugh S.J. et al. Chronic pain: its treatment in geriatric and younger patients. Arch. Phys. Med. Rehabill. 1988, 69: 1021-1026.
21. Miller T.W. et al. An overview of chronicpain. Hosp. Com. Psch. 1990, 41(4), 433.
22. Miners J O, Penhall R, Robson R A, Birkett. Comparison of paracetamol metabolism in young adult and elderly males. Eur. J. Clin. Pharmacol. 1988, 35 (2): 157-160.
23. Mulkerrin EC, Clark BA, Epstein FH. Increased salt retention and hypertension from non steroidal agents in the elderly. Q.J.M. 1997, 90 (6):411-415.
24. Murray M.D. et al. NSAIDs Clin. Ger. Med. 1990, 6, 2: 356-397.
25. Mukherjee D, Nissen SE, Topol EJ. Risk of cardiovascular events associated with selective COX-2 inhibitors. JAMA. 2001; 286 (8): 954-959.
26. Ozdemir V, Fourie J, Busto U, Naranjo C A. Pharmacokinetic changes in the elderly. Do they contribute to drug abuse and dependence ? Clin. Pharmacokin. 1996, 31 (5): 372-385.
27. Pérez Gutthann S, Garcia Rodriguez LA, Raiford DS et al. Non steroidal anti inflammatory drugs and the risk of hospitalization for acute renal failure. Arch. Intern. Med. 1996, 156: 2433-2439.
28. Philips AC, Polisson RP, Simon LS. NSAIDs and the elderly. Toxicity and economic implications. Drugs and Aging 1997, 10 (2): 119-130.
28. Rapin C. H. et al.Les douleurs du vieillard. Médecine et Hygiène, 1991, 49, 3117-3129.
30. Rowbotham, Harden N, Stacey B et al. Gabapentin for the treatment of postherpetic neuralgia: a randomized controlled trial. JAMA. 1998; 280(21):1837-42.
31. Singh G. Recent considerations in non-steroidal anti-inflammatory drug pastropathy. Am. J. Med. 1998, 105 (1B): 31S-38S.
32. Singleton M A, Rosen J I, Fischer D M. Pharmacokinetics of fentanyl in the elderly. Br. J. Anaesth. 1988, 60 (6): 619-622.
33. Solomon DH, Gurwitz JH. Toxicity of non-steroidal anti-inflammatory drugs in the elderly: is advanced age a risk factor ? Am. J. Med. 1997, 102 (2): 208-215.
34. Sorkin B. R. et al. Chronic pain in old and young patients ; differences appear less important than similarities. J. Gerontol. Psychol. Sci. 1990 ; 45 : 64-68.
35. Thomas M. R. et al. Age and pain : a comparative study of the younger and older eldery. J. Pain Management 1988 ; 1 : 174-179.
36. Wall R.T. Use of analgesics in the elderly. Clin. Ger. Med. 1990, 6, 2: 345-364.
37. Weil J, Langman MJS, Wainwright P et al. Peptic ulcer bleeding: accessory risk factors and interactions with non-steroidal anti-inflammatory drugs. Gut 2000, 46: 27-31.
38. Weinblatt. M. E. NSAID toxicity: increased risk in the elderly. Scand. J. Rheumatol. 1991 (suppl. 91): 9-17.

EPIDÉMIOLOGIE ET ASPECTS CLINIQUES DE LA COMITIALITÉ DU SUJET AGÉ

M. KIESMANN

Service de Médecine Interne Gériatrie - Centre de Gérontologie – Hôpitaux Universitaires de Strasbourg – 67000 Strasbourg, Correspondance : Madame le Docteur M. Kiesmann, Praticien Hospitalier, Hôpital de la Robertsau, Centre de Gérontologie BP 426 – 67091 Strasbourg Cédex. Tél : 03.88.11.55.11 – Fax : 03.88.11.55.26.

Résumé : *L'incidence des crises d'épilepsie et de l'épilepsie est élevée chez le sujet âgé. La distinction entre crises provoquées et crises non provoquées ou spontanées est importante et définie selon la terminologie des crises comitiales et de l'épilepsie. Les enquêtes épidémiologiques récentes déterminent un chiffre d'incidence allant de 134 à 139 cas pour cent mille habitants par an pour les patients de 65 ans et plus. La première étiologie est l'accident vasculaire cérébral et le risque de récurrence est élevé chez le sujet âgé. Le type principal de crise est la crise partielle et l'état de mal épileptique a une morbidité élevée. Le taux de l'épilepsie idiopathique ou cryptogénique pourrait s'expliquer par une sous évaluation de la maladie d'Alzheimer dans ces tranches d'âge.*

Mots clés : *Epidemiologie, épilepsie, crise, personne âgée.*

EPIDEMIOLOGIE DE LA COMITIALITÉ DU SUJET AGÉ

L'incidence de la comitialité a une répartition bi-modale avec un pic dans l'enfance et un pic après 65 ans. Les accidents vasculaires cérébraux sont l'étiologie principale des crises non provoquées des sujets de plus de 60 ans avec un risque de récurrence plus élevé chez le sujet âgé.

Terminologie de la comitialité

- La première crise comitiale peut être soit provoquée par une agression cérébrale aiguë soit spontanée si aucun facteur déclenchant immédiat n'est retrouvé. Ces deux aspects étaient auparavant rassemblés sous le terme de nouvelle crise.
- L'épilepsie est caractérisée par des crises épileptiques répétées, deux ou plus, non provoquées par une cause immédiate identifiée. C'est la récurrence de la crise comitiale qui permet de porter le diagnostic d'épilepsie.
- Pour certains un électroencéphalogramme anormal avec des anomalies épileptiformes après une crise isolée pourrait autoriser le diagnostic d'épilepsie.

Il existe deux classifications : l'une permet de typer les crises, l'autre de classer l'épilepsie. La comitialité peut prendre la forme de crise généralisée si l'activité critique est diffusée à l'ensemble du cortex ou la forme d'une crise partielle si l'activité critique est focalisée au niveau du cortex cérébral. L'activité critique focalisée peut diffuser secondairement et prendre alors la forme d'une crise clinique secondairement généralisée. Une crise comitiale peut être provoquée par une agression cérébrale aiguë ou spontanée sans cause immédiate déclenchante, comme c'est le cas de l'épilepsie.

La classification de la ligue internationale contre l'épilepsie est une classification électroclinique de syndromes.

Le syndrome épileptique est défini par le type de crise, l'étiologie, la localisation anatomique, les facteurs déclenchants, l'âge de début, la gravité, la chronicité et le rythme circadien.

Après avoir typé la crise comitiale, on définit si elle est provoquée ou spontanée.

La comitialité non provoquée ou spontanée peut être symptomatique d'une lésion stable ou d'une affection neurologique évolutive ou encore en rapport avec d'autres étiologies inconnues regroupant les crises d' épilepsies idiopathiques et cryptogéniques. Les épilepsies cryptogéniques se distinguent des épilepsies idiopathiques par l'existence présumée d'une lésion causale, de sorte que les épilepsies cryptogéniques font partie des épilepsies symptomatiques. Il convient ici de rappeler que le rapport scanner normal sur imagerie par résonnance magnétique cérébrale anormale est de 13,2 % de sorte que le diagnostic d' épilepsie lésionnelle se précise en imagerie par resonnance magnétique nucleaire.

L'épilepsie active est définie par la présence d'anomalies paroxystiques à l'électroencéphalogramme avec la notion d'une dernière crise comitiale clinique dans les trois années précédentes.

L'état de mal épileptique est défini comme une crise épileptique qui persiste suffisamment longtemps ou se répète à des intervalles suffisamment brefs pour créer une condition épileptique fixe et durable. La classification internationale définit l'état de mal épileptique comme une crise épileptique durant plus de trente minutes ou comme des convulsions intermittentes sans récupération de la conscience.

Incidence et Prévalence des manifestations comitiales chez le sujet âgé

L'incidence correspond au nombre de nouveaux cas de cette pathologie apparaissant dans une population donnée durant une durée déterminée. Elle est généralement exprimée pour cent mille habitants par an.

La prévalence est le nombre total de cas par unité de population à un moment précis. Elle dépend de l'incidence et du nombre de survivants.

L'incidence cumulative s'exprime en terme de taux, rapport du nombre d'affections recherchées sur le nombre total de personnes incluses durant la période d'observation.

Incidence

Une étude prospective d'une durée de 34 mois selon Forsgren et Coll. [1] a permis de chiffrer l'incidence des crises comitiales non provoquées à 56 cas pour cent mille habitants par an, sans différence de sexe globalement et un chiffre de 139 cas pour cent mille habitant par an au delà de 65 ans et, dans cette population répertoriée en Suède, la proportion d'hommes était dans ce groupe plus importante (166 hommes pour 116 femmes).

Une étude rétrospective portant sur une période de cinquante ans ou étude de Rochester [2] a montré que l'incidence pour toutes les manifestations comitiales était de 130 cas pour cent mille habitants par an et 1,5 % des cas de plus de 75 ans avaient une épilepsie active.

L'étude prospective menée dans le canton de Genève [3] pendant la période allant de 1990 à 1991 a permis de chiffrer l'incidence de la première crise comitiale provoquée et de la première crise spontanée à 69,4 cas pour cent mille habitants par an avec une distribution bimodale. L'incidence était de 71 cas pour cent mille habitants par an pour le groupe allant de 0 à 10 ans et de 107,5 cas pour cent mille habitants par an pour le groupe de plus de 60 ans. Les crises provoquées représentaient 25,2 cas pour cent mille habitants par an et les crises spontanées 46,5 cas pour cent mille habitants par an.

L'étude prospective de Hauser et Coll. [4] portant sur l'année 1992 dans le Minnesota a permis de calculer l'incidence de l'épilepsie ou de la première crise comitiale spontanée à 134 cas pour cent mille habitants par an pour les personnes de plus de 65 ans.

L'étude prospective de Loiseau et Coll. [5] portant sur la période de 1984 à 1989 à Bordeaux a répertorié les nouvelles crises avec une incidence globale de 69 cas pour cent mille habitants par an et un chiffre de 127,2 cas pour cent mille habitants pour la population de plus de 60 ans.

Le taux d'incidence cumulative des crises comitiales non provoquées dans la tranche d'âge entre 17 et 84 ans était de 4,6 % dans l'étude suédoise de Forsgren. La proportion d'épilepsie symptomatique augmentait avec l'âge et l'étiologie a été présumée dans 77 % des cas des personnes de plus de 60 ans.

L'incidence de l'état de mal épileptique augmente avec l'âge. Il a été établi un chiffre d'incidence de 17,5 cas pour cent mille habitants par an dans l'étude rétrospective de Rochester (période de 1965 à 1984) par G. Logrosino.

Selon l'étude de Logrosino, l'incidence de l'état de mal épileptique a un pic à un an et un pic à soixante dix ans ; 49 % d'entre eux concernent des personnes âgées et 50 % ont une étiologie.

L'incidence de l'état de mal épileptique était de 41 cas pour cent mille habitants par an dans l'étude Richmond avec une mortalité de 26 % chez les adultes selon l'étude De Lorenzo [6].

Prévalence

La prévalence de la première crise comitiale non provoquée était chiffrée à 8,7 cas pour mille habitant avec un sexe ratio de 1,5 hommes pour une femme, selon l'étude de Picot répertoriée à Béziers.

La prévalence de l'épilepsie était de 7 cas pour mille habitants, selon l'étude de Hauser et Coll. au Minnesota entre 1979 et 1992.

L'épilepsie active augmente avec l'âge. Elle est une cause importante de morbidité chez le sujet âgé. L'étude de De la Court et al. [7] en 1996 portant sur une population de Rotterdam a montré une prévalence de l'épilepsie active de 1,2 % pour la population entre 85 et 94 ans, alors qu'elle était de 0,9 % pour la population entre 55 et 95 ans dans une étude portant sur 5 559 patients inclus de 1991 à 1993.

L'étude de l'incidence et de la prévalence de la comitialité du sujet âgé requiert une méthodologie portant sur la définition des événements pris en compte. Il s'y inscrit également la méthodologie concernant la population étudiée afin d'éviter les biais d'enregistrement des éléments pris en compte. Cet enregistrement doit être exhaustif et ajusté à l'âge. L'étude C.A.R.O.L.E. ou coordination active du réseau observatoire longitudinal des épilepsies, a porté sur une cohorte de 1 942 patients avec des crises nouvellement diagnostiquées non provoquées et seulement 7 % d'entre eux avaient plus de 65 ans. L'enregistrement était assuré exclusivement par des neurologues et la répartition bimodale n'a pas été retrouvée.

La répartition des crises comitiales du sujet âgé

La première crise provoquée en rapport avec une agression cérébrale aiguë a pour étiologie les accidents vasculaires cérébraux pour les personnes de plus de 80 ans dans 50 % des cas et principalement des accidents vasculaires hémorragiques. Les autres étiologies sont par ordre décroissant les troubles métaboliques, les traumatismes crâniens dont les hématomes sous duraux, le sevrage en alcool, les causes toxiques et infectieuses du système nerveux central et enfin, l'arrêt brutal d'un traitement sédatif ou anxiolytique [8].

La première crise non provoquée et l'épilepsie du sujet de plus de 65 ans ont pour cause principale l'accident vasculaire cérébral dans 33 % des cas, la maladie d'Alzheimer dans 11,7 % des cas, les néoplasmes dans 4 % des cas, les traumatismes crâniens dans 1 % des cas, les causes infectieuses dans 0,6 % des cas et enfin les causes idiopathiques et cryptogéniques dans 49,7 % des cas [8].

L'étiologie des crises comitiales non provoquées est présumée dans 77 % des cas des personnes de plus de 60 ans et 50 % d'entre eux sont en rapport avec un accident vasculaire cérébral.

Epilepsie et accident vasculaire cérébral du sujet âgé

Une crise d'épilepsie peut être provoquée par un accident vasculaire cérébral pour 2,4 % des accidents vasculaires cérébraux et la mortalité est alors plus importante.

Une crise d'épilepsie non provoquée peut être symptomatique d'un accident vasculaire cérébral et on admet un délai de un mois après l'accident vasculaire cérébral.

Les accidents vasculaires cérébraux ont une incidence annuelle de 1,7 à 3,6 cas pour mille habitants par an entre 55 ans et 64 ans et de 4,9 à 8,9 cas pour 1000 habitants par an entre 64 ans et 74 ans [9]

La prévalence des accidents vasculaires cérébraux augmente avec l'âge. Elle est de 4 à 8 cas pour mille habitants par an dans les pays occidentaux et supérieure à 2 cas pour mille habitants au Japon. Environ 75 % des patients atteints d'accidents vasculaires cérébraux ont plus de 65 ans. Le sexe ratio homme/femme est de 1,1 et 2,2 selon les tranches d'âge [9].

On admet un risque relatif de développer une crise comitiale ou une épilepsie estimé à 35,2 dans l'année qui suit un accident vasculaire cérébral et un risque relatif de 19,0 dans la deuxième année suivante par rapport à la population générale. Le risque est de 11,5 % pour le développement d'une épilepsie dans les 5 ans qui suivent un accident vasculaire cérébral. Le risque de récurrence est plus élevé chez le sujet âgé [9] [10].

Mortalité et épilepsie

Le ratio standardisé de mortalité des épileptiques est entre 1,4 et 2,9. La surmortalité est en rapport avec la cause de l'épilepsie ou une cause intercurrente ou encore un état de mal.

L'incidence de mort subite se situe entre 0,9 et 1,3 cas pour mille patients, soit entre 1,5 et 17 % des décès des épileptiques. C'est dans ces cas que l'on peut discuter les troubles du rythme cardiaque observés au cours de l'épilepsie et les distinguer des rares crises d'épilepsie arythmogènes [11] [12].

Epilepsies partielles et épilepsies généralisées

Les épilepsies partielles représentent la majorité des épilepsies du sujet âgé.

Les chiffres de 51 % de crises partielles contre 34,5 % de crises généralisées et 14 % de crises indéterminées sont rapportés dans l'étude Carole [8].

Epilepsie idiopathique du sujet âgé

L'épilepsie idiopathique ou cryptogénique des sujets de plus de 65 ans représente 49,7 % des épilepsies et des premières crises comitiales non provoquées [13]. Ce chiffre élevé pourrait s'expliquer par une sous estimations de cas de maladie d'Alzheimer. En effet la prévalence de la maladie d'Alzheimer estimée à 4 à 6 % dans la population de 65 ans et plus, semble doubler tous les 4,2 ans entre 65 et 95 ans [14]. Il n'a pas été confirmé jusqu'à présent l'existence d'une épilepsie secondaire généralisée tardive sans anomalie inter critique comme l'avait évoqué H. Gastaut [15] en 1980.

CONCLUSION

L'incidence des crises non provoquées et de l'épilepsie est élevée chez le sujet âgé avec un chiffre de 134 à 139 cas pour cent mille habitants par an. L'incidence des crises provoquées est estimée à 25 cas pour cent mille habitants par an.

La première étiologie est l'accident vasculaire cérébral et l'on admet un délai de un mois pour admettre que la crise comitiale est non provoquée. Le risque de récurrence est élevé chez le sujet âgé et favorisé par les traitements concomitants susceptibles d'abaisser le seuil epileptogène.

RÉFÉRENCES

1. Forsgren L. Bucht G. Eriksson S. Bergmark L. Incidence and clinical characterization of unprovoked seizures in adults : a prospective population-based study. Epilepsia. 37 (3) : 224-9, 1996 Mar.
2. Hauser WA. Annegers JF. Rocca WA. Descriptive epidemiology of epilepsy : contributions of population-based studies from Rochester, Minnesota [Review] [15 refs]. Mayo Clinic Proceedings. 71(6): 576-86, 1996 Jun.
3. Jallon P. Goumaz M. Haenggeli C. Morbia A. Incidence of first epileptic seizures in the canton of Geneva, Switzerland. Epilepsia. 38 (5) : 547-52, 1997 May.
4. Hauser WA Rich SS. Lee JR. Annegers JF. Anderson VE. Risk of recurrent seizures after two unprovoked seizures [see comments]. New England Journal of Medicine. 338(7) : 429-34, 1998 Feb 12.
5. Loiseau J. Loiseau P. Ducke B. et al. A Survey of epileptic disorders in southwest France : Seizures in elderly patients. Ann. Neurol. 1990 ; 27 : 233-237.
6. De Lorenzo RJ et al. A prospective, population-based epidemiologic study of status épilepticus in Richmond, Virginia. Neurology 1996 ; 46 : 1029-1035.
7. De la Court A. Breteler MM. Meinardi H. Hauser WA. Hofman A. Prevalence of epilepsy in the elderly : the Rotterdam Study. Epilepsia. 37 (2) : 141-7, 1996 Feb.
8. Joseph I. Sirven HD. Epilepsy in older adults. Jags 46 : 1291-1301, 1998.
9. Zuber M., Mas JL. Epidémiologie des accidents vasculaires cérébraux. Revue Neurologique 1992, Vol. 148 n°4, 243-255.
10. Hauser WA. Rich SS. Lee JR. Annegers JF. Anderson VE. Risk of recurrent seizures after two unprovoked seizures [see comments]. New England Journal of Medicine. 338 (7) : 429-34, 1998 Feb 12.
11. Leestma JE. Annegers JF. Brodie MJ. Brown S. Schraeder P. Siscovick D. Wannamaker BB. Tennis PS. Cierpial MA. Earl NL. Sudden unexplained death in epilepsy : observations from a large clinical development program. Epilepsia. 38 (1) : 47-55, 1997 Jan.
12. Jallon P. Epilepsie et cœur. Revue Neurologique. 153 (3) : 173-84, 1997 Apr.
13. Hauser WA. Epideliology of seizures and epilepsy in the elderly. In : Dowan AJ. And Ramsey RE eds. Boston. Butter worth. Heinemann, 1997, pp 7-18.
14. Hofman A. Rocca WA. Brayne C. et al. The prevalence of Dementia in Europe. A collaborative Study of 1980-1990 Findings. In : Journal of epidemiology 1991 ; 30 n°3, 736.748.
15. Gastaut H., Michel B., Gastaut TJL, Cerda M. A propos d'une éventuelle épilepsie généralisée secondaire tardive. Revue d'Electroencéphalographie et de Neurophysiologie (1980) ; 10 ; 3 ; 276-282.

LA DÉMENCE ET LE DÉMENT DANS LE ROMAN POLICIER

C. THOMAS-ANTÉRION

Unité de Neuropsychologie, Service de Neurologie, CHU Bellevue, boulevard Pasteur, 42055, St Etienne cx 02.

Résumé: *Le roman policier se prête à la critique sociale. C'est pourquoi la démence ou la personne démente y trouve sa place. Trois situations nous paraissent pouvoir être individualisées. La maladie peut devenir le personnage central de l'histoire. Le dément peut obtenir un second rôle. La maladie peut intervenir dans l'histoire biographique du personnage principal de l'histoire et même évoluer au fil des romans. Il nous paraît intéressant de voir à quelle image peuvent être confrontés par la lecture nos patients et leur famille.*

Mots clés : *Démence, image, roman policier, critique sociale.*

INTRODUCTION

S'intéresser aux personnages déments ou à la représentation de la démence dans le roman policier nous paraît pouvoir être justifié par trois types de questions. Le roman policier et le roman noir ont comme réputation d'être un reflet de la société et de l'époque où ils ont été écrits. A un moment, où beaucoup d'informations circulent dans les médias sur la maladie d'Alzheimer, on peut se demander si c'est le cas également dans cette littérature et si oui quelle représentation prend alors la maladie démentielle. Nous pouvons ainsi nous demander quel rôle jouent démence et dément. Enfin, nous nous demandons naturellement à quelle image (déformée ou non), les patients ou leur famille lisant cette littérature pourront être confrontés.

LE ROMAN POLICIER ET SA SPÉCIFICITÉ SOCIALE

Loin de nous, l'idée de réduire le roman policier à une fonction mais nous pouvons constater que le roman policier (et davantage encore le polar) y compris dans les auteurs anciens est une peinture de genre (personnages d'Agatha Christie), de caractères (personnages d'Arthur Sir Conan Doyle ou de William Irish). De même, le nombre de "petits rôles" indispensables à l'intrigue, foisonnent (personnages d'Edgar Poe ou de Georges Simenon). Dans certains cas, la peinture de genre est telle qu'elle devient le reflet d'une société au point d'en dresser une critique sociale. Ainsi certains romans sont caractéristiques d'une époque et de ses préoccupations : prohibition aux Etats Unis, libération de la femme, guerre froide, attentats terroristes internationaux, banlieue et ses problèmes, toxicomanie, immigration, sida. Le trait a été si souvent réussi que beaucoup d'universitaires ou de critiques défendent maintenant le roman policier comme un genre romanesque ou un témoignage socioéthnologique authentique.

L'AMNÉSIE ET LE ROMAN POLICIER

La mémoire est depuis longtemps un sujet propice au mystère. Ainsi, le mythe du patient sans identité a, depuis la pièce de théatre "le voyageur sans bagage" [1] de Jean Anouilh (1910-1987), franchi la littérature dite classique pour envahir la littérature policière, le polar et/ou le roman noir ou le roman à suspense. On peut citer deux exemples très différents. Tout d'abord, il faut nommer Mister Buddwing, le personnage inoubliable de Evan Hunter (né en 1926) [2], amnésique errant à travers New York. Le livre débute ainsi : "il s'éveilla. Il ne pouvait avoir dormi plus de quelques heures, et pourtant il se sentait curieusement reposé ; tout de suite, il avait repris pleine conscience, sans passer par cet état nébuleux qui d'ordinaire accompagnait son réveil. Il savait exactement où il était. A peine, était-il surpris d'être vêtu de son complet ; il ne pensait tout de même pas qu'il aurait dû se mettre en pyjama pour dormir sur un banc de bois à Central Park. Il se redressa et se frotta d'une main le visage, non pour éloigner la fatigue, mais plutôt, songea-t-il par habitude. (...). "Qui suis-je ?" se demanda-t-il". S'en suit alors l'incroyable errance et reconstruction d'un homme sans identité entre bribes de souvenir, récupération et reconnaissance d'éléments biographiques, faux souvenirs, état dissociatif et rêve éveillé. L'amnésique apparaît là héros malgré lui d'une histoire sans scénario précis. L'autre exemple est le personnage de "la mémoire dans la peau" de Robert Ludlum (né en1927) [3]. On n'est plus dans le roman à suspense mais bien dans le polar(du genre thriller) vendu à des milliers d'exemplaires (à ce jour plus de 20 millions d'exmplaires de l'œuvre de

Ludlum ont été vendus dans le monde !). Le héros est un homme soigné sur l'île de Port Noir par un médecin anglais, le corps criblé de 4 balles, devenu amnésique avec pour seul bagage le fait d'être polyglotte, et d'avoir un visage présentant les stigmates de plusieurs chirurgies esthétiques. Le récit peut être dans ce cas très technique : "le médecin ouvrit les yeux, les fixant sur son patient. Revenons à la tête, que nous avons appelée le cerveau. Le cerveau physique avec ses millions et ses millions de cellules et de composants agissant les uns sur les autres. Vous avez lu les ouvrages de médecine concernant le fornix et le système limbique, les fibres de l'hippocampe et du thalamus ; le callosum et surtout les techniques chirurgicales de la lobotomie.

La plus légère altération peut provoquer des changements spectaculaires. C'est ce qui vous est arrivé. Les dégâts ont été d'ordre physique. Comme si on avait réarrangé les cubes, la structure physique n'est plus ce qu'elle était".

LE DÉMENT ET LE ROMAN POLICIER

Quelle peut-être la place d'un personnage porteur d'une maladie d'Alzheimer dans le roman policier? La maladie est de mieux en mieux connue et surtout de plus en plus vulgarisée. Les reportages-vérité dans les médias se multiplient depuis deux décennies. Les témoignages de personnes célèbres ou de leurs familles se généralisent. Le patient Alzheimer (ou supposé tel) apparaît naturellement peu à peu dans le roman policier. Il nous semble prendre plusieurs aspects : la maladie devient le personnage du roman avec la négation même de la personne, le patient est pleinement acteur du roman souvent dans un petit rôle, ou le patient et sa maladie interfèrent avec l'action d'un des personnages principaux.

La nouvelle de Patricia Highsmith (née en 1920) "sincères condoléances" [4] illustre parfaitement le premier de ces aspects. Le héros n'a pas vu sa mère depuis longtemps et les faits sont ainsi relatés :"dix ans auparavant, il était allé à la maison de retraite voir sa mère, qui, soit ne l'avait pas reconnu, soit avait fait mine de ne pas le reconnaître, soit l'avait réellement pris pour quelqu'un d'autre . Mais quoi qu'il en fût, elle s'était arrangée pour lui lancer : "ne reviens pas !", alors qu'il passait le seuil de sa chambre."Dans cette scène initiale, beaucoup de choses sont dites : incompréhension face à la maladie, difficulté de communication, trouble de la reconnaissance (prosopagnosie ?), conviction de la famille que le patient en rajoute, trouble de l'identification (syndrome de Capgras) et fardeau qu'occasionne la démence qui apparaît bien là comme une maladie du patient et de ses proches. Ainsi, la narratrice poursuit : "les frais occasionnés par sa mère se montaient désormais à cinq ou six cents dollars par semaine et les propres économies de la vieille dame étaient épuisées depuis 5 ans : il devait donc en régler le plus gros même si la Sécurité sociale en payait une partie." (...). Lee estimait qu'un enfant doit bien cela à ses propres parents". L' absence de relation avec la patiente conduit à ce que le seul rapport du patient à sa mère devienne la capacité à subvenir à ses besoins financiers. La maladie devient elle-même l'acteur de la nouvelle, le héros revenant dans la ville de son enfance vendre la maison familiale pour surseoir aux frais de l'institution : " une fois qu'il aurait encaissé l'argent de la maison, combien d'années vivrait encore sa mère pour lui dévorer encore cinq ou six cent dollars ?". Le retour pour vendre la maison d'enfance génère chez Lee, un retour en arrière, un coup de projecteur sur sa propre vie. C'est alors qu'il découvre que sa mère est morte 5 ans plus tôt et qu'il a été victime d'une double escroquerie : vol de la mort de sa mère et détournement financier ! Ce récit d'une apparente simple escroquerie prend toute son ampleur et sa dimension psychologique en soulignant la réalité sociale de la maladie, la souffrance du fils, la fuite (protectrice), la culpabilité et le deuil entamé et soudain bien réel.

Dans un autre registre, le patient dément peut obtenir un petit rôle dans un roman. Ainsi, à une époque où les travaux sur le vieillissement normal, réussi ou pathologique, des religieux battent leur plein, les nonnes de Boston ayant été jusqu'à offrir leur cerveau à la science, il est amusant d'avoir un aperçu de la maladie "au couvent". Ellis Peters (née en1913-) auteur de romans historiques médiévaux attendit 1977 pour créer le personnage de frère Cadfael, moine apothicaire et détective au XII° siècle sur fond d'intrigues politiques et religieuses. Dans plusieurs romans, elle fait allusion à des frères déments âgés et évoque de façon intéressante la vie émotionnelle et relationnelle qu'ils sont susceptibles de conserver. Ainsi dans "le capuchon du moine" [5], on peut lire : "Frère Rhys était assis, près de son lit non loin du feu ; il était âgé, il hochait la tête et l'on voyait sa tonsure grise. Il semblait satisfait et fier, comme quelqu'un qui vient de recevoir son dû (...). Car le vigoureux jeune homme brun, sur un tabouret à ses côtés, lui parlait gallois, et c'était comme un bain de jouvence. Le jeune homme avait dénudé les épaules osseuses du veillard et s'activait à bien faire pénétrer la lotion de ses mains puissantes, ce qui arrachait au patient des grognements de plaisir.(...) Il se comportait avec Rhys presque comme avec un enfant, il souriait, il était gai et même taquin ; c'était un bon point pour lui et Cadfael approuva silencieusement, car en vérité, Rhys était retombé en enfance." L'auteur souligne aussi le monde autre qu'est celui où vit le dément, ainsi lorsque Rhys demanda à son neveu de saluer sa mère pour lui, celui-dit pense : "cela a fait onze ans à la saint Michel que ma mère est morte. Il le sait-enfin il l'a su- aussi bien que moi. Mais puisque aujourd'hui il radote, et qu'elle est vivante pour lui, pourquoi irais-je lui dire le contraire ? Qu'il garde cette idée et toutes celles qui peuvent le rendre heureux." De façon encore plus caricaturale, Brigitte Aubert (née en 1956) dans Requiem Caraïbe [6] introduit le personnage de John Loiseau, vieillard dément, détruit à la fois par l'alcool, l'âge et la solitude, témoin primordial d' évènements dont l'amnésie est le meilleur garant du secret : "S'appelait Jimi, l'homme, l'était d'ici. L'avait un signe. Mais j'm'souviens plus quoi. Je crois bien que c'était les pieds fourchus. Fausse alerte. Dag haussa les épaules le laissant radoter à mi-voix."

Enfin, de façon redondante, au fil des volumes de la série des enquêtes du sergent Barbara Havers, est décrite la vie difficile du sergent auprès d'une mère démente dont la maladie (et ses difficultés en particulier d'autonomie) s'aggrave. Le sergent Barbara Havers décrite par l' auteur à succès, Elisabeth George (née en 1942) comme "laide et revêche" intervient aux côtés de l'inspecteur Linley, ancien d'Eaton, pur produit de l'aristocratie britannique. Tour à tour sont évoqués les symptômes cognitifs (amnésie, répétition, fabulation, trouble de l'identification) et comportemaux (fugue, agitation, agressivité,délire) ; le vécu de l'entourage ; les difficultés inhérentes à l'évolution de la maladie : maintien à domicile, garde à domicile, décision de l'institutionnalisation etc. Ainsi dans Enquête dans le brouillard [7], sa mère vit encore à domicile avec son père tant bien que mal : "le caquetage inepte de la télévision et l'odeur de renfermé qui s'échappait de la pièce la firent tressaillir de dégoût. La cuisine, où flottaient des relents fétides de poulet grillé et de petits pois anémiques, ne valait guère mieux. Elle darda un œil morne vers l'assiette posée sur la table, effleura du bout du doigt la viande flétrie. Le morceau de volaille était froid, aussi glissant et fripé que si on l'avait mis à tremper dans du formol aux fins de dissection. La graisse s'était figée tout autour, une noix de beurre rance reposait intacte sur les petits pois qui semblaient avoir été retirés du four des années plus tôt."

Dans le roman suivant, Mal d'enfant [8] sa mère est désormais veuve et le problème du devenir est de plus en plus aigü : "selon les jours, elle (Barbara) se sentait prête à déménager et tantôt terrorisée par le changement. Elle était allée une demi-douzaine de fois à Chalk Farm déjà ; elle avait payé la caution du studio, parlé au propriétaire des rideaux et de la pose du téléphone. (...). Pourtant, alors qu'une partie de sa vie-l'avenir- la tirait en avant, l'autre-le passé-la retenait. Une fois qu'elle aurait vendu le pavillon d'Acton, elle ne pourrait plus revenir en arrière. L'un des derniers liens qui la rattachaient à sa mère serait coupé.

(...). Mme Havers était dans un bon jour. Elle avait reconnu Barbara et, bien qu'elle l' eût appelée Doris par trois fois, elle n'avait pas protesté lorsque sa fille lui avait gentiment rappelé que tante Doris était morte et enterrée depuis près de cinquante ans". Enfin dans Pour solde de tout compte [9], l'ambivalence et la souffrance du placement sont magnifiquement décrites: "les pensionnaires de Hawthorne Lodge prenaient le soleil dans le jardin de derrière. Elles n'étaient que deux : une aveugle de quatre-vingt quatre-ans qui sourit en réponse au bonjour de Barbara avant de s'assoupir et une quiquagénaire qui attrapa la main de Mme Flo et se recroquevilla dans son fauteuil. Barbara reconnut aussitôt les symptômes."(...) "la vérité, toutefois, était que cette décision ne se bornait pas à choisir entre Acton et Greenford, garder sa mère ou la placer dans une maison. Cette décision obligeait Barbara à s'avouer que son souhait le plus cher était de vivre loin d'Acton, loin de sa mère, loin du fardeau que, contrairement, à Mme Flo, elle ne se sentait pas capable d'assumer." (...) " - Ca sent le chou, décréta sa mère. Une maison qui sent le chou, c'est pas convenable pour y passer des vacances. Le chou c'est vulgaire. Pas question que je mette les pieds là dedans. (...) C'est un peu difficile pour eux dit Mme Flo, remarquant peut-être la panique récente de Barbara. Le changement les désarçonne. C'est tout à fait normal. Il ne faut pas vous faire de souci.

Ensemble, elles entrainèrent Mme Havers. Barbara sentait sa détermination calme et elle s'émerveillait de la patience de cette femme qui consacrait sa vie aux personnes âgées et infirmes. Elle-même n'avait qu'une envie : quitter la maison le plus vite possible et elle se méprisait de cette claustrophobie. " Elle ne comprendra pas ce qui se passe, songea Barbara. Elle ne comprendra jamais. Elle prit un mouchoir en papier dans sa poche et essuya les joues et le nez de sa mère : - Allez viens, maman, lui dit-elle. On rentre."

CONCLUSION

En conclusion, loin d'être le reflet d'une psychologie de bazar, le roman policier semble bien une nouvelle fois permettre d'exposer une réalité sociale qui est celle de la maladie démentielle et de participer à la dramatisation et la vulgarisation de ses symptômes en insistant légitimement sur le fait que la maladie est une maladie du patient et de ses proches. Plus que romanesque, cette forme d'écriture apparaît très réaliste.Il nous semble donc important compte-tenu de sa très forte popularité de la connaître lorsqu'on s'adresse à des patients déments et à leurs familles.

RÉFÉRENCES

1. Le voyageur sans bagage. Jean Anouilh. 1946. Folio, 316.
2. Mister Buddwing. Evan Hunter. 1964. Le cabinet noir- Les belles lettres, 4.
3. La mémoire dans la peau. Robert Ludlum. 1980. Le livre de Poche, 7469.
4. Sincères condoléances (nouvelle). La proie du chat. Patricia Highsmith. 1981. Le livre de Poche, 7476.
5. Le capuchon du moine. Ellis Peters.1980. 10-18, 1993.
6. Requiem Caraïbe. Brigitte Aubert. 1997. Points Poche, 571.
7. Enquête dans le brouillard. Elisabeth George. 1988. Pocket, 4056.
8. Mal d'enfant. Elisabeth George. 1992. Pocket, 4471.
9. Pour solde de tout compte. Elisabeth George. 1993. Pocket,4472.

TROUBLES DE LA MARCHE ET SYNDROMES PARKINSONIENS AU GRAND AGE

V. MACTOUX[1], C. LAVILLE[1], C. SORNAY-SOARES[1], C. MENARD[1], B. LESOURD[1]

1. CHU de Clermont-Ferrand, Département de Gérontologie, Hôpital Nord, BP 56, 63118 Cébazat, France ;

Résumé : *Le syndrome parkinsonien est un facteur de troubles de la marche et donc de chute. Une étude prospective a été réalisée dans le département de gérontologie clinique du CHU de Clermont-Ferrand de décembre 2001 à avril 2002 chez des patients de plus de 70 ans. Celle-ci a permis de mettre en évidence les éléments sémiologiques à rechercher pour dépister ce syndrome parkinsonien et l'évaluation à réaliser. Les signes cliniques sont représentés par un faciès figé, une marche à petits pas, une bradykinésie ainsi qu'une roue dentée. Devant tous troubles de la marche associée à un syndrome parkinsonien il faut rechercher une cause iatrogène curable, faire une évaluation cognitive et dépister un syndrome dépressif. En effet le syndrome parkinsonien entraîne souvent des troubles mnésiques ainsi qu'une dépression. Ce bilan peut permettre une meilleure prise en charge des problèmes physiques, psychiques et de la perte d'autonomie.*

Mots clés : *Syndrome parkinsonien, sujet âgé, troubles de la marche, dépression, troubles cognitifs.*

INTRODUCTION

Les troubles de la marche augmentent très nettement en vieillissant et touchent plus de 40% des plus de 85 ans [10]. Les causes en sont diverses comme la fonte musculaire, les affections neurologiques, ostéo-articulaires et les atteintes visuelles. Ces difficultés à la marche sont à l'origine de chutes avec comme conséquences des fractures, des hospitalisations et une institutionnalisation dans 40% des cas. Il faut donc en tant que gériatre porter une attention particulière à la marche même si le motif d'hospitalisation n'est pas la chute. Nous nous sommes surtout intéressés au syndrome parkinsonien pouvant être un des facteurs de risque de chute. Ceci concerne bien sur la maladie de Parkinson mais aussi tous les autres syndromes regroupés dans le tableau ci-dessous.

Syndromes parkinsoniens secondaires	¸ Iatrogène ¸ Toxique et métabolique ¸ Vasculaire ¸ Infection ¸ Hydrocéphalie ¸ Tumeur
Syndromes parkinsoniens dégénératifs sporadiques	¸ Atrophies multi-systémiques (9 à 11%) ¸ Paralysie supra-nucléaire progressive (5%) ¸ Dégénérescence cortico-basale (1%) ¸ Démence à corps de Lewy ¸ Démence d'Alzheimer
Syndromes parkinsoniens héréditaires	¸ Chorée de Huntington ...

Nous avons donc réalisé une étude prospective pour mieux définir les signes qui doivent alerter sur la présence d'un syndrome parkinsonien.

MÉTHODE

Ce travail concerne une étude prospective réalisée dans le Département de Gérontologie du CHU de Clermont-Ferrand du 15/12/01 au 15/04/02. Ce département comprend un service de médecine de 32 lits et un service de Soins de Suite et Réadaptation (SSR) de 24 lits dont les moyennes de séjour sont respectivement de 13 jours et 28 jours.

Les critères d'inclusions sont définis par un âge supérieur à 70 ans et un ou plusieurs signes cliniques suivant :

- Bradykinésie, hypokinésie
- Marche à petits pas (arthroses exclues), avec perte du ballant des bras
- Festination, freezing
- Faciès figé, amimique

- Roue dentée, manœuvre de froment
- Tremblement de repos

LES RÉSULTATS

Population : Le nombre de patients admis dans le département de Gérontologie durant les 4 mois de l'étude est de 317 dont 229 en médecine court séjour et 88 en SSR.

303 ont plus de 70 ans et 43 seront retenus comme présentant un ou plusieurs des critères de sélection définis ci-dessus (38 personnes en médecine et 5 en SSR)

La population féminine est majoritaire avec 24 patientes soit 56% pour 19 hommes soit 44%. Le sexe ratio est donc de 1,3 femme pour 1 homme.

L'âge moyen de la population étudiée est de 83 ans avec 84 ans +/- 6,5 pour les femmes et 82 ans +/-6,1 pour les hommes.

La duré moyenne de séjour de ces patients sera en médecine de 19 jours et en SSR de 40 jours.

Les signes cliniques d'inclusion (figure n°1):

Figure 1

Signes cliniques d'inclusion du syndrome parkinsonien

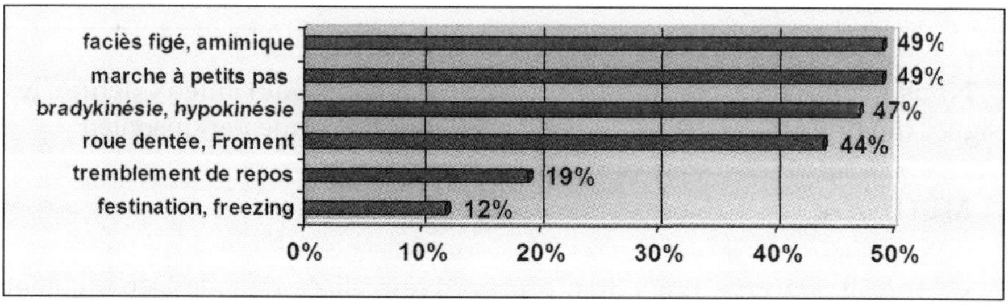

- 2 Patients ont un seul critère soit 5%
- 16 patients en ont 2 ; soit 37%
- 21 patients en ont 3 ; soit 49%
- 4 patients en ont 4 ; soit 9%

Les antécédents et traitement

Ils sont surtout marqués par des affections cardiovasculaires pour 75% des femmes et 73% des hommes.

Les affections neuro-psychologiques sont représentées par :

- 33% d'antécédents anxio-dépressifs
- 21% de maladie de Parkinson idiopathique
- 19% de démences connues

79% des patients prennent un ou plusieurs traitements à visées cardio-vasculaires. Pour les médicaments du système nerveux central :

- 46% prennent des sédatifs
- 44% des benzodiazépines
- 33% des antidépresseurs
- 26% des neuroleptiques
- 21% des antiparkinsoniens
- 12% des anti-cholinesterasiques

Les diagnostics retenus en fin d'hospitalisation

- Maladie de Parkinson idiopathique : 21%
- Démence d'Alzheimer évoluée 19%
- Syndrome parkinsonien iatrogène 16%
- Démence mixte 14%
- Syndrome parkinsonien vasculaire12%
- Paralysie supra nucléaire progressive (PSP) 7%
- Tumeur cérébrale (méningiome frontal) 5% soit 2 patients
- Atrophie olivo-ponto-cérébelleuse 2% soit 1 patient
- Démence à corps de Lewy 2% soit 1 patient
- Hydrocéphalie 2% soit 1 patient

Evaluation de la marche

44% des patients étudiés ont chuté au moins une fois dans l'année précédente provoquant une hospitalisation dans 11% des cas. Les aides techniques à la marche concernent 44% des patients avec l'utilisation d'une canne simple dans 28% des cas, une canne béquille ou tripode dans 4% et un déambulateur dans 12% des cas. 44% marchent seul et 12% ne marchent plus de façon temporaire ou chronique. Le test UP and GO ne sera alors réalisable que dans 25 cas :

- 4 patients ont mis moins de 20 secondes
- 8 patients ont mis entre 20 et 30 secondes
- 9 patients ont mis entre 30 et 50 secondes
- 4 patients ont mis plus de 50 secondes.

Troubles cognitifs (Figure n°2)

La moyenne des scores au MMS est de 16/30 avec 41 patients ayant un score inférieur à 25.

Figure 2

Répartition des patients en fonction du score au MMS

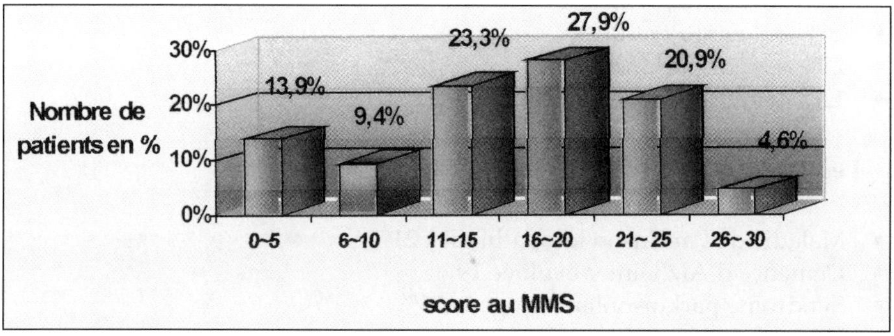

La dépression

L'échelle gériatrique de dépression ne sera réalisable que chez 36 patients du fait des altérations cognitives. Un score inférieur à 5 concerne 33,3% des patients, entre 5 et 9, 47,2 % des patients et supérieur à 10, 19,5% des patients.

Le devenir

Avant l'hospitalisation 56% vivaient à domicile, 30% en maison de retraite et 14% en famille d'accueil ou chez leurs enfants.

A la sortie du service de médecine ou après un séjour en SSR :

- 19% des patients retourneront à domicile
- 58% iront en maison de retraite
- 12% iront en long séjour
- 9% décéderont
- 2% iront en famille d'accueil

DISCUSSION

La population étudiée semble assez représentative quant à son âge moyen puisque celui-ci est de 83 ans en moyenne contre 82 ans pour tous les patients hospitalisés durant l'année 2000. Le sexe ratio est de 1,3 en faveur des femmes plus nombreuses dans cette tranche d'âge. Par contre la durée de séjour est plus longue avec 19 jours en cours séjour pour une moyenne annuelle de 13 jours et 40 jours en SSR contre 28 jours en moyenne. Ceci montre une prise en charge plus difficile liée à une polypathologie et des handicaps plus importants.

Les signes cliniques qui doivent nous alerter sur la présence d'un syndrome parkinsonien sont surtout représentés par la marche à petits pas (49%), le faciès figé (49%), la bradykinésie (47%) ainsi qu'une roue dentée (44%). Le tremblement de repos dont se plaignent souvent les patients est révélateur de la maladie de parkinson (1/3 des cas) mais est inconstant et nous ne l'avons mis en évidence que dans 19% des cas. D'autres signes comme les troubles de l'oculomotricité vont orienter vers une PSP, l'hypophonie vers les atrophies multi-systémiques.

Les diagnostics retenus : Dans 16% des cas la maladie de Parkinson débute après 70 ans. Le syndrome parkinsonien doit donc être rechercher devant tout troubles de la marche car il fait partie d'un certain nombre de maladies neurodégéneratives et marque parfois un stade déjà évolué comme pour les 8 démences de type Alzheimer dont le diagnostic était déjà connu. En effet un syndrome parkinsonien peut survenir dans 25% des maladies d'Alzheimer [12]. Nous avons retrouvé également 3 patients avec une PSP, une démence à corps de Lewy et 1 patient avec une atrophie olivopontocerebelleuse. Une fois le diagnostic posé on peut alors envisager une prise en charge plus spécifique et notamment sociale. La part iatrogène du syndrome parkinsonien n'est pas négligeable (7 patients) et nous devons être très attentif de ne pas rajouter un risque de perte d'autonomie à des personnes âgées déjà atteintes.

Quelle évaluation clinique doit être réalisée devant un trouble de la marche associé à un syndrome parkinsonien ?

1- Il faut rechercher une cause iatrogène curable : La pathologie iatrogène représenterait 10% des syndromes parkinsoniens [11]. Notre étude montre que 79% des patients ont un traitement à visée cardio-vasculaire alors que cette pathologie ne touche que 74% d'entre eux. On peut supposer que certains antécédents n'ont pas été mentionnés mais aussi que la thérapeutique anti-ischémique est encore utilisée pour les troubles de la mémoire alors qu'aucune efficacité n'a été prouvée mais que les effets indésirables existent. Le syndrome parkinsonien peut par lui même être à l'origine de troubles dysautonomiques avec hypotension-orthostatique aggravée par un traitement anti-hypertenseur.

Les médicaments du système nerveux central sont pris par 81% des patient avec au moins deux pour 67% pouvant alors être à l'origine d'interaction. Le centre régional de pharmacovigilance [9] de Midi-Pyrénées a relevé de 1983 à 1992, 53 observations de syndromes parkinsoniens induits ou aggravés par les médicaments. Les observations ont concerné des patients de 65,2 ans + /- 1,8 ans de sexe féminin dans 63% des cas. Le délai d'apparition était de 1 à 15 ans et s'est réparti de manière précoce (0 à 6 mois) concernant les antidopaminergiques et plus tardives (9 à 12 mois) concernant plutôt les anti-calciques. Ces deux classes ont regroupé près de 3/4 des médicaments imputés. Les antidopaminergiques sont divisés eux même en deux :

- les centraux avec les neuroleptiques (39%)
- les périphériques (18%) avec notamment le métoclopramide et le véralipride.

Les anticalciques (30%) regroupent des médicaments comme le flunarizine, le cinarizine.

Les autres syndromes parkinsoniens ont été provoqué par les anti-histaminiques, la fluoxétine, la méthyldopa. La régression des symptômes à l'arrêt du médicament est apparue chez 74% des patients. Dans 15% des cas, cela a révélé une maladie de parkinson idiopathique.

Plusieurs études ont montré le rôle de la fluoxétine dans le syndrome parkinsonien. Ernest et al [6] ont décrit l'aggravation d'une maladie de parkinson survenue après 10 à 14 jours de traitement par fluoxétine pour une dépression chez 4 patients âgés de 52 à 61 ans. Le retour à l'état basal n'a été observé qu'après 1 mois d'arrêt de ce traitement. La demi vie de la fluoxetine est de 2 à 7 jours et de 7 à 15 jours pour son métabolite actif la norfluoxétine.

Bouchard et al [2] ont retrouvé l'apparition d'un syndrome parkinsonien suite à un traitement par fluoxétine à la dose de 40 mg qui régressera totalement en deux semaines après l'arrêt du traitement. Le délai d'apparition semble pouvoir être court (2 jours) [4] avec un mécanisme encore mal connu et pouvant correspondre à une inhibition indirecte du système dopaminergique par la sérotonine.

2- Il faut analyser précisément la marche : Nous savons que le syndrome parkinsonien entraîne une instabilité postural avec une marche à petit pas, une diminution du balancement des bras avec freezing et festination. Ceci est la cause de nombreuses chutes puisque 44% de nos patients ont chuté l'année précédent l'hospitalisation. Les aides techniques sont donc nécessaires pour 44% d'entre eux.

Le test up and go ne sera réalisable que dans 58,1% des cas avec seulement 16% des patients ayant un score de moins de 20 secondes, pouvant donc sortir seuls sans risque. 52% ont mis plus de 30 secondes avec donc un risque de sortir sans aide. Dans l'enquête COMPAS réalisée sur 15 mois et ne concernant que les parkinsoniens on apprend que 26,8 % des personnes ont chuté. 10% ont fait une chute par mois, 65% ont fait entre 4 et 10 chutes par mois et 12% plus de 10 chutes par mois. Ceci entraîne des hospitalisations répétées avec les risques nosocomiaux et la perte d'autonomie. Des éléments sémiologiques plus spécifiques vont parfois orienter le diagnostic comme la démarche asymétrique de la dégénérescence cortico-basale, la raideur des membres inférieurs avec instabilité posturale sévère et chutes précoces dans la PSP.

3- Il faut réaliser une évaluation cognitive : Les troubles cognitifs sont très importants chez les patients de notre étude puisque 74,5% ont un score au MMS inférieur à 20/30 et même 13,9% ont un sore inférieur à 5. Des études ont montré que dans l'évolution de la maladie d'Alzheimer [12] on peut retrouver un syndrome parkinsonien. Celui-ci serait, selon un travail Américain [1], un indicateur important du risque de mortalité, plus encore que la sévérité des troubles cognitifs. L'étude anatomo-pathologique a montré que la présence de dépôts de neurofibrilles dans la substance noire des personnes décédées de la maladie d'Alzheimer étaient associés à un parkinsonisme. Ce qui suggère que le parkinsonisme est un marqueur de la dissémination des lésions d'Alzheimer. A l'inverse la maladie de Parkinson peut entraîner une démence avec comme facteurs de risque l'âge des patient et le sexe masculin [5]. Il faut donc, face à un syndrome parkinsonien, évaluer la cognition qui, si il y a des troubles, ne peut qu'augmenter les risques de chutes.

4 – Il faut rechercher un syndrome dépressif associé : il est connu que les parkinsoniens ont un risque accru de faire une dépression. La GDS a été notre support pour tenter d'évaluer la dépression. Elle n'a été réalisable que chez 36 patients, les autres ayant des troubles cognitifs trop sévères pour pouvoir répondre (6 patients avec MMS inférieur à 5). Nous avons retrouvé un score de 10/15 dans 19,5% des cas ce qui indique presque toujours la présence d'une dépression. 47,2% des patient avaient un score entre 5 et 9 ce qui évoque une forte probabilité.

Dans une revue de 26 études consacrées à ce sujet Cummings [3] a calculé une prévalence moyenne de 40% avec des extrêmes de 4% à 70% car il semble que l'évaluation soit difficile à réaliser. Actuellement certains estiment que le Beck Depression Inventory soit une mesure fiable et valide de la dépression chez le sujet parkinsonien [8]. La majorité des études ne retrouvent pas de lien entre la durée, l'âge de début de la maladie et une dépression [7]. Pour d'autre, celle-ci est plus fréquente dans les formes à début précoce [13]. Une étude de Starkstein S et al [14] montre que chez 33 parkinsoniens répondant aux critères de démence du DSM-4, 30% avait une dépression majeure contre seulement 2% dans un groupe de patients atteints d'une maladie d'Alzheimer et appariés pour l'âge, le sexe et le score au MMS. Enfin il semble que les parkinsoniens déprimés ont des troubles cognitifs plus sévères que ceux non déprimés [3-15].

Le devenir : Nous pouvons remarquer que le syndrome parkinsonien et le risque de chute qu'il entraîne va engendrer 40% de transfert dans une institution dont 12% dans une unité de longue durée. Le maintien au domicile reste difficile et ne concerne que 19% des patients. 2% resteront en famille d'accueil contre 14% avant l'hospitalisation.

CONCLUSION

Le syndrome parkinsonien reste un élément clinique important à rechercher car il engendre des troubles de la marche avec des risques de chute dont nous connaissons les conséquences. Les signes qui doivent alerter sont une marche à petits pas, un faciès figé, une bradykinésie ainsi qu'une roue dentée. Il faut en premier lieu penser à une cause iatrogène sur laquelle il paraît plus facile d'intervenir. Ensuite cela va permettre si une cause organique est diagnostiquée, d'anticiper l'avenir et notamment social car la perte d'autonomie et la dépendance font partie de l'évolution.

RÉFÉRENCES

1. Bennett D., Beckett L., Wilson R., : Parkinsonian signes and mortality from Alzheimer's disease. The Lancet, 1998 ; 351 : 1631.
2. Bouchard R., Pourcher E., Vincent P. Fluoxetine and extrapyramidal side effects. Am. J. Psychiatry, 1989; 146 : 1352-1353.
3. Cummings J. Depression and Parkinson's disease: a review. Am. J. Psychiatry, 1992 ; 149 : 443-454.
4. Daris C., Dollfus S., Mihout B. et al. Fluoxétine et symptômes extrapyramidaux. L'Encéphale, 1993 ; 19 : 61-62.
5. Deffond D. Troubles cognitifs dans les autres syndromes parkinsoniens. La lettre du neurologue-numéro spécial- Septembre 2001 : 21-23.
6. Ernest N. H., Janson S. Increase of Parkinson disability after fluoxétine medication. Neurology, 1993 ; 43: 211-213.
7. Gotham A., Brown R., Marsden C. Depression in parkinson's disease : a quantitative and qualitative analysis. J. Neurol. Neurosurg. Psychiatry, 1986 ; 49 : 381-389.
8. Levin B., Labre M., Weiner W. Parkinson's disease and depression : pschychometric properties of the Beck Depression inventory, J. Neurol. Neurosurg. Psychiatry, 1988 ; 51 :1401-1404.
9. Llau M.E., Nguyen L., Senard J.M., and al. Syndromes parkinsoniens d'origine médicamenteuse: expérience d'un centre régional de pharmacovigilance sur 10 ans. Rev. Neurol., 1994 ; 150 : 157-162.
10. Pepersack TH. Les chutes de la personne âgée : évaluation du risque et prévention. Rev. Med. Brux. , 18 : 227-230.
11. Petit H., Allain H., Vermesch P. Diagnostic différentiel de la maladie de Parkinson. In : La maladie de Parkinson : Clinique et thérapeutique, Edition Masson ; 65-89.
12. Prunier-Levilion C. Les syndromes extra-pyramidaux non parkinsoniens. Rev. Med. Tours, 1998 ; 32 : 1-2.
13. Starkstein S., Berthier m., Bolduc p. at Al. Depression in patients with early versus late onset of Parkinson's disease. Neurology, 1989 ; 39 : 1441-1445.
14. Starstein S; Sabe L., Neuropsychological and psychiatric differences between Alzheimer's disease and Parkinson's disease with dementia. J. Neurol. Neurosurg. Psychiatry. 1996 ; 61 : 381-387.
15. Tanberg E., Larsen J., Aarsland D., Cummings J. The occurence of depression in Parkinson disease. A community-based study. Arch. Neurol., 1996 ; 175 : 179.

REFLEXIONS SUR LE VIEILLISSEMENT DU TRAUMATISÉ CRÂNIEN

F. ETCHARRY-BOUYX[1, 2, 3], B. SIMOND[3], M. ONILLON[3], G. BERRUT[1, 4], D. LE GALL[1, 2]

1. Centre Mémoire de Ressources et de Recherche des Pays de la Loire, CHU Angers; 2. EA 2646, Département de Psychologie, Université d'Angers, France; 3. Arceau Anjou-Mutualité Française Anjou Mayenne, 19-21 Rue du Hanipet 49002 Angers; 4. Service de Gérontologie Clinique, CHU Angers. Correspondance, tirés à part à adresser à : F. Etcharry-Bouyx, Centre Mémoire de Ressources et de Recherche, Unité de Neuropsychologie, CHU, 4 Rue Larrey, 49033 Angers. Tél : 02-41-35-46-14 Fax : 02-41-35-35-94. E-mail : FrEtcharry-Bouyx@chu-angers.fr

Résumé : *Le traumatisme crânien grave est souvent à l'origine de lourdes séquelles. Le vieillissement cérébral de cette population est assez mal connu et les études dans la littérature peu nombreuses. Après une analyse de la littérature, nous avons interrogé des professionnels accueillant des traumatisés crâniens en milieu protégé. L'enquête fait apparaître des arrêts de travail en augmentation croissante et des nécessités d'aménagement de poste et de temps de travail. Les conséquences pour le sujet, sa famille et les structures sont discutées.*

Mots clés : *Traumatisme crânien, vieillissement, travail.*

INTRODUCTION

Le traumatisme crânien grave est souvent à l'origine de lourdes séquelles motrices et neuropsychologiques. La prise en charge de patients avec traumatisme crânien et leur suivi conduit nécessairement à s'interroger sur le devenir à long terme de ces patients. En effet, l'observation des professionnels au contact des patients cérébrolésés rapporte la difficulté croissante de prise en charge nécessitant un ajustement constant des moyens au cours du vieillissement. Les familles soulignent également des difficultés grandissantes parallèles au vieillissement du traumatisé crânien mais aussi de leur propre vieillissement. Notre double activité (CMRR et Structures d'évaluation du TC) nous a amenés à nous interroger sur le vieillissement du traumatisé crânien. Nous avons donc dans un premier temps consulté la littérature puis interrogé les professionnels d'un Centre d'Aide par le Travail (CAT) et d'un atelier protégé (AP). Nous discuterons dans un second temps, des conséquences d'un vieillissement précoce du traumatisé crânien.

ANALYSE DE LA LITTÉRATURE

Les données de la littérature concernant le vieillissement cérébral du traumatisé crânien sont peu nombreuses.

Les principales publications intéressent le retentissement du traumatisme crânien chez la personne âgée (par exemple Gomez et al., 2000 ; Goldstein et al., 2001 ; Goldstein et Levin, 2001). Aucune étude prospective n'a été publiée sur le devenir des jeunes traumatisés crâniens présentant souvent de lourdes séquelles physiques et cognitives et travaillant en milieu protégé. Pourtant la question semble posée puisque très récemment un éditorial de Wilson (2003) dans le Journal of Neurology, Neurosurgery and Psychiatry évoque la nécessité du suivi prospectif de cohortes de patients avec traumatisme crânien.

L'interrogation de banques de données associant les mots clés traumatisme crânien et démence, fait ressortir des études épidémiologiques concernant la maladie d'Alzheimer. Il est alors fait état dans un certain nombre de cas, d'un traumatisme crânien parmi les antécédents. La notion que le traumatisme crânien puisse être un facteur de risque de maladie d'Alzheimer semble actuellement admise (Lye et Shores, 2000 ; Rapoport et Feinstein, 2000). Schofield et al. (1997) ont réalisé une étude d'incidence de la démence de type Alzheimer au sein d'une population de 271 traumatisés crâniens. Ils ont recherché, dans une étude prospective sur un échantillon non sélectionné de la population générale, l'incidence de la démence de type Alzheimer en fonction de l'existence d'un traumatisme crânien et de sa sévérité, estimée par la durée de la perte de connaissance. Ainsi, le risque relatif de maladie d'Alzheimer est augmenté lorsque l'antécédent de traumatisme crânien est relevé par le médecin (RR = 4.1) et lorsque la perte de connaissance excède 5 minutes (RR = 11.2). L'incidence de la démence est significativement associée à l'existence d'un traumatisme crânien qui peut parfois la précéder de 30 ans (RR = 5.4). Dans une étude de la Mayo Clinic sur 1283 traumatisés crâniens, Nemetz et al. (1999) retrouvèrent 31 patients avec une démence de type Alzheimer soit 2,4%. L'incidence dans la population de patients avec antécédent de traumatisme crânien était la même que celle de la maladie dans la population générale. En revanche le délai d'apparition des signes cliniques était significativement (p = 0,015) plus précoce estimé à 10 ans contre 18 dans la population générale.

Deux hypothèses physiopathologiques sont avancées. Certains auteurs estiment que le traumatisme crânien du fait de la perte neuronale peut diminuer la période de démence d'Alzheimer préclinique (Schofield et al., 1997). En abaissant le seuil d'expression de la démence, la phase préclinique serait raccourcie, conduisant ainsi à des signes cliniques plus précoces. Pour d'autres, le traumatisme pourrait avoir un rôle direct dans l'apparition de la maladie en agissant au niveau même du métabolisme de l'Amyloid Precursor Protein (APP) (Roberts et al., 1994). Ainsi, Emmerling et al. (2000) notent que le taux du peptide b amyloïde (Aß 1-42 et Aß 1-40) augmente dans le liquide céphalorachidien de patients après traumatisme crânien sévère. Ils proposent que ce taux élevé, associé à une rupture de la barrière hémato-encéphalique, puisse alors jouer un rôle dans la perte neuronale. A l'heure actuelle aucune de ces hypothèses n'a été formellement prouvée, toutefois la première hypothèse semble préférée. En effet, elle est avancée également pour expliquer l'évolution démentielle après accident vasculaire cérébral (Pasquier et Leys, 1997). La lésion vasculaire, en diminuant le stock neuronal, favoriserait l'expression de la démence chez des sujets dont certains disent qu'ils pourraient être prédisposés par ailleurs.

ANALYSE D'UNE ENQUETE RÉALISÉE EN MILIEU PROTÉGÉ

L'enquête a été réalisée auprès d'un CAT et d'un atelier protégé (AP) dépendants d'une association qui accueille des traumatisés crâniens et gère aussi des structures d'hébergement et d'accompagnement à domicile.

Enquête au CAT

La population du CAT est composée de 25 femmes et 75 hommes. La moyenne d'âge est de 36 ans. La proportion de sujets de plus de 40 ans est de 28% et 8% ont plus de 50 ans (Figure 1). 88% de la population est célibataire. Un peu plus d'un tiers des ouvriers possède un hébergement dépendant directement des proches (hébergement chez les parents pour 18, aide au maintien en logement pour 15 autres).

L'évolution sur les trois dernières années montre un vieillissement de la population accueillie. La prospective à 5ans, compte tenu de la répartition en âge, prévoit une forte augmentation de la proportion des travailleurs de plus de 40 ans par rapport à la population totale du CAT. Ils passeraient de

28 % actuellement à 42% en 2007.

Figure 1

Répartition par âge au CAT et à l'AP

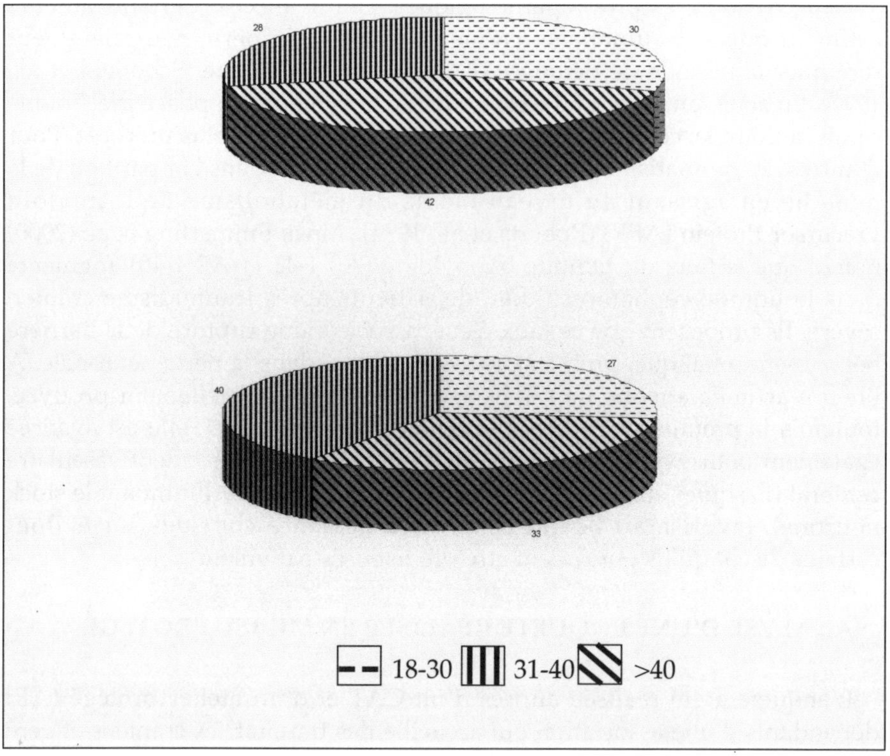

Sur ces dernières années, on note une augmentation des arrêts de travail avec en moyenne 10 % d'absentéisme. Lors des reprises d'activité professionnelle, un certain nombre d'aménagement étaient nécessaires. Il pouvait s'agir soit de modification de poste avec l'intervention de l'ergothérapeute et de l'ergonome soit d'une réduction du temps de travail. Ainsi, en 2001 sur 98 ouvriers au CAT, trente sept étaient à temps partiel (37,7%). Actuellement pour un nombre de 100 travailleurs handicapés le temps équivalent temps plein est de 90,81.

De septembre 1995 à septembre 2002, 46 départs ont été enregistrés (Figure 2). Onze étaient consécutifs à une décision de la médecine du travail d'inaptitude au travail pour raison de santé, trois à des décès. Quatre travailleurs avaient du quitter les structures de travail vers un atelier protégé (un sujet) ou vers un centre d'accueil de jour (trois sujets). L'analyse de la cause de ces départs, chez les travailleurs handicapés pris en charge depuis plus de 15 ans au CAT, retrouvait dans tous les cas un problème médical. Plus de la moitié des sujets quittant le CAT (57,6%) retournaient ensuite au domicile familial. La prospective à 5 ans fait apparaître que sur dix travailleurs handicapés de plus de 46 ans, on estime à quatre ou cinq les départs pour inaptitude au travail.

Figure 2

Analyse des causes de départ en fonction de la durée de prise en charge au CAT

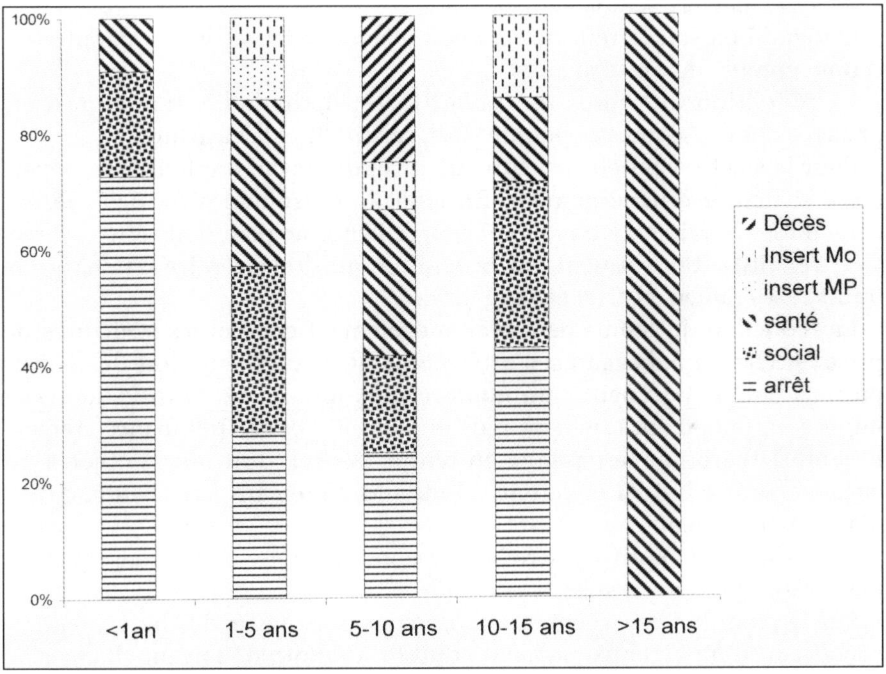

Enquête à l'atelier protégé

La structure accueille actuellement 51 personnes, 7 femmes et 44 hommes. Quarante pour cent a plus de 40 ans (Figure 1). Sur ces dernières années, on constate également un taux d'absentéisme croissant. Sur le premier semestre 2003, le taux d'absence pour maladie est de 17,06% soit plus de 5 points par rapport à 2002.

DISCUSSION

L'analyse de la littérature semble dégager le risque d'un vieillissement cérébral plus précoce chez le traumatisé crânien. L'enquête réalisée auprès de professionnels de structures de travail en milieu protégé rapporte leurs inquiétudes face à un vieillissement de la population et un taux d'absentéisme croissant. S'agit-il d'une évolution actuelle retrouvée à l'échelle de la société ? Cela correspond-il à un rejet de la prise en charge proposée après un certain temps ? Ou cela correspond-il à une fragilité de cette population, et quels sont alors les sujets à risque ?

En l'état actuel, il paraît difficile de pouvoir répondre à ces questions. Une étude prospective avec un recueil exhaustif de données médicales, sociales et professionnelles, semble indispensable.

Quoiqu'il en soit la réflexion à l'heure actuelle laisse déjà apparaître un certain nombre de conséquences.

La réduction du temps de travail (arrêt de maladie, temps partiel) présente des conséquences pour le sujet, sa famille et la structure.

Pour le sujet vivant en structure, un arrêt de travail implique son départ de la structure d'hébergement. En effet, le personnel n'est pas présent pendant les horaires de travail et la surveillance ne peut donc être assurée. Ceci retentit alors souvent sur la famille qui doit prendre en charge le traumatisé crânien en arrêt et s'organiser.

La réduction du temps de travail a également conduit les structures de prise en charge à s'organiser différemment. L'augmentation des temps partiels oblige à accueillir un nombre plus important de travailleurs et impose un taux d'encadrement plus important. Pour le traumatisé crânien, le temps libéré par le passage en temps partiel, doit faire l'objet d'un encadrement éducatif et retentit donc indirectement sur les structures d'accompagnement.

La cessation définitive d'activité présente quant à elle des conséquences parfois lourdes pour le sujet et sa famille.

Sur le plan de l'hébergement, les personnes en foyer d'hébergement ou bénéficiant d'un accompagnement éducatif à domicile, doivent changer de lieu d'hébergement ou de service accompagnant. Ce relais imposé peut être préjudiciable dans la continuité de l'accompagnement social et un facteur accentuant la perte d'autonomie. De plus, les relais à cet accompagnement spécialisé restent limités et ne sont pas toujours adaptés aux besoins spécifiques du traumatisé crânien.

Ainsi les foyers occupationnels sont peu nombreux, les délais d'attente importants et ils ne peuvent pas toujours répondre à la spécificité de certains handicaps. Tout ceci a pour conséquence d'amener le traumatisé crânien à devoir parfois s'éloigner de sa région d'origine et donc de sa structure sociale et familiale.

Les maisons de retraite ne sont pas non plus adaptées pour la prise en charge de patients parfois lourdement handicapés et relativement jeunes. Les écarts d'âge avec la population normalement accueillie dans ces structures ne sont pas non plus sans poser des difficultés relationnelles entre le traumatisé crânien et les autres pensionnaires. Le taux d'encadrement dans ces maisons est de même souvent insuffisant et le personnel peu habitué à la prise en charge de la spécificité du traumatisé crânien (troubles du comportement exacerbés, épilepsie, handicap moteur surajouté).

Les alternatives au placement en institution, sont limitées. Il peut s'agir de familles d'accueil, de services d'aide à domicile.

Le retour forcé chez les parents est parfois à l'origine d'une exacerbation des troubles du comportement qui sont encore plus difficiles à admettre pour l'entourage. La lourde charge quotidienne de prise en charge par des parents souvent âgés et fatigués, entraîne souvent un épuisement physique et psychologique des familles par ailleurs insuffisamment soutenues.

De plus, la cessation d'activité professionnelle se traduit la plupart du temps par une perte du statut social et est à l'origine d'un isolement. Le réseau relationnel du traumatisé crânien est souvent limité en dehors du cadre professionnel et familial. Si le traumatisé crânien est sorti de son environnement habituel les liens relationnels seront pour lui extrêmement difficiles à recréer. Il lui est souvent également difficile de maintenir les relations qu'il entretenait avec ses collègues de travail.

Cet isolement et cette modification forcée d'environnement sont assimilés pour lui à une rupture. Cette rupture peut être à l'origine de décompensations psychiatriques sous une forme dépressive ou par une exacerbation des troubles du comportement. Ces situations aboutissent parfois à l'hospitalisation du traumatisé crânien en structure psychiatrique. Il est à noter que sur les 46 départs recensés au CAT depuis septembre 1995, un travailleur handicapé a du être hospitalisé en psychiatrie et un traumatisé crânien s'est suicidé.

Par ailleurs, d'un point de vue financier, la cessation d'activité peut entraîner une précarité financière qui contribue à restreindre encore les possibilités d'aides matérielles.

CONCLUSION

Le traumatisme crânien grave est un problème de société. Il touche majoritairement l'adulte jeune et les conséquences physiques, cognitives, psychologiques, professionnelles et sociales sont souvent catastrophiques.

Les professionnels au contact des traumatisés crâniens graves et en particulier ceux travaillant en milieu protégé, commencent à alerter sur l'existence d'un vieillissement plus précoce du traumatisé crânien. Les conséquences physiques et cognitives de ce vieillissement pathologique risquent d'être à l'origine d'une modification parfois radicale de la prise en charge avec des problèmes sociaux (hébergement), professionnels et psychologiques. Les données de la littérature sont actuellement insuffisantes.

Une étude prospective nous paraît donc à ce stade absolument indispensable.

Elle aura trois principaux objectifs :

- Le premier sera de vérifier l'existence d'un vieillissement plus précoce dans la population de traumatisés crâniens graves.
- Le deuxième sera d'essayer de définir d'éventuelles populations à risque en fonction de l'âge mais également éventuellement en fonction d'autres données médicales, démographiques, sociales, thérapeutiques.
- Le troisième sera de décrire les conséquences sociales, médicales et autres du vieillissement pour pouvoir proposer une prise en charge préventive de ces sujets, alerter les pouvoirs publics sur les problèmes futurs liés au vieillissement de cette population.

RÉFÉRENCES

- Emmerling MR, Morganti-Kossmann MC, Kossmann T, Stahel PF, Watson MD, Evans LM, Mehta PD, Spiegel K, Kuo YM, Roher AE, Raby CA. Traumatic brain injury elevates the Alzheimer's amyloid peptide A beta 42 in human CSF. Ann N Y Acad Sci 2000 ; 903 : 118-122.
- Goldstein FC, Levin HS, Goldman WP, Clark AN, Altonen TK. Cognitive and neurobehavioral functioning after mild versus moderate traumatic brain injury in older adults. JINS 2001 ; 7 : 373-383.
- Goldstein FC, Levin HS. Cognitive outcome after mild and moderate traumatic brain injury in older adults. J Clin Exp Neuropsychol 2001 ; 23 : 739-753.
- Gomez PA, Lobato RD, Boto GR, De la Lama A, Gonzalez PJ, de la Cruz J. Age and outcome after severe head injury. Acta Neurochir 2000 ; 142 : 373-381.
- Hénon H, Durieu I, Guerouaou D, Lebert F, Pasquier F, Leys D. Post stroke dementia incidence and relationship to prestroke cognitive decline. Neurology 2001 ; 57 : 1216-1222.
- Lye TC, Shores EA. Traumatic brain injury as a risk factor for Alzheimer's disease : a review. Neuropsychol Rev 2000 ; 10 : 115-129.
- Nemetz PN, Leibson C, Naessens JM, Beard M, Kokmen E, Annegers JF, Kurland LT. Traumatic brain injury and time to onset of Alzheimer's disease : a population based study. Am J Epidemiol 1999 ; 149 : 32-40.
- Pasquier F, Leys D. Why are stroke patients prone to develop dementia ? J Neurol 1997 ; 244 : 135-142.
- Rapoport MJ, Feinstein A. Outcome following traumatic brain injury in the elderly : a critical review. Brain Injury 2000 ; 14 : 749-761.
- Roberts GW, Gentleman SM, Lynch A, Murray L, Landon M, Graham DI. Beta amyloid protein deposition in the brain after severe head injury : implications for the pathogenesis of Alzheimer's disease. J Neurol Neurosurg Psychiatry 1994 ; 57 : 419-425.
- Schofield PW, Tang M, Marder K, Bell K, Dooneief G, Chun M, Sano M, Stern Y, Mayeux R. Alzheimer's disease after remote head injury : an incidence study. J Neurol Neurosurg Psychiatr 1997 ; 62 : 119-124.
- Wilson JLT. Head injury and Alzheimer's disease. J Neurol Neurosurg Psychiatry 2003 ; 74 : 841.

MILD COGNITIVE IMPAIRMENT (MCI) : DÉFICIT COGNITIF LÉGER OU PRÉ-DÉMENCE? DU BON USAGE DU CONCEPT

P. NUBUKPO[1], J.P. CLÉMENT[2]

1. ASH, U.F. Urgences Psychiatriques, S.H.U., Centre Hospitalier Esquirol, 15, rue du Dr Marcland 87025 Limoges cedex, 2. PU-PH, chef de service, Pôle de Psychiatrie du Sujet âgé, S.H.U., Centre Hospitalier Esquirol, 15, rue du Dr Marcland 87025 Limoges cedex. Correspondances à adresser à : jean-pierre.clement@chello.fr, Téléphone : 05 55 43 11 92, Fax : 05 55 43 11 95

Résumé : *Le vieillissement cognitif se caractérise par son hétérogénéité et sa variabilité individuelle tant au plan clinique qu'aux résultats des tests d'évaluation. La plainte mnésique est très fréquente en population générale et renvoie le plus souvent à un déficit cognitif léger, concept qui a fait l'objet de nombreuses formulations telles "oubli bénin lié à l'âge", "late life forgetfulness", "mild cognitive impairment (MCI)"...De toutes ces dénominations, le MCI par sa définition paraît le terme le plus opérationnel pour désigner cette baisse cognitive, dont on ne sait pas encore bien si elle représente une entité clinique propre ou si elle est un état prodromique de la démence. L'objectif de cette revue est de montrer à partir d'un état des lieux sur la question, que le MCI pourrait permettre de repérer une catégorie de patients souffrant d'oublis bénins, susceptibles d'évoluer vers une démence et qui mériteraient donc d'être pris en charge de manière préventive. La méthode consiste en une revue de la littérature concernant les aspects nosologiques, épidémiologiques, pronostiques et de classification du MCI, les marqueurs prédictifs de conversion du MCI vers la maladie d'Alzheimer (MA), les démarches diagnostiques des facteurs de cette conversion ainsi que sa prise en charge thérapeutique préventive. Les résultats montrent d'une part que la définition du MCI est essentiellement clinique, pratique mais comporte néanmoins deux écueils ; il s'agit de l'absence de limite inférieure des déficits pris en compte ainsi que l'absence d'éléments qualitatifs d'évaluation de la plainte mnésique qui demeure* *l'élément-clé du diagnostic. La prévalence du trouble, observée dans des population différentes avec des méthodologies variables, se situe entre 3 et plus de 4 % en population générale et 30 à 35 % en long séjour. L'incidence annuelle se situe autour de 9,9 pour 1000. Le pronostic du MCI, c'est-à-dire sa probabilité d'évolution vers une démence, est très hétérogène : entre 25 et 80% et augmente avec le temps ; cette évolution se fait cinq fois plus souvent vers la MA que vers les autres démences. Près de 40 % de sujets MCI vont redevenir normaux après une période de suivi de 3 ans. La classification du MCI en sous-groupes permet d'affiner l'analyse des marqueurs cliniques et psychométriques prédictifs de l'évolution de cette baisse cognitive vers une des catégories de démence. Les autres marqueurs biologiques, de neuro-imagerie ou d'imagerie fonctionnelle cérébrale demeurent des méthodes d'appoint. On peut citer parmi eux, l'augmentation de la protéine phospho-tau, de l'isoprostane, la diminution du ratio N- acétyl aspartate/créatine dans le gyrus cyngulaire postérieur, l'atrophie hippocampique, l'atrophie du cortex entorhinal et l'hypométabolisme temporo-pariétal gauche. La démarche diagnostique proposée pour dépister les sujets souffrant de MCI susceptibles d'évoluer vers la démence, met l'accent sur l'importance de l'objectivation de la plainte mnésique notamment à l'aide de tests simples (test de McNair, questionnaire de Thomas-Antérion), l'interrogatoire d'un informant, l'élimination d'une cause somatique, iatrogène et d'un syndrome dépressif, la mesure du retentissement du trouble sur la vie quotidienne et une évaluation cognitive globale. Parmi les tests pertinents pour cette évaluation, on peut citer les épreuves de mémoire avec rappel différés et indiçage (MMS complété par indiçage, Grober & Buschke, Dubois, Chopart...), les tests de fluence verbale, les tests de praxie dont le test de l'horloge. Certains outils d'usage plus facile peuvent être recommandés au médecin généraliste : le " 6 Item Cognitive Impairment Test ", le " General Practitioner Assessment of Cognition ", la " Short Cognitive Evaluation Battery". Les propositions thérapeutiques dans le cas d'un MCI prodromique d'une démence, suggèrent l'utilisation de tout l'arsenal actuellement disponible pour le traitement des troubles cognitifs et ayant fait la preuve de son innocuité et de son efficacité : substances à impact global, substances ciblant la physiopathologie, médicaments spécifiques des neuromédiateurs. Toutefois, le diagnostic de MCI dans l'état actuel des connaissances sur la démence doit rester prudent et documenté, car il comporte des risques de stigmatisation et de fantasmes angoissants de démence pour le patient et son entourage.*

Mots clés : *Baisse cognitive, mild cognitive impairment, maladie d'Alzheimer, démences, facteurs prédictifs, pronostic.*

INTRODUCTION

Le vieillissement cognitif se caractérise par son hétérogénéité. La mémoire s'y modifie généralement davantage que le langage qui reste stable. Cependant, la variabilité individuelle augmente avec l'âge et les changements varient selon les tâches proposées pour l'évaluer. Il se traduit souvent par une plainte mnésique du patient ou de son entourage.

Bien que peu corrélée à un authentique trouble de la mémoire, la plainte mnésique constitue cependant un facteur de risque de survenue de démence de type Alzheimer à distance (Gagnon et al, 1994).

Cette plainte mnésique est très fréquente dans la population générale puisqu'un sujet sur deux en aurait une à 50 ans et deux sujets sur trois à 75 ans (Derouesné et al, 1992). Elle est souvent fortement corrélée à l'intensité anxieuse et dépressive évaluée par des échelles (Romatet, 1998), de même qu'elle peut traduire l'isolement social, la perte de l'estime de soi ou une altération des capacités sensorielles.

Il est aussi classique de dire que la surestimation du patient de sa plainte par rapport à l'entourage définit l'état anxieux et que la sous-estimation évoque la démence (Thomas-Antérion & Laurent, 1998).

Cette plainte mnésique apparaît cependant particulièrement fréquente chez le sujet vieillissant ayant des difficultés attentionnelles (Thomas-Antérion & Truche, 1998) et surtout chez les sujets présentant un des différents syndromes qui définissent un déficit cognitif en l'absence de démence et qui sont conceptualisés sous différentes dénominations :

- l'oubli bénin lié à l'âge (benign senescent forgetfullness) (Kral, 1962),
- le LLF (Late Life Forgetfullness) (Blackford & La Rue, 1989),
- l'AAMI (Age Associated Memory Impairment) (Crook et al, 1986),
- l'Aging-Associated Cognitive Decline (Levy, 1994),
- l'AACD (Age Related Cognitive Decline), (Ritchie et al, 2001)
- le Mild Neurocognitive Decline (APA, 1994),
- le MCD (Mild Cognitive Disorder) (WHO, 1993) ou
- le MCI (Mild Cognitive Impairment) (Petersen et al, 1992),
- voire plus récemment le CIND (Cognitive Impairment Not Demented) (Daly et al, 2000), le SCCI (Sub Clinical Cognitive Impairment) (Ritchie et al, 2000).

Il s'agit de sujets pouvant, pour certains d'entre eux, évoluer dans un délai variable vers une pathologie démentielle (tableau I).

Toutefois, il n'est actuellement pas possible de considérer clairement ces " syndromes " de déficit cognitif léger comme un stade " pré-démentiel " ou prodromiques à la maladie d'Alzheimer (MA) et aux autres démences. La plupart de ces démences s'installent pourtant de façon progressive laissant penser que les patients passent donc bien par ce stade pré-démentiel (Sarazin & Dubois, 2002).

Tableau 1

Concepts définissant un déficit cognitif en l'absence de démence (d'après Artero & Ritchie (2002).

Concept	Auteurs	Critères	Tests cognitifs spécifiques	Population cible	Groupe de référence	Pathologie sous-jacente
BSF	Kral	Plainte de mémoire	Non	PA	Performance individuelle dans le passé	Non
AAMI	Crook et al	Pb mémoire et abaissement des tests cognitifs	Non	PA	Jeunes adultes	Non
LLF	Blackford et La Rue	idem à AAMI mais perte d'au moins 50 % sur batterie de tests	Oui	PA	Jeunes adultes	Non
AACD	Levy et al	Déficit sur un test de mémoire	Non	PA	PA	Non
ARCD	DSM IV	Déclin sur un test cognitif	Non	PA	Non précisé	Non
MCD	ICD-10	pb d'appren-tissage et de concentration sur tests mémoire	Non	Tous âges	Non précisé	Oui
MNCD	DSM IV	pb d'appren-tissage, moteurs, linguistiques perceptifs et exécution centrale	Non	Tous âges	Non précisé	Oui
CIND	Graham et al	Déficit mémoire et score abaissé au MMSE	Oui	Non précisé	Non précisé	Oui
MCI	Petersen Et al	Plainte mémoire et déficits observés sur tests cognitifs, mais fonctionnement intellectuel général normal	Non	PA	PA	Oui

De plus, en ce qui concerne la maladie d'Alzheimer (MA), le déficit cognitif apparaîtrait bien avant que l'individu réponde aux critères de démence (déficit de la mémoire épisodique et d'une autre fonction cognitive suffisamment sévère pour entraîner une perte d'autonomie dans la vie quotidienne, professionnelle et sociale). De plus, il s'installerait progressivement sur des mois, voire des années (Delacourte et al, 1999 ; Price & Morris, 1999 ; Price et al, 2001). Les troubles de la mémoire en sont les premiers signes (Hodges, 1998) reflétant l'atteinte des formations hippocampiques. Ils s'accompagneront secondairement d'une atteinte des fonctions instrumentales.

De ce fait, et pour des raisons thérapeutiques évidentes, on a cherché à définir un groupe de patients " à risque " de démence.

Déjà évoqué par Flicker et al (1991), le terme de " Mild Cognitive Impairment " (MCI) a donc été proposé par Petersen (1995). Il veut désigner un état de transition entre le vieillissement cérébral normal et la pathologie démentielle (Smith, 2002), s'appuyant sur l'idée d'une continuité cognitive entre un état intellectuel normal associé au vieillissement et un état démentiel pathologique, sans présupposer d'un quelconque mécanisme étiologique sous-jacent. Petersen et al (1999) distinguent clairement ces patients MCI des patients Alzheimer au stage très léger. Le MCI paraît cohérent pour la MA mais pas pour d'autres états démentiels. Il reste encore un cadre conceptuel, toujours en évolution, et il a finalement remplacé les notions " d'oubli bénin lié à l'âge " et surtout de " déficit mnésique lié à l'âge" qui avait été défini par Crook en 1986 chez le sujet jeune et qui a été abandonné progressivement du fait de l'inflation injustifiée de ce diagnostic chez le sujet âgé.

Ce concept de MCI pourrait donc permettre de repérer une population de patients susceptibles d'évoluer vers une démence et bientôt peut-être de proposer une prise en charge encore plus précoce.

Ce travail se propose d'argumenter cette hypothèse au travers d'une revue de la littérature concernant les aspects nosologiques, épidémiologiques, diagnostiques du MCI. Il analysera également les éléments prédictifs cliniques et paracliniques de l'évolution du MCI vers une démence, dans le but de faire une synthèse des propositions pour une démarche diagnostique globale de cette conversion, ainsi que des moyens thérapeutiques pour la prévenir ou la retarder.

DÉFINITION ET NOSOLOGIE DU MCI

La définition du MCI est essentiellement clinique associant les critères suivants (2 éléments positifs et 3 éléments négatifs) :
-1- existence chez un patient de 50 ans ou plus d'une plainte mnésique,

confirmée par un informant proche ;

-2- cette plainte doit être objectivée sur un test de mémoire par un score inférieur d'au moins 1,5 écart-type par comparaison à une population témoin appariée sur l'âge et le niveau culturel ;

-3- habituellement, les autres fonctions cognitives et le niveau global d'efficience sont normaux, ce dont doit témoigner un MMS > 26 ;

- le patient peut néanmoins présenter des plaintes concernant d'autres domaines que la mémoire, mais avec des performances objectives dans les limites de la normale ou abaissées de façon non significative ;

-4- les activités habituelles de la vie quotidienne (ADL) sont préservées, bien qu'on puisse observer des altérations discrètes d'activités instrumentales complexes ;

-5- globalement, le patient ne répondra pas aux critères diagnostiques de maladie d'Alzheimer, et sera classé GDS (Global Deterioration Scale de Reisberg) = 3, CDR (Clinical Dementia Rating de Berg) = 0,5.

Cette définition, bien que pratique, est très critiquable. La limitation la plus sévère de ce concept tient à l'absence de limite inférieure des déficits, notamment mnésiques (par exemple pour le MMS, les auteurs proposent 20 ou 22 ! (Artero & Ritchie, 2002), alors que la majorité de la littérature américaine considère un score < 24 comme indiquant une démence). Un déficit mnésique sévère (> à 3 écarts-type) fera beaucoup plus craindre une maladie dégénérative.

Une autre faiblesse de cette définition réside dans l'absence de prise en compte d'éléments qualitatifs (comme des perturbations spécifiques au test de Grober & Buschke) (tableaux II et IIbis).

Tableau 2

Résultats du test de Grober & Buschke (sujets normaux versus sujets avec une MA débutante).

	Sujets âgés normaux	**MA débutante**
Rappel libre	65 % des items	Effondré
Rappel indicé	100 % des items	40 % des items
Intrusions	0	Précoces
Fausses reconnaissances	0	Présentes
Score total/48	> 44	< 44

Tableau 2 bis

Résultats du test de Grober & Buschke (sujets avec dépression versus MCI versus MA).

	Dépression	MCI	MA
Rappel libre	±	diminué	diminué
Rappel différé	altéré	altéré	altéré
Réponse indiçage	oui	diminué	non
Intrusions	0	0	++
Fausses reconnaissances	0	0	±

De ce fait, de nombreux auteurs soulignent l'hétérogénéité potentielle d'une population recrutée sur ces critères et selon les différentes batteries d'évaluation utilisées, les patients présentant en outre des troubles de mémoire d'étiologie et d'évolution variées.

De plus, si la plainte mnésique est un élément-clé du diagnostic, elle n'est pas clairement précisée du point de vue qualitatif. Les résultats de l'enquête PAQUID ont pourtant bien démontré qu'elle représente un facteur prédictif d'évolution vers une démence, y compris chez des sujets ayant un bilan cognitif normal (tel qu'il était pratiqué dans le suivi de cette cohorte) (Gagnon et al, 1994).

Actuellement, le maître-symptôme du MCI est le trouble de mémoire isolé. On en revient à l'épreuve de mémoire de Grober & Buschke qui est la plus recommandée car elle permet de mettre en évidence ces troubles de la mémoire devant l'importance du déficit en rappel libre, le peu d'apprentissage d'un rappel libre à l'autre, l'absence d'amélioration en rappel différé, l'absence de normalisation du score global grâce à l'indiçage et la survenue d'intrusions, tous ces éléments évoquant une atteinte hippocampique et peut-être une MA pré-démentielle (MAPD) (Dubois, 2000).

ÉPIDÉMIOLOGIE

L'épidémiologie du MCI a donc été évaluée sur différentes populations et avec des critères qui n'ont pas toujours été rigoureusement identiques.

Les chiffres publiés varient considérablement (entre 3 % et plus de 35 %). En population normale, elle varierait entre 3 et 4 % et pouvant donc atteindre 30 à 35 % en institution de long séjour (Petersen et al, 2000). La prévalence du MCI augmente avec l'âge : entre 75 et 85 ans, elle passe d'environ 12 % à 30 %. Yesavage et al (2002) retrouvent précisément une prévalence qui augmente de 1 % à 60 ans pour 42 % à 85 ans et que le taux de conversion de la normalité vers le MCI passe de 1 % par an à 60 ans à 11 % à 85 ans.

Dans une étude en population de 806 sujets âgés de 60 à 76 ans dans la ville de Kuopio en Finlande, Hanninen et al (2002) ont retrouvé une prévalence de 5,3 % (critères du Mayo Clinic Alzheimer's disease research centre) plus importante chez les sujets les plus âgés et les moins éduqués mais sans différence entre hommes et femmes.

Dans l'étude Paquid, Larrieu et al (2002) retrouvent une prévalence de 2,8 % et sur un suivi de 5 ans, une incidence annuelle de 9,9/1000 (11,6/1000 chez la femme et 8/1000 chez l'homme) et un taux de conversion du MCI vers la MA de 8,3 %. Sur trois ans, seulement 6 % ont gardé un MCI stable et plus de 40 % sont revenus à un état normal.

PRONOSTIC

Le MCI constitue en fait une entité très hétérogène quant à son pronostic.

Un très fort pourcentage évolue vers une démence et ce, d'autant plus que l'on suit longtemps les patients. Le délai d'évolution est très variable.

Une majorité de patients va donc présenter un trouble progressif, qui va évoluer plus ou moins rapidement vers une démence (Romatet, 1998 ; Dubois et al, 2001).

Le plus souvent, le MCI constitue la forme prodromique d'une MA, mais chez certains patients, il peut être le stade prodromique d'une démence vasculaire, d'une autre démence ou d'une démence mixte.

Chez d'autres patients, plus rares, le trouble observé pourra soit rester stable, soit être réversible (amélioration). Dans ces cas, le MCI pourrait correspondre soit à des variantes du vieillissement normal, soit à des pathologies fonctionnelles, notamment psycho-affectives (Devanand et al, 2003).

Le taux annuel de conversion du MCI vers la MA est de l'ordre de 6 à 15 % selon les études (Petersen et al, 1999 ; Tierney et al, 1996 ; Small et al, 1999; Laurent & Thomas-Antérion, 2002) (tableau III).

Tableau 3

Principales études concernant le suivi et le devenir de sujet MCI par rapport à la conversion en MA (d'après Laurent & Thomas-Antérion (2002).

Auteurs	Années	Critères	Nombre	Age moyen	Suivi (ans)	% de MA
Flicker	1991	GDS=3	32	71,3	2	36
Petersen	1995	CDR=0,5	66	79,8	3	12
Hanninen	1995	AAMI	176	71,7	3,6	2,5
Tierney	1996	GDS=2ou3	143	72	2	11,8
De Leon	1997	GDS=3	32	71	3,5	20,5
Bowen	1997	Tb sévère	21	74	4	12
Ritchie	1997	DECO	397	75	2	8
Wolf	1998	SIDAM	41	67	2,7	7,2
Nielsen	1998	AAMI	44	67	3,5	0,6
Petersen	1999	CDR=0,5	76	81	4	12
Jack	1999	CDR=0,5	80	78	2,7	12,5

Les patients homozygotes ApoE4 verraient leur taux de conversion quadruplé. Quoiqu'il en soit, ce taux est bien supérieur à celui d'une population non sélectionnée appariée qui est de 1 à 2 % (Petersen et al, 1999). Il est 5 fois plus important pour la MA que pour une autre démence. Ainsi, après 5 ans de suivi, la moitié d'un groupe de patients MCI verrait apparaître une MA. Selon Petersen et al (2001), au terme d'un suivi de 6 ans, 80 % des patients initialement MCI ont développé une démence.

L'étude de suivi de Morris et al (2001) d'une cohorte de 277 sujets MCI a montré un taux de 60,5 % à 5 ans et de 100 % de conversion après 9 ans et demi.

Lors d'un suivi allant de 6 mois à 6 ans (3.72 ± 2.94) réalisé par Meyer et al (2002), 73 sujets sur 291 (25,1 %) ont développé un MCI et sur les 27 sujets qui ont développé une démence vasculaire (DV), 15 (55,6 %) avaient une MCI prodromal. Les deux tiers étaient porteurs d'une démence avec atteinte des petits vaisseaux. Les 12 sujets DV restants n'avaient pas eu de MCI prodromal. Chez eux prédominaient les lésions de type multi-infarctus ou de type infarctus stratégique (66,7 %). Sur cette période, 35 sujets MCI ont par ailleurs développé une MA. La forme microvasculaire de DV serait plus fréquemment précédée de MCI.

Enfin comme précédemment souligné un certain nombre de sujets MCI sont redevenus normaux sur une période de suivi de 3 ans (Larrieu et al, 2001).

Faut-il donc assimiler le MCI à une forme prodromique de MA ?

CLASSIFICATION

Ce concept de MCI ne peut pas se résumer à la MA prédémentielle et semble ne pas permettre de repérer tous les sujets à risque. Petersen et al (2001) admettent que le déficit cognitif peut concerner d'autres secteurs que la mémoire et décrivent trois formes de MCI :

- la forme classique, le MCI amnésique (amnestic MCI) qui correspondrait presque toujours à une MA confinée à l'hippocampe et qui évoluerait préférentiellement vers la MA (tableau IV) ; néanmoins certains MCI amnésiques correspondraient à des scléroses hippocampiques (Dickson et al, 1994) ou à des démences à corps de Lewy (Lippa et al, 1998).
- le MDI (multiple domain slightly impairment) qui concernerait des déficits légers dans plusieurs domaines en rapport avec le vieillissement normal, des lésions vasculaires voire dégénératives débutantes ;
- le SDI (single non memory dysfunction impairment) se traduisant par l'atteinte d'une fonction cognitive isolée hormis la mémoire et qui correspondrait à l'entrée dans la démence fronto-temporale (DFT), la démence à corps de Lewy (DCL), la démence vasculaire (DV), l'aphasie primaire progressive, voire la maladie de Parkinson, mais aussi la MA.

Tableau 4

MCI amnésique.

1.Plainte mnésique corroborée par un proche
2.Efficience cognitive globale normale
3.Activités de la vie quotidienne normales
4.Déficit des performances mnésiques par rapport à l'âge et au niveau d'éducation
5.Absence de démence

Pour information, la fréquence des différentes démences vient d'être revue sur une étude nécropsique de 382 sujets de la banque du cerveau de Floride (Barker et al, 2002). La MA y était la pathologie la plus fréquente (77 %), suivie de la DCL (26 %), de la DV (18 %), de la sclérose hippocampique (SH) (13 %) et de la DFT (5 %), mais la pathologie mixte était la plus fréquente : une MA était concomitante dans 66 % des DCL, dans 77 % des DV, et dans 66 % des SH. Il était aussi intéressant d'y noter que la fréquence de la DV augmente avec l'âge, alors que celles de la DCL et de la DFT diminue avec celui-ci.

Ritchie et al (2001) ont aussi isolé des sujets AACD (age associated cognitive decline) présentant un déclin de plus d'un écart-type dans les autres fonctions cognitives que la mémoire et qui avaient un risque relatif de

MA à 3 ans de 21.2 et un taux de conversion de près de 30 %. Ils retrouvent d'ailleurs une prévalence en populations générale du MCI de 3.2 % et de l'AACD de 19.3 % et un taux de conversion du MCI de 11.1 % le faisant considérer comme un prédicteur plus pauvre que l'AACD.

Dans une étude en population générale à Leipzig en Allemagne, Busse et al (2003) trouvent une prévalence de MCI de l'ordre de 1 à 15% en fonction des outils d'évaluation utilisés ; le taux de conversion MCI vers MA sur une période de 2 à 6 ans, dans cette étude était de 10 à 55%. Les auteurs ont montré que le sous groupe MCI amnésique a une puissance prédictive positive supérieure alors que le sous-groupe MDI montrerait la plus grande sensibilité à détecter la conversion. Enfin, ils constatent qu'en modifiant les critères initiaux du MCI (suppression de l'item plainte cognitive subjective), on améliore la sensibilité du diagnostic tout en réduisant la spécificité et la puissance prédictive positive. L'outil utilisé dans cette étude pour évaluer les fonctions cognitives était le SIDAM (Structured Interview for the Diagnosis of Dementia of the Alzheimer Type , Multi Infarct Dementia and Dementias of other aetiology according to ICD-10 and DSM III-R) (Zaudig et al, 1991).

Duara (2002) a en outre confirmé l'intérêt du MCI associé à des symptômes dépressifs (MCI mood). Cette forme évoluerait vers la MA au même rythme que le MCI amnésique, ce qui souligne l'importance de la recherche et de l'analyse des troubles non cognitifs des démences, même et surtout dans leur phase prodromique. En effet, selon les données de l'étude de Ritchie et al (2000), sur une cohorte présentant des troubles cognitifs, 13 % ont des troubles de la mémoire transitoires liés à des événements de vie, 63 % présentent un épisode dépressif et 7 % des déficits cognitifs liés à une pathologie comme des troubles respiratoires ou cardio-vasculaires.

Ce MCI mood (ou DEP-MCI) vient de faire l'objet d'une étude d'efficacité d'un antidépresseur sérotoninergique (Devanand et al, 2003).

Dans le même sens, Smith-Gamble et al (2002) ont évalué la valeur pronostique d'un changement de personnalité au regard du développement d'une démence dans une population de 3021 personnes (noires américaines et africaines). Six questions sont posées à un informant : " avez-vous remarqué des changements de personnalité chez votre proche ? Est-il plus irritable selon vous ? Vous-paraît-il plus entêté ? A-t-il perdu de l'intérêt pour les autres ? Pour l'extérieur ? Pour les choses qu'il aimait auparavant ? Les sujets répondant de façon jugée positive à ces items ont, de façon statistiquement significative et par rapport aux non déments, un risque relatif de 2,1 de développer une démence dans les deux ans.

MARQUEURS PRÉDICTIFS DE LA CONVERSION

Le pronostic et la variabilité dans les modalités d'évolution ont très logiquement conduit à rechercher des facteurs prédictifs de conversion, c'est-à-dire à identifier les marqueurs de la phase prodromique de la MA.

Marqueurs neuropsychologiques :

Ce sont les plus importants ; certains d'entre eux semblent validés :

- un déficit du rappel à long terme au California Verbal Learning Test
- une altération des fonctions exécutives (repérable au Trail Making Test A et B, au Self-ordering Test)
- des altérations au rappel des mots couplés au Wechsler mémoire
- une réduction de la fluence verbale avec un set test d'Isaacs < 28 (Farigoule et al, 1998).
- une diminution de l'attention sélective et de la vitesse de traitement de l'information (tests chronométrés) (Farigoule et al, 1998).

Il faut aussi citer la Mattis Dementia Rating Scale qui est très fiable si l'on adopte un score-seuil de 129/144 (Monsch et al, 1995) avec une sensibilité de 98 % et une spécificité de 97 %.

Devanand et al (2000) ont même montré la fiabilité d'évaluer l'olfaction, car chez les patients MCI , un marqueur précoce d'évolution vers la MA serait l'association d'un déficit de l'identification olfactive avec une non conscience de ce déficit.

En étudiant la cohorte OPTIMA (Clarke et al, 1998) constituée de 60 MA possibles ou probables, 29 MCI, 12 DV et 51 témoins sans trouble cognitif, et soumise à différents tests, Dejager et al (2003) montrent que les outils suivant permettent de discriminer entre MCI et MA : il s'agit des tests de fluence catégorielle (CERAD) (Morris et al, 1989), de mémoire épisodique notamment le test d'apprentissage verbal de Hopkins (Brandt, 1991) et le test Clox d'évaluation des praxies et des fonctions exécutives (Royall et al, 1998).

En conclusion, au plan clinique et psychométrique, pour diagnostiquer la conversion MCI vers MA, il est impératif d'utiliser des épreuves qui permettent d'évaluer les différentes étapes de la mémorisation (encodage, consolidation et récupération) afin d'analyser à quel niveau se situe le dysfonctionnement (tableau V). Le syndrome amnésique hippocampique caractéristique de la MA est résumé dans le tableau VI (Sarazin & Dubois, 2002).

Tableau 5

Les trois processus mnésiques à évaluer devant un déficit en rappel libre différé.

1. Encodage (troubles attentionnels)
-dépression
-confusion
-médicaments (benzodiazépines, anticholinergiques…)
2. Consolidation (lésions hippocampiques)
-MA
3. Récupération (dysfonctionnement exécutif)
-DFT ou sous-cortico-frontale
-dépression
-vieillissement normal (?)

Tableau 6

Éléments du syndrome amnésique hippocampique.

1.Effondrement des performances en rappel libre
2.Aide insuffisante de l'indiçage
3.Performance affaiblie en rappel total (libre et indicé)
4.Nombre important d'intrusions en rappel indicé
5.Présence de fausses reconnaissances

Marqueurs biologiques

Les dosages des protéines tau et Aß1-42 dans le LCR avaient été étudiées en combinaison pour discriminer la maladie d'Alzheimer (Hulstaert et al, 1999), puis par la suite dans le MCI (Andreasen et al, 1999a et 1999b ; Riemenschneider et al, 2002) retrouvant une augmentation de la protéine tau (tau totale et tau phosphorylée ou phospho-tau) chez les sujets qui évoluent par la suite vers une démence ; cette augmentation serait précoce, en particulier de la phospho-tau, plus sensible que la tau totale. Une diminution de la protéine Aß1-42 dans le LCR a aussi été retrouvée, plus tardive et donc pas toujours constatée au stade de MCI.

Une autre approche a été réalisée par Pratico et al (2002) au moyen de l'isoprostane 8,12-iso-iPF(2alpha)-VI qui est un marqueur spécifique de la péroxydation lipidique in vivo et augmenté dans la MA. En utilisant une analyse en spectrométrie de masse couplée à la chromatographie gazeuse, ils l'ont mesuré dans les urines, le plasma et le LCR de sujets MA, MCI et âgés contrôles et ont trouvé des taux significativement plus élevés dans les trois milieux chez les MCI par rapport aux contrôles. Ils concluent que l'effet délétère cérébral lié au stress oxydatif existe bien avant la démence symptomatique et que la mesure de cet isoprostane pourrait donc identifier un sous-groupe de patients avec un MCI dont la péroxydation lipidique serait augmentée et qui serait donc à risque plus élevé d'évoluer vers une démence symptomatique.

Marqueurs électrophysiques

Jünger et al (2003) comparent 8MCI, 14 MA et 8 témoins sans trouble cognitif à l'aide de tests psychophysiologiques (batterie olfactive chemosensible) et de potentiels évoqués olfactifs (PEO). Les auteurs confirment les constats antérieurs sur l'existence de dysfonctionnements olfactifs dans la MA mais montrent aussi que les PEO sont plus discriminants que les batteries olfactives dans le diagnostic de ces troubles olfactifs (7 MA et 4 MCI sont anosmiques) ; ils suggèrent que cette technique pourrait aider à l'avenir, à distinguer entre MA et MCI

Marqueurs de neuro-imagerie

En imagerie morphologique de type IRMN avec analyse volumétrique, on peut retrouver principalement une diminution du volume hippocampique (en région temporale interne) (De Leon et al, 1997). L'étude de Bottino et al (2002) a montré que l'amygdale, l'hippocampe et le gyrus para-hippocampique étaient significativement différents en volume chez des sujets avec une MA légère à modérée comparés à des sujets MCI et contrôles, mais que les mêmes mesures volumétriques gauches étaient aussi significativement différentes entre sujets MCI et contrôles.

La valeur prédictive de l'atrophie hippocampique ou para-hippocampique sur le risque de développement de démence a été confirmé dans plusieurs études (Jack et al, 1999 ; Visser et al, 1999).

Pour Du et al (2001), la mesure volumétrique du cortex entorhinal (la région corticale la plus précocement touchée par le processus Alzheimer) est un marqueur plus performant que celle de l'hippocampe pour différencier le MCI de l'Alzheimer, ces deux mesures restant d'un intérêt comparable pour séparer les sujets MCI des sujets âgés normaux.

L'IRMN est aussi utile pour repérer l'étendue des hypersignaux de la substance blanche qui est plus importante chez les sujets MCI que chez le sujets âgés normaux (De Carli et al, 2001), permettant aussi de caractériser un sous-type vasculaire de MCI.

En imagerie cérébrale fonctionnelle, la tomographie par émission de positons (étude du métabolisme et du débit sanguin cérébral) apparaît être un outil particulièrement adapté à l'étude des phases très précoces de la MA Nebu et al, 1995), mais aussi à celle des sujets MCI (Touchon & Portet, 2002). Elle montre une diminution constante et précoce du métabolisme dans le cortex associatif pariéto-temporal et cingulaire postérieur (Minoshima et al, 1997). Là encore, le degré d'hypométabolisme temporo-pariétal gauche permettrait de différencier dans une population de sujets MCI qui vont décliner de ceux qui vont rester stables (Arnaiz et al, 2001).

En analyse volumétrique, ce sont les régions entorhinale et hippocampo-amygdalienne qui sont surtout intéressantes alors qu'imagerie fonctionnelle ce sont les régions corticales temporo-pariétales et cingulaires postérieures (Meguro et al, 2001).

Un autre marqueur, l'activité acétylcholinestérase hippocampique, mesurable par un traceur en PET tridimensionnel, serait légèrement diminuée dans le MCI et le stade très léger de la MA par rapport à des sujets contrôles (Rinne et al, 2003).

De Santi et al (2001) ont démontré que les mesures de glucose dans le cortex entorhinal en PET avec le volume hippocampique étaient supérieures pour différencier sujets normaux et sujets MCI.

Concernant le SPECT, Johnson et al (1998) ont montré que les sujets avec une maladie d'Alzheimer débutante se distinguent des sujets âgés normaux par l'existence d'une hypoperfusion dans la région hippocampo-amygdalienne et du cingulum postérieur, mais l'aspect le plus évocateur de la MA est l'hypoperfusion temporo-pariétale bilatérale.

Kantarci et al (2000) ont étudié par la spectroscopie protonique en résonance magnétique (1H MRS) (spectro-IRM) les ratios N-acetyl-aspartate (NAA)/creatine (Cr) (la créatine étant utilisée comme métabolite de référence en raison de sa stabilité), myoinositol (MI)/Cr et Choline (Cho)/Cr dans différentes régions (lobe temporal supérieur (LTS), gyrus cingulaire postérieur (GCP), lobe occipital médian (LOM) et montré que le ratio NAA/Cr est significativement plus bas chez les patients Alzheimer (MA) comparés à la fois à des sujets contrôles normaux (C) et à des patients MCI dans le LTS gauche et le GCP, sans différence dans le LOM. Le ratio MI/Cr dans le GCP était significativement plus élevé à la fois chez les MCI et chez les AD par rapport aux C. Enfin le ratio Cho/Cr était plus élevé dans le GCP chez les MA comparés aux MCI et C, faisant dire aux auteurs que le changement initial en spectro-IRM lors de la progression du processus pathologique de la MA est une élévation du ratio MI/Cr (modification la plus précoce). Une diminution du ratio NNA/Cr et une augmentation du ratio Cho/Cr se développent plus tard lors de l'évolution de la maladie (Kartanci et al, 2000). La mesure la plus sensible pour distinguer MCI et AD serait donc le ratio NAA/Cr dans le GCP, surtout si elle est associée à l'appréciation des volumes hippocampiques (Kantarci et al, 2002).

L'équipe de Petersen à la Mayo Clinic ont aussi apporté des travaux intéressants sur la combinaison de mesures comme le coefficient de diffusion apparente (apparent diffusion coefficient, ADC) de l'eau au niveau de l'hippocampe qui s'avère significativement plus élevé chez les patients MCI que chez les sujets contrôles (Kantarci et al, 2001).

Il faut citer aussi l'IRM fonctionnelle qui pourrait donner des résultats intéressants (profils d'activation cérébrale), surtout dans l'étude du cortex entorhinal (Touchon & Portet, 2002).

Il faut néanmoins considérer ces approches biologiques et d'imagerie comme des méthodes d'appoint pour un diagnostic qui reste essentiellement clinique, reposant avant tout sur l'analyse du déficit cognitif, en particulier du déficit de la mémoire pour ce qui concerne la MA à son stade pré-démentiel. Pour cela, il est impératif d'utiliser des épreuves qui permettent d'évaluer les différentes étapes de la mémorisation, déjà mentionnés.

PROPOSITIONS DE DÉMARCHE DIAGNOSTIQUE

Il faut d'abord objectiver la plainte mnésique par l'anamnèse, l'interrogatoire d'un tiers, voire par la passation de l'échelle d'auto-évaluation de Mc Nair (McNair & Kahn, 1983) ou le questionnaire de plainte de Thomas-Antérion et al (2000). Ce dernier évalue cinq domaines de plaintes les plus fréquentes (noms propres, objets et rangements, livres et films, mémoire du futur et mémoire des chiffres).

Interroger un informant est très important car chez les patients MCI, la faible conscience d'avoir des déficits fonctionnels identifiés par celui-ci prédit un diagnostic futur de MA (Tabert et al, 2002).

Il faut éliminer une pathologie somatique ou iatrogène.

Il faut mettre en évidence une absence de retentissement sur les activités complexes et élémentaires de la vie quotidienne au moyen par exemple de l'IADL (échelle d'activités instrumentales de la vie courante) dans sa version écourtée à 4 items (utilisation du téléphone, des moyens de transport, prise des médicaments, gestion du budget) qui doit retrouver un score de 0/4 (Lawton et al, 1969 ; Barberger-Gateau et al, 1992).

Il faut réaliser une évaluation cognitive globale au moyen par exemple du MMS (Folstein et al, 1975 ; Derouesné et al, 1999) dont le score doit être compris entre 26 et 30. Un déficit dans l'épreuve de rappel des 3 mots (mémoire différée) doit cependant alerter car elle s'est montrée prédictive de survenue de démence ultérieure (dans l'étude de follow-up de Small et al (2000) de 459 sujets dans laquelle, durant une période de 3 ans, 73 ont développé une MA). Le score inférieur est peu sensible (63 %) mais spécifique (96 %) (Kukull et al, 1994).

D'autres évaluations plus simples et surtout plus courtes s'avèrent intéressantes, en particulier dans le contexte de la médecine générale.

Brooke et Bullock (1999) ont montré que le 6CIT (6 Item Cognitive Impairment Test) avait une meilleure sensibilité que le MMS face à la démence légère. Il pourrait donc être utilisé dans le contexte du dépistage du MCI. Il consiste à demander l'année, le mois, l'heure, de répéter une phrase (l'adresse de quelqu'un), de compter à rebours de 20 à 1, de donner les mois à l'envers et de restituer la phrase mémorisée. Il prend moins de 3 minutes (Katzman et al, 1983).

Brodaty et al (2002) proposent aussi le GPCOG (General Practitioner Assessment of Cognition) pour la médecine générale. Ce test de dépistage comporte des items dichotomiques (réponse correcte ou non) : l'enregistrement d'un nom et d'une adresse (assimilation en 4 essais sans cotation), la recherche de la date d'aujourd'hui, le test de l'horloge avec une cotation simplifiée (bon placement des chiffres 12, 3, 6, 9 et des aiguilles), le recrutement de nouvelles de la semaine dernière, le rappel du nom et de l'adresse (5 items : prénom, nom, numéro, rue, ville) ainsi qu'un questionnement de l'aidant familial avec 6 questions précises si le sujet a un score (sur 9) entre 5 et 8 ; alors n'avoir que 3 bonnes réponses ou moins confirme un déficit cognitif (avec une sensibilité de 85 % et une spécificité de 86 %, durée 4 minutes + informant 2 minutes).

Dans le même esprit que la batterie en 7 minutes de Solomon et al (1998), Robert et al (2003) viennent de proposer le SCEB (short cognitive evaluation battery) pour un usage en médecine générale. Il consiste en 4 sous-tests : l'orientation temporelle, le test des cinq mots, le test de l'horloge et le test de fluence verbale sémantique. Ils l'ont administré à 123 sujets âgés en ambulatoire (49 avec une MA légère (MA), 27 avec des symptômes dépressifs (SD) et 47 sujets contrôles (C)). Le temps d'administration était de 11.2, 8.2, 7.2 respectivement ($p < 0.001$). Les analyses ROC ont montré une sensibilité de 93.8 % et un spécificité de 85 % pour discriminer MA et C, et de 63 % et 96 % pour discriminer MA et SD.

Le MMS pourrait aussi être réduit en ne retenant que les épreuves les plus sensibles : l'épreuve de rappel des trois mots en la complétant par un indiçage si nécessaire (en fournissant la catégorie du mot non restitué spontanément), ce qui augmente ainsi la spécificité par rapport à une maladie d'Alzheimer débutante s'il y a échec. La copie du dessin peut être aussi précocement perturbée dans la démence à corps de Lewy.

L'épreuve des cinq mots (Dubois et al, 2002), qui est une épreuve essentiellement mnésique, évalue l'attention, la qualité du codage de l'information, le rappel libre, le rappel différé et le rappel indicé. C'est l'absence de récupération de l'information par l'indiçage qui est très fortement suspecte d'être liée à un début de démence. Il en est de même des intrusions. La durée de passation est de 2 à 10 minutes selon la durée de l'encodage. Buschke et al (1999) avaient déjà aussi proposé la technique très simple et aussi facile des quatre mots. Chopart et al (2003) viennent de l'utiliser dans sa version française et conseillent de le coupler au test de l'horloge pour obtenir un sensibilité de 96 %. Cette épreuve de mémoire avec rappel différé et indiçage semble être le cœur neuropsychologique du diagnostic de MCI (Croisille, 2003), mais il faut en déterminer les limites. Réaliser une évaluation de la fluence verbale est un autre bon moyen de dépistage. La fluence catégorielle consiste à demander au patient de donner dans un temps déterminé (par exemple une ou deux minutes) le plus grand nombre possible de noms appartenant à une catégorie (par exemple " animaux "), la fluence littérale des mots commençant par telle lettre (par exemple " f "). Une mauvaise performance doit aussi alerter (Monsch et al, 1992 ; Pasquier et al, 1995).

Un autre signe précoce serait la mauvaise réalisation de gestes sans signification sur imitation (double anneau, dos de la main gauche posé sur la joue droite…) (Thomas-Antérion & Laurent, 1998).

Le test de catégorisation de 2 mots, emprunté aux similitudes dans l'évaluation du QI est aussi une bonne exploration sémantique simple du langage (Thomas-Antérion & Laurent, 1998).

L'empan digital direct et inverse de l'échelle de mémoire de Wechsler est un test sensible d'attention et de mémoire verbale, surtout dans sa modalité inverse (Thomas-Antérion & Laurent, 1998 ; Croisille, 2003).

Il est aussi utile d'observer l'écriture du patient dans un texte libre qui décrit ses difficultés : une modification de la forme du trait et de l'orthographe est très suspecte (Croisille et al, 1995).

Le test de l'horloge est aussi de réalisation rapide, mais sa cotation est différente selon les auteurs. Il évalue l'habileté visuoconstructive et les fonctions exécutives [Kirby et al, 2001). Néanmoins, lorsqu'il met le sujet en échec (mauvais placement des chiffres et/ou des aiguilles qui doivent indiquer une heure proposée), il y a une forte probabilité de trouble cognitif [Shulman et al, 1993].

Salib et al (2002) proposent une épreuve réalisable en moins d'une minute: le Mental Alternation Test (MAT). Le patient compte jusqu'à 20 et récite l'alphabet et doit ensuite alterner chiffres et lettres (1-A, 2-B, 3-C…). Le nombre d'alternances correctes réalisées en 30 secondes, moins les erreurs, détermine le score qui est au maximum de 52. Le MAT est fortement corrélé au MMS ($r = 0.84$, $p < 0.0001$). Avec le score-seuil de 15 qui a la meilleure sensibilité (95 %) et la meilleure spécificité (81 %), il peut représenter un bon outil de dépistage en médecine générale car il est très facile à utiliser, même avec des sujets présentant un déficit visuel ou des difficultés à utiliser un crayon. Dans cette étude [Salib et al, 2002] qui a comparé 59 sujets déments à 54 sujets contrôles dont 21 dépressifs, les sujets déprimés avaient un moins bon score que les sujet contrôles mais restaient au-dessus du score-seuil, faisant suggérer que le MAT serait capable de classer correctement les sujets avec un MCI d'origine fonctionnelle.

Croisille (2003) propose enfin la fable du Lion de Barbizet, une histoire de 22 items lue à voix haute par l'examinateur qui demande ensuite au sujet un rappel immédiat puis un rappel différé 10 à 15 minutes plus tard. Cette évaluation serait plus sensible que le test de cinq mots (Croisille, 2003), car il faut en plus bien maîtriser la logique de l'histoire pour récupérer efficacement les informations.

Il faut bien sûr vérifier l'absence de dépression ou d'une autre pathologie psychiatrique.

Le recours à un référent mémoire peut être justifié. Il proposera d'autres évaluations neuropsychologiques pour mieux apprécier la mémoire mais aussi les autres fonctions comme les fonctions exécutives, l'attention, la flexibilité mentale et une imagerie cérébrale.

PROPOSITIONS THÉRAPEUTIQUES

Malgré les incertitudes actuelles et compte-tenu de l'enjeu éthique, économique et de santé publique, il semble licite d'évoquer les perspectives d'une pharmacologie du MCI et d'en définir les contours (Sherwin, 2000 ; Sramek et al, 1996 ; Allain et al, 2002).

Pour Allain et al (2202), les armes pharmacologiques à dédier au MCI sont autant du ressort de la pharmacologie de la cognition que des produits potentiellement antagonistes de la mort cellulaire et de l'apoptose. Mais cela reste une approche encore très spéculative.

On pourrait d'abord dire que tous les facteurs médicamenteux faisant actuellement l'objet d'études de leur potentiel à limiter la probabilité de survenue d'une démence sont de bons candidats (nitrendipine, statine, oestrogènes, anticyclooxygénases de type II...). Il en est de même si l'on s'intéresse à la valeur préventive de certains produits indiqués dans les troubles cognitifs et intellectuels liés à l'âge (vasodilatateurs et oxygénateurs cérébraux, nootropes, stimulants cognitifs et anti-oxydants...).

Idéalement, quels critères faut-il imposer aux candidats potentiels :

1- qu'ils aient prouvé une action sur des modèles animaux ;
2- qu'ils aient montré des effets positifs à des posologies déterminées lors

de bridging studies (études de phase II qui déterminent la dose maximale tolérée et définissant le profil d'activité du produit) ;
3- qu'il y aient donc montré une sécurité d'emploi manifeste ;
4- qu'ils aient enfin montré un impact pharmacologique majeur sur les bases biologiques de la mémoire.

Il y a actuellement quelques essais thérapeutiques en cours : le tocophérol (vitamine E), les anticholinestérasiques, le piribédil, un agoniste dopaminergique, un nootrope et un anticox (Allain et al, 2002). On peut aussi citer un essai de phase II avec le CX516 (Ampalex®) et de phase II avec galantamine (Reminyl®)

Les candidats sont colligés dans le tableau VII.

Tableau 7

Candidats potentiels pour traiter le MCI.

1ère génération : substances à impact global
Médicaments à visée cérébrovasculaire
Psychostimulants
Nootropes, stimulants cognitifs
Antioxydants
2ème génération : substances spécifiques des neurotransmetteurs
Anticholinestérasiques
Agonistes nicotiniques
Agonistes dopaminergiques
Agonistes des canaux sodiques
Modulateurs des récepteurs NMDA
3ème génération : substances ciblant la physiopathologie
Facteurs trophiques
Inhibiteurs de l'ubiquitination
Inhibiteurs des secrétases
Immunisation anti-Aß

CONCLUSION

Le cadre du MCI est certainement perfectible. Toutefois, il permet d'identifier une population comportant une forte proportion de patients à un stade prodromique de démence. Ce diagnostic de démence à un stade prodromique apparaît donc actuellement possible sur des arguments cliniques, neuropsychologiques, biologiques et en imagerie. Toutefois, ce diagnostic est très coûteux en temps et en moyens. La justification de la mise en œuvre de moyens diagnostiques aussi lourds pose un réel problème éthique. Cette discussion, actuellement justifiée par la faiblesse de nos moyens thérapeutiques, sera caduque dès que ceux-ci seront plus efficaces, en particulier si des traitements étiologiques venaient à être disponibles. Un autre enjeu est celui de comprendre pourquoi certains patients présentant des troubles de mémoire isolés répondent aux critères de MCI pendant de nombreuses années sans évoluer vers une maladie plus diffuse. C'est un espoir supplémentaire de prévention de la maladie démentielle.

Continuer de valider de meilleurs critères de MCI et proposer des études avec intervention restent donc une priorité (Burns & Zaudig, 2002).

Mais il faut rester prudent lorsqu'on pose ce diagnostic de MCI car dans l'état actuel de la recherche, cela ne consisterait-il pas à agiter très fort le spectre de la démence, du moins dans la représentation que peut s'en faire le patient et son entourage ?

RÉFÉRENCES

- Allain H, Bentue-Ferrer D, Belliard S, Reymann JM, Djemaï M, Merienne M. Le déclin cognitive modéré ou le mild cognitive impairment (MCI) perspective thérapeutiques. Rev Neurol (Paris), 2002, 158, 10 : 5S35-5S40.
- American Psychiatric Association. Diagnostic and Statistical Manual, 4th ed. Washington, DC : American psychiatric Association, 1994.
- Andreasen N, Minthon L, Vanmechlen E, Vanderstichele H, Davidsson P, Winblad B, Blennow K. Cerebrospinal fluid tau and Abeta42 as predictors of development of Alzheimer's disease in patients with mild cognitive impairment. Neurosci Lett, 1999a, 273 : 5-8.
- Andreasen N, Minthon L, Davidsson P et al. Evaluation of CSF-tau and CSF Abeta42 as diagnostic markers for Alzheimer's disease in clinical practice. Arch Neurol, 1999b, 56 : 373-9.
- Arnaiz E, Jelic V, Almkvist O, Wahlund LO, Winblad B, Valind S, Nordberg A. Impaired cerebral glucose metabolism and cognitive functioning predict deterioration in mild cognitive impairment. Neuroreport, 2001, 12 : 851-5.
- Artero S, Ritchie K. Le déclin cognitif léger chez les personnes âgées : nosologie et statut clinique. Rev Neurol (Paris), 2002, 158, 10 : 5S5-5S10.
- Barberger-Gateau P, Commenges D, Gagnon M, Letenneur L, Sauvel C, Dartigues JF. Instrumental activities of daily living as a screening tool for cognitive impairment and dementia in elderly community dwellers. J Am Geriatr Soc, 1992, 40 : 1129-34.
- Barker WW, Luis CA, Kashuba A et al. Relative frequencies of Alzheimer disease, Lewy body, vascular and frontotemporal dementia, and hippocampal sclerosis in the state of Florida brain bank. Alzheimer Dis Assoc Disord, 2002, 16 : 203-12.
- Blackford RC, La Rue A. Criteria for diagnosing age associated memory impairment : proposed improvements from the field. Dev Neuropsychol, 1989, 5 : 295-306.
- Bottino CM, Castro CC, Gomes RLE, Buchpigeul CA, Marchetti RL, Louza Neto MR. Volumetric MRI measurements can differentiate Alzheimer's disease, mild cognitive impairment and normal aging. Int Psychogeriatrics, 2002, 14 : 59-72.
- Brand J. The Hopkins Verbal Learning Test: development of a new memory test with six equivalent forms. Clin Neuropsychol 1991, 5:125-42
- Brodaty H, Pond D, Kemp NM, Luscombe G, Harding L, Berman K, Huppert FA. The GPCOG : a new screening test for dementia designed for general practice. J Am Geriatr Soc, 2002, 50 : 530-4.
- Brooke P, Bullock R. Validation of a 6 item cognitive impairment test with a view to primary care usage. Int J Geriatr Psychiatry, 1999, 14 : 936-40.
- Burns A, Zaudig M. Mild cognitive impairment in older people. Lancet, 2002, 360 : 1963-5.
- Buschke H, Kulansky G, Katz M, Stewart WF, Sliwinski MJ, Eckholdt HM, Lipton RB. Screening for dementia with Memory Impairment Screen. Neurology, 1999, 52 : 231-8.
- Busse A, Bischkopf J, Riedel-Heller SG, Angermeyer C Subclassifications for mild cognitive impairment : prevalence and predictive validity. Psychol Med, 2003, 33 : 1029-38
- Chopard G, Morizot C, De Murcia D et al. Comparaison de 4 outils de détection des démences : première étape du diagnostic précoce. La Revue Francophone de Gériatrie et de Gérontologie, 2003, 10, 91 :6-11.
- Clarke R, Smith AD, Jobst KA, Refsum H, Sutton L, Ueland PM. Folate, vitamin B12 and serum homocystein as candidate risk factors for confirmed Alzheimer's disease. Arch Neurol 1998, 55 : 1499-1455.
- Croisille B, Adeleine P, Carmoi T, Aimard G, Trillet M. Évaluation de l'orthographe dans la maladie d'Alzheimer. Rev Neuropsychol, 1995, 5 : 23-51.
- Croisille B. Le mild cognitive impairment (déficit cognitive léger) : diagnostic et conduite à tenir en pratique clinique courante. A propos de l'expérience de 29 cas. Rev Gériatrie, 2003, 28 : 17-28.

- Crook T, Bartus RT, Ferris SH, Whitehouse P, Cohen GD. Age associated memory impairment : proposed diagnostic criteria and measures of clinical change. Report of a national institute of Mental Health Work Group. Dev Neuropsychol, 1986, 2 : 261-76.
- Daly E, Zaitchik D, Copeland M et al. Predicting conversion to Alzheimer's disease using standardized clinical information. Arch Neurol, 2000, 57 : 675-80.
- DeCarli C; Miller BL, Swan GE, Reed T, Wolf PA, Carelli D. Cerebrovascular and brain morphologic correlates of mild cognitive impairment in the National Heart, Lung, an Blood Institute Twin Study. Arch Neurol, 2001, 58 : 643-7.
- Dejager CA, Hogervorst E, Combrinck M, Budge M. Sensitivity and specificity of neuropsychological tests for mild cognitive impairment and Alzheimer' s disease. Psychol Med 2003; 33:1039-50.
- Delacourte A, David JP, Sergeant N et al. The biochemical pathway of neurofibrillary degeneration in aging and Alzheimer's disease. Neurology, 1999, 52 : 1158-65.
- DeLeon MJ, George AE, Golomb J et al. Frequency of hippocampal formation atrophy in normal aging and Alzheimer's disease. Neurobiol Aging, 1997, 18 : 1-11.
- Derouesné C, Alpérovitch A, Boyer P. Performances cognitives objectives et plaints mnésiques. Psychologie Médicale, 1992, 24 : 1075-85.
- Derouesné C, Poitreneau J, Hugonot L et al. Le Mini Mental State Examination (MMSE) : un outil pratique pour l'évaluation de l'état cognitif des patients par le clinicien. Version française consensuelle. La Presse Médicale, 1999, 28 : 1141-8.
- DeSanti S, DeLeon MJ, Rusinek H et al. Hippocampal formation glucose metabolism and volumes losses in MCI and AD. Neurobiol Aging, 2001, 22 : 529-39.
- Devanand DP, Michaels-Marston KS, Liu S, Pelton GH, Padilla M, Marder K, Bell K, Stern Y, Mayeux R. Olfactory deficits in patients with mild cognitive impairment predict Alzheimer's disease at follow-up. Am J Psychiatry, 2000, 157 : 1399-405.
- Devanand DP, Pelton GH, Marston K Camacho Y, Roose SP, Stern Y, Sackeim HA. Sertraline treatment of elderly patients with depression and cognitive impairment. Int J Geriatr Psychiatry, 2003, 18 : 123-30.
- Dickson DW, Davies P, Bevona C et al. Hippocampal sclerosis : a common pathological feature of dementia in very old (80 years of age). Acta Neuropathol (Berl), 1994, 88 : 212-21.
- Du AT, Schuff N, Amend D et al. Magnetic resonance imaging of the entorhinal cortex and hippocampus in mild cognitive impairment and Alzheimer's disease. J Neurol Neurosurg Psychiatry, 2001, 71 : 441-7.
- Duara R. MCI mood. Communication lors de l'International Conference on Alzheimer's disease and Related Disorders, Stockholm, 19-25 juillet 2002.
- Dubois B. Prodromal Alzheimer's disease : Editorial review. Curr Opin Neurology, 2000, 13 : 367-9.
- Dubois B, Touchon J, Portet F, Ousset PJ, Vellas B, Michel B. Le test des cinq mots : un test simple et sensible pour le diagnostic de la maladie d'Alzheimer. Press Med, 2002, 31 : 1696-9.
- Farigoule C, Rouch I, Taberly A et al. Cognitive process in preclinical phase of dementia. Brain, 1998, 121: 135-41.
- Flicker C, Ferris SH, Reisberg B. Mild cognitive impairment in the elderly : predictors of dementia. Neurology, 1991, 4 : 1006-9.
- Folstein MF, Folstein SE, McHugh PR. Mini Mental State : a practical method for grading the cognitive state of patients for the clinician. J Psychiatr Res, 1975, 12 : 189-98.
- Gagnon M, Dartigues JF, Dequae L. Self reported memory complaints and memory performance in elderly French community residents : results of the PAQUID research program. Neuroepidemiology, 1994, 13 : 145-54.
- Hanninen T, Hallikainen M, Tuomainen S, Vanhanen M, Soininen H. Prevalence of mild cognitive impairment : a population-based study in elderly subjects. Acta Neurol Scand, 2002, 106 : 148-54.
- Hulstaert F, Blennow K, Ivanoiu A, Schoonderwaldt HC, Riemeuschneider M, De Deyn PP et al. Improred discrimination of AD patients using ß-amyloid (1-42) and tau levels in CSF. Neurology 1999;13: 38-46.
- Hodges J. The amnestic syndrome of Alzheimer's disease. Brain, 1998, 121 : 1601-2.
- Jack CR Jr, Petersen RC, Xu YC et al. Prediction of AD with MRI-based hippocampal volume in mild cognitive impairment. Neurology, 1999, 52 : 1397-403.
- Johnson KA, Jones K, Holman BL, Becker JA, Spiers PA, Satlin A, Albert MS. Preclinical prediction of Alzheimer's disease using SPECT. Neurology, 1998, 50 : 1563-71.
- Kantarci K, Jack CR, Xu YC, Campeau NG, O'Brien PC, Smith GE, Ivnik RJ, Boeve BF, Kokmen E, Tangalos EG, Petersen RC. Regional metabolic patterns in mild cognitive impairment and Alzheimer's disease: a 1H MRS study. Neurology, 2000, 55, 210-7.
- Kantarci K, Jack CR, Xu YC, Campeau NG, O'Brien PC, Smith GE, Ivnik RJ, Boeve BF, Kokmen E, Tangalos EG, Petersen RC. Mild cognitive impairment and Alzheimer's disease : regional diffusivity of

water. Radiology, 2001, 219 : 101-7.

- Kantarci K, Xu YC, Shiung MM, O'Brien PC, Cha RH, Smith GE, Ivnik RJ, Boeve BF, Edland SD, Kokmen E, Tangalos EG, Petersen RC. Comparative diagnostic utility of different MR modalities in mild cognitive impairment and Alzheimer's disease. Dement Geriatr Cogn Disord, 2002, 14 : 198-207.
- Katzman R, Brown T, Fuld P, Peck A, Schechter R, Schimmel H. Validation of a short orientation-memory-concentration test of cognitive impairment. Am J Psychiatry, 1983, 40 : 734-9.
- Kirby M, Denihan A, Bruce I, Coakley D, Lawlor BA. The clock drawing test in primary care : sensitivity in dementia detection and specificity against normal and depressed elderly. Int J Geriatr Psychiatry, 2001, 16 : 935-40.
- Kral VA. Senescent forgetfulness : benign and malignant. Can Med Ass J, 1962, 86 : 257-60.
- Kukull WA, Larson EB, Teri L et al. The mini mental state examination score and the clinical diagnosis of dementia. J of Clin Epidemiol, 1994, 47 : 1061-7.
- Larrieu S, Letenneur L, Dartigues JF. "Incidence du Mild Cognitive Impairment" et évolution vers la maladie d'Alzheimer : 5 ans de suivi dans la cohorte PAQUID. Rev Neurol (Paris), 2001; 157 (suppl au n°10) : 4S55
- Larrieu S, Letenneur L, Orgogozo JM, Fabrigoule C, Amieva H, Le Carret N, Barberger-Gateau P, Dartigues JF. Incidence and outcome of mild cognitive impairment in a population-based prospective cohort. Neurology, 2002, 59 : 1594-9.
- Laurent B, Thomas-Antérion C. Incertitudes et limites du MCI : apport de la neuropsychologie. Rev Neurol (Paris),2002, 158, 10 : 5S11-5S20.
- Lawton MP, Brody EM. Assessment of older people : self-maintaining and instrumental activities of daily living. Gerontologist, 1969, 9 : 179-86. ou 10 : 20-30 ?
- Levy R. Aging-associated cognitive decline. Int Psychogeriatrics, 1994, 6 : 63-68.
- Lippa CF, Johnson R, Smith TW. The medial temporal lobe in dementia with Lewy bodies : a comparative study with Alzheimer's disease. Ann Neurol, 1998, 43 : 102-6.
- McNair D, Kahn RJ. Self assessment of cognitive deficits. In : Assessment in Geriatric psychopharmacology. Crook T ed. Mark Powley Associates, New Canaan, 1983 : 137-43.
- Meguro K, Lemestric C, Landeau B, Desgranges B, Eustache F, Baron JC. Relations between hypometabolism in the posterior association neocortex and hippocampal atrophy in Alzheimer's disease : a PET/MRI correlative study. J Neurol Neurosurg Psychiatry, 2001, 71 : 315-21.
- Meyer JS, Xu G, Thornby J, Chowhury MH, Quach M. Is mild cognitive impairment prodromal for vascular dementia like Alzheimer's disease ? Stroke, 2002, 33 : 1981-5.
- Minoshima S, Giordani B, Berent S, Frey KA, Foster NL, Kuhl DE. Metabolic reduction in the posterior cingulate cortex in very early Alzheimer's disease. Ann Neurol, 1997, 42 : 85-94.
- Monsch AU, Bondi MW, Butters N, Salmon DP, Katzman R, Thal LJ. Comparison of verbal fluency tasks in the detection of dementia of the Alzheimer type. Arch Neurol, 1992, 49 : 1253-8.
- Monsch AU, Bondi MW, Salmon DP et al. Clinical validity of the Mattis Dementia Rating Scale in detecting dementia of the Alzheimer type : a double cross-validation and application to a community-dwelling sample. Arch Neurol, 1995, 52 : 899-904.
- Morris JC, Heyman A, Mohs R, Hughes JP, van Bell G, Fillenbaum G, mellits ED, Clark C. The consortium to establish a Registry o Alzheimer's Disease (CERAD). Part I: Clinical and neuropsychological assesment of Alzheimer's disease. Neurology 1989; 39: 1159-65.
- Nebu A, Ikeda M, Fukuhara R et al. Utility of (99m)Tc-HM-PAO SPECT hippocampal image to diagnose early stages of Alzheimer's disease using semiquantitative analysis. Dement Geriatr Cogn Disord, 2001, 12 : 153-7.
- Pasquier F, Lebert F, Gymonprez L, Petit H. Verbal fluency in dementia of frontal lobe type and dementia of Alzheimer type. J Neurol Neurosurg Psychiatr, 1995, 58 : 81-4.
- Peter JM, Hummel T, Kratzsch T, Lötsch J, Skarke C, Frölich L. Olfactory function in mild cognitive Impairment and Alzheimer's Disease : An investigation Using Psychophysical and Electrophysiological Techniques. Am J Psychiatry 2003; 160 :1995-2002
- Petersen RC, Smith GE, Ivnik RJ, Tangalos EG, Schaid DJ, Thibodeau SN, Kokmen E, Waring SC, Kurland LT. Apoliporotein E status as a predictor of the development of Alzheimer's disease in memeory-impaired individuals. JAMA 1995 Apr 26; 273(16) : 1274-8 (Erratum in JAMA 1995 Aug 16; 274(7):538.
- Petersen RC, Smith G, Kokmen E, Ivnik RJ, Tangalos EG. Memory function in normal aging. Neurology, 1992, 42 : 396-40.
- Petersen RC, Smith GE, Waring SC, Ivnik RJ, Tangalos EG, Kokmen E. Mild cognitive impairment : clinical characterization and outcome. Arch Neurol, 1999, 56 : 303-8.
- Petersen RC, Doody R, Kurz A et al. Current concepts in mild cognitive impairment. Arch Neurol, 2001, 58 : 1395-402.

- Pratico D, Clark CM, Liun F, Rokach J, Lee VY, Trojanowski JQ. Increase of brain oxidative stress in mild cognitive impairment : a possible predictor of Alzheimer disease. Arch Neurol, 2002, 59 : 972-6.
- Price JL, Morris JC. Tangles and plaques in nondemented aging and "preclinical" Alzheimer's disease. Ann Neurol, 45 : 358-68.
- Price JL, Ko AI, Wade MJ, Tsou SK, McKeel DW, Morris JC. Neuron number in the entorhinal cortex and CA1 in preclinical Alzheimer disease. Arch Neurol, 58 : 1395-402.
- Riemenscheider M, Lautenschlager N, Wagenpfeil S, Diehl J, Drzezga A, Kurz A. Cerebrospinal fluid tau and beta-amyloid 42 proteins identify Alzheimer's disease in subjects with mild cognitive impairment. Arch Neurol, 2002, 59 : 1729-34.
- Rinne JP, Kaasinen V, Jarvenpaa T, Nagren K, Roivanen A, Yu M, Oikonen V, Kurki T. Brain acetylcholinesterase activity in mild cognitive impairment and early Alzheimer's disease. J Neurol Neurosurg Psychiatry, 2003, 74 : 113-5.
- Ritchie K, Ledsert B, Touchon J. Subclinical cognitive impairment : epidemiology and clinical characteristics. Comp Psychiatry, 2000, 41 : 61-5.
- Ritchie K, Artero S, Touchon J. Classification criteria for mild cognitive impairment : a population-based validation study. Neurology, 2001, 56 : 37-42.
- Robert PH, Schuck S, Dubois B, Olié JP, Lépine JP, Gallarda T, Goni S, Troy S. Screening for Alzheimer's disease with the short cognitive evaluation battery. Dement Geriatr Cogn Disord, 2003, 15 : 92-8.
- Romatet S. Plaintes mnésiques du sujet âgé : un pas vers la démence ? Presse Med, 1998, 27 : 1585-7.
- Salib E, McCarthy J. Mental Alternation Test (MAT) : a rapid and valid screening tool for dementia in primary care. Int J Geriatr Psychiatry, 2002, 17 : 1157-61.
- Sarazin M, Dubois B. Trouble cognitif léger ou maladie d'Alzheimer au stade pré-démentiel ? Rev Neurol (Paris), 2002, 158, 10 : 5S30-5S34.
- Sherwin BB. Mild cognitive impairment : potential pharmacological treatment options. JAGS, 2000, 48 : 431-41.
- Shulman KI, Gold DP, Cohen CA, Zucchero CA. Clock drawing and dementia in the community : a longitudinal study. Int J Geriatr Psychiatry, 1993, 8 : 487-96.
- Small SA, Stern Y, Tang M, Mayeux R. Selective decline in memory function among healthy elderly. Neurology, 1999, 52 : 1392-6.
- Small BJ, Fratiglioni L, Viitanen M, Winblad B, Backman L. The course of cognitive impairment in preclinical Alzheimer disease : three- and 6-year follow-up of a population-based sample. Arch Neurol, 2000, 57 : 839-44.
- Smith G. Is mild cognitive impairment bridging the gap between normal aging and alzheimer's disease. J Neural Transm Suppl, 2002, 62 : 97-104.
- Smith-Gamble V, Baiyewu O, Perkins AJ, Gureje O, Hall KS, Ogunniyi A, Hui SL, Hendrie HC. Informant reports of changes in personality predict dementia in a population-based study of elderly African Americans and Yoruba. Am J Geriatr Psychiatry, 2002, 10 : 724-32.
- Solomon PR, Hirschoff A, Kelly B, Relin M, Brush M, DeVeaux RD, Pendlebury WW. A 7 minute neurocognitive screening battery highly sensitive to Alzheimer's disease. Arch Neurol, 1998, 55 : 349-55. www.7minutescreen.com
- Sramek JJ, Anand R, Wardle TS, Irwin P, Hartman RD, Cutler NR. Safety / tolerability trial of SDZ ENA 713 in patients with probable Alzheimer's disease. Life Sci, 1996, 58 : 1201-1207.
- Tabert MH, Albert SM, Borukhova-Milov L et al. Functional deficits in patients with mild cognitive impairment : prediction of AD. Neurology, 2002, 58 : 758-64.
- Thomas-Antérion C, Truche A ; Stress, anxiété et mémoire. Rev Gériatrie, 1998, 23 : 723-8.
- Thomas-Antérion C, Truche A, Laurent B. Apport du questionnaire de plainte (QP) pour l'évaluation et l'analyse des plaintes mnésiques de retraités consultant dans un centre de prévention. Rev Gériatrie, 2000, 25 : 147-54.
- Tierney MC, Szalay JP, Snow WO, Fisher RH, Nores A, Nadon G. Predictor of probable Alzheimer's disease in memory-impaired patients : a prospective longitudinal study. Neurology, 1996, 46 : 661-5.
- Touchon J, Portet F. Mild cognitive impairment : données de l'imagerie. Rev Neurol (Paris), 2002, 158, 10: 5S21-5S29.
- Visser PJ, Scheltens P, Verhey FR, Schmand B, Launer LJ, Jolles J, Jonker C. Medial temporal lobe atrophy and memory dysfunction as predictors for dementia in subjects. J Neurol, 1999, 246 : 477-85.
- Wolf H, Ecke GM, Bettin S, Dietrich J, Gertz HJ. Do white matter changes contribute to subsequent development of dementia in patients with mild cognitive impairment ? A longitudinal study. Int J Geriatr Psychiatry, 2000, 15 : 803-12.
- World Health Organization. The ICD-10 classification of mental and behavioural disorders. Diagnostic criteria for research, World Health Organization, Geneva.
- Yesavage JA, O'Hara R, Kraemer H et al. Modeling the prevalence and incidence of Alzheimer's disease

and mild cognitive impairment. J Psychiatr Res, 2002, 36 : 281-6.
- Zaudig M, Mittelhammer J, Hiller W, Pauls A, Thora C, Morinigo A, Mombour W. SIDAM : A structured interview for the diagnosis dementia of the Alzheimer type , multi infarct dementia and dementias of other aetiology according to ICD-10 and DSM III-R. Psychol Med 1991; 21 : 225-36.

UTILISATION DE LA MÉTHADONE DANS LE TRAITEMENT DE LA DOULEUR EN SOINS PALLIATIFS GÉRIATRIQUES

V. DAREES[1], M. ABADIE[2], V. FRANCOIS[3], I. PERILLIAT, M.F. MAUGOURD, G. SEBBANE

1. Service de Médecine gériatrique 1, Groupe Hospitalier René Muret-Bigottini, CHU Bobigny Paris-Nord, 93270 SEVRAN ; 2. Service de Médecine gériatrique 2, Hôpital Georges Clémenceau, 91750 CHAMPCUEIL ; 3. Service de Médecine gériatrique 3, Groupe Hospitalier René Muret-Bigottini, CHU Bobigny Paris-Nord, 93270 SEVRAN

INTRODUCTION

La méthadone est actuellement reconnue comme un antalgique particulièrement indiqué en deuxième intention dans le cadre de la rotation des opioïdes. Elle a été utilisée avec une efficacité satisfaisante dans un cas de douleur complexe chez un malade hospitalisé en Unité de Soins Palliatifs gériatriques.

LA MÉTHADONE COMME TRAITEMENT ANTALGIQUE

La méthadone est un opioïde synthétique, antalgique de palier 3 selon la classification de l'OMS. Ses actions sont semblables à celles de la morphine [1]. Son rôle est surtout reconnu dans la prise en charge du sevrage du toxicomane. Elle a également joué un rôle dans la prise en charge de la douleur chronique du cancer pendant de nombreuses années [2].

Indications

La méthadone est proposée comme opioïde idéal pour une antalgie d'entretien en dehors du milieu hospitalier. Elle permet en effet un bon rapport coût / efficacité en particulier si des doses élevées de morphiniques sont nécessaires pour obtenir l'antalgie. Son effet anti-tussif puissant peut en outre être utile en soins palliatifs. [2] Elle est proposée en deuxième intention dans le cadre de la rotation des opioïdes.

Rotation des opioïdes [3]

Il s'agit de pratiquer une substitution à dose équivalente (ou équi-analgésie) entre deux médicaments de la même classe, afin d'obtenir une antalgie optimale avec le minimum d'effets secondaires possibles.

En physiologie, on a constaté des différences d'interactions entre un opioïde donné et les sous récepteurs (mu, kappa, delta) qui génèrent des messages peptidiques secondaires.

Sur le plan clinique, l'efficacité d'un opioïde fort sur la douleur n'est pas toujours prévisible. Cette variabilité est telle que la substitution d'un opioïde pour un autre permet une certaine diminution des doses tout en offrant une analgésie équivalente voire meilleure, avec une réduction des effets indésirables.

Depuis plusieurs années, des observations (cliniques et physiologiques) ont permis de mettre en évidence des effets secondaires gênants de certains opioïdes [4]. Il s'agit de phénomènes d'hyperalgésie, d'allodynie et de myoclonies. Par exemple, il a été décrit des cas de neurotoxicité opioïdo-induite [5, 6] du fait de l'administration continue de morphine par voie intra-thécale ou générale à des doses élevées. On est donc parfois limité dans l'augmentation des doses par l'apparition de ces effets indésirables. [7]

Pour améliorer la tolérance tout en maintenant un bon niveau d'efficacité, il est possible d'avoir recours à la rotation des opioïdes. Il existe actuellement un consensus en faveur de cette pratique. [6, 8] Et dans ce contexte, maintenant que sa pharmacocinétique est mieux connue [9], la méthadone a pris une place de deuxième, voire de troisième intention.

Les indications de la rotation des opioïdes peuvent être résumées comme suit :

- Neurotoxicité des autres opioïdes
  - Syndrome confusionnel
  - Hallucinose organique [10]
- Après une escalade thérapeutique
- En cas de douleur rebelle aux autres agonistes μ
- En cas de syndrome douloureux difficile [11]
- En cas de douleur complexe avec une composante neuropathique, du fait de son activité NMDA antagoniste. [12]

Pharmacologie

La méthadone est chimiquement liée à la dipipanone [13]. Aucun autre opioïde que la méthadone n'a une plus grande efficacité sur les récepteurs μ, qui sont les récepteurs clés de l'analgésie supra-spinale. Son affinité pour les récepteurs δ est cinq fois plus importante que la morphine [14]. Elle a montré une activité antagoniste des récepteurs N-méthyl-D-aspartate (NMDA) suffisante sur les modèles animaux pour suggérer qu'elle ait un rôle thérapeutique combiné agoniste opioïde / NMDA antagoniste [15]. Sa biodisponibilité orale est estimée à 80%. Son effet analgésique est rapide, sa demi-vie est de 15 à 60 heures. Elle est presque entièrement absorbée par le tractus digestif. Le foie produit un métabolite inactif par déméthylation. Une adaptation et un entretien du traitement sont nécessaires du fait d'une interaction potentielle toxique avec d'autres médicaments. Une surveillance régulière est donc nécessaire. Il y a peu de problème avec la sédation et la dépression respiratoire [16]. Il n'y a pas de métabolite actif [17, 18]. Il n'y a pas d'étude spécifique actuellement à propos du sujet âgé.

En pratique

La méthadone permet des prises orales espacées de huit heures. Le taux d'induction est faible [19]. Elle peut être utilement associée à un anti dépresseur tricyclique et à un antalgique non opioïde [20]. Elle peut être indiquée en cas de véritable allergie à la morphine compte tenu de sa structure sensiblement différente qui empêche une anaphylaxie croisée. Elle peut être utilisée sans inconvénients dans les sondes d'alimentation. Son coût est faible. L'inconvénient est le stockage qui demande un volume plus important. Elle est disponible auprès de la pharmacie centrale des hôpitaux.

Observation clinique

M. T. a 62 ans, il est marié, et a deux enfants. Dans ses antécédents on retrouve une intervention sur un hallux valgus gauche, une hernie cervicale, une hernie discale lombaire, une appendicectomie. On retrouve également une hypertension artérielle évoluant depuis 12 ans, traitée par Co-Renitec, une intoxication éthylique à 1 litre de vin par jour. Le tabagisme est évalué à 70 paquets-années.

M. T. est pris en charge pour un carcinome épidermoïde de la loge amygdalienne droite métastatique avec plusieurs interventions mutilantes.

Deux ans après une intervention sur la hernie cervicale, ses douleurs persistent. Un scanner cervical est alors pratiqué. Il montre une lésion de l'amygdale droite sans signe d'extension vasculaire ou osseuse. L'examen anatomo-pathologique de la biopsie met en évidence un carcinome épidermoïde bien différencié et infiltrant de la loge amygdalienne. Il existe également une hétérotopie gastrique du tiers supérieur de l'œsophage.

Un mois et demi après le diagnostic, il subit une buccopharyngectomie transmandibulaire avec curage ganglionnaire radical droit, reconstitution par lambeau de grand pectoral. Les suites opératoires sont compliquées d'un épanchement pleural droit, d'une candidose cutanée, d'un saignement trachéal de faible abondance et d'un sepsis sévère avec nécrose et infection du lambeau en bouche. Une reprise est nécessaire, avec ablation du lambeau et mise en place d'une prothèse endo-buccale pour permettre l'alimentation orale qui ne sera possible que deux mois après la première intervention. Le traitement chirurgical est consolidé par une radiothérapie (20 Grays).

A trois mois de l'intervention, apparaît une ostéo radionécrose mandibulaire qui sera traitée par oxygène hyperbare, antibiothérapie (Pyostacine) et mise en place d'une jejunostomie.

A quatre mois de la chirurgie initiale, une résection de la lésion d'ostéo radionécrose est nécessaire : moignon mandibulaire droit avec fermeture par un lambeau, de la face interne de la joue.

Un an après le diagnostic, une nouvelle reprise chirurgicale est indiquée du fait d'une récidive ganglionnaire en parahyoïdien droit, atteignant l'os hyoïde et la loge. Il s'agit alors d'une laryngectomie totale élargie, curage fonctionnel gauche, lambeau de grand pectoral gauche et trachéotomie.

Histoire de la douleur

La douleur qui nous occupe est localisée au côté droit du visage, au niveau de l'oreille, de la partie latérale droite du cou, et de la zone rétro claviculaire droite. Elle a débuté après la radiothérapie. Elle est permanente, lancinante, augmentée par les mouvements et calmée par le repos. Il n'y a pas de paroxysmes. M.T. décrit également des dysesthésies de l'hémiface droite à type de brûlures et d'hyperesthésie à l'effleurement. Il n'y a pas de syndrome dépressif associé.

Trois mois après le début de la radiothérapie, il décrit des douleurs au niveau de l'épaule droite. Elles sont attribuées à un remaniement local: radiothérapie, et ostéo radionécrose.

Le traitement par sulfate de morphine est efficace dans un premier temps, mais au prix d'une somnolence marquée. Les doses sont alors progressivement diminuées afin d'obtenir la dose minimale efficace. Un traitement par Laroxyl est introduit devant la description de la composante neuropathique de la douleur. Du Rivotril sera ajouté ensuite, à la posologie habituelle pour ce type de douleur. La composante neuropathique reste cependant toujours au premier plan. La majoration de la faiblesse musculaire des membres inférieurs entraîne une perte d'autonomie relative. Elle est attribuée à une augmentation des doses de Laroxyl qui est alors remplacé par l'Anafranil qui génère moins d'effets secondaires, mais a moins d'efficacité.

Au cours de l'évolution, on assiste également à une diminution de la durée de l'efficacité du sulfate de morphine, avec une réapparition des douleurs 7 heures à 8 heures après la prise au lieu des 12 attendues. Les prises sont alors réparties toutes les 8 heures. Les interdoses sont peu efficaces et la composante neuropathique de la douleur est toujours au premier plan.

Devant une altération de l'état neurologique de M.T., 18 mois après le début de la maladie (impotence fonctionnelle des membres inférieurs, somnolence marquée), il est alors décidé de pratiquer une rotation des opioïdes au profit du fentanyl en transcutané (Durogésic 150 μg/h). Avec ce traitement, il n'y a plus de douleurs de l'épaule, mais des troubles moteurs apparaissent au niveau des membres supérieurs. L'imagerie par résonance magnétique (IRM) montre des images compatibles soit avec une nécrose médullaire post-radique, soit avec une localisation secondaire. Les douleurs décrites sont alors à type de contracture localisées au niveau de la mâchoire, provoquant des réveils nocturnes. Il n'y a pas de dyskaliémie pouvant les expliquer. La gabapentine (Neurontin) est alors indiquée, avec une augmentation progressive des doses, ainsi qu'une corticothérapie.

Un mois plus tard, le traitement est le suivant :

- Rivotril gouttes: VII/ VII/ XVII
- Laroxyl gouttes: V le soir
- Neurontin : 700mg/ 700mg/ 700 mg
- Solumedrol: 80 mg/ 80 mg/ 80 mg

Même si la douleur permanente de la joue droite a diminué, au prix d'une somnolence importante, qui restreint l'autonomie, les douleurs restent identiques en fréquence et en intensité. Il est donc décidé, un mois plus tard, une nouvelle rotation des opioïdes, cette fois au profit de la Méthadone, au cours de trois journées successives en Hôpital de Jour.

Dans un premier temps, la dose de fentanyl transcutané est convertie en chlorhydrate de morphine sous-cutanée par 24 heures au pousse-seringue électrique. Le premier jour un tiers de la dose est convertie en méthadone (1/10 de la dose orale), et administrée en trois fois, par la sonde, les deux autres tiers restant sous forme de chlorhydrate de morphine. Le deuxième jour, les deux tiers de la dose sont donnés sous forme de méthadone, le dernier tiers en sous-cutané. Le troisième jour, la totalité de la dose de méthadone est administrée par voie orale, et le pousse-seringue peut être ôté.

	Méthadone (PO)	**Chlorhydrate de morphine (SC)**
J0	0	180 mg
J1	4 mg x 3	120 mg
J2	8 mg x 3	60 mg
J3	12 mg x 3	0

Ensuite, l'évolution de la douleur va faire évoluer les doses comme suit :

	Méthadone / 24 h	**Gabapentine / 24 h**
J1	25 mg x 3 = 75 mg	600 mg x 3 = 1800 mg
J14	35 mg x 3 = 105 mg	700 mg x 3 = 2100 mg
J17	40 mg x 3 = 120 mg	800 mg x 3 = 2400 mg
J20	45 mg x 3 = 135 mg	900 mg x 3 = 2700 mg
J22	50 mg x 3 = 150 mg	1000 mg x 3 = 3000 mg
J24	90 mg / 90 mg / 80 mg	1000 mg x 3 = 3000 mg

Un mois après cette rotation, la douleur est stabilisée, et évaluée au-dessous de 6 à 7/10 à l'EVA (échelle visuelle analogique), alors qu'elle était toujours au-dessus de 8/10. Ce résultat peut être jugé insuffisant, sur le plan théorique, mais il est satisfaisant cliniquement.

Le transfert en Unité de Soins Palliatifs a lieu 23 mois après la découverte de la maladie. Au cours de l'hospitalisation, la douleur de M.T. est contrôlée sous Méthadone et Rivotril. L'augmentation des doses est modérée: 300 mg / 24 h à 4 mois de l'admission. On n'observe pas d'effets secondaires attribuables à la neurotoxicité.

Après une phase de grande colère à l'entrée, M.T. sera beaucoup plus calme pendant plusieurs semaines. L'observation de son comportement laisse penser qu'il est en phase d'acceptation par rapport à l'évolution de sa maladie. L'accompagnement psychologique est cependant de plus en plus difficile du fait des difficultés d'élocution et d'écriture. Une certaine confusion va apparaître en phase terminale, liée à l'absence de résolution des conflits familiaux, ainsi qu'à une modification de son image corporelle: métastases cutanées saignotantes, saignements intra trachéaux.

DISCUSSION

Au cours de l'évolution, les doses de sulfate de morphine vont être considérablement augmentées, avec un résultat peu satisfaisant sur l'efficacité et sur les effets secondaires. La somnolence est l'effet secondaire le plus gênant chez M.T. La durée du soulagement est de plus en plus faible. Il est décidé dans un premier temps de répartir la dose quotidienne toutes les 8 heures au lieu de 12 heures. Puis l'augmentation des doses n'est plus possible du fait de l'importance de la somnolence provoquée.

Dix-huit mois après le début de la maladie, une première rotation des opioïdes est proposée au profit du fentanyl trans-cutané (Durogésic). Il serait ainsi possible d'augmenter les doses si le traitement était bien supporté.

L'apparition dans le même temps d'une composante neurogène fait introduire un traitement par anti dépresseur tricyclique. Son efficacité n'est pas satisfaisante. Il est donc décidé de procéder à une seconde rotation des opioïdes au profit de la méthadone, qui a une action démontrée sur la composante neuropathique de la douleur. Cette rotation se fait au cours d'une hospitalisation de jour, 3 jours consécutifs, avec une surveillance hémodynamique.

Dans un premier temps, le sulfate de morphine est remplacé par du chlorhydrate de morphine sous-cutané à la seringue électrique, en équi-analgésie.

Le premier jour, un tiers de la dose de chlorhydrate de morphine est remplacé par son équivalent en méthadone, c'est-à-dire 1/10 de la dose orale, réparti en trois prises espacées de 8 heures.

Le deuxième jour, la dose de chlorhydrate de morphine administrée à la seringue est de un tiers de la dose initiale, la méthadone orale est de 2/3 de la dose totale équivalente.

Le dernier jour, la totalité de la dose de méthadone en équi-analgésie est administrée toutes les huit heures.

Pendant toute la durée de la substitution, des interdoses de méthadone sont administrées en fonction de l'évaluation de la douleur. La quantité calculée est de 1/10 de la dose quotidienne. Elle peut être renouvelée toutes les 6 heures.

Chez ce patient, la méthadone a été choisie pour plusieurs raisons :

- La douleur est intense
  - l'antalgie est insuffisante en intensité: EVA > 8/10
  - l'antalgie est insuffisante en durée: 2 heures pour l'interdose de chlorhydrate de morphine, 5 heures pour le sulfate de morphine.
- La composante neuropathique est importante

- Les médicaments habituels sont inefficaces
- L'augmentation des doses devient impossible du fait de l'intensité des effets secondaires.
- Les effets secondaires gênants sont de l'ordre de la neurotoxicité (somnolence) et entraînent une incapacité fonctionnelle importante (troubles de la marche, grabatisation).
- Facilité de prise dans la sonde de jejunostomie, avec la possibilité de gérer le traitement au domicile
- Faible coût

L'introduction de méthadone dans le traitement de M.T. a permis d'obtenir une stabilisation de la composante hypernociceptive de la douleur, avec un niveau de vigilance satisfaisant. L'action sur la composante neuropathique ne peut être formellement prouvée du fait d'un traitement parallèle avec la gabapentine. La forme soluble a permis de l'utiliser par la jejunostomie, et de permettre une utilisation aisée au domicile. Le relais a été pris ensuite dans l'Unité de Soins Palliatifs gériatrique.

CONCLUSION

L'utilisation de la méthadone comme traitement antalgique de deuxième intention dans le cadre de la rotation des opioïdes a permis de résoudre un cas de douleur complexe avec une composante neuropathique importante. Les antalgiques de palier III et les antiépileptiques avaient eu des effets neurotoxiques importants (somnolence) qui avaient aggravé la perte d'autonomie. La possibilité d'administration par une sonde et les prises espacées sont des atouts non négligeables dans le confort du malade.

RÉFÉRENCES

1. NATALI, Dr F., Actualisation des morphiniques, Medica JudaïcA, Mai-Juin-Juillet 2002, n° 78/79, 7-18
2. OLSEN AK, SJOGREN P, Neurotoxicité des opioïdes, European Journal of Palliative Care, 1996 ; 3 (4) : 139-142
3. PARKINSON SK, BAILLY SL, LITTLE WL, MUELLER JB, Myoclonic seizure activity with chronic high-dose spinal opioïd administration. Anesthesiology, 1990; 72: 743-745.
4. SJOGREN P., JONSSSON T., JENSEN N-H, DRENCH NE, JENSEN TS, Hyperalgesia and myoclonus in terminal cancer patients treated with continuous intraveinous morphine, Pain 1993; 55: 93-97
5. Galer BS, Coyle N., Pastenak GW, Portenoy RK. Individual variability in the response to different opioïds: report of five cases. Pain, 1992; 49: 87-91
6. Jacobsen LS, Olsen AK, Sjogren P, Jensen NH., Morphine-induced hyper-algesia, allodyia and myoclonus – new side effects of morphine ? Ugeskr Laeger 1995; 187 (23): 3307-3310
7. Thomas Z., Bruera E., Use of Methadone in a highly tolerant patient receiving parenteral hydromorphine. J. Pain Symptom Manage. 1995; 10 (4): 315-317
8. OLSEN AK, SJOGREN P., Neurotoxicit2 des opioïdes, European Journal of Palliative Care, 1996; 3 (4): 139-142
9. De Stoutz ND, Bruera E., Suarez-Almazor M., Opioïd rotation for toxicity reaction in terminal cancer

patients. J. Pain Symptom Manage. 1995; 10: 378-384
10. EBERT B., ANDERSEN S., KROSGAARD-LARSEN P., Ketobemidone, methadone and pethidine are non-competitive N-méthyl-D-aspartate (NMDA) antagonists in the rat cortex and spinal cord. Neuroscl. Lett. 1995; 187: 165-168
11. Paull C., Mc Kechnie E., Rilley J., Ahmedzai S., Experience with dipipanone elixir in the management of cancer related-pain-case study, Palliat. Med., 1994; 8; 63-65
12. Traynor JR, The opioïd receptors, Pain Rev., 1996; 3: 221-248
13. Ebert B., Andersen S., Krogsgaard-Larsen P., Ketobemidone, methadone and pethidine are non-competitive N-methyl-D-Aspartate (NMDA) antagonists in the rat cortex and spinal cord. Neuroscl. Lett. 1995; 187: 165-168
14. Lassaunière LASSAUNIERE JM, ARSENE O., RIGUTTO C., SIMON A., CHAUVENET L., CHAST F., Rotation d'opioïdes, Communication à la journée nationale de la Société Française d'accompagnement. 30 novembre 1997
15. Mercadante S., Sapio M., Serretta R., Caltgara M., Patient-controlled analgesia with oral methadone in cancer pain: preliminary report, Annal. Oncol., 1996; 7: 613-617
16. Bruera E., Pereira J., Watanabe S., Belzile M., Kuehn N., Hanson J., Opioïd rotation in patients with cancer pain, Cancer, 1996; 78 (4): 852-857
17. De Conne P., Graff L., Brunelli C., Zecca E., Ventafridda V., Ripamonti C., Clinical experience with oral methadone administration in the treatment of pain in 196 advanced cancer patients. 1996; 14 (10): 2836-2842
18. Richlin DM., James LM., Nowick NL., Cancer pain control with a combination of amitryptiline and non-narcotic analgesic therapy: a case series analysis. J. Pain Symptom Manage 1987; 2 (2): 89

III - FILIERES DE SOINS

LA FILIÈRE GÉRIATRIQUE DE L'HOSPITALISATION À DOMICILE (HAD)

L. NICOLAS, A. FRANCO, C. BIOTEAU, P. COUTURIER, M. DEBRAY, S. MOINE, L. RYS, L. TRANCHANT

Réseau d'Hospitalisation à Domicile, Département de Médecine Gériatrique et Communautaire, CHU de GRENOBLE, BP 217, 38043 GRENOBLE CEDEX 09. LNicolas@chu-grenoble.fr

Résumé : *Les réseaux d'hospitalisation à domicile (HAD) concernent les patients requérant des soins complexes avec suivi coordonné et qui souhaitent être soignés à leur domicile. Les patients âgés mono ou polypathologiques bénéficient ainsi d'une prise en charge globale par une équipe pluridisciplinaire : soins de rééducation et réadaptation à l'issue d'une hospitalisation conventionnelle, soins ponctuels à type de perfusions ou pansements d'escarres, soins continus ou palliatifs. Le projet clinique thérapeutique et psychosocial de la personne âgée dépendante et qui présente une maladie évolutive doit permettre au malade âgé et à ses aidants d'avoir à domicile les mêmes qualité et sécurité de soins qu'à l'hôpital. Les réseaux d'HAD, par leur savoir faire d'organisation du retour à domicile, de coordination du suivi et par la connaissance des structures d'aval sont particulièrement adaptés à la prise en charge de patients âgés. L'HAD permet de raccourcir la durée du séjour à l'hôpital, évite certaines hospitalisations et améliore la qualité de vie des patients ayant une densité de soins importante, en leur offrant la possibilité d'être soignés à domicile. Le développement de l'HAD comme alternative à l'hospitalisation conventionnelle devrait contribuer à améliorer la filière de soins gériatriques.*

Mots clés : *Filière gériatrique, hospitalisation à domicile, réadaptation, coordination, alternatives à l'hospitalisation.*

INTRODUCTION

L'Hospitalisation à Domicile (HAD) concerne des malades atteints de pathologies aiguës ou chroniques évolutives et/ou instables, qui en l'absence d'un tel service seraient hospitalisés dans un établissement de santé. Les malades nécessitent des soins complexes, coordonnés et formalisés dans un projet thérapeutique clinique et psychosocial (circulaire DH/EO2/2000/295 du 30 mai 2000). Les réseaux d'HAD fonctionnent 24h/24 avec le plus souvent une astreinte infirmière la nuit. A Grenoble, le partenariat de l'HAD avec le Centre 15 permet au médecin régulateur du SAMU, suite à l'appel d'un patient ou d'une famille de donner un conseil téléphonique, d'envoyer un médecin de garde au domicile ou d'appeler l'infirmière d'astreinte d'HAD selon le besoin identifié.

La circulaire DH/EO2/2000/295 du 30 mai 2000 relative à l'hospitalisation à domicile et la circulaire DHOS/O2/DGS/n°2002/157 du 18 mars 2002 relative à l'amélioration de la filière de soin gériatrique placent les réseaux d'HAD comme un maillon indispensable de la coordination et de l'organisation du retour à domicile de patients âgés " HAD-requérants ", définis par une dépendance et une densité de soins élevée. Une des missions de l'HAD est d'éviter ou de raccourcir une hospitalisation en services de soins aigüs ou soins de suite et de réadaptation (SSR) lorsque la prise en charge à domicile est possible, tout en garantissant des soins de qualité au domicile.

A travers quelques exemples de prise en charge en HAD de patients gériatriques, nous exposerons le profil de patients âgés susceptibles de bénéficier d'un séjour en HAD. Dans un deuxième temps nous insisterons sur l'intérêt et la spécificité d'une prise en charge coordonnée en équipe pluridisciplinaire d'HAD. Une troisième partie précisera la place des réseaux d'HAD dans la filière de soin gériatrique ainsi que l'apport de l'HAD pour les patients polypathologiques, fragiles.

CRITÈRES D'ADMISSION EN HAD DES PATIENTS GÉRIATRIQUES

Depuis quelques années, l'HAD de Grenoble voit sa filière gériatrique se développer : le nombre de patients âgés mono ou polypathologiques augmente régulièrement, atteignant en 2002, 46% de patients âgés de plus de 75 ans pour le secteur Adulte de l'HAD. La moyenne d'âge des patients du secteur Adulte est de 67.8 ans (15-99 ans), la médiane est à 73 ans.

Les critères d'admission en HAD [1,2] concernent les types de prises en charge, déterminés en lien avec le médecin prescripteur d'HAD, le médecin coordinateur et le médecin généraliste du patient. Ces types de prise en charge sont ré-évalués en cours de séjour. Il peut s'agir :

- de soins continus : soins techniques plus ou moins complexes, soins de nursing, de maintien et d'entretien de la vie pouvant aller jusqu'à la phase ultime, auprès de patients ayant une pathologie évolutive avec un pronostic réservé. La durée de séjour n'est pas déterminée au préalable.
- de soins ponctuels : soins techniques et complexes, auprès de patients ayant une pathologie non stabilisée avec une durée de séjour préalablement déterminée.
- de soins de réadaptation au domicile : après la phase aiguë d'une pathologie neurologique, orthopédique, cardiologique ou d'une polypathologie avec une durée de séjour déterminée. Ce dernier objectif concerne notamment les patients âgés fragiles.

Un exemple de soins continus [3,4]

Monsieur A., 80 ans, porteur d'un adénocarcinome de prostate avec métastases cérébrales et osseuses en traitement palliatif de sa maladie. Il présente des troubles de l'équilibre, des épisodes de confusion. Le score de Karnofsky, indice d'incapacité fonctionnelle, est à 40%. Ce patient nécessite une aide complète pour la toilette, une kinésithérapie d'entretien et des soins infirmiers stricts : pansement d'escarre sacrée stade 3, antalgiques en sous cutané par pompe PCA ce qui permet au patient de garder une certaine autonomie du lit au fauteuil et une adaptation précise de doses d'antalgiques (bolus administrés par son épouse en l'absence des soignants si nécessaire). Le projet est un accompagnement et une fin de vie au domicile en accord avec le patient et sa famille. Une aide à domicile est instaurée dès le début de l'HAD puis une auxiliaire de vie sera mise en place notamment pour la nuit (financé en partie par le dispositif de soins palliatifs CNAMTS et l'APA). Le passage d'une bénévole est également proposé.

Les soins palliatifs auprès de patients âgés au domicile, même si la densité de soins techniques est souvent moindre, sont complexes par le " long mourir " des patients âgés. Un facteur déclenchant, telle une escarre, une infection, une douleur ou un refus de soins fait basculer le patient âgé en soins palliatifs gériatriques : c'est le facteur supplémentaire qui s'ajoute aux pathologies successives en cascade.

Un exemple de soins ponctuels

Madame B., 78 ans, diabètique insulinorequérante, a présenté une infection à germes résistants sur sa prothèse de hanche droite ayant nécessité une ablation du matériel, un alitement forcé et des perfusions d'antibiotiques hospitaliers. Madame B. vit habituellement à son domicile avec son mari de 80 ans. Elle souhaite retourner chez elle, en attente du nouveau traitement qui sera proposé par les Chirurgiens Orthopédiques. Le score de Karnofsky est actuellement à 20%, le GIR à 2. Un lit médicalisé électrique avec matelas antiescarres, potence et porte sérum ainsi qu'une table de lit sont installés au domicile. Madame A. nécessite des soins de nursing 2 fois par jour, des perfusions d'antibiotiques intraveineux matin et soir, une prévention par héparine de bas poids moléculaire, des glycémies capillaires et des injections d'insuline 2 fois par jour, une surveillance de pansement quotidienne, un passage du kinésithérapeute 5 jours sur 7. Le portage des repas et l'intervention d'une aide à domicile sont instaurés dès le début de la prise en charge. La prise en charge s'arrêtera à la date de ré-hospitalisation prévue en service d'Orthopédie.

Les soins ponctuels peuvent consister en cures d'antibiotiques [5] ou d'antifongiques intraveineux, perfusions d'immunoglobulines, pansement complexe de brûlures, d'escarres ou d'ulcères, cures de chimiothérapie, mise en place d'une nutrition entérale. Ces soins s'adressent plus volontiers à des patients monopathologiques.

Quelques exemples de soins de réadaptation au domicile

Monsieur C. patient de 84 ans, polypathologique fragile en GIR 2, hospitalisé en soins aigus gériatriques veut rentrer à son domicile. Il nécessite des soins de nursing, une nutrition entérale avec éducation possible de la famille pour le branchement et débranchement des poches de nutrition, une surveillance de la gastrostomie, des injections d'insuline, des pansements complexes d'escarres sacrée et talonnières, une kinésithérapie d'entretien. L'objectif d'HAD est de rendre la famille autonome pour la nutrition, les glycémies capillaires et les injections d'insuline. Une prise en charge limitée dans le temps avec un relais avec les équipes de soins infirmiers à domicile est prévue lorsque les escarres évolueront favorablement et que les objectifs d'autonomisation de la famille seront atteints. La densité de soins importante avec la participation active de la famille demandée pour un long terme fait la différence entre un soin de longue durée (SLD) et une HAD : l'entourage permet ce retour à domicile et par sa participation s'engage à la poursuite du maintien à domicile.

Madame D. nonagénaire, est en soins de suite gériatrique post accident vasculaire cérébral, [6] après séjour en service de Neurologie. Un complément de rééducation à domicile et la mise en place d'aides humaines et matérielles en plus des soins de kinésithérapie et infirmiers est demandé à l'HAD afin d'améliorer les performances du patient, de favoriser le maintien à domicile dans la durée. L'intervention à domicile de l'ergothérapeute du service de Gériatrie qui connaît la patiente permet de proposer des aides techniques simples et adaptées avec la connaissance des besoins de la patiente dans son environnement familier : barres d'appui, fauteuil de douche, cales sous le fauteuil, fixation du tapis du salon... Acteur privilégié de la continuité des soins entre la ville et l'hôpital l'ergothérapeute rassure la patiente et poursuit avec le kinésithérapeute, au domicile, la rééducation réalisée en soins de suite gériatrique. La sortie de SSR peut être plus précoce. Un relais avec les équipes de soins à domicile ou avec une infirmière libérale et une auxiliaire de vie sera organisée, en fonction de l'autonomie de la patiente en fin d'HAD.

Monsieur F. 81 ans, est hospitalisé en service d'Orthopédie pour une fracture du col du fémur gauche [7]. Il souhaite retourner chez lui. Chez ce patient aux multiples antécédents médicaux, il existe un faible espoir de progression en termes d'autonomie à la marche, l'intérêt d'un passage en soins de suite gériatrique n'est pas réel. L'objectif de réadaptation à domicile est de permettre à ce patient de maintenir le niveau d'autonomie obtenu en service d'Orthopédie et de déterminer en HAD si le maintien à domicile ultérieur sera possible et avec quelles aides. Le relais après l'HAD, doit dans cette situation encore plus que dans une autre, être prévu en lien avec les services de soins à domicile. Des demandes d'admission en SLD doivent également être faites à titre préventif, la mission de l'HAD n'étant pas de réaliser au domicile des SLD à titre gratuit pour le patient, ce qui de plus participerait au blocage des filières de l'HAD.

Monsieur G., 76 ans, a présenté une décompensation d'une insuffisance cardiaque ayant nécessité une hospitalisation en service de Cardiologie. Une prise en charge éducative par un infirmier référent en cardiologie lui est proposée, en plus du suivi habituel par les équipes de soins d'HAD qui effectueront les soins autres qu'éducatifs. Cet infirmier référent réalise un suivi clinique et paraclinique en lien avec le généraliste et le cardiologue de ville. Il assure au domicile une adaptation des thérapeutiques de l'insuffisance cardiaque (diurétiques, bétabloquants, inhibiteurs de l'enzyme de conversion) selon les prescriptions, ainsi qu'un suivi de la préparation et de la prise des médicaments. Il vérifie l'application à domicile des conseils diététiques donnés par la diététicienne pendant le séjour en Cardiologie. Le but de cette prise en charge est de prévenir les ré-hospitalisations, en apprenant au patient à reconnaître les signes précoces de décompensation cardiaque imposant l'appel de son médecin généraliste ou cardiologue traitant, de raccourcir la durée du séjour à l'hôpital et ainsi favoriser le maintien à domicile dans la durée de ces patients tout en améliorant leur qualité de vie.

SPÉCIFICITÉ D'UNE PRISE EN CHARGE COORDONNÉE EN HAD

Les réseaux d'HAD permettent au patient dépendant et ayant une densité de soins élevée, une prise en charge globale, à son domicile, par une équipe pluridisciplinaire. Les soins sont nécessairement coordonnés et formalisés dans un projet thérapeutique clinique et psychosocial centré sur le patient et les aidants familiaux [8].

La coordination intervient à 3 niveaux : l'organisation du retour à domicile, le suivi en HAD et la préparation de la sortie d'HAD.

L'organisation du retour à domicile [9,10]

Elle consiste à évaluer la faisabilité du retour à domicile de patients " HAD requérants " et de préparer ce retour. Une rencontre au domicile avec la famille avant l'admission en HAD permet de prévoir au mieux les aides humaines et matérielles à mettre en place et d'organiser les soins assurés par l'équipe pluridisciplinaire d'HAD. Lors de cette visite de préadmission, il n'est pas rare de découvrir un conjoint âgé lui-même polypathologique et en perte d'autonomie. L'accord du médecin généraliste est toujours requis avant une admission en HAD. Cette équipe pluridisciplinaire sera constituée par les professionnels de soins et l'équipe de coordination de l'HAD, le médecin traitant mais aussi l'ensemble des intervenants au domicile : aide à domicile, auxiliaire de vie, bénévoles. C'est un regard global soignant, médical et social qui permettra au patient " hospitalo-requérant " de devenir " HAD-requérant " puis ambulatoire. Un délai de 48 heures représente un minimum pour mettre en place les différentes aides nécessaires au retour et au maintien à domicile dans la durée mais aussi préparer l'entourage à ce retour. Le domicile lieu de vie, va devenir également lieu de soins d'un conjoint ou d'un proche, qu'il est parfois difficile de reconnaître à travers les soins techniques et les différents équipements qui l'accompagnent.

La sollicitation de l'entourage pendant l'HAD sera variable selon les capacités et les souhaits de cet entourage, qui sera malgré tout la personne présente au domicile 24h/24. Il faut avoir conscience qu'on demande beaucoup à cet entourage malgré les différentes aides au maintien à domicile qui peuvent être apportées et il faudra veiller à prévenir un éventuel épuisement [11,12].

Le médecin généraliste peut être prescripteur d'HAD lorsqu'il considère qu'un maintien à domicile devient trop difficile, à la demande ou en accord avec l'équipe de soins en place : une hospitalisation n'est donc pas nécessaire pour admettre un patient en HAD.

Les réseaux d'HAD ne peuvent plus intervenir dans les Etablissements d'Hébergement pour Personnes Agées Dépendantes (EHPAD) depuis la triple tarification, conformément au décret du 26 avril 1999. Ceci est regrettable, notamment pour les patients en soins palliatifs puisque l'HAD pouvait assurer des soins en lien avec les équipes de l'établissement pour les patients ayant une densité de soins importante et ainsi favoriser le retour précoce dans l'établissement ou la prise en charge d'une fin de vie en EHPAD.

Le suivi en HAD

En HAD, c'est le médecin généraliste qui assure le suivi médical au quotidien du patient. Médecin coordinateur et interne ne sont pas prescripteurs en dehors des situations d'urgence. Une réunion pluridisciplinaire, véritable visite sur dossiers, a lieu chaque semaine au siège de l'HAD. Lors de cette réunion, le point est fait pour chaque patient : difficultés médicales et paramédicales rencontrées au domicile, évaluation de l'objectif de prise en charge, aides sociales à adapter, décision d'organiser une concertation avec le médecin généraliste, décision et modalités de sortie d'HAD...

Une coordination médicale est assurée au quotidien par les médecins d'HAD auprès des médecins de ville et des médecins hospitaliers : transmissions de données médicales, réponses à apporter devant un symptôme difficile à gérer au domicile afin d'éviter une ré-hospitalisation, conseils proposés en lien avec le médecin du service hospitalier d'origine, visites conjointes médecin coordinateur médecin généraliste au domicile du patient afin d'apprécier une situation complexe. La décision finale est toujours prise par le médecin généraliste, médecin choisi par le patient.

La téléassistance proposée aux patients à leur domicile est un apport intéressant notamment pour les patients âgés : elle permet de communiquer avec le patient et son entourage, à distance au siège de l'HAD de manière visuelle et phonique. La recherche en télémédecine réalisée à l'HAD de Grenoble, nommée ViSaDom [13], a permis d'améliorer le suivi de plaies avec suivi photographique standardisé, l'infirmière et le patient au domicile, l'interne ou le médecin coordinateur au siège de l'HAD mais aussi de poursuivre une éducation débutée au domicile, l'infirmière étant alors à distance, de transmettre des données (ordonnances, tracés électrocardiographiques), d'aider à la prise de décision médicale, médecin généraliste au domicile et médecin coordinateur à l'HAD, d'améliorer la coordination qui n'est plus réalisée en temps différé mais en temps réel. La téléassistance se résume parfois en une simple comunication visiophonique qui rassure le patient et son entourage. Une application de cette téléassistance est l'aide possible à apporter par les professionnels aux aidants de patients déments, pour gérer le quotidien au domicile [14].

L'organisation de la sortie d'HAD

Dès l'admission en HAD, il faut se préoccuper de la sortie du malade de la filière gériatrique de l'HAD. La recherche d'une équipe de soins ou d'une infirmière libérale pour un relais après le séjour en HAD peut être un véritable parcours du combattant. Le nombre de places limité en service de soins à domicile et le délai d'attente, la pénurie d'infirmières libérales, d'autant plus fréquente lorsque le malade nécessite des soins de nursing, explique que les prises en charge en HAD soient parfois prolongées en attente de ce relais. Une nouvelle orientation se dessine : l'infirmière libérale n'assure plus que les soins techniques auprès du patient, les soins de nursing sont réalisés par une auxiliaire de vie, en dehors de situations particulières où la compétence infirmière est jugée indispensable. Le diplôme d'auxiliaire de vie sociale, gage d'une formation plus conséquente des auxiliaires de vie devrait permettre également de mieux définir les missions et les compétences de cette nouvelle profession.

Il est également important de préparer la famille à un " après HAD " dès l'admission afin d'éviter une dépendance à la structure d'HAD.

La sortie d'HAD peut-être aussi synonyme de ré-hospitalisatrion : organiser la sortie consiste alors, à chercher puis trouver un lit d'hospitalisation dans le service d'origine ou dans le service le plus adapté pour le patient âgé afin d'éviter un passage au service d'accueil des urgences.

PLACE DES RÉSEAUX D'HAD DANS LA FILIÈRE DE SOIN GÉRIATRIQUE

Les HAD ont un rôle d'amorce au retour à domicile et de relais de l'hôpital (cf figure 1)

La réadaptation au domicile en HAD doit être développée en tenant compte des structures déjà existantes, notamment des SSR et en complémentarité de ces structures (15). Transposer le modèle de fonctionnement des SSR au domicile n'est pas une mission de l'HAD, comme admettre des patients en SLD à domicile ne relève pas non plus des compétences de l'HAD. Le travail en lien avec l'Unité Mobile de Gériatrie (UMG), plateforme d'évaluation hospitalière ne peut qu'être bénéfique pour le patient âgé fragile.

Figure 1

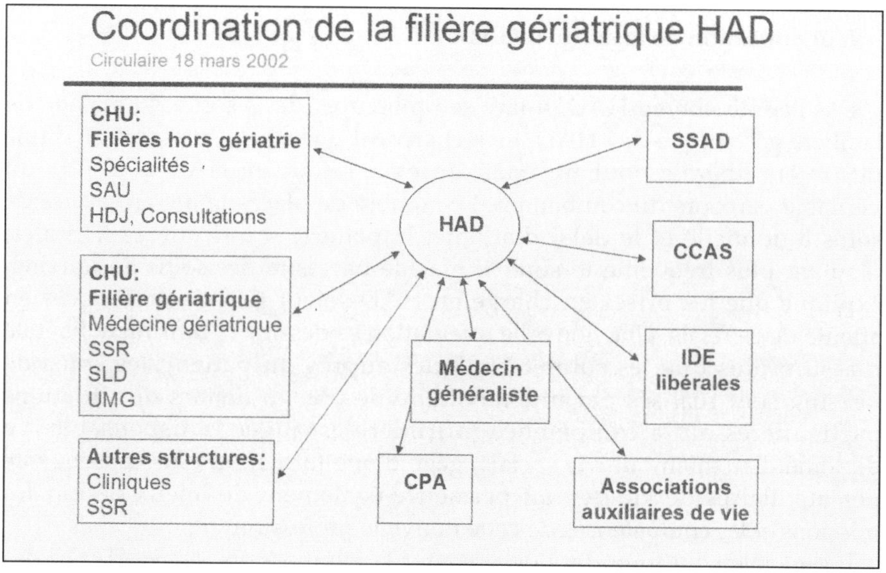

Les réseaux d'HAD travaillent également en articulation avec les autres structures et intervenants du domicile : Services de Soins A Domicile (SSAD), Association d'aide à domicile des personnes âgées (ADPA), Centre Communal d'action sociale (CCAS), infirmières libérales (IDE), Associations d'auxiliaires de vie. Le CPA, Centre de Prévention des Alpes pour personnes âgées, par l'intermédiaire du généraliste peut également faire appel à l'HAD.

La spécificité de l'HAD est dans le savoir faire d'organisation du retour à domicile et de coordination dans le suivi pour des patients dépendants et ayant une densité de soins élevée. La prise en charge globale en équipe pluridisciplinaire s'applique tout à fait à la population des services de gériatrie [16, 17].

Les patients âgés fragiles

L'admission en HAD des patients âgés polypathologiques fragiles permet une sortie plus précoce des services de Gériatrie [18] et une prise en charge dans la continuité par une équipe pluridisciplinaire qui encadre ce retour à domicile : en plus des prestations de soins dans le lieu de vie habituel du patient, le matériel médical nécessaire est installé, les aides sociales sont mises en place puis adaptées. L'HAD facilite la transition de l'hôpital vers la ville et lorsque cette étape est réussie, organise un relais avec les équipes de maintien à domicile. En cas de pathologie aiguë chez un patient fragile, le médecin généraliste hésite parfois entre une hospitalisation en service de Gériatrie avec un risque de pertes des repères pour le patient âgé et son entourage souvent âgé et un maintien à domicile avec renforcement des aides et du suivi : l'HAD peut être une réponse en autorisant le maintien au domicile pendant cette phase aiguë de la maladie. L'HAD, en phase avec la circulaire DHOS/O2/DGS/SD5D/n°2002/157 du 18 mars 2002 relative à l'amélioration de la filière de soin gériatrique, s'avère complémentaire des structures déjà existantes [19, 20].

Cas particuliers des patients déments

La prise en charge en HAD des patients déments est envisageable lors d'une décompensation aiguë d'une pathologie associée à la démence [21]. Là encore, l'HAD évite une hospitalisation souvent déstabilisante pour ces patients. La téléassistance peut aussi apporter une forme d'aide aux aidants : conseils concernant la nutrition, la prise médicamenteuse, aides sociales possibles, suivi psychologique de l'aidant... [14]

L'HAD, un lien entre les filières

L'HAD participe à de nombreuses filières : filière cardiologie, oncologie, soins palliatifs, maternité, pédiatrie, plaies et cicatrisation, gériatrie...La souplesse de l'HAD est de permettre au patient, en fonction de l'évolution du projet thérapeutique, de passer d'une filière à une autre sans changement de structure. Cet éventail de filières, au sein d'une HAD généraliste permet de répondre à des situations où la spécificité ne semble pas nécessaire en privilégiant une prise en charge globale coordonnée et pluridisciplinaire, gage de suivi optimal [22]. L'HAD se place donc en véritable réseau à l'interface ville-hôpital, ayant la connaissance des partenaires du domicile et de l'hôpital.

CONCLUSION

La prise en charge à domicile de patients âgés fragiles est appelée à se développer, si l'on se réfère à la circulaire du 18 mars 2002 relative à l'amélioration des filières du soin gériatrique. L'HAD spécialisée gériatrique ne semble pas être une réponse optimale. Les HAD généralistes sont les structures les plus adaptées pour ces patients polypathologiques, par la globalité et la pluridisciplinarité nécessaires à la prise en charge, le profil de patients dépendants et la technicité qu'il faut savoir déployer. Le savoir faire dans l'organisation du retour à domicile, de la coordination et la connaissance des autres structures du domicile sont des atouts supplémentaires pour permettre au patient âgé, d'être soigné dans son cadre de vie, si tel est son souhait.

RÉFÉRENCES

1. Corrado OJ. Hospital-at-home. Age Ageing, 2001 ; 30 (S3) : 11-14.
2. Ruiz-Garcia V, Peiro R. Hospital-at-home and community care : are they the same ?, Age Ageing, 2001, 30 : 174.
3. Guyot F. " Vous leur direz... ", La Pensée sauvage, 1996.
4. Nicolas L. Mourir à la maison, un autre rendez-vous ? JALMALV, 1999 ; 56 : 17-20.
5. Davies L, Wilkinson M, Bonner S et al. "Hospital at Home" versus hospital care in patients with exacerbations of chronic obstructive pulmonary disease : prospective randomised controlled trial. BMJ, 2000 ; 321 : 1265-68.
6. Roderick P, Low J, Day R et al. Stroke rehabilitation after hospital discharge : a randomized trial comparing domiciliary and day-hospital care. Age Ageing, 2001 ; 30 : 303-10.
7. Boockvar KS, Halm EA, Litke A et al. Hospital readmissions after hospital discharge for hip fracture : surgical and nonsurgical causes and effects on outcomes. JAGS, 2003 ; 51 : 399-403.
8. Patte R. Prescrire une hospitalisation à domicile en élaborant un " projet thérapeutique ". Presse Med, 2001 ; 30 (22) : 1109-14.
9. Miralles R, Sabartes O, Ferrer M et al. Development and validation of an instrument to predict probability of home discharge from a geriatric convalescence unit in Spain. JAGS, 2003 ; 51 : 252-57.
10. Préparation de la sortie du patient hospitalisé. ANAES, novembre 2001.
11. Gunnell D, Coast J, Richards SH et al. How great a burden does early discharge to hospital-at-home impose on carers ? Age Ageing, 2000 ; 29 : 137-42.
12. Clark M, Steinberg M, Bischoff N. Patient readiness for return to home : discord between expectations and reality. Australian Occupational Therapy Journal, 1997 ; 44 : 132-41.
13. Nicolas L, Franco A, Provost H et al. Téléassistance en hospitalisation à domicile : le programme ViSaDom. (A paraître)
14. Franco A, Frossard M, Montani C. Télémédecine en Gérontologie. Collection : L'Année Gérontologique, Paris : Serdi Edition ; 2000.
15. Donnely M, Dempster M. A home from hospital service for older people. Ulster Med J, 1999 ; 68 : 79-83.
16. Corrado OJ. Caring for older hospital-at-home patients. Age Ageing, 2000 ; 29 : 97-98.
17. Hyde CJ, Robert IE, Sinclair AJ. The effects of supporting discharge from hospital to home in older people. Age Ageing, 2000 ;29 : 271-79.
18. Nikolaus T, Specht-Leible N, Bach M et al. A randomized trial of comprehensive geriatric assessment and home intervention in the care of hospitalized patients. Age Ageing, 1999 ; 28 : 543-50.
19. Moulias R, Kuntzmann F, Saint Jean O et al. Filières et structures gériatriques. La Revue du Généraliste et de la Gérontologie, 2001 ; 8 (77) : 334-41.
20. Gonthier R, Blanc P, Farce S et al. Individualisation des personnes âgées fragiles et filières de soins. Psychol. NeuroPsychiatr. Vieillissement, 2003 ; 3 : 187-96.
21. Ely M, Brayne C, Huppert FA et al. Cognitive impairment : a challenge for community care. A comparison of the domiciliary service receipt of cognitively impaired and equally dependent physically impaired elderly women. Age Ageing, 1997 ; 26 : 301-8.
22. Raikovic M. L'HAD, un réseau de réseaux. Décision Santé, 2002 ; 183 : 15-21.

CONDITIONS DE VALIDITÉ D'UN SCORE DE RISQUE DE RÉHOSPITALISATION NON PROGRAMMÉE CHEZ LA PERSONNE ÂGÉE : ETUDE LONGITUDINALE PROSPECTIVE RÉALISÉE DANS UN CENTRE HOSPITALIER GÉNÉRAL, ET PROPOSITIONS POUR AMÉLIORER LA PRISE EN CHARGE DES PERSONNES AGÉES ADMISES À L'HOPITAL

B. PICHOT-DUCLOS[1], E. ALIX[1], O. THOMAS[2], F. FOUBERT[2], P. BOURRIER[3], Y. LANNEHOA[3], D. DESLANDES[1], J.M. VETEL[1]

1. Service de Gériatrie – 2. D.I.M. – 3. Service d'Accueil des Urgences, B.Pichot-Duclos, Centre Hospitalier Le Mans, Centre de Gériatrie de Charles Drouet, 2, rue Auguste Renoir 72700 Allonnes, tel : 02.43.43.28.31 (secrétariat), fax : 02.43.43.24.27, e-mail : bpichot-duclos@ch-lemans.fr. La première partie de l'étude (élaboration du Score de Risque) a été présentée à : - Présentation sous forme de poster aux journées de la Société de Gérontologie de l'Ouest et du Centre à Tours les 26 et 27 mai 2000; - Présentation orale aux journées de l'O.R.S. à Nantes le 29 septembre 2000; - Présentation sous forme de posters au XVIIème congrès International de Gérontologie Canada à Vancouver du 1 au 6 juillet 2001 et publiée à: Année Gérontologique, volume 16, 2002 Tome 1, pages 42-58. Etude financée par contrat P.H./R.C. 2000 – 2001

Résumé : *L'élaboration d'un score de risque de réhospitalisation non programmée chez les personnes âgées, décrit dans un travail préalable nous a conduit à identifier les conditions dans lesquelles l'évaluation doit se faire pour que le score soit fiable. Afin de tester cet indicateur de risque dans des conditions habituelles, une étude longitudinale durant un an a été réalisée chez 1437 personnes âgées de 75 ans ou plus, hospitalisées à la suite d'un passage aux urgences. Une fois les conditions de validité définies dans ce deuxième travail qui ne rejoint pas la performance du premier (60 observateurs aux urgences versus un observateur dans les 3 jours après le passage aux urgences), le score établi de manière différée par une équipe spécialisée devrait permettre d'identifier les sujets à risque et leur proposer une prise en charge gériatrique et ainsi limiter les réhospitalisations.*

Mots clés : *Personnes âgées, score de risque, réhospitalisation, fragilité, évaluation gérontologique, prévention.*

Si la démographie tend actuellement de façon inexorable vers un vieillissement de la population, il existe des facteurs sur lesquels nous pouvons intervenir pour améliorer la prise en charge des personnes âgées et plus particulièrement celles admises à l'hôpital.

En effet, le problème des hospitalisations itératives, notamment par les urgences, se pose de plus en plus. D'une part, les services d'urgence sont inadaptés à la personne âgée (ou plutôt les personnes âgées ne peuvent s'adapter au contexte d'urgence !), d'autre part, faute de place dans le service adéquat, la personne âgée se retrouve souvent hospitalisée dans un service qui ne correspond pas à ses besoins.

Il devient donc indispensable et urgent de mettre en œuvre les moyens nécessaires à une meilleure prise en charge des personnes âgées admises à l'hôpital, et plus particulièrement les personnes âgées dites "fragiles".

INTRODUCTION

En 2000, nous avons élaboré un score de risque de réhospitalisation chez les personnes âgées de 75 ans et plus [1], il nous semblait nécessaire de définir les conditions dans lesquelles le score devrait être utilisé pour être fiable.

L'objectif du score est de dépister les patients à risque de réhospitalisation non programmée, c'est à dire hospitalisés par les urgences. Il doit donc pouvoir être utilisé par tout médecin prenant en charge des personnes âgées arrivant à l'hôpital.

Par la suite, les personnes âgées classées " à risque de réhospitalisation ", devraient pouvoir être dirigées vers une prise en charge gériatrique globale.

Le score de risque devrait permettre d'améliorer la prise en charge des personnes âgées admises à l'hôpital, plus spécialement les personnes âgées reconnues à risque, et de façon plus générale les personnes âgées fragiles.

PRÉSENTATION DE L'ÉTUDE

Le score de risque

Une étude longitudinale (appelée étude initiale Ei) réalisée sur un an chez plus de 600 patients de 75 ans et plus, a permis d'élaborer un Score de Risque de réhospitalisation non programmée. Le score a été élaboré par régression logistique pas à pas.

Score de Risque = 0,61x**a** + 0,358x**b** - 0,769x**c** + 0,623x**d** - 0,149x**e** - 0,196

La cotation des différentes variables s'effectue comme suit :

a : Classe d'âge: 1= 75-79 ans, 2= 80-84 ans, 3= 85-89 ans, 4= 90-94 ans, 5= supérieur 94 ans

b : Chutes répétées (au moins 2 survenues dans l'année précédent l'admission) : 1 = non, 2 = oui

c : Iatrogénie médicamenteuse (présente à l'admission aux urgences) : 1 = non, 2 = oui

d : Hospitalisation dans les 6 mois précédent l'admission : 1 = non, 2 = oui

e : Pathologies multiples décompensées lors de l'admission aux urgences: 1 = non, 2 = oui

Le risque est défini par un score supérieur à 0,5.

Par ce modèle, 62,5% des patients de l'étude Ei sont correctement classés. La sensibilité est de 64,7%, la spécificité de 59,9%, la Valeur Prédictive Positive (VPP) de 64,7% et la Valeur Prédictive Négative (VPN) de 59,9%.

Lors de l'étude Ei, toutes les données ont été recueillies par un seul examinateur. L'évaluation des patients est réalisée quelques jours après l'admission aux urgences, mais l'évaluation tient compte de l'état du patient à l'admission, notamment pour les items " iatrogénie médicamenteuse " et " pathologies multiples décompensées ". Les informations recueillies à un an (décès et réhospitalisation) sont recueillies auprès de chaque médecin traitant des patients inclus.

Les objectifs de l'étude actuelle

Le but est de définir les conditions dans lesquelles les patients doivent être évalués pour obtenir un résultat fiable au score de risque.

Dans l'étude initiale, l'évaluation des patients est effectuée à distance de l'admission aux urgences (au cours de l'hospitalisation) mais tient compte de l'état de santé du patient lors de l'admission. L'évaluation était réalisée par un seul médecin. Il semblait donc nécessaire de se mettre dans les conditions réelles d'évaluation, en réalisant un calcul systématique du score de risque pour tout patient de 75 ans et plus admis au service d'Accueil des Urgences (SAU).

Deux points opposent l'étude initiale Ei de l'étude présente :

- évaluation en temps réel, réalisée au SAU lors de l'examen clinique d'admission.

- évaluation réalisée par tout médecin intervenant aux urgences (urgentistes, médecins seniors de garde ou internes), soit 60 intervenants différents.

MÉTHODE

Il s'agit d'une étude prospective, longitudinale, effectuée sur un an pour tous les patients de 75 ans et plus hospitalisés sur le centre Hospitalier du Mans à la suite d'une admission au Service d'Accueil des Urgences.

La période d'inclusion est de quatre mois (du 26 juin au 30 septembre 2001). Le score de risque est calculé pour tous les patients de 75 ans et plus admis aux urgences.

Les exclusions concernent :

- Les patients déjà inclus dans l 'étude par un précédent passage aux urgences (n=166)
- Les patients venus en consultation aux urgences (pas d'hospitalisation) (n=507)
- Les dossiers incomplets (n=3)
- Les patients domiciliés hors du départements, par risque de perte d'information pour la partie longitudinale de l'étude (n=56)
- Les patients décédés au SAU ou pendant l'hospitalisation d'inclusion (n=143)

Au total 1437 patients sont retenus pour l'étude sur 2315 passages de personnes âgées de 75 ans et plus survenus sur la période d'étude.

Le recueil initial des données concerne les cinq items du score de risque. Il est réalisé par le médecin prenant en charge la personne âgée aux urgences. L'utilisation d'un dossier patient informatisé aux urgences a permis une évaluation systématique pour tout patient de 75 ans ou plus se présentant aux urgences, évitant ainsi tout risque de " non-réponse " (obligation de remplir tous les items du score pour la sortie informatique du patient du Service des Urgences).

Pour l'étude longitudinale, deux données nous intéressent

1- Les décès survenus entre la sortie de l'hospitalisation initiale et la fin de la période d'étude. Le recensement des décès est réalisé par l'intermédiaire du service d'archives, service centralisé pour l'ensemble de l'hôpital du Mans. Le recueil d'information est réalisé après la fin de l'année d'étude.

2- Les réhospitalisations survenues sur le Centre Hospitalier du Mans durant la période d'étude. Le recueil de données est réalisé à partir du système informatique intra-hospitalier, où toute admission en court séjour est enregistrée.

Le recueil des données pour l'étude longitudinale diffère donc de l'étude 2000, où nous avions contacté tous les médecins traitants des patients inclus pour connaître leur devenir à un an.

Pour les réhospitalisations, nous avons choisi de ne considérer que celles réalisées sur le CH du Mans. En effet, lors de l'étude précédente, plus de 95% des patients réhospitalisés (276 sur 292) l'avaient été sur l'hôpital, il nous semblait donc possible de ne pas tenir compte des quelques réhospitalisations extérieures à l'hôpital du Mans, ce d'autant qu'ont été exclus les patients domiciliés hors-département.

Tests statistiques utilisés

Les tests statistiques sont calculés avec le logiciel SPSS. La comparaison de variables qualitatives utilise le test du CHI 2, le test d'analyse de variance (test de Student) permet la comparaison de variables quantitatives.

Le risque accordé aux tests est de 5%, soit un intervalle de confiance de 95%.

Résultats du recueil de données aux urgences (Tableau n°2)

- Le sex-ratio est de 0,395, identique à celui de l'étude Ei.
- La moyenne d'âge est également comparable à celle de Ei : 83,65 ans ± 5,936. Il en est de même de la répartition selon les cinq classes d'âge du score de risque :

1- 75-79 ans : 30,5%
2- 80-84 ans : 26%
3- 85-89 ans : 25,8%
4- 90-94 ans : 13,7%
5- 95 ans et plus : 3,9%

- Les items du score de risque, autres que l'âge, montrent de grandes différences par rapport aux résultats obtenus dans Ei, surtout pour deux des quatre items concernés :

Pathologies multiples décompensées : 14,2% (versus 52% dans Ei)
Antécédent d'hospitalisation dans les six mois : 24,2% (vs 37% dans Ei)
Les différences sont plus atténuées pour les deux autres items :
Chutes répétées : 23,5% (vs 20% dans Ei)
Iatrogénie médicamenteuse : 9,5% (vs 12% dans Ei)

Dès l'observation de ces résultats, nous pouvons peut facilement penser que les résultats au score de risque seront différents de ceux obtenus dans Ei.

- En effet, alors que dans l'étude initiale 53% des patients inclus ont obtenus un score supérieur à 0,5 (limite de positivité), seuls 32,3% des patients sont classés à risque dans l'étude actuelle.

Résultats à un an

- 626 patients sur les 1437 inclus dans l'étude ont été réhospitalisés dans l'année qui a suivie l'hospitalisation d'inclusion, soit 43,56%. Le taux de réhospitalisation est moins élevé, puisque dans l'étude Ei 53,2% des patients inclus avaient été réhospitalisés. De même, le taux de décès à un an est plus faible : 10,4% (n=149) versus 21,5% dans Ei, alors que le profil de patients inclus et la durée d'étude sont similaires dans les deux études.

- Les patients réhospitalisés (n=626) ont " comptabilisé " 997 réhospitalisations sur la période étudiée, soit un taux moyen de 1,59 ± 0,951 réhospitalisations par patient. La répartition de cette population par nombre de réhospitalisation est comparable à celle de Ei (pas de différence significative): 62,5% ont eu une seule réhospitalisation, 23,3% ont eu deux réhospitalisations, 9,4% en ont eu trois en un an et 4,8% plus de trois réhospitalisations. La répartition dans le temps des premiers épisodes de réhospitalisation est également semblable à celle obtenue dans Ei (figure n°1) ; le Taux de réhospitalisation est surtout élevé au cours du premier mois suivant l'hospitalisation d'inclusion, où un quart (24,8%) des réhospitalisations ont lieu. La décroissance du taux de réhospitalisation par mois est progressive entre le deuxième et le huitième mois suivant l'hospitalisation d'inclusion. Le taux mensuel de réhospitalisation est stable sur les derniers mois étudiés.

Figure 1

Evolution du taux de patients réhospitalisés par mois (n=626)

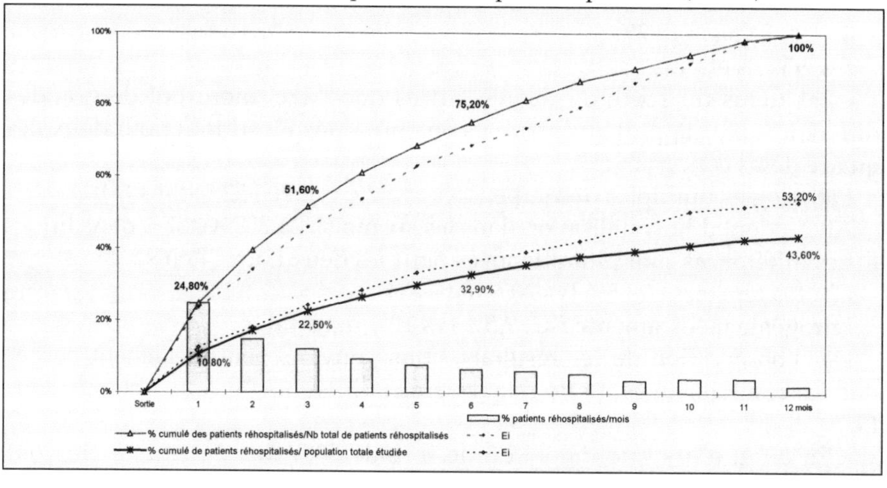

Un quart (24,8%) des réhospitalisations effectuées sur un an se font au cours du premier mois suivant la sortie de l'hôpital, la moitié (51,6%) dans les trois premiers mois et les trois quart (75,2%) dans les six premiers mois.

- Les patients réhospitalisés présentent un certains nombre de particularités :

Les résultats démographiques (âge et sex-ratio) sont comparables à ceux obtenus dans l'étude Ei : on observe une tendance à un ratio plus élevé d'hommes au sein de la population réhospitalisés (0,42 vs 0,37) sans pour autant qu'il existe une différence significative (p=0,072)

Il en est de même de l'âge, où la moyenne d'âge est de 83,92 ± 5,95 ans parmi les réhospitalisés et de 83,43 ± 5,92 ans chez les patients non-réhospitalisés (p=0,415). En reprenant les cinq classes d'âge du score de risque, les patients non-réhospitalisés sont plus nombreux à être classés dans les classes 1 et 2 (58,7% vs 53,8%), cette tendance s'inverse pour les classes 3 à 5, où les réhospitalisés sont prépondérants (46,2% vs 41,3%). Les " plus âgés " ont donc tendance (pas de différence statistique) à être plus souvent réhospitalisés que les " plus jeunes ".

Les quatre autres paramètres du score de risque montrent des résultats différents de l'étude Ei, comme le laissaient penser les résultats des données recueillies aux urgences. Pour chacun des quatre items, les patients réhospitalisés sont plus représentés. Cependant, la différence statistique est atteinte uniquement pour deux d'entre eux : hospitalisation dans les six mois précédents l'admission (27% vs 22,1% ; p=0,031) et les pathologies multiples décompensées (16,9% vs 12,1% ; p=0,009). Un seul item atteint une différence statistique au cours des deux études (étude Ei et étude actuelle) : un antécédent d'hospitalisation dans les six mois précédents. Cependant, la différence obtenue dans l'étude en actuelle est moins grande (Ei : réhospitalisés 41,8% ; non-réhospitalisés 28,4%). Les résultats qui diffèrent le plus entre les deux études concernent l'item " pathologies multiples décompensées". Dans l'étude Ei, plus de 45% des patients présentaient cet item, alors qu'il est retrouvé chez moins de 25% des patients de l'étude actuelle ;mais pour les deux études il n'existe pas de différence significative entre les deux groupes hospitalisés/non-réhospitalisés.

Le taux de décès est beaucoup plus élevé dans la population réhospitalisée. En effet, le taux s'élève à 19,17% alors qu'il n'est que de 3,7% pour la population non-réhospitalisée.

Les résultats obtenus au score de risque au sein des populations réhospitalisées et non-réhospitalisées (Tableau n°1) ne peuvent être que très différents de ceux obtenus dans Ei.

Tableau 1
Résultat au Score de Risque (SR) dans les populations Réhospitalisées et non-réhospitalisées

	Réhospitalisés	Non-Réhospitalisés	total
SR > 0,5 (+)	209	255	464
SR < 0,5 (-)	417	556	973
Total	626	811	1437

Parmi les patients classés " à risque ", plus de la moitié (55%) n'ont finalement pas été " réhospitalisés ", ce qui fait une spécificité médiocre à 45%.

Parmi les patients classés " non à risque " (n=973), 57,1% ont réellement été " non réhospitalisés ", la sensibilité est de 57,1% .

Sur l'ensemble de la population " réhospitalisée " (n=626), seuls 209 patients ont été classés " à risque ". La valeur prédictive positive est donc là encore mauvaise, avec une valeur à 33,4%.

Le score semble meilleur pour dépister les patients " non à risque ", puisque parmi les patients " non réhospitalisés " (n=811), 556 sont reconnus " non à risque ", ce qui fait une valeur prédictive négative à 68,6%.

Au total, 53,2% des patients ont été correctement classés (classés à risque et réhospitalisés ou classés non à risque et non réhospitalisés)

Sur ces résultats, nettement moins performants en comparaison de ceux obtenus dans l'étude Ei, le score de risque semble surtout dépister les patients " non à risque ". Cependant, les résultats sus-jacents sont validés pour les conditions d'évaluation adoptées lors de l'étude : évaluation systématique et obligatoire à l'admission aux urgences et effectuée en temps réel. Ils ne remettent pas en question les résultats antérieurement obtenus par une évaluation à distance de l'admission aux urgences (dans les premiers jours de l'hospitalisation), où le score permettait de classer correctement 62,5% des patients.

Tableau 2

Résultats de l'étude longitudinale

		Réhospitalisés	Non Réhospitalisés	Statistiques
Effectif (n=1437)		626 (43,6%)	811 (54,6%)	
sexe	Hommes (n=568)	264 (42,2%)	304 (37,5%)	NS
	Femmes (n=869)	362 (57,2%)	507 (62,5%)	
Age	Moyenne (ans)	83,92 ± 5,95	83,43 ± 5,92	NS
	< 85 ans (n=813)	337 (53,8%)	476 (58,7%)	
	≥ 85 ans (n=624)	289 (46,2%)	335 (41,3%)	
Décès dans l'année (n=149)		120 (80,5%)	29 (19,5%)	P<0,001
Nombre réhospit	1	391 (62,5%)		
	2	146 (23,3%)		
	3	59 (9,4%)		
	4	18 (2,9%)		
	5	9 (1,4%)		
	>5	3 (0,5%)		
Délais de réhospit (jours)		116,74 ± 98,3		
Durée du séjour initial (jours)		12,55 ±10,12	12,13 ± 11,27	NS
Score de risque	> 0,5 (+) (n=464)	209 (33,4%)	255 (31,4%)	NS
	< 0,5 (-) (n=973)	417 (66,6%)	556 (68,6%)	NS
Chutes répétées (n=337)		155 (24,8%)	182 (22,4%)	NS
ATCD	Hospit < 6 mois (n=348)	169 (27%)	179 (22,1%)	P=0,031
Iatrogénie (n=137)		65 (10,4%)	72 (8,9%)	NS
Pathologies multiples (n=204)		106 (16,9%)	98 (12,1%)	P=0,009

DISCUSSION

Devant les différences de résultats observées entre les deux études, nous avons cherché à vérifier si le recueil initial des données de l'étude actuelle reflétait bien la situation réelle du patient. Sur les cinq items du score, l'âge ne nécessitait pas d'être vérifié, puisque cette donnée était recueillie par l'enregistrement informatique du patient, à partir de la date de naissance. Parmi les quatre autres items, seul pouvait être vérifié, à distance de l'hospitalisation d'inclusion, le critère " antécédent d'hospitalisation dans les six mois ". Sur l'ensemble des patients recrutés sur la période d'étude (1437 patients) : 1124 (78,2%) dossiers montrent des données concordantes entre le recueil initial de l'item et la vérification, 170 patients (11,8%) sont classés sans antécédent d'hospitalisation, alors qu'à la vérification un antécédent est retrouvé dans les six mois avant l'admission ; 143 (9,6%) patients sont au contraire classés comme ayant un antécédent d'hospitalisation, alors qu'il n'est pas retrouvé de tel antécédent sur l'hôpital lors de la vérification. Il existe donc une marge d'erreur comprise entre 11,8% et 21,4% (11,8%+9,6%) ; les 143 patients classés initialement comme ayant un antécédent d'hospitalisation, et non retrouvés comme tel à la vérification, ont pu être hospitalisés en dehors du centre hospitalier du Mans (clinique ou autre centre hospitalier). Néanmoins, le taux de 9,6% d'hospitalisations extérieures nous semble élevé. Devant ce taux d'erreur constaté sur l'item vérifié, nous pouvons supposer qu'un taux d'erreur équivalent, voire même plus élevé, est probable sur les autres items (hormis l'âge). Ce qui permet d'expliquer la plus faible performance obtenue au score de risque. De nombreuses causes sont envisageables pour tenter de comprendre les erreurs cumulées au recueil de données.

Certaines limites viennent du contexte de l'évaluation. En effet, l'interrogatoire de la personne âgée n'est pas toujours simple à obtenir, rendu encore plus délicat dans un contexte de stress aigu ou d'urgence. Les réponses aux questions sur les antécédents (chutes, hospitalisations antérieures) est ainsi rendu plus difficile, ce d'autant que dans le cadre de l'étude, le médecin aux urgences avait " obligation " de remplir chaque item du score de risque, ce qui a probablement favorisé un certains nombre de réponses aléatoires. Par ailleurs, Les deux items qui renseignent sur l'état de santé du patient aux urgences (iatrogénie médicamenteuse ou pathologies multiples décompensées) sont retrouvés de façon beaucoup moins fréquente que lors de l'étude initiale. Il est probable que ces deux diagnostics aient été sous-évalués par rapport à l'étude initiale. En effet, lors de l'étude Ei, l'évaluation de l'état du patient aux urgences s'est réalisée a posteriori, quelques jours après le début de l'hospitalisation. L'évolution au cours des premiers jours d'hospitalisation, associée aux résultats des examens complémentaires, ont permis une évaluation précise de l'état du patient à l'admission. Les conditions d'évaluation lors de l'étude actuelle sont donc radicalement différentes, puisque l'évaluation est réalisée en temps réel. Enfin, il faut noter que 60 médecins " seniors " de garde, urgentistes et internes ont participé à l'évaluation des patients inclus. Il existe probablement des différences dans l'évaluation des deux items concernant l'état du patient à l'admission (iatrogénie médicamenteuse et pathologies multiples décompensées). Le fait d'imposer de façon systématique une évaluation pour tous les patients âgés admis aux urgences, alors que celle-ci n'a pas d'incidence directe et immédiate pour le patient, et surtout lorsqu'il existe un contexte d'urgence vitale ou d'afflux important de patients aux urgences, a également favorisé des réponses aléatoires.

Le recueil de données effectué à un an, ont pris en compte toutes les hospitalisations survenues sur le CH du Mans, au cours de l'année suivant l'hospitalisation d'inclusion, sans tenir compte de l'aspect programmé ou non de l'hospitalisation. Or, initialement, le score est validé pour les réhospitalisations " non programmées ". La spécificité du score peut ainsi être diminuée. De plus, La connaissance des décès survenus après la sortie de l'hospitalisation d'inclusion, mais au cours de l'année d'étude, sont uniquement ceux dont l'hôpital a eu connaissance (recensés par le service des archives). Il est probable que ce nombre de décès soit inférieur au nombre réel. Dans l'étude initiale, les décès étaient recensés auprès du médecin traitant, le nombre de décès obtenu était donc probablement beaucoup plus proche de la réalité. Cette différence dans le recueil de données contribue à expliquer la différence du taux de décès constaté entre les deux études, passant de 20,5% dans l'étude initiale à 10,4% dans l'étude actuelle. Les patients décédés sont très souvent classés à risque de réhospitalisation (65%). Si le décès, non porté à la connaissance de l'hôpital, est survenu rapidement après la sortie de l'hospitalisation initiale, il est possible que les patients n'aient pas été réhospitalisés, ce qui contribue à diminuer la sensibilité du score de risque (patients classés à risque et non réhospitalisés).

Comment contribuer à améliorer la pertinence du Score ?

Pour espérer une meilleure performance du score, l'évaluation doit se faire par un examinateur ayant reçu un minimum d'information sur les items à évaluer, afin d'obtenir une évaluation " homogène ". De plus, les réponses doivent refléter au mieux la situation du patient à l'admission aux urgences. Pour cela, l'examinateur doit s'efforcer de recueillir des informations fiables, une seule réponse aléatoire pouvant modifier considérablement le résultat du score de risque. Du fait de l'aspect plus complexe pour évaluer de façon précise au SAU la iatrogénie médicamenteuse et les pathologies multiples décompensées (ou phénomène en cascade), il semble que le score de risque soit plus approprié pour une évaluation après quelques jours d'observation. L'état du patient évalué reste cependant celui présenté à l'admission.

Dans le but de simplifier l'évaluation du risque de réhospitalisation, nous avons étudié de façon isolée le facteur " antécédent d'hospitalisation ", critère largement décrit dans la littérature comme facteur de risque [2,3,4,5,6]. Parmi les patients présentant un antécédent d'hospitalisation dans les six mois, 60% sont réhospitalisés dans l'année. Cependant, 51% des patients réhospitalisés n'ont pas d'antécédent d'hospitalisation avant l'entrée dans l'étude. Le seul critère des antécédents récents d'hospitalisation ne suffit donc pas à dépister les patients à risque de réhospitalisation.

Le score de risque, tel qu'il est décrit, ne permet-il pas de dépister plus généralement les sujets âgés fragiles, à risque de perte d'autonomie, de pathologie multiples décompensées, d'institutionnalisation, par l'intermédiaire du risque de réhospitalisation qui est un des aspects de la fragilité [7,8,9]? En effet, les cinq critères retenus dans notre score de risque, sont en lien direct avec les caractéristiques du sujet âgé fragile. Le concept de fragilité (" frail elderly " ou " frailty "), de plus en plus souvent employé dans le langage gériatrique, se traduit par la notion dynamique d'état instable, rendant le sujet fragile particulièrement vulnérable [7,9,10]. Les conséquences de la fragilité peuvent être tous les grand syndromes gériatriques : chutes par équilibre précaire, iatrogénie médicamenteuse, pathologies aiguës répétées, pathologies en cascade, dépendance, confusion, institutionnalisation, hospitalisations à répétition...[7,8,9,11,12,13]. La fragilité du sujet âgée n'est donc pas une pathologie bien définie, mais plutôt la conséquence d'une réduction multiorganique des aptitudes d'adaptation physiologique à toute situation de stress (médical, social ou psychique) ou à tout changement environnemental [9,10,12]. Les réhospitalisations sont ainsi considérées comme une conséquence de la fragilité [7,8,9].

Proposer une évaluation reconnue pour identifier les personnes âgées à risque de réhospitalisation, mais permettant surtout d'identifier les personnes âgées fragiles, pourrait être une façon de sensibiliser l'ensemble des médecins hospitaliers, sur un sujet qui concerne et préoccupe tous les services, à savoir la présence de plus en plus importante dans les services de médecine et de chirurgie de personnes âgées polypathologiques, à autonomie réduite, aux fonctions cognitives altérées (troubles majorés ou démasqués par l'hospitalisation) et surtout à durée de séjour élevée.

Un score de risque positif permettrait alors de faire appel au gériatre pour une prise en charge globale, spécifiquement gériatrique des patients ainsi reconnus fragiles.

Plusieurs facteurs concourent au risque de réhospitalisation. Deux principaux sont identifiés et sont bien souvent liés l'un à l'autre :

1- La fragilité de la personne âgée, où le risque de réhospitalisation correspond à un des critères possibles de fragilité.
2- La prise en charge et l'organisation de la sortie, qui nécessite :
    - une bonne information des intervenants auprès de la personne âgée [14,15,16]
    - la mise en place d'aides adaptées aux besoins de la personne âgée [14,15,16,17,18]
    - une bonne communication avec le médecin traitant [14,16]
    - la constitution d'un réseau ville/hôpital [19,20] pour qu'il n'y ait pas de rupture dans la prise en charge de la personne âgée (continuité des soins)

De ces deux facteurs, qui contribuent largement au risque de réhospitalisation, découlent directement les moyens à mettre en œuvre pour limiter ce risque.

Propositions envisagées pour améliorer la prise en charge de la personne âgée admise à l'hôpital

A la suite de cette réflexion, faite à partir des résultats obtenus au score de risque, un certains nombre de propositions sont envisageables. Elles reprennent celles développées dans la circulaire ministérielle du 18 mars 2002 [19], le projet MSA de Loire Atlantique de 2002 [20] ainsi que le projet gériatrique d'établissement du Centre Hospitalier LE MANS, actuellement en cours d'élaboration.

L'objectif recherché est de limiter les réhospitalisations non programmées et de prévenir les situations de crise, toujours délétères chez les personnes âgées fragiles.

Pour envisager les différentes propositions possibles, trois types de prévention sont identifiables :

1- La prévention primaire permet la prévention d'un état pathologique avant que celui-ci n'apparaisse. Il s'agit du type de prévention vers lequel nous devons tendre, afin de privilégier la voie du vieillissement réussi, c'est à dire vieillissement sans incapacité. Ce vieillissement réussi implique une bonne santé morale, physique et intellectuelle [21].

2- La prévention secondaire permet un dépistage précoce d'un état pathologique déjà présent. Ce dépistage précoce a pour but de traiter précocement la pathologie diagnostiquée en vue de la guérir.

3- La prévention tertiaire concerne la prévention des récidives d'un état pathologique antérieurement dépisté ou prévention de son aggravation lorsqu'il s'agit d'une pathologie chronique.

Si nous adaptons ces trois types de prévention à notre sujet :

1- La prévention primaire s'applique à la prise en charge du jeune sujet âgé bien portant (les " fit elderly " des anglo-saxons). L'objectif est alors de les diriger vers un " vieillissement réussi ".

2- La prévention secondaire, permet de dépister précocement les personnes âgées fragiles, en perte d'autonomie, à risque de venir ou revenir à l'hôpital, ou d'entrer en institution. Il s'agit des personnes âgées qui peuvent prioritairement bénéficier d'une Evaluation Gérontologique Standardisée pour une prise en charge spécifiquement gérontologique, multidisciplinaire et centrée sur ses besoins.

3- La prévention tertiaire concerne les personnes âgées installées dans la fragilité, dépendantes et hautes consommatrices de soins. Il s'agit de personnes âgées qui nécessitent une prise en charge spécifiquement gériatrique au cours de leur hospitalisation pour éviter les décompensations en cascade, l'aggravation de leur perte d'autonomie physique, intellectuelle ou psychique et prévoir l'avenir (aides à domicile ou institution) suite à l'hospitalisation.

Les différentes propositions développées ci-dessous suivent cette différenciation, où certains modes de prise en charge sont bien spécifiques à chaque type de prévention.

La prévention primaire s'applique principalement en amont de l'hospitalisation, et ne concerne donc pas le sujet développé dans cet article.

La prévention secondaire doit mettre en œuvre les moyens de prévention chez des sujets âgés déjà considérés comme fragiles, dans le but d'éviter les situations de crise, notamment les hospitalisations par les urgences. Il faut donc dépister précocement ces personnes âgées à risque pour une prise en charge adaptée. Dans ce cadre, est proposé la mise en place d'une consultation d'évaluation gérontologique pour les personne âgées non hospitalisées, afin de proposer une prise en charge adaptée aux besoins du patient et prévenir ainsi l'aggravation de son état. Cette consultation d'évaluation pourrait également être ouverte aux patients pour qui est envisagée une intervention chirurgicale, un traitement lourd (chimiothérapie anti-cancéreuse, radiothérapie...), l'instauration d'une dialyse, dans le but de prévenir et anticiper les complications prévisibles. Est également souhaité le développement d'hospitalisations directes dans les services de court séjour gériatrique pour limiter les admissions par les urgences aux seuls patients nécessitant réellement une prise en charge par le S.A.U. Il est pour cela nécessaire d'augmenter le nombre de lits en court séjour gériatrique et en soins de suite et réadaptation gériatrique. Enfin, dans le but de favoriser le maintien à domicile et d'éviter les situations de crise (épuisement de l'aidant, décompensation en cascade...), il est nécessaire d'envisager des alternatives aux hospitalisations itératives par l'ouverture d'un hôpital de jour et de lits d'hébergement temporaire. Ces trois moyens nécessitent de développer et renforcer le réseau entre les système intra et extra-hospitalier (réseau ville-hôpital), ce qui permettra à la personne âgée d'être alors admise à l'hôpital de la façon la plus adaptée à sa situation, sans nécessairement passer par le Service d'Accueil des Urgences.

La prévention tertiaire est destinée aux personnes âgées hospitalisées, fragiles, qui nécessitent une prise en charge gériatrique. Son but est de limiter des retours à l'hôpital trop fréquents et l'aggravation de l'état de santé de cette population fragile. Deux aspects de la prise en charge sont à prendre en compte :

1. Nécessité d'une prise en charge gériatrique en cours d'hospitalisation, quelque soit l'unité d'hospitalisation où est admis le patient, afin de limiter

le risque de décompensations en cascade et/ou d'une perte supplémentaire d'autonomie. Un système de consultation du gériatre en cours d'hospitalisation (soit au lit du patient soit en service de consultation) doit donc se développer et être largement proposé aux unités de court séjour, autres que celles de gériatrie. Dans ce cadre, le Score de Risque de Réhospitalisation pourrait être un moyen pour que les gériatres soient plus souvent sollicités et permettre ainsi d'intégrer les personnes âgées fragiles dans la filière de soin gériatrique. Le deuxième axe prioritaire concerne la prise en charge des personnes âgées admis en chirurgie, où le nombre de patients âgés ne cesse de croître [22]. La mise en place d'une équipe gériatrique au sein de ces services permettrait une prise en charge précoce et adaptée aux particularités des sujets âgés. Son rôle serait, comme pour toute équipe gériatrique, de prendre en charge la personne âgée dans sa globalité et donc également de prévoir son avenir : mode de sortie (directement vers le lieu de vie antérieur ou vers un soins de suite), organisation du retour à domicile, et selon les besoins proposition d'un suivi ultérieur, de type gériatrique ou de spécialité. L'objectif est là aussi de limiter la perte fonctionnelle en cours d'hospitalisation et le risque de réhospitalisation.

2. Nécessité d'organiser la sortie en fonction des besoins du patient, que le patient soit à domicile ou en institution. La prise en charge de la personne âgée hospitalisée ne concerne qu'un temps limité. Il est donc nécessaire d'assurer la continuité de la prise en charge suite à l'hospitalisation. Une coordination avec les différents intervenants est indispensable pour éviter les réhospitalisations précoces, souvent en lien avec un défaut d'organisation de la sortie de l'hospitalisation précédente [5,14,23,24,25]. Ce constat prouve la nécessité de mettre en place un véritable réseau entre la ville et l'hôpital, ainsi qu'une meilleure communication avec les médecins libéraux (généralistes ou spécialistes). La coordination entre les différents intervenants extérieurs est facilité par la mise en place de C.L.I.C. où l'hôpital a un rôle actif à jouer. Par ailleurs, la préparation de la sortie nécessite un travail multidisciplinaire, où chaque acteur a un rôle bien spécifique, et où la communication entre les différents intervenants reste primordial pour que la sortie soit réussie.

En cours d'hospitalisation, doit également être envisagé la question du maintien à domicile, ou plus globalement le maintien dans la structure antérieure. L'équipe gériatrique peut alors être sollicitée si une demande d'orientation vers une admission en soins de suite et réadaptation, ou une unité de soins de longue durée est réalisée.

CONCLUSION

Le Score de Risque de réhospitalisation proposé est loin d'être parfait et nécessite de recueillir des informations fiables et précises pour obtenir une meilleure sensibilité et spécificité au score. Néanmoins, si son utilisation est large, il devrait permettre une orientation des patients reconnus fragiles vers la filière gériatrique intra-hospitalière pour une prise en charge globale, spécifiquement gériatrique.

Les propositions exposées pour tenter d'améliorer la prise en charge de la personne âgée admise à l'hôpital (consultations ou hospitalisations), nécessitent une prise en charge médico-psycho-sociale faisant intervenir une équipe multidisciplinaire gériatrique intra-hospitalière ainsi que la coordination avec les différents intervenants extra-hospitaliers. Ce n'est que lorsque ces conditions sont réunies que nous pouvons espérer améliorer la prise en charge de la personne âgée hospitalisée et limiter les réhospitalisations.

Remerciements : Aux 60 médecins et internes, intervenus au Service d'Accueil des Urgences sur la période d'inclusion. Pour le temps qu'ils ont consacré à l'évaluation initiale des patients âgés admis aux urgences.

RÉFÉRENCES

1. PICHOT-DUCLOS B, ALIX E, THOMAS O, FOUBERT F, BOURRIER P, LANNEHOA Y, VETEL JM, Facteurs de risque de réhospitalisation des personnes âgées de 75 ans et plus dans un centre hospitaliser général : Etude transversale de prévalence d'indicateurs et validation de la prédiction de réhospitalisation par une étude longitudinale de type cas exposés versus cas non-exposés. Année Gérontologique 2002, volume n°16 : 42-58
2. PICHOT-DUCLOS B, Evaluation des facteurs de risque de réhospitalisations non programmées chez les personnes âgées de 75 ans et plus : Etude pilote rétrospective et Etude prospective réalisée chez 620 patients hospitalisés sur le Centre Hospitalier du Mans à partir du Service d'Accueil des Urgences, Thèse : Médecine Générale : Nantes : 2000 ; n°66
3. WONG F, HO M, CHIU I, LUI WK, CHAN C, LEE KM. Factors contributing to hospital readmission in a Hong Kong regional hospital : a case-controlled study. Nurs Res 2002 Jan-Feb; 51(1) : 40-9
4. SMITH DM, GIOBBIE-HURDER A, WEINBERGER M, et al. Predicting non-elective hospital readmissions : a multi-site study, J Clin Epidemiol 2000 Nov; 53(11) : 1113-87
5. KELLY JF, McDOWELL H, CRAWFORD V, STOUT RW. Readmissions to a geriatric medical unit : is prevention possible? Aging (Milano) 1992 Mar; 4(1) : 61-7
6. McCUSKER J, BELLAVANCE F, CARDIN S, BELZILE E, VERDON J. Prediction of hospital utilization among elderly patients during the 6 months after an emergency departement visit. Ann Emerg Med 2000 Nov; 36(5) : 438-45
7. TRIVALLE C. Le syndrome de fragilité, Médecine et hygiène 2000, 22 nov ; 58 : 2312-7
8. WINOGRAD CH, GERETY MB, CHUNG M et al. Screening for frailty : criteria and predictors of outcomes, J Am Geriatr Soc 1991; 39 : 778-84
9. GONTHIER R, BLANC P, FARCE S , STIERLAM F. Individualisation des personnes âgées fragiles et filières de soins. Psychol NeuroPsychiatr Vieillissement 2003 ; 3 :187-96
10. LEBEL P, LEDUC N, KERGOAT MJ et al. Un modèle dynamique de la fragilité, L'Année Gérontologique1999, vol 13 : 84-94
11. ROCKWOOD K, STADNYK K, MACNIGHT C, McDOWELL I, HEBERT R, HOGAN DB. A brief clinical instrument to classify frailty in elderly people. Lancet 1999, january 16; 353 : 205-6

12. GONTHIER R. Le concept de fragilité : pourquoi est-il essentiel ? La Revue de Gériatrie 2000 mars ; 25(3): 135-8
13. ARVEUX I, FAIVRE G, LENFANT L, MANCKOUNDIA P, MOUREY F et al . Le sujet âgé fragile, La Revue de Gériatrie 2002, sept ; 27(7) : 569-81
14. FRANKL SE, BREELING JL, GOLDMAN L. Preventability of emergent hospital readmission. American Journal Medecin 1991 jun; 90(6): 665-6
15. TIMMS J,PARKER VG, FALLAT EH, JOHNSON WH. Documentation of characteristics of elderly hospital readmission of elderly patients. A challenge for inservice educators. Journal for Nurses in Staff development 2002 May-Jun; 18(3) : 136-145
16. PEARSON B, SKELLY R, WILEMAN D, MASUD T. Unplanned readmission to hospital : a comparison of the views of general practitionners and hospital staff. Age Ageing 2002 Mar; 31(2) : 141-3
17. SCHWARZ KA. Predictors of early readmissions of older adults who are functionally impaired. J Gerontol Nurs 2000 Jun; 26(6) : 29-36
18. ALONSO MARTINEZ JL, LIORRENTE DIEZ B, ECHEGARAY AGARA M et al. Hospital readmission in Internal Medecine, An. Med. Interna. 2001 May; 18(5) : 248-54
19. Direction de l'Hospitalisation et de l'organisation des soins. Direction générale des soins, Amélioration de la filière de soins gériatriques, Circulaire DHOS/O 2/DGS/SD 5 D n° 2002–157 du 18 mars 2002
20. GAGNER JY, et al. Prise en charge des personnes âgées de 75 ans et plus dans les services de court séjour de médecine des Pays de la Loire. ARH – CRAM – ARCMSA Pays de la Loire, 2002
21. TRIVALLE C. ABREGES : Gérontologie préventive Eléménts de prévention du vieillissement pathologique. PARIS, Edition 2002
22. COUTURIER P, FACHLER-BUATOIS S, ARGENTIER AM et al. Place et rôle des unités mobiles de gérontologie dans la prise en charge des patients âgés fragiles et hospitalisés. L'Année Gérontologiques 2002, vol n°16 : 74-88
23. JINEMEZ-PUENTE A, GARCIA-ALEGRIA J, GOMEZ-ARACENA J et al. Analysis of the causes and potential avoidability of readmissions in an acute patients' hospital. Med Clin (Barc) 2002 Apr 13 ; 118(13) : 500-5
24. GRAHAM H, LIVESLEY B. Can readmissions to a geriatric medical unit be prevented ? Lancet 1983 Feb 19 ; (8321) : 404-6
25. HEITZ D, CASTEL E, KEHLOHFFNER M, BAECHLER P, KUNTZMANN F, BERTHEL M. Le sujet âgé dans les services d'accueil et des urgences. La Revue du Généraliste et de la Gérontologie Sept 2002 ; spécial n°37 : 334

GIR-IATRIE : QUEL AVENIR POUR LES RÉSIDENTS DES EHPAD ? QUI VEUT PÉRIR COMME ALCIBIADE ?

G. ATTALLI[1], A. DONAT[2], X. NOAL[3]

1. médecin, ingénieur et docteur en mathématiques, auteur du " Géronte". 47 rue Pierre Bonnaud, 69003 Lyon, tél : 04 78 53 03 94, fax : 04 72 33 73 50, cabinet@attalli.com. 2. ingénieur social, ancien inspecteur de la DDASS, Directeur d'un EHPAD privé associatif, Maison de retraite des Gliricidias, Beauregard, 97240 Le François, tél : 05 96 54 72 45, fax : 05 96 54 70 33, mr.gliricidias@wanadoo.fr. 3. administrateur de l'UHSO, Directeur d'un EHPAD public, Espace Latour du Pin, 30 rue Latour Du Pin, BO 98, 33240 Saint-André-De-Cubzac, tél : 05 57 94 02 50, fax : 05 57 43 17 22, xnoal@agira33.asso.fr

Résumé : *L'objet de cet article est de poser le problème de l'avenir des résidents des EHPAD au regard des missions de ces établissements et des moyens dont ils disposent ou disposeront. A juste titre, les textes réformant la tarification sont assortis d'annexes instituant l'obligation d'assurer une prise en charge de qualité des personnes en perte d'autonomie. En effet la vocation des EHPAD est de prendre en charge la dégradation de l'autonomie des personnes en palliant leurs difficultés à effectuer seules les "actes essentiels de la vie", de prévenir cette dégradation voire d'améliorer l'autonomie des personnes. Mais curieusement la réforme de la tarification ne rémunère pas l'autonomie produite mais son inverse, la dépendance, car l'établissement est récompensé financièrement à proportion de la perte d'autonomie des personnes qu'il héberge. Il est donc impératif "d'autofinancer" le gain d'autonomie financièrement contre-productif en renforçant l'optimisation de l'emploi des moyens dont nous disposons. Les propositions que nous faisons pour cette optimisation sont : D'améliorer l'analyse des besoins individuels véritables en les complétant par rapport à l'outil administratif rudimentaire d'évaluation imposé (AGGIR), afin de ne pas générer de la dépendance ; D'encourager le gain d'autonomie individuelle du résident qui en a le potentiel, afin que le personnel puisse se consacrer aux autres, grâce en partie à l'effet cliquet ; D'introduire des variables dynamiques (pronostiques), étrangères à la lettre et à l'esprit d'AGGIR, afin de contrôler la gestion de l'ensemble à partir de l'optimisation de la qualité de* *soin individualisé à la personne soignée ; faire adopter sur le terrain une méthodologie scientifiquement validée (définie et reproductible) qui fasse de notre vocation humaniste autre chose qu'un slogan. Ces propositions reviennent finalement à renouer avec une démarche soignante qui s'appelle la Gériatrie, que la tendance a été de dévoyer en Gir-iatrie.*

Mots clès : *Autonomie, évaluation, gériatrie et gir-iatrie, dépendance, tarification, variables pronostiques.*

PROLOGUE

Il y a le feu dans la maison. Les établissements sociaux et médico-sociaux sont confrontés à des défis inattendus générés par une réglementation nouvelle, par les exigences de leurs usagers, par la faiblesse des moyens octroyés, par des échéances irréalistes.

ALCIBIADE s'échappa de l'incendie de sa maison. Ce fut pour tomber sous les flèches de ses ennemis. Quel sort est-il préférable pour les responsables que nous sommes ?

L'objet de cet article est de poser le problème de l'avenir des EHPAD au regard de leur missions et des moyens dont ils disposent ou disposeront. Y sont décrites les bases théoriques (?) de la nouvelle tarification, rappelés les effets de sa réforme, enfin y est proposée une méthodologie susceptible de permettre aux établissements d'assurer la qualité de leur fonctionnement.

INTRODUCTION

AGGIR c'est bien, c'est fédérateur, ça permet de comparer les recrutements etc…

L'EHPAD devient " producteur " de points GIR. Ce nombre de points produits est le résultat d'un calcul consistant à multiplier l'effectif de chacun des groupes GIR par le coefficient qui lui est affecté et à additionner les produits obtenus [1] (cf. aussi en-cadré)

Mais la vocation des établissements n'est pas de " girer " les gens, c'est d'en prendre soin. Cependant nous ne remettons pas en cause la technique du " girage ", une commission " scientifique ministérielle " s'en est chargée [2], son rapport est disponible sur internet.

Malgré toutes les critiques que nous mêmes ou d'autres avons pu émettre sur sa pertinence à bien des égards, nous " faisons avec ", en le considérant comme un langage de communication avec l'administration, et essayons de trouver une autre méthode compatible avec les GIRs pour répartir la pénurie le moins injustement possible afin d'économiser les forces du personnel, les moyens des établissements et à tout hasard d'assurer une

AGGIR et les GIRs
Source logiciel GALAAD [3]

AGGIR

Les variables d'AGGIR sont issues du modèle GERONTE, après utilisation des outils d'analyse de données (analyse factorielle des correspondances, classification ascendante hiérarchique par l'algorithme de WARD, méthode des liens dynamiques). Cette analyse de données statistique de 10 000 GERONTE a permis de déterminer dix variables discriminantes (sur 27) et l'importance de chacune d'entre-elles dans le degré de perte d'autonomie. Cette méthode a permis d'aboutir à une classification en treize rangs puis en six groupes iso-ressources comprenant des personnes dont la perte d'autonomie nécessite des niveaux d'aide équivalents.

La charge des soins pour les individus de chacun des treize rangs a été " mesurée " par trois méthodes :

- les S.I.P.S.
- L'échelle analogique
- PRN80

Les points GIR

- *décompte*

À chaque groupe a été affecté a posteriori, un coefficient de charges en soins. Ces coefficients déterminent les rapports entre les groupes :

- GIR 1	1000
- GIR 2	840
- GIR 3	660
- GIR 4	420
- GIR 5	250
- GIR 6	70

Ce sont ces coefficients qui constituent les "points" GIR. Ces mêmes points permettent, pour une population donnée, de calculer un indicateur de charge de soins appelé Gir Moyen Pondéré.

- *coefficients de charge en soins*

Les coefficients de charge en soins déterminant les rapports entre les groupes sont obtenus après avoir ramené sur une même échelle de mesure de base 100, les valeurs de charge en soins obtenues par les 3 méthodes de "mesure",

Groupes Iso-ressource (GIR)	1	2	3	4	5	6
Coefficients de charge en soins	1	0,84	0,66	0,42	0,25	0,007

bonne qualité de vie aux résidents, au cas où Dieu existerait et serait reconnaissant à l'homme de ses bonnes actions envers lui-même.

L'EHPAD

Son objet

La création du terme d'EHPAD est à la fois le résultat d'une constatation et l'affirmation d'une vocation. La constatation, c'est que les maisons de retraite ainsi que les services de long-séjour accueillent des personnes âgées dont l'autonomie se dégrade. La vocation c'est de prendre en charge cette dégradation en palliant les difficultés des personnes à effectuer seules les " actes essentiels de la vie ", de la prévenir voire d'améliorer l'autonomie des personnes.

Le terme utilisé n'est pas neutre. Il assigne une mission claire à ces établissements et les oblige à mettre en place les moyens de cette mission.

Son activité

Le premier de ces moyens, le début d'une chaîne de décision, est l'évaluation de l'autonomie des personnes qu'il héberge. Cette chaîne doit aboutir à l'objectif recherché. L'EHPAD doit produire de l'autonomie.

Sa production

Il est légitime d'adapter la tarification à ce nouvel objectif. Curieusement la réforme de la tarification ne rémunère pas l'autonomie produite mais son inverse, la dépendance. En effet le jeu conjoint du GMP et de l'APA fait que les ressources de l'établissement varient en fonction du nombre de points GIR qui y sont constatés.

Les décrets

Pire encore, le contrôle de gestion des EHPAD utilise ce nombre de points GIR comme élément d'évaluation de la gestion. Pour cela il part du coût du point, rapport entre les dépenses et le nombre de points, en établit la moyenne départementale et régionale et compare ces moyennes avec la valeur constatée dans l'établissement. Dans le but avoué d' 'harmonisation', l'établissement au dessus de la moyenne devra s'en expliquer.

Ceci constitue un danger et une erreur. Le danger vient de l'incitation ainsi créée, de veiller à ne pas baisser, voire à augmenter, le nombre de

points GIR. Une incitation, donc, à la perte d'autonomie.
L'erreur est de confondre moyenne et norme.

LA CONTRADICTION

Projet de vie

Les textes réformant la tarification sont assortis d'annexes instituant l'obligation pour les établissements d'élaborer un projet de vie. Ce projet, entre autres objectifs, doit assurer une prise en charge de qualité de la perte d'autonomie. L'élément essentiel pour cela est la présence d'un personnel en nombre et qualifié. Pallier la perte de capacité d'effectuer seul les actes essentiels de la vie passe par une action de substitution. Eviter cette perte nécessite des actions de prévention et de stimulation. Ainsi un projet de vie institutionnel doit considérer la somme de ces projets de vie individuels.

Tarification

Or qu'établit le système de tarification ? que l'établissement sera récompensé financièrement à proportion de la perte d'autonomie des personnes qu'il héberge. Il s'agit d'un système schizophrène. Ou pour le moins anti-productif. On a globalisé, en son temps, le budget des hôpitaux pour moins que cela.

Les moyens

Rien ne nous sortira de cette contradiction à court terme. Le contrôle de gestion, son poids sur le coût du point GIR , est chargé, par le jeu des moyennes, de répartir la faiblesse des moyens. La lenteur extrême du conventionnement ne permet pas d'espérer un changement radical.

Il est curieux que cette lenteur finisse par être reprochée aux établissements quand on connaît les coupes claires effectuées dans les crédits prévus. Ainsi les financeurs font penser aux ennemis d'Alcibiade : 'Ils étaient bien fâchés que les victoires d'Alcibiade n'égalassent pas la promptitude de leur imagination sans considérer son manque d'argent'

VALIDITÉ SCIENTIFIQUE D'AGGIR

Inspiré de Bevernage [4.]

Construction de l'outil (validité interne)

• élaboration opaque des " protocoles " d'études et du " concept " par un petit groupe à vocation a priori corporatiste, et non par une société savante ou un groupe de consensus : absence de concertation ou de critique extérieure.

• biais méthodologique dû à la cooptation des sites expérimentateurs lors de l'étude CNAMTS de 10 000 Gérontes sur le terrain (la méthodologie multicentrique impose un tirage au sort des sites avec stratification)

• prétention à mesurer une charge de travail, ce qui impliquerait une recherche de linéarité entre l'évolution d'un " score d'autonomie " et celle d'un temps de soins, contredisant l'étude MIZRAHI [5]

Traitements statistiques

• établissement de droites de régression statistiques des variables y = " échelle analogique ", SSIPS et PRN80 en fonction du x = GIR sans analyse de la coïncidence avec la droite de régression de x par rapport à y (cf. n'importe quel B-A-BA de statistique)

• transposition circonstancielle au domicile et à des structures de taille " non statistique " d'un modèle de charge en soin de services institutionnels de nombre de lits important (sans intervalle de confiance) (cf n'importe quel B-A-BA de statistique)

• adaptation secondaire de la méthode statistique et de l'algorithme (par exemple par introduction de valeurs négatives dans les modalités de variable discriminante) pour tenter d'intégrer a posteriori les cas non expliqués...(J.O.)[6]

Utilisation de l'outil (validité externe)

• outil d'indexation (par des nombres ordinaux) de la charge en soins de base perverti en instrument d'analyse et de mesure (par des nombres cardinaux) des soins liés à la perte d'autonomie

• modèle omettant les soins de "prévention de la perte d'autonomie", aussi appelée maintien des acquis, et les soins de "réhabilitation de l'autonomie perdue", appelée avec des nuances par certains " adaptation au handicap " ou " coping " [7] ou rééquilibrage des dépendances (ATTALLI & ROULLÉ) [8]

• modèle omettant les pathologies " productives " : agitation, fugues, risques lié aux " oublis des dangers, " adhésivité " et harcèlement du personnel, psychiatrie...

• modèle omettant le besoin de surveillance. Est évoqué ici le besoin d'un passage régulier (particulièrement évident à domicile) pour s'assurer qu'aucun événement nécessitant une intervention n'est survenu. En institution, cette surveillance est assurée par la permanence de personnel et n'est pas individualisée (sauf consigne particulière). Elle ne fait pas explicitement partie des définiteurs d'AGGIR

• à la notion de niveau de soin "observé" (au moment de l'étude de la CNAMTS), substitution délibérée de celle de niveau de soin " requis ", reflétant les besoins réels (y compris les besoins non satisfaits), comme si ces besoins pouvaient être considérés comme parfaitement satisfaits en qualité et en quantité dans les institutions consultées lors de l'étude

CE QUI VA CHANGER AVEC LA TRANSFORMATION EN EHPAD
Source J.O. [1, 9]

Elément de prise en charge	Avant	Après
Animation	Facultative Pas de budget spécifique	Recommandée comme critère de qualité, incluse dans le budget hébergement
Hôtellerie, restauration	Tarif hébergement à la charge de la personne, à défaut de ses proches, ou de l'aide-sociale	Tarif hébergement à la charge de la personne, à défaut de ses proches, ou de l'aide-sociale
Perte d'autonomie (improprement appelée dépendance)	Selon la structure des établissements, leur localisation et surtout la capacité de négociation de leur directeur, prise en charge par la sécurité sociale, le conseil général, le résident ou ses proches	Tarif "dépendance" selon le GIR. Pris en charge partiellement par l'intermédiaire de l'APA ou l'Aide Sociale
Actes médicaux	Payement à l'acte, ou forfait cure médicale dans les établissements médicalisés, ou forfait long séjour dans les USLD	Paiement à l'acte. Pris en charge soit par l'établissement (option globale) soit par le résident (option partielle)
Actes infirmiers, examens complémentaires	Sur ordonnance, ou forfait soins courants, ou forfait cure médicale, ou forfait long séjour	Idem actes médicaux
Actes lourds	Sur ordonnance ou après hospitalisation	hospitalisation si les moyens de l'établissement sont dépassés
Dépenses de pharmacie	Sur ordonnance, ou forfait cure médicale ou forfait long séjour	Paiement par le résident sauf si pharmacie interne
Dossier du résident	Facultatif	Obligatoire
Médecin	Libéral payé à l'acte, ou attaché à la cure médicale, hospitalier en long séjour	Médecin coordonnateur organisant l'équipe soignante et les relations avec les médecins et paramédicaux extérieurs
Permanence et continuité des soins	Obligatoire en long séjour	Obligatoire
Contrat de séjour	Obligatoire en secteur privé	Obligatoire
Projet institutionnel	Facultatif	Obligatoire
Conventions avec les tutelles	Bilatérales	Tripartites

PROPOSITIONS

Trois problèmes

Il est donc impératif de renforcer l'optimisation de l'emploi des moyens dont nous disposons. Il nous faut aborder trois problèmes :

La frustration des équipes

" On est pas assez nombreux pour évaluer, pour planifier les soins, pour les exécuter selon les consignes d'équipe, etc... On a l'impression que l'administration veut qu'on aggrave les GIR, on rentre chez soi avec l'impression de n'avoir pas fait correctement son boulot ". Qui n'a entendu ce discours appuyé par des dépressions, des arrêts de travail des revendications. Qu'on se réfère aussi aux études de qualité de vie des soignants et aux publications sur le Burn-Out (10).

La nécessité de faire des choix

C'est le plus délicat : il ne faut pas pousser à négliger les résidents en état stationnaire ou qui se dégradent inéluctablement, mais il faut privilégier l'observation de ceux qui tireraient le plus de profit au moindre coût. On exploite ainsi de façon pragmatique l'effet cliquet (11) : à moyens constants, plus on rend de résidents autonomes, plus le personnel peut se consacrer aux autres.

La détermination des critères de choix

AGGIR discriminant ne permet pas de pronostiquer (cf. en-cadré) la meilleure efficience de soins (efficacité/coût). En effet il y a 10 ans que l'on sait avec l'étude MIZRAHI DE CREDES [5] que le degré de soin d'entretien (soin requis) ne varie pas linéairement en fonction de l'autonomie. Jusqu'à présent, à notre connaissance, la réciproque n'a fait l'objet d'aucune étude. Le rapport ministériel de KERHUEL "Vieillissement et habitat " [12] a au contraire postulé que les bons soins de l'institution entretiennent et même encouragent la dépendance, ce que ne contredit pas notre expérience : plus on fait de choses à la place des gens (soins de substitution) et plus ils perdent leur autonomie.

Mais le pronostic de l'efficience (efficacité/coût) est une notion dynamique qui suppose, pour la mise en évidence de l'efficacité, une validation sur une certaine durée (trois mois par exemple). AGGIR ne possède pas une telle variable dynamique.

Si l'on sait bien ce qu'est le coût (au dénominateur de l'efficience), on sait moins bien ce qu'est l'efficacité (au numérateur). C'est une notion liée sans doute dans notre branche à l'impression de bien-être ressentie par la personne (cf. plus loin définition de la Santé). On ne peut donc pas se contenter des variables objectives d'AGGIR discriminant, justement parce qu'elles sont fortement corrélées au coût (prétendument ..., mais c'est une autre débat qui n'est pas l'objet essentiel de cet article – voir en-cadré).

Des réponses

Enrichissement des variables d'AGGIR pour mieux cerner les besoins

Nous proposons que le choix des résidents à observer se fasse au minimum en fonction des critères suivants : autonomie selon AGGIR discriminant, complétée

- de variables illustratives ", celles d'AGGIR " illustratif " par exemple (J.O.) [6],
- de variables évaluant certaines déficiences : vue, ouie, parole (dans notre expérience utiles pour mettre en application le paradigme recréologique d'ATTALLI & ROULLE) [8]
- de variables prenant en compte l'isolement réel ou psychique (par exemple l'insertion et les invitations dans notre expérience de Géronte) [13].

Recherche de motivation des équipes

La santé étant définie comme le bien-être (limité dans un espace) physique, social, et mental, aboutissant au bien-être spirituel (projeté dans le temps), toute intervention visant à favoriser le projet individuel de vie d'une personne est un soin. Cette conception humaniste fait de tout intervenant un soignant et permet de comprendre pourquoi en Gérontologie la notion d'équipe soignante est si élargie et si importante.

Dès que le " soignant " n'est plus avec la personne dans une relation duelle, il devient nécessaire de réunir et de synchroniser les informations afin de coordonner les interventions, de préférence par une prise de décision collégiale. Cette systématisation du recueil et du traitement de l'information dans l'objectif de l'action porte le nom de démarche de soin [14].

Compte tenu de la définition élargie de la santé et des conséquences de cet élargissement sur la généralisation du " rôle soignant ", cette démarche de soin doit pouvoir se faire sans l'aide des médecins, et même sans intervention des IDE, qui ont chacun leurs propres outils spécialisés de systématisation, même si nécessairement les uns comme les autres conservent un rôle de conseil et de contrôle conformes à leurs responsabilités.

Il convient donc d'adopter une démarche de soin motivante à la portée de la base. Cela ne veut pas dire qu'il faut se départir de la pensée scientifique, loin de là, mais que dans la formulation de la démarche il faut adopter une pédagogie efficace identifiant clairement les étapes de recueil d'information, de position des problèmes et de recherche en commun de réponses techniquement accessibles aux aides-soignantes (ou ASH, ou AMP, ou agents hôteliers, etc... selon la problématique).

Démarche de soin dynamique

Mais même en enrichissant AGGIR (comme au §1 ci-dessus) de variables propres aux soins, l'évaluation statique de l'autonomie, appelée expression ou constat d'autonomie par ATTALLI et LEROUX [15], ne suffit pas à mobiliser les équipes autour d'un projet individuel : l'expérience a montré que partout où on utilisait simplement une échelle d'autonomie, cela n'empêchait pas le travail à la chaîne. Il nous a donc semblé indispensable d'individualiser les interventions à la personne soignée en complétant le simple diagnostic d'autonomie par une notion dynamique de pronostic favorable et défavorable d'autonomie.

Seule l'introduction de cette dimension temporelle de l'individu permet d'ancrer sa personnalité sur ses racines et son histoire de vie et de respecter sa traduction dans l'avenir que constitue son projet individuel de vie.

Faute de l'avoir compris, beaucoup conçoivent la gérontologie comme un accompagnement en fin de vie et non pas comme un accompagnement à la vie, qui est davantage dans notre conception humaniste et dans la vocation de ceux qui oeuvrent en EHPAD.

Comme l'objectif des interventions est la réalisation du projet individuel par la suppléance certes, mais aussi quand c'est possible par le renforcement et/ou la récupération de l'autonomic, il s'agit d'une démarche de soin incluant explicitement des objectifs d'autonomie.

Certains d'entre nous ont fait de cette méthode dynamique individualisée à la personne soignée une méthode de travail laissant une trace écrite, et même dans bon nombre d'endroits, informatisée : la Méthode des 3-Gérontes [16, 17] (en-cadré).

Introduction d'une culture de l'écrit

Cependant, cette démarche reste intuitive ou orale dans la plupart des institutions pour personnes âgées. En effet nombreux sont les agents qui considèrent un travail écrit d'auto-contrôle comme une corvée de plus à la charge du personnel de base qui ne rend ainsi service qu'à l'administration, simplement parce qu'au plan symbolique, l'écriture est restée pour eux un outil administratif et comptable comme à ses origines sumériennes .

Il importe donc de faire du dossier du résident la source des informations de l'équipe, et de faire comprendre que c'est un outil soignant de coordination, nécessaire à la permanence et à la continuité des soins (J.O.) [9] permettant de maintenir tout au long de la journée du résident des rapports humains de bonne qualité malgré la rotation des équipes, les congés et la RTT. Ce dossier doit renseigner à la fois sur l'historique du résident (remontant bien avant son entrée en institution), la transmission des événements de la journée le concernant, et la programmation des soins pour les jours à venir. Cette structure permet seule de resituer la personne dans son temps et donc de pratiquer les soins individualisés que mérite le projet de la personne humaine.

Le salut est dans cette conception humaniste de la gestion de l'information, faute de quoi les échelles d'autonomie, si séduisantes soient-elles seront toujours considérées comme réduisant l'être à ses comportements.

L'informatique ?

Faire des soins de qualité en EHPAD ne consiste pas seulement en l'exercice de " savoirs ", de " savoirs-faire " et de " savoirs-être " à l'instar du médecin solitaire exerçant sa profession dans un cadre libéral. Si c'était le cas, le résident aurait sûrement préféré vivre à domicile.

Il s'agit aussi d'annoncer ce que l'on fait, de faire ce que l'on annonce, et de rendre crédible ce que l'on annonce et fait [18]

Annoncer ce que l'on fait, mais à qui ? au résident en premier lieu bien sûr, et pour que l'annonce soit cohérente, il faut définir clairement au sein de l'équipe ce que l'on fait et pourquoi on le fait, d'où la nécessité d'une démarche soignante à la portée du plus grand nombre et d'une grande lisibilité. Cette démarche doit laisser des traces pour que sa " production de soins " résiste aux nécessaires mouvements dans l'équipe (relèves, rotation des postes, mutations, vacances, congés maladie, remplacements, RTT,...).

On peut bien sûr se contenter dans un premier temps de simples écrits, c'est toujours mieux que l'oral, mais très vite la multiplication des cahiers, fiches, tableaux, post-it ... va ancrer le soignant dans l'idée qu'à force de paperasses l'on déshumanise sa profession et que de toutes façons " rien ne vaut l'information spontanée à l'heure du café ", sans voir qu'il privilégie ainsi l'émotionnel avec son cortège de conséquences néfastes sur la réponse aux problèmes plus " discrets " et accessoirement sur le burn-out du soignant [10].

C'est pourquoi nous recommandons de passer assez vite au dossier informatisé, le seul compatible avec le recentrage du travail sur l'individu soigné et la multiplication des informations qu'il suppose de gérer en parallèle. L'informatique ne montre pas sa supériorité dans le travail à la chaîne, mais dans la nécessité d'intégrer dans un cerveau de soignant toutes les données importantes de chaque projet individuel de vie de la personne soignée sans perte d'information.

La planification

La qualité des soins consiste aussi à faire ce que l'on annonce. Tout l'édifice s'écroule si les soins effectués ne sont pas ceux prévus, ou du moins s'il n'y a pas trace d'explication (dans les transmissions par exemple) aux éventuelles dérogations au plan individualisé de soin que le soignant peut juger nécessaire en fonction de la conjoncture.

D'où nécessité d'une planification, et donc d'une surveillance du respect de la planification qui incombe bien entendu à surveillante. Subséquemment elle doit être en premier lieu convaincue de l'intérêt de l'ensemble des méthodes (pour être convaincante), informée au jour le jour de la planification et de son évolution , et elle-même responsabilisée sur ce rôle-là d'une manière ou d'une autre. Cependant il n'est pas indispensable qu'elle assiste aux réunions où se prennent les décisions de soin.

C'est encore l'informatique qui permet le mieux d'une part de centraliser et valider ces décisions de soin, d'autre part de fonctionner en temps réel et donc de faire l'observation des efforts les plus productifs (voir supra " trois problèmes "), car les besoins des résidents évoluent dans le temps et il faut les suivre au jour le jour.

La traçabilité des interventions, souvent réclamées par les aides-soignantes elles-mêmes lorsqu'il y a une planification, peut être facilitée par des " ardoises ", sorte de terminaux portables, où la réalisation des soins planifiés et prescrits peut être suivie au lit du résident.

Contrôle de gestion

Une étude expérimentale a déjà été réalisée et publiée sur le coût des moyens utilisés dans la prise en charge des besoins (satisfaits ou non) des résidents [19] selon la planification de ces différents soins.

Nous sommes sur le point de reproduire cette expérience en temps réel grâce à une matrice de comptabilité analytique faisant communiquer les logiciels comptable et soignant d'auteurs différents, mais d'ores et déjà nous chiffrons au jour le jour les temps de soins, ce qui nous réserve des surprises quotidiennes par rapport à la pertinence des GIRs et à leurs fourchettes de variations.

Nous avons essayé d'expliquer ces fantaisies par des erreurs de saisie ou de traitement informatique, puis par des erreurs d'évaluation par les soignants, mais il nous a bien fallu nous rendre à l'évidence que, en tant que méthode de détermination des coûts engendrés par les besoins réels des résidents, la détermination des GIRs n'est ni définie ni reproductible :

- pour être définie comme reflet des besoins, il aurait fallu que l'expérimentation de la CNAMTS ait recherché et identifié ces besoins (satisfaits ou non) en amont de soins requis, ce qui n'a pas été le cas puisqu'on a évalué des soins réalisés
- pour être reproductible, il aurait fallu que la fourchette de temps de soins correspondant à un GIR donné soit suffisamment étroite pour qu'il n'y ait pas interpénétration des nuages correspondant aux groupes iso.

Mais l'argument le plus convaincant n'est pas d'ordre théorique : notre expérience quotidienne et multi-centrique n'a jamais pu retrouver autre chose qu'une augmentation globale de la charge de soin avec la perte d'autonomie de groupes : il s'agit donc au mieux d'une notion collective qui ne permet pas la gestion individualisée d'une situation. En d'autres termes les GIRs mettent en œuvre une machinerie bien compliquée pour établir quelque chose de visible à l'œil nu : plus un groupe perd d'autonomie, plus il devient globalement dépendant de l'aide de l'institution. Cette méthode nous évoque la méthode de détermination du destin par la mystérieuse géométrie astrale, alors qu'il est tellement plus simple de retourner des tarots.

Et que l'on ne nous dise pas que les GIRs ont été calculés en comptant sur les statistiques pour compenser les écarts, cela ne correspond ni à notre observation ni à notre conception : la science statistique a pour objet d'avérer des hypothèses malgré les erreurs expérimentales, et non pas d'avérer des expériences malgré les hypothèses erronées.

En conclusion de ce débat sur les GIRs, ce n'est pas de la science, ce n'est pas de l'art, peut-être est-ce de la littérature, fort éloignée en tous cas de celle d'Erasme. Il est regrettable que cette œuvre ait été officialisée, mais peut être notre Prince à nous, qui n'est pas celui des humanistes, a-t-il été plus prompt que nous à découvrir cette opportune et économique confusion entre réalités et besoins à satisfaire.

Pour nous, au XXIème siècle, la gestion d'une situation individuelle devrait s'établir à partir des besoins déterminés comme ci-dessus (§1 à §6), puis des temps de soin d'autonomie et d'autonomisation requis (nous utilisons par exemple la méthode PRN adaptée à la gérontologie et validée en France) [20], et enfin à partir des consommations de moyens.

Les dépenses réelles, à défaut du budget, peuvent dans notre expérience s'expliquer entièrement à partir :

- du diagnostic d'autonomie du résident et de son pronostic établis, le plus souvent sans le secours du médecin ou de l'IDE, par l'équipe soignante qui le traduit dans une planification des soins d'autonomie
- de la quantification en minutes de chacun de ces soins d'autonomie
- des prescriptions médicales explicités par le plan de soins médicaux et IDE
- de la quantification en minutes de chacun de ces soins médicaux et IDE
- de protocoles prédéfinis de " bonne pratique " selon lesquels sont utilisés les moyens nécessaires à la bonne exécution des soins des 2 types : ces protocoles qualitatifs font l'objet d'un consensus interne à chaque établissement, mais il existe dans bon nombre d'exemples des protocoles externes
- du coût unitaire de chacun des moyens matériels
- du coût horaire de chacun des moyens humains

CONCLUSION

Ainsi notre proposition de réponse consiste à :

- améliorer, afin de ne pas générer de la dépendance par des interventions à la chaîne, l'analyse des besoins individuels véritables en enrichissant considérablement l'outil administratif rudimentaire d'évaluation imposé (AGGIR),
- encourager le gain d'autonomie individuelle du résident qui en a le potentiel, afin que le personnel puisse se consacrer aux autres, grâce en partie à l'effet cliquet [10] [22].
- introduire des variables dynamiques (pronostiques) [23], étrangères à la lettre et à l'esprit d'AGGIR, afin de contrôler la " gestion " (pas seulement comptable) de l'ensemble à partir de l'optimisation de la qualité de soin individualisé aux besoins de la personne soignée.
- faire adopter sur le terrain une méthodologie scientifiquement validée

EXEMPLE DE DEMARCHE DE SOIN PAR OBJECTIFS D'AUTONOMIE:
LA METHODE DES 3-GERONTES

Source logiciel Gériatrix [21]

La démarche de soins par objectifs d'autonomie par la méthode des 3-GÉRONTES consiste à faire le diagnostic d'autonomie avec GÉRONTE, et deux pronostics l'un pessimiste avec un deuxième GÉRONTE dit DÉGRADÉ, l'autre optimiste avec un troisième GÉRONTE dit AMÉLIORÉ. Les 3 GÉRONTES ont permis de déterminer en équipe de façon définie et reproductible les objectifs (resp.) de confort, de maintien de l'autonomie et d'amélioration de cette autonomie, dont découlent les interventions (resp.) de substitution, de prévention (aide au maintien des acquis) et de réhabilitation (aide à la récupération de l'autonomie) les plus adaptées à la situation rencontrée et surtout à son évolution prévisible.

La traduction concrète de ce raisonnement d'équipe est une planification des interventions d'autonomie pour les trois mois à venir pour une personne considérée. Cette planification sépare clairement les actions de suppléance, ayant juste l'objectif de faire à la place de la personne ce qu'elle ne peut pas faire au jour le jour, des actions de renforcement et de récupération de l'autonomie destinées à rendre le sujet maître de son projet individuel de vie.

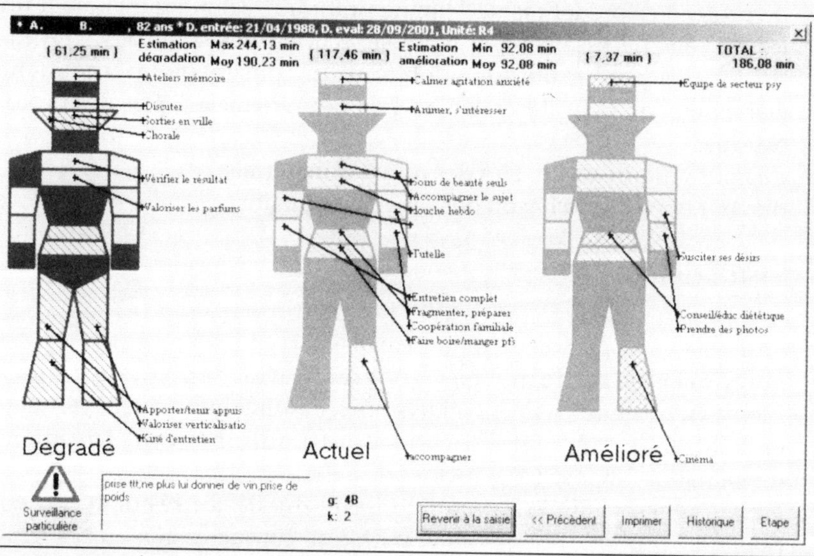

Au centre, le GÉRONTE actuel <u>orange</u>, constat d'autonomie avec, correspondant à chaque difficulté, les interventions de substitution.

A gauche, le GÉRONTE dégradé <u>rouge</u>, pronostic pessimiste, en regard des pertes d'autonomie redoutées figurent les soins de prévention destinées à les empêcher

A droite, le Géronte amélioré <u>vert</u>, pronostic optimiste permettant de préconiser des soins de réhabilitation en face de l'autonomie récupérable.

Chaque plan de soin ainsi élaboré est évalué en minutes par la méthode PRN [20]

Sur le terrain, les équipes utilisatrices figurent les étapes de cette démarche en 3 couleurs différentes, que ce soit en manuel sur papier, ou sur ordinateur (définie et reproductible) qui fasse de notre vocation humaniste autre chose qu'un slogan.

Ces propositions reviennent finalement à renouer avec une démarche soignante qui s'appelle la Gériatrie, que la tendance a été de dévoyer en Giriatrie..

EPILOGUE

Dans son exil Alcibiade périt au cours de l'incendie de sa maison. Un autre exilé, légendaire celui-là, eut sa maison enflammée par ses ennemis. Mais YUDHISTHIRA, le héro du MAHABARATA, fut averti par un devin qu'il devait creuser un trou de souris, ce qu'il fit et cela le sauva lui et sa famille. Peut-être l'idée que nous proposons n'est-elle qu'un trou de souris dans une maison qui brûle. Peut-être ne doit-on pas mépriser les trous de souris.

RÉFÉRENCES

1. Décret 99-316 du 26 avril 1999 relatif aux modalités de tarification et de financement des établissements hébergeant des personnes âgées dépendantes , Journal Officiel de la République Française,27 avril 1999, pp 6223-6247
2. Décret no 2001-1087 du 20 novembre 2001 portant application de l'article 17 de la loi no 2001-647 du 20 juillet 2001 relative à la prise en charge de la perte d'autonomie des personnes âgées et à l'allocation personnalisée d'autonomie, Journal Officiel de la République Française,21 novembre 2001, p 18508
3. GALAAD - Gérontologie Approche Logistique pour une Aide à l'Analyse et à la Décision, DIAG 4-ENSM-CNAMTS, Août 1995, 25 pages
4. BEVERNAGE F., La grille AG-GIR : un enfer pavé de bonnes intentions ? , La revue du Généraliste et de la Gérontologie, n°42, Février 1998, pp 35-38
5. MIZRAHI An & MIZRAHI Ar, Dépenses de soins et déficience – Personnes de 80 ans et plus en institution, France 1987-1988, Paris, CREDES, biblio N° 940, 1992
6. Décret 97-426 du 28 avril 1997 relatif aux conditions et aux modalités d'attribution de la prestation spécifique dépendance instituée par la loi n° 97-60 du 24 janvier 1997, Journal Officiel de la République Française, 30 avril 1997, p 6529-6538
7. LAZARUS R.S. & FOLKMANN S, Coping and adaptation, W.D. Gentry (Eds.), The Handbook of Behavioral medicine, New York, Guilford, 1984, pp. 282-325
8. ATTALLI G. & ROULLÉ N., Un nouveau paradigme de l'animation-soin : la Recréologie, Geriatrics - Praticiens et 3ème âge, 2002, pp 138-144
9. Arrêté du 26 avril 1999 fixant le contenu du cahier des charges de la convention pluriannuelle prévue à l'article 5-1 de la loi n° 75-535 du 30 juin 1975 relative aux institutions sociales et médico-sociales, Journal Officiel de la République Française,27 avril 1999, pp 6256-6263.
10. CANOUI P., MAURANGES A., Le syndrome d'épuisement professionnel des soignants, de l'analyse du burn-out aux réponses, Paris, Masson, 2001, 224 pages
11. Décret 99-317 du 26 avril 1999 relatif à la gestion budgétaire et comptable des établissements hébergeant des personnes âgées dépendantes , Journal Officiel de la République Française,27 avril 1999, pp 6256-6263.
12. N. KERHUEL , Vieillissement et Habitat - Recherche comparée sur les politiques de l'habitat en direction des personnes vieillissantes et en perte d'autonomie -Rapport final, Ministère de l'Equipement, des Transports et du Logement Plan Urbanisme Construction et Architecture, Atelier de Sociologie, Décembre 2001, pp 22-24
13. ATTALLI G. & coll., Quantification des handicaps des personnes âgées, Revue de médecine de Tours,

1980, tome 4, no 9-1, pp. 1521-1524.
14. ATTALLI G., démarche de soin par objectifs d'autonomie, l'Aide Soignante, N°9, 1997/10, pp 4-7
15. ATTALLI G. & LEROUX R., un outil pour l'évaluation des handicaps : Géronte, Les colloques de l'INSERM, Santé publique et vieillissement, J. C. Henrard ed., INSERM, 1981, vol 101, pp 147-154
16. ATTALLI G., Méthode des trois Gérontes, in Gestions Hospitalières, N°342, janvier 1995, pp 60-66.
17. ATTALLI G., Démarche de soin et démarche qualité : la Méthode des 3-Gérontes, l'Aide Soignante, N°9, 1997/10, pp 8-11
18. FOURCADE A. & coll, La démarche qualité dans un établissement de santé, DOIN Ed./APHP, 1997, 164 pages
19. ATTALLI G. & BAZIN J.F., Coût individualisé des soins en gérontologie, Gestions Hospitalières, Février 1996, 142-145
20. LESOURD C., Géronte et l'évaluation de la charge -Géronte, bilan européen, dix ans d'utilisation, pp. 193-204, J.-C. Moreau Ed., Parthenay, 1992
21. ATTALLI G., Elaborer une démarche de soins par la méthode des trois Gérontes, Objectif soins, septembre 93, pp 35-46
22. Circulaire DGAS/MATHE/DHOS/DSS n°2000-475 du 15 septembre 2000 relative à la mise en œuvre de la réforme de la tarification dans les EHPAD : crédits sur l'ONDAM 2000, Bulletin Officiel N° 2000-40
23. RACINE P., Intégrer Géronte dans la démarche de soins - Géronte, bilan européen, dix ans d'utilisation, pp. 163-172, J.-C. Moreau Ed., Parthenay, 1992.

AUTOUR DU LIEN SOCIAL RÉFLEXION SUR L'ISOLEMENT ET LA SOLITUDE CHEZ LES ÂGÉS

P. PITAUD, M. REDONET[1]

1. Professeur, Université de Provence (DESS-AGIS) et Chargée de mission Petits frères des pauvres.

"Quand je vous parle de moi, je vous parle de vous. Comment ne le sentez-vous pas ? Ah incensé, qui crois que je ne suis pas toi ! (Victor Hugo - Contemplations"). "L'action humaine est sociable parce qu'elle s'inscrit dans une structure d'action qui lui est fournie par des normes ou règles collectives ou communes dont elle doit s'inspirer" (G. ROCHER - 1970)

La question du lien social comme celle relative aux ordres sous-jacents de ce concept (amour, amitié, entendement sexualo-affectif, proximité, isolement social, exclusion....) est aujourd'hui récurrente dans le type de société éclatée dans lequel nous vivons.

Elle l'a certes toujours été dans toutes les sociétés humaines tant sa centralité détermine notre rapport à autrui et concentre la relation étroite que nous entretenons avec nos congénères quant elle ne définit pas notre manière d'habiter le monde.

Dans la convivialité, Illich posant déjà le paradigme de ce désordre qui n'est pas au demeurant que le produit du seul désordre sentimental, désordre qui affecte ici et là, les simples unions affectivo-sexuelles des individus sociaux que nous sommes d'abord (homo sociabilis), nous entraîne vers cette centralité posant par là-même la question des échanges qui font de nous des êtres en perpétuelle quête de restitution.

Mendras dans éléments de sociologie (1984), souligne que toute vie sociale est faite d'échanges. L'exigence de réciprocité dans les actes sociaux est vivement ressentie par les individus de toutes les sociétés et de toutes les civilisations et une grande part des règles et des institutions ont pour but de codifier et d'organiser les échanges. Nous sommes avec la question du lien social, au centre de la vie sociale, une vie sociale qui se nourrit de la relation conviviale comme valeur éthique déterminante dans la spontanéité du don (Illich, 1975).

Ceci nous ramène bien sûr à la théorie de l'échange développée par Knipe en 1971 et aux interactionnistes américains, cette théorie reposant sur l'assertion selon laquelle les interactions entre les individus ou les collectivités, peuvent être comprises comme des tentatives de maximaliser les profits (matériels ou non) et de réduire les coûts (matériels ou non). En d'autres termes, les acteurs sociaux seraient engagées dans des processus d'échange de comportements et continueraient de s'inscrire dans ce processus seulement aussi longtemps que l'échange en lui-même sera perçu comme plus profitable que coûteux.

D'une manière générale, nous rappellerons que la démarche de réciprocité traverse comme une exigence les relations humaines; "c'est à mon tour de rendre", "mes parents ont fait ce qu'ils avaient à faire, à moi maintenant de les aider"; et nous ne sommes pas loin dans l'analyse des systèmes d'entraide et des réseaux socio-familiaux, du "Potlach" cher aux anthropologues sociaux.

Cette question du lien social nous entraîne vers d'autres concepts tels que celui de la dépendance et dans son sillage, celui de solidarité. Certains auteurs allient d'ailleurs, le concept de dépendance à celui de solidarité car, pour eux, la véritable dépendance reste de l'ordre de la réciprocité. Cette réciprocité de la dépendance est d'ailleurs la conséquence directe de son caractère impersonnel; chacun vit des dépendances mutuelles démultipliées dont la plupart se vivent sur le mode de la solidarité entendue comme une dépendance réciproque. On peut alors envisager cette relation d'un point de vue d'égalité où chaque partie échange avec l'autre pour obtenir ce qui lui manque (Puijalon-1989).

Dans la notion de solidarité, il y a la notion de l'échange. L'échange nous renvoie d'abord, dans les sociétés humaines, à la fraternité, une fraternité qui s'enracine dans le partage de valeurs morales de référence acceptées par tous et qui vont constituer le fondement commun de la dynamique de l'entraide, point de départ de la vie en société. Dans son essai sur le don, Mauss définit rigoureusement le lien du don et de l'échange "par la triple obligation de donner, de recevoir et de rendre".Il montre ainsi que par cette triple obligation (donner, rendre, recevoir), "il se noue des rapports étroits entre donateurs et bénéficiaires et l'importance des relations de réciprocité, de don et de contre-don dans le maintien du lien social. S'il n'y a pas d'échange, le groupe se désagrège". Ainsi, dans la "notion d'attente, d'escompte de l'avenir, qui est précisément l'une des formes de la pensée collective, nous sommes entre nous, en société, pour nous attendre entre nous à tel ou tel résultat. C'est la forme essentielle de la communauté" (Mauss, 1968). Pour avancer dans cette dynamique réflexive, nous nous saisirons du champ gérontologique qui est le nôtre pour explorer plus avant les interactions entre ces différents concepts comme leur concrétisation dans les pratiques sociales.

Dans nos sociétés modernes, alors même que le vieillissement commence a être une donnée intégrée à nos modes de gestion sociale de la population, c'est la dépendance qui s'inscrit comme un problème nouveau directement lié au Grand- age. Les chiffres sont à ce niveau très clairs puisqu'ils, mais surtout elles, sont déjà 2% à dépasser 85 ans, âge dont on sait qu'il est à haut risque de dépendance. Le terme de prise en charge est désormais à l'ordre du jour, tant au niveau des structures d'accueil, du maintien à domicile, des solidarités de proximité que de la formation de ceux qui en auront la responsabilité courante.

C'est grâce à l'objectivation des solidarités familiales et aux études à partir du milieu des année 80, en France, qu'une prise de conscience collective a permis que soient encouragées des formules destinées à soutenir les familles dans leur rôle d'aidant (accueil temporaires, accueils de jour, groupes de parole.....). Quelle que soit leur importance quantitative, les solidarités ne peuvent pas être considérées comme un élément secondaire. Elles sont en effet constitutives du lien social et il est permis de s'interroger pour savoir si les évolutions sociales en cours (habitat urbain, éclatement des familles, disparition des petits commerces ......) engendrent une disparition de ces solidarités ou, au contraire, une reconfiguration des modalités d'aide.

En terme de problématique, il est intéressant de s'interroger sur ce qui fonde l'échange de services. Dans le cas des solidarités familiales, les études ont largement montré le caractère réciproque de l'aide, bien que différée dans le temps ("je donne parce que j'ai reçu" et/ou " je donne parce qu'un jour c'est moi qui recevrait"). Mais un tel fondement familial et générationnel a-t-il encore une validité pour des solidarités qui sont d'une autre nature ? sinon, de quel type est ce fondement ?

Par ailleurs et pour prendre en compte la particularité de l'approche problématique développée ici, on retiendra l'importance de la prise en considération des représentations sociales de la solitude et de l'isolement chez certaines personnes dans la mesure où le " je parle à personne " peut relever d'une auto-perception déformée de la réalité personnelle de chacun voire participer d'une stratégie d'appel du type" venez me voir ".

Rappelons que le terme de solitude n'est pas un phénomène, un construit facile à conceptualiser, bien que nous sachions tous intuitivement ce qu'il est. (Peplau et Perlman 1982, Rook 1988). Il n'existe pas de définition uniformisée de la solitude. La solitude est avant tout une expérience subjective. Elle est bien souvent perçue comme une expérience négative, pénible à vivre qui s'accompagne d'affects négatifs.

Elle correspond chez l'individu à la perception d'une déficience de son réseau de relations sociales (Russel et al. 1984), si bien qu'une personne peut ressentir de la solitude dans une foule. La solitude n'est qu'une expression de l'ordre de la relation. Certes l'on peut quantifier le nombre de visites que l'on reçoit de quelqu'un, distinguer la vie solitaire de la vie en couple ou en communauté, analyser le nombre des interactions entretenues avec la famille ou le voisinage, mais là encore, la relation n'est pas automatique entre ce que vit la personne et un éventuel éprouvé de solitude. Le problème est un problème de liens, celui de la nature, celui de la manière dont est assurée la participation de la personne à son milieu. Le navigateur solitaire qui fait le tour du monde, quand bien même il n'aurait pas de contact radio, rencontrerait l'isolement certes mais pas la solitude. L'on peut choisir de s'isoler, l'on ne choisit jamais la solitude car elle est souffrance, souffrance-signal d'un déséquilibre de la relation organisme-milieu. Reflétant ces conceptions, Peplau et Perlman (1982) définissent l solitude comme une expérience déplaisante qui apparaît lorsque le réseau social de la personne est déficient ou perçu comme déficient tant au point de vu quantitatif que qualitatif.

La personne ressent la solitude lorsqu'il y a un déséquilibre entre les relations sociales réelles et les relations sociales désirées. Ainsi, même si la personne objectivement n'a pas de raison de se sentir seule, elle pourra expérimenter la solitude si ses relations sociales sont en deçà de ce qu'elle souhaite ou si ces dernières ne comblent pas entièrement ses besoins (Peplau et perlman 1982). Weis (1982-1987) distingue l'isolement affectif et l'isolement social. La solitude qui résulte de l'isolement social vient d'absence d'appartenance à un groupe social qui permettrait à la personne de partager des affinités ou des intérêts communs, ou d'une insatisfaction vis-à-vis du groupe social dont la personne fait partie.

Ce type de solitude apparaît lorsque la personne est coupée de son réseau social naturel. Ainsi, on peut penser à une personne âgée qui déménage dans un nouveau quartier. Quant à ce qu'on nomme l'isolement affectif, la solitude survient lorsque disparaît une présence attachante, rassurante. On considère que la solitude peut-être transitoire, passagère ou au contraire qu'elle peut constituer une condition plus chronique.

Au-delà de ces définitions, nous insisterons sur le fait que ce sentiment de solitude peut parfois apparaître à l'occasion de facteurs précipitants tels qu' une rupture amoureuse, la retraite, l'hospitalisation ou tout autre facteur qui change radicalement le tissu social. Bien évidemment, nous devons également considérer l'importance de la personnalité de l'individu qui a une influence sur la façon dont chacun appréhende les choses. Ainsi les caractéristiques de l'individu comme la timidité, le fait d'avoir peu d'habilités sociales, les valeurs culturelles comme l'individualisme peuvent être des facteurs pré-disposants à la solitude. La célèbre phrase de J. Ajurriaguerra " on vieillit comme on a vécu " permet de mieux comprendre la façon dont on vit sa vieillesse. En effet, les modifications qui interviennent au moment du vieillissement s'accompagnent de gains mais aussi de pertes à gérer. Ces modifications sont envisagées dans une perspective positive et dans le sens d'un meilleur développement des potentialités, au cours de l'enfance principalement et de l'adolescence ; à d'autres moments au contraire, elles seront synonymes de pertes et perçues dans leur expression déficitaire.

Le facteur âge a souvent été mis en relation avec le sentiment de solitude, mais ne paraît pas une condition suffisante pour engendrer la solitude. Il semble exister une différence à l'intérieur des sous-groupes d'âge. Kaufman et Adams (1987) notent que les personnes très âgées souffrent plus de solitude. Ce sentiment de solitude pourrait s'expliquer par la plus grande présence d'incapacités physiques, un appauvrissement du réseau social, la probabilité plus grande de perdre son conjoint et les difficultés de transport. On constate à ce propos, que plus les personnes âgées estiment que leur santé est précaire, plus leur sentiment de solitude est intense ou fréquent . Les contacts avec l'entourage jouent un rôle fondamental avec le sentiment de solitude. Arling (1976) note que ce sont prioritairement les contacts avec les amis et les voisins et non les contacts avec les membres de la famille qui sont reliés à une baisse de la solitude. Les migrations vers les centres urbains, la mobilité accrue de la main-d'oeuvre, la dissociation du lieu de travail et du lieu de résidence, l'entrée massive des femmes dans le monde du travail, mettent de plus en plus les générations plus jeunes dans l'incapacité de prendre en charge leurs aînés dans le besoin.

Mais plus que les changements même nombreux, dans l'aménagement de la vie quotidienne, c'est probablement la mutation profonde des valeurs et la transformation du regard porté sur la vie même et sur la mort qui conditionnent le plus fortement aujourd'hui le sort de la vieillesse et des vieillards : leur marginalisation et leur exclusion tiennent à la dévalorisation de la vie déclinante et au discrédit radical qui s'attache à la mort.

Aujourd'hui, nous sommes confrontés à une nouvelle situation au sein de nos sociétés moderne, à savoir, le grand isolement des personnes âgées et le sentiment de solitude qui y est souvent attaché; ceci posant implicitement la question de la démarche de solidarité en termes d'échanges et d'inscription dans le lien social qui est, rappelons au coeur de nos interrogations.

D'ailleurs, Dowd (1975) ramenant la théorie de l'échange au phénomène de l'âge, situe quant à lui, l'échange au moment de l'avance en âge, comme étant essentiellement basé sur la diminution des ressources prises au sens large du terme et par là, de la capacité à échanger dans les interactions quotidiennes. Les personnes âgées dépendantes se situent, pour nombre d'entre elles, au sein de réseaux d'échanges; des échanges dont elles bénéficient d'une manière différée, en retour de leurs apports et aides antérieurs. On se trouve là plus, que jamais, dans l'ordre de la dette symbolique. En ce sens nous rejoindrons dans son analyse, Goffman pour qui "toute relation est ancrée dans sa propre histoire et possède sa carrière, son développement naturel" et par là, sa mémoire.

Pour Mauss (1968), une prestation amène une contre-prestation et participe de ce qu'il nomme, un échange confirmatif. L'absence d'échanges comme l'impossibilité de restituer inscrit l'acteur dans le non-lien social et pose la question de l'exclusion au sein du groupe comme centre structurant et producteur de repères identitaires.

Dans cette dynamique penser l'exclusion revient d'abord à définir ce phénomène de mise à l'écart. Deux éléments sont important à noter. L'exclusion constitue une phase de vie de l'individu, avec une temporalité variable (Beck, 1992), période à court, long terme ou récurrente. Elle n'est donc pas un état, mais une étape plus ou moins bien gérée par le biais des politiques mises en oeuvre, des ressources et capacités individuelles à faire face. L'exclusion n'est donc ni obligée, ni irréversible. On notera également, le caractère multidimensionnel du phénomène qui se compose à la fois d'indicateurs économiques (conditions de vie, condition d'habitat, situation économique), sociaux (entourage, lien social) et politique (programmes institutionnels). L'exclusion est ainsi un phénomène polyforme qui peut naître à tout âge, dans toute société. Son approche nécessite de ce fait la prise en compte de l'espace dans lequel elle se développe. Effectivement, un individu exclu se trouve à l'écart d'un monde de référence, voire d'une micro-société telle l'éducation, la famille ou encore le travail.

C'est avec Pleau que nous poserons ce phénomène comme problème social (2000). Celui-ci émet l'idée d'un continuum aux extrémités duquel se trouverait l'exclusion et l'intégration sociale. Entre les deux, une zone de fragilisation où le processus de marginalisation peut conduire à l'exclusion, et une zone de construction identitaire et sociale ou processus d'insertion menant à l'insertion sociale. Des travaux ont permis d'identifier les facteurs individuels et environnementaux composant le processus d'insertion sociale (Fecteau, 2002). Parmi les facteurs individuels, se trouvent l'intégrité/la déficience, les capacités/incapacités et diverses caractéristiques de l'identité socioculturelle (âge, sexe, éducation, expérience de vie, identité ethnoculturelle). Quant aux facteurs environnementaux, ils se trouvent être l'environnement socio-économique, les programmes et services de la communauté, l'environnement physique, technologique, familial et l'entourage immédiat. Ce processus de mise à l'écart ne touche pas de manière homogène les individus. Il ne s'agit donc en aucun cas de rassembler communément tous les individus ou groupes sociaux qui expérimentent l'exclusion. Mais, par un rapprochement entre ces facteurs et le paradigme parcours de vie, il est plus aisé de comprendre la fragilité des personnes âgées face à 'exclusion.

L'avancée en âge peut-être marquée par un processus de ruptures, et notamment celles citées précédemment. Les âgés côtoient donc maintes pertes entraînant immédiatement ou de manière différée des ruptures du lien social, du lien symbolique (représentations), du lien économique et institutionnel. Ainsi, le vieillissement en soi " transporte malheureusement des possibilités de marginalisation " par des facteurs individuels et environnementaux. Mais aussi, les représentations sociales de la vieillesse, négatives, véhiculent des stéréotypes réducteurs et ségrégatifs, et s'associent à ces facteurs pour concrétiser le rejet des vieux de la société actuelle. Le discours commun tend à une image caricaturale et discriminatoire du vieux: dépendance, coût, isolement, maladie, inutilité sociale et vieillesse ne font qu'un. " Les représentations que chacun porte en lui de la vieillesse s'enracinent dans la crainte de chacun face à son propre vieillissement et au fantasme très angoissant de décrépitude auquel il renvoie inexorablement (...) Il se développe dans l'imaginaire collectif une crainte de côtoyer ce qui aboutit à la mort, cette peur conduisant à discriminer et isoler les personnes âgées qui portent sur leurs corps des signes avant-coureurs de mort ". En ce sens, nous rappellerons avec Caron que " vieillesse, vieillissement, vieillir, sont des termes très connotés qui mettent l'accent sur le déclin et la défaillance.

Cette représentation du vieux participe de l'âgisme, phénomène affectant le statut social et la dignité personnelle des individus catégorisés. " Désignant, du point de vue étymologique, toute discrimination liée à l'âge, l'âgisme est entré dans le jargon gérontologique à la fin des années 60. L'encyclopédie du vieillissement en donne la définition suivante : Ségrégation liée à l'âge: l'âgisme définit un processus de stéréotypes systématiques et de discrimination contre les personnes, parce qu'elles sont vieilles, tout comme le racisme ou le sexisme le fait pour la couleur de la peau ou le sexe. Les personnes sont cataloguées de séniles, rigides dans leur pensée et leur manière, vieux jeu dans leur moralité et dans leur pratique (Butler, 1997). Les manifestations de l'âgisme sont à lire à l'échelle individuelle ou collective, dans les relations interpersonnelles comme dans les pratiques institutionnelles, les croyances erronées et les généralisations abusives ayant pour résultat de discriminer, ségréguer, exclure les personnes âgées " (Hummel, 2002).

Le processus de marginalisation est d'une ampleur notable, compte tenu du fait que " l'échec dans une sphère du social multiplie les risques d'échec dans d'autres sphères, par proximité : l'échec est vecteur d'échec et le cumul des échecs est une cause de l'exclusion sociale ". Les vieux semblent alors cumuler des handicaps qui les enferment finalement dans une sphère tragiquement anormale, associale, au point de les exclure de leur espace de référence : notre société. Et, pour pallier ce processus de mise à l'écart, la personne âgée elle-même, son entourage et la société entière ont un rôle à jouer.

Puisque la société doit composer aujourd'hui, et encore plus demain, avec de très vieilles personnes, puisque des processus d'exclusion dans le grand-âge sont connus, puisque les facteurs marquant de mise à l'écart sont reconnus, chacun, selon sa place et son rôle doit participer au maintien de l'intégration sociale des plus âgés. L'exclusion des vieux représente en effet un enjeu politique, moral et social qui doit se concrétiser dans les faits. Cela implique l'existence d'organisations collectives basées sur la connaissance, la reconnaissance et la recherche de la citoyenneté de l'homme, avant même qu'il soit qualifié d'homme âgé. La prévention apparaît là comme le seul moyen de limiter, voire arrêter la spirale infernale de l'échec et de l'exclusion.

L'idée de base pour lutter contre l'isolement des personnes se situe dans le maintien des liens existants, avant même de penser à la création de nouvelles relations. Il s'agit donc de développer des actions au niveau du quartier, afin de renforcer les solidarités de proximité. Sur ce point, des projets contribuant à dynamiser des pratiques intergénérationnelles peuvent être pertinents, et peuvent porter par exemple sur la mémoire du quartier ou son histoire collective. Dans la même perspective, les objectifs d'une action portant sur la sauvegarde des liens de voisinage recoupent les principes du maintien dans la vie sociale. Il s'agit donc de préserver la continuité de vie de la personne comme condition essentielle de l'autonomie de vie (sauvegarde de la continuité résidentielle, prévention des mutations résidentielles contraintes...) (Argoud, recherche Fondation de France; synthèse, 2002).

Prévenir, c'est aussi impulser de nouvelles solidarités, formelles et informelles, qui ne doivent pas se substituer à l'existant, mais qui peuvent venir compenser les pertes relationnelles et le rétrécissement progressif du territoire de vie. Travailler sur les moyens matériels médiateurs de lien social (moyens de communication, de déplacements, d'adaptation de l'habitat) représente aussi un enjeu important de prévention. Assurer la continuité des liens (téléphones, médias, lieux de rencontre) et des déplacements est un des vecteurs de maintien de la vie sociale.

En ce sens, prime l'encouragement de toute action favorisant l'animation de la vie sociale et culturelle locale. Les relations de proximité et la lutte contre l'exclusion supposent en effet que soient entretenues des activités collectives qui mettent en relation des individus. L'enjeu consiste à articuler l'action gérontologique avec des dispositifs de développement social plus globaux.

La prise en compte de l'identité de l'individu est également primordiale. Aujourd'hui, nombre de projets se situent sur un registre de consommation de services. Il n'existe pas vraiment de lieux pour faciliter ces phases de transition dans son rapport à soi et aux autres. Or, il importe que des actions permettent à des personnes de se confier, d'échanger sur leurs difficultés intimes, au-delà des pertes physiologiques, pour mieux gérer ce processus de perte identitaire (Argoud, 2002).

Cela revient d'abord à considérer le réseau social comme support de "sociabilité", avant d'être pourvoyeur d'aide. Pour la personne âgée elle-même, c'est prendre en compte l'individu le plus âgé comme il est, être humain doté de droits, de devoirs, d'une histoire, d'une mémoire, de capacités, même si certaines ont été perdues. " L'enjeu est de créer les conditions qui permettent au vieillard, par delà les adaptations nécessaires, de rester fidèle à soi-même", pour reprendre une belle expression de Paul Ricoeur," dans son être et son agir " (Bickel et Cavalli, 2002). Prévenir, c'est donc permettre à tous de vieillir sans cesser d'exister.

RÉFÉRENCES

- A. Gras - Sociologie des ruptures - PUF- 1979
- I. Illich. - La convivialité - Paris, ed du Seuil, 1975, 158 pages
- M. Mauss - Oeuvres, Tome 2 - Paris, ed de Minuit, 1968, 739 pages
- H. Mendras - Le changement social - Paris, ed Colin, 1987, 284 pages
- Ph. Pitaud et B. Dherbey - La dépendance des personnes âgées - ERES -1996 - 174 pages
- B. Puijalon - Dépendance et Vieillissement - Paris, ed l'Harmattan, 1989, 250 pages
- A. Blum, L'isolement des personnes âgées : réalité et pratique, in Population âgées et révolution grise, les hommes et les sociétés face à eur vieillissement, Actes du Colloque Chaire Quetelet, Bruxelles, Edition CIACO, 1990.
- E. Djaoui, Tu vieilliras dans la solitude, in information sociale n∞3, 1986, CNAF.
- J.L Pan ké Shon, Vivre seul, sentiment de solitude et isolement relationnel, in INSEE PREMIERE, n∞678, Octobre 1999.
- S. Pennec, La politique envers les personnes âgées dites dépendantes: providence des femmes et assignation à domicile, in Lien social et politiques publiques, Printemps 2002, page 129-142.
- Ph. Pitaud, M. Redonet et alii, Les solidarités de voisinage : regard sur l'isolement et la solitude des personnes âgées, Vieillissement et champs social, IGS, 2002.
- R. Rochefort, Après 60 ans, une personne sur trois est concernée par la solitude, in Consommation et modes de vie, CREDOC, n∞96, 29 mars 1995.

L'INFIRMIÈRE CLINICIENNE SPÉCIALISÉE EN EVALUATION GÉRONTOLOGIQUE : UN NOUVEAU PARTENAIRE DANS LE PAYSAGE GÉRIATRIQUE FRANÇAIS ? RÉFLEXIONS À PARTIR DE L'EXPÉRIENCE DES INFIRMIÈRES DE L'UNITÉ MOBILE GÉRIATRIQUE DU CENTRE HOSPITALIER GEORGES RENON DE NIORT

J.A. CHAUMIER[1], R. DENIS[2], M. PETIT[3], N. LIVENAIS[4], C. LEGALL[4], P. GRELIER[4], V. VASSORT[5], A. EPRINCHARD[5], D. GARNIER[5], P. BAUDIN[6], A. DEXEMPLE[7]

1. Gériatre, Service de coordination des réseaux gériatriques, Etablissements de santé du sud Deux-Sèvres (79), 2. Médecin généraliste - Gériatre Gençay (86), 3. Infirmière, Directrice du logement foyer de Gençay (86), 4. Infirmières de l'Unité Mobile Gériatrique du CH Niort (79), 5. Gériatres, Service de psychogériatrie CH Niort (79), 6. Directeur du Service de Soins Infirmiers de Gériatrie et Psychiatrie CH Niort (79), 7. Directrice du Service de Soins Infirmiers HL Melle (79)

Quarante ans après le "rapport P. Laroque", le vieillissement de la population française est un phénomène qui s'impose à notre société parfois de façon violente comme ce fut le cas au mois Août 2003. Si ce vieillissement constitue déjà un défit médico-social et sanitaire, il faut savoir que le " papy boom " ne sera pleinement actif qu'à partir de 2005.

En 1999, l'INSEE comptabilisait 4 256 492 personnes de 75 ans et plus, soit 7,25% de la population française, dont 1 281 217 personnes de 85 ans et plus. Dans les cinquante prochaines années, les "75 ans et plus" devraient tripler et "les 85 ans et plus" quadrupler. Bien sûr, on ne peut que se réjouir de cet allongement de l'espérance de vie d'autant que le gain de l'espérance de vie sans incapacité est proportionnellement supérieure au gain total de l'espérance de vie et qu'on constate une amélioration de la santé ressentie chez les personnes de 75 ans et plus au cours des dernières décennies.

Toutefois vieillir comporte des risques ; l'avancée en âge favorise le développement, volontiers insidieux, des pathologies liées au grand âge qui peuvent être source d'incapacités. Et, avec le grand âge et la survenue de multiples pathologies, conserver son autonomie et une vie sociale active devient difficile [1]; pourtant, cet objectif de qualité de vie est le vœux de tous ceux qui vieillissent.

Si vieillir expose au risque d'être malade et dépendant, il ne suffit pas d'être âgé pour être un " malade gériatrique ". Les études épidémiologiques [2] montrent une répartition très inégales de la population des "75 ans & plus " en trois catégories selon leur état de santé :

- les sujets non gériatriques, vigoureux en bonne santé ou souffrant de pathologies circonscrites, physiquement indépendants, autonomes du point de vue décisionnel, et bien intégrés socialement; ils représentent 45 à 50% des " 75 ans et plus " ;
- les malades dépendants, en mauvais état de santé en raison d'une polypathologie chronique évoluée génératrice de handicaps et d'un isolement social subi ; ils représentent 10 à 15% des " 75 ans et plus " ;
- les sujets fragiles ayant un état de santé précaire et une autonomie instable, risquant de rapidement se dégrader à la moindre situation de stress psychologique, ou lors de la survenue d'une maladie supplémentaire, d'un accident ou d'un environnement plus hostile (canicule); ils représentent 25 à 35% des " 75 ans et plus ".

Ce sont ces deux dernières catégories représentant la clientèle gériatrique pour laquelle on ne peut se contenter d'une prise en charge ordinaire ; le " malade gériatrique " doit bénéficier d'une prise en charge médico-psycho-socio-fonctionnelle, c'est à dire permettant

- d'identifier les problèmes pathologiques multiples, d'expression clinique souvent trompeuse, où le plus grave ou le plus mal ressenti n'est pas toujours le plus apparent, où les difficultés d'entrer en communication peuvent amener les professionnels de santé à ne pas discerner les vrais besoins du patient ;
- de reconnaître et de prévenir les risques de perte d'autonomie ou de son aggravation
- de tenir compte des implications psychologiques de son état et de ses ressources mentales pour faire face,
- ainsi que du contexte socio-affectif, et économique dans lequel il vit.

Et ce n'est qu'après une évaluation bien évidemment globale et interdisciplinaire, que ce soit en ville ou à l'hôpital, qu'une prise en charge adaptée à chaque situation peut se concevoir grâce à l'existence de réponses graduées, situées à proximité du lieu de résidence du bénéficiaire et dont la mise en œuvre est mutuellement consentie par l'ensemble des acteurs(patient, famille, médecin généraliste, services d'aide et de soins à domicile, partenaires sociaux, équipe gériatrique). Un tel programme ne peut reposer que sur une amélioration de l'actuelle organisation tripolaire des soins gériatriques entre le domicile où réside 9 personnes âgées sur 10, les établissements d'hébergement pour personnes âgées et l'hôpital, organisation qui met trop souvent en œuvre des solutions par défaut [3, 4]. Cette organisation doit être repensée d'autant qu'elle a montré ses limites à l'occasion des chaleurs estivales fatales d'Août 2003 d'une part et qu'on nous annonce une pénurie médicale tant au niveau de la médecine générale que de la médecine spécialisée, pénurie touchant plus volontiers les zones rurales qu'urbaines. Or les prévisions concordent à prédire une augmentation continue de la demande de soins du fait d'une part d'un plus grand nombre de personnes âgées et de l'effet génération dans les modes de consommation médicale. Si certains professionnels de la santé redoutent cette évolution, d'autres la jugent comme une chance à saisir pour faire le changement et revoir l'organisation du système de soins, et notamment la coopération entre les différents professionnels de santé, médicaux et paramédicaux à l'instar de ce qui se fait déjà dans de nombreux pays européens ou nord-américains. Ces coopérations impliquent un transfert de tâches et de compétences nécessitant de redéfinir le contour des métiers de santé. Le domaine de la gériatrie, bien qu'oublié dans le rapport étape du Pr Berland [5], est certainement l'un des secteurs les plus concernés par ces coopérations. Au centre hospitalier de Niort, depuis Mai 1998, nous avons constitué une unité mobile de Gériatrie [6, 7] où les infirmières assument, avec efficacité, une mission d'évaluation gérontologique en collaboration avec une assistante de service social, un psychologue et une ergothérapeute sous la responsabilité d'un médecin gériatre. En regard de cette expérience nous pensons qu'un plus grand nombre d'infirmières pourraient assurer cette activité spécialisée sous conditions d'une formation théorique et pratique en évaluation gérontologique d'une part, et d'un exercice placé sous la responsabilité d'un gériatre d'autre part, permettant ainsi de répondre à des besoins existant certes à l'hôpital mais aussi à domicile voire en institution. A terme, cet exercice spécifique devraient pouvoir bénéficier d'une reconnaissance officielle par l'attribution d'un titre de niveau master de type "infirmière clinicienne en évaluation gérontologique" ou "infirmière en gérontologie clinique".

INFIRMIÈRE, UNE PROFESSION ÉVOLUTIVE SOUVENT MAL CONNUE DES MÉDECINS

Histoire de la profession d'infirmière [8]

La survenue de pathologies avec leur cortège de souffrance et/ou d'incapacité a toujours encouragé des femmes à prendre soin des malades. C'est ainsi que, dans les sociétés primitives, des femmes œuvraient, dans l'ombre des sorciers ou des guérisseurs, pour soulager les patients de la maladie qui venait du mauvais esprit.

Au Moyen Age, l'hôpital, lieu d'hébergement des malades pauvres, sollicite des congrégations religieuses pour le soin aux malheureux. Puis progressivement, le soin aux malades se retrouve confiné à l'intérieur des monastères ; il s'agit avant tout de nourrir, d'exécuter les soins d'hygiène, d'administrer les médicaments et de panser les blessures. Il faut attendre la révolution de 1789 pour que les hôpitaux soient confiés aux municipalités ; toutefois, ces dernières ont toujours recours aux religieuses. Ainsi depuis des siècles, la fonction soignante est empreinte de charité chrétienne.

Lors de la séparation de l'Eglise et de l'Etat nous voyons apparaître l'infirmière laïque ; peu ou pas instruite, venue de la campagne, ces infirmières laïques sont nourries, logées, habillées, blanchies par l'hôpital pour un salaire symbolique et un travail épuisant effectué avec un dévouement absolu, et une soumission totale. Elles n'ont aucune vie de famille ; tout est rythmé autour du service aux malades, aux médecins et à l'institution. Rapidement le manque d' instruction et de formation spécifique se fait ressentir. Les premières écoles apparaissent à l'initiative de médecins ; mais, par la suite des infirmières vont influencer l'exercice professionnel. C'est d'abord Florence Nightingale (1820-1910), infirmière au sein des hôpitaux militaires anglais, qui cherche, pour la première fois, à identifier les besoins personnels des patients. Dans son sillage, Virginia Henderson (1897-1996) s'interroge sur les activités indispensables à la vie quotidienne auxquelles les soins doivent suppléer lorsqu'une personne ne peut plus les assurer pour elle-même. Sa mise à jour du livre de Bertha Harmer, Textbook of principles and pratice of nursing, devient la référence pour les infirmières dans le monde entier et rappelle que "La fonction essentielle de l'infirmière est d'assister l'individu malade ou bien portant, dans l'accomplissement des actes qui contribuent au maintien ou à la restauration de la santé et qu'il accomplirait par lui-même s'il avait assez de force, de volonté ou de savoir " [9, 10].

En France, un décret de 1922 institue le diplôme d'infirmière, puis un arrêté ministériel précise le programme des études. Mais l'exercice professionnel reste sous l'influence d'un encadrement religieux. La loi du 15 juillet 1943 réglemente la profession: "Est considéré comme relevant de la profession d'infirmière au sens de la présente loi tout emploi dont le titulaire donne habituellement soit à domicile, soit dans les services publics ou privés d'hospitalisation ou de consultation des soins prescrits ou conseillés par un médecin". La loi du 8 avril 1946 définit la profession d'infirmière et en fixe les conditions d'exercice. Avec les grandes découvertes médicales (cortisone, pénicilline, ...) et le progrès des techniques chirurgicales, les médecins commencent à déléguer aux infirmières certaines responsabilités afin d'améliorer le fonctionnement des services hospitaliers. En 1972, l'enseignement supervisé jusqu'alors par les religieuses est revu. Le nouveau programme modifie la durée et l'orientation de la formation ; d'auxiliaire médicale qualifiée, l'infirmière devient éducatrice de la santé. Il ne s'agit plus pour l'infirmière d'être une exécutante du médecin mais de participer à la prévention des maladies. A partir de 1975, l'infirmière doit déterminer les besoins du patient considéré comme un être "bio-psycho-socio-culturo-spirituel", concept partagé par l'ensemble des professionnels de gériatrie. Le soin intègre le patient afin d'agir avec lui. La personne devient un tout indissociable en interaction avec son environnement et surtout en perpétuel changement. La loi du 31 mai 1978 permet à l'infirmière de mettre en place des soins infirmiers dont elle a la responsabilité. En 1992, les infirmiers en soins généraux et les infirmiers en soins psychiatriques sont regroupés en une même profession et bénéficient du même programme de formation. Cette démarche valide la reconnaissance de l'unicité de la personne ; le corps n'est plus séparé de l'esprit. Les décrets de 1993 relatifs à l'exercice de la profession et à la déontologie infirmière permettent la reconnaissance des différents rôles de l'infirmière.

Cette évolution des concepts et pratiques professionnels s'observe dans tous les secteurs d'exercice y compris le secteur gérontologique. Les soins infirmiers en gérontologie ont, eux aussi évolués [11, 12]. Après avoir été pendant longtemps des soins de "gardiennage" et d'entretien de la vie, ne requérant alors aucune qualification spécifique, aujourd'hui, ils ne doivent plus être stéréotypés, routiniers, maternants, fondés sur des habitudes ancestrales mais doivent bien plutôt reposer sur des bases scientifiques associant des données d'ordre médical et des données d'ordre psychosociologique. Ils demandent de ce fait l'acquisition d'un savoir et de compétences spécifiques. En effet, la gérontologie clinique n'est pas "la prose de Monsieur Jourdain", mais une médecine exigeante, sollicitant d'une part des connaissances en médecine interne gériatrique, en psychogériatrie, en rééducation-réhabilitation gériatrique et en gérontologie sociale, mais aussi des qualités humaines au service de la relation d'aide et enfin des compétences pour le travail interdisciplinaire. C'est à ce prix qu'on peut développer une approche holistique du patient âgé, c'est à dire en considérant l'être humain comme une structure unique où existe une interaction complexe entre le corps, l'esprit et l'environnement, permettant ainsi d'accompagner le projet de vie du patient (et de sa famille) tout en guérissant ce qui est curable, en améliorant ce qui est améliorable, en palliant les incapacités pour compenser ou réduire le handicap, ou encore en accompagnant le cheminement vers la mort, tout en respectant au mieux l'identité du patient et de son entourage.

La profession d'infirmière aujourd'hui en France

Aujourd'hui, la profession d'infirmière est avant tout, une profession généraliste ; il n'y a que peu d'infirmières reconnues spécialisées en dehors des infirmières de bloc opératoire, des infirmière-anesthésistes, ou des puéricultrices.

Si les infirmières travaillent sur prescription médicale, elles peuvent proposer au malade et son entourage affectif un accompagnement personnalisé par le biais de la démarche de soins avec pour objectifs:

- de préserver, maintenir et développer les capacités à vivre de la personne en panne de santé, quel que soit le défi imposé par la maladie,
- de soutenir les compétences des personnes en soins à s'imposer comme acteurs pour vivre une vie de qualité, empreinte de sens et d'espérance en dépit de la maladie,
- de lutter contre la consommation passive de soins et éviter la perte de son pouvoir décisionnel.

L'exercice des soins infirmiers utilise, en France, le modèle conceptuel de Virginia Henderson reposant sur la théorie des 14 besoins fondamentaux de l'être humain. Selon ce concept, les soins infirmiers doivent être pensés, construits et dispensés selon un processus spécifique : la Démarche de Soins Infirmiers (DSI). Cette DSI vient compléter l'approche médicale permettant à l'infirmière de planifier et prodiguer des soins plus adéquats et plus humains.

La démarche de soins infirmiers (DSI) [13] est composée de cinq étapes :

- la collecte des données : c'est la réunion de tous les renseignements susceptibles d'être nécessaires pour soigner, aider le bénéficiaire ; elle doit permettre à l'infirmière d'obtenir des informations sur les 14 besoins fondamentaux.
- le diagnostic infirmier : il se définit comme l'"Enoncé d'un jugement clinique effectué par l'infirmière dans le cadre de son rôle propre et sous sa responsabilité... ". Ce jugement résulte de l'analyse des données

recueillies et de la recherche des causes réelles ou présumées du problème de santé considéré " [14]. Il s'agit, dans le cadre du schéma conceptuel de Virginia Henderson, d'examiner les données et les classer en données d'indépendance et de dépendance, et de déterminer les objectifs des soins. Le diagnostic infirmier est le reflet du problème du bénéficiaire, quel que soit l'angle sous lequel on le considère.

- la planification des soins : résultat de la collecte et de l'interprétation des données, elle correspond à la conception du plan d'aide et de soins en envisageant les différents acteurs du soin.
- l'exécution des soins : ceux-ci peuvent être exécutées par l'infirmière, le bénéficiaire et / ou la familles, d'autres professionnels, des bénévoles.
- l'évaluation des soins : elle permet à l'infirmière de juger de l'efficacité des soins en fonctions des objectifs fixés. L'évaluation ne met pas un terme à la démarche. Au contraire, elle marque la fin d'un cycle d'actions et éventuellement le début d'un nouveau cycle..

Si cette DSI définit bien le rôle propre infirmier on ne peut la concevoir comme une action isolée, parallèle à la démarche médicale, notamment en gériatrie où l'approche globale, bio-psycho-socio-fonctionnelle du patient, et le travail en interdisciplinarité sont devenus le plus petit dénominateur commun des pratiques des différents professionnels.

Depuis quelques mois, l'Assurance Maladie [15] valorise le rôle propre infirmier au bénéfice de la qualité de la prise en charge des patients dépendants vivant à domicile et encourage le développement d'actes de surveillance clinique infirmière s'inscrivant dans la perspective de la création de la "visite infirmière". Ainsi, dans le cadre d'une DSI (acte spécifiquement rémunéré, valable pour un maximum de 3 mois, renouvelable avec un maximum de 5 DSI par an), l'infirmière évalue les capacités d'autonomie du patient et ses besoins en soins ; elle étudie également son environnement matériel (lieu de vie, aide technique, problèmes financiers) et humain. Cette DSI constitue ainsi la base d'un travail interdisciplinaire avec le médecin. Ensemble ils doivent arrêter la stratégie de la prise en charge et ses objectifs, le plan d'aide et de soins le mieux adapté à la situation et assurent l'intervention des professionnels les plus habilités à apporter les réponses sanitaires et / ou sociales adaptées à sa situation. Toutefois, si nous ne pouvons que soutenir le principe d'une telle initiative, il nous semble que cette activité auprès des personnes âgées dépendantes nécessite un préalable majeur : un savoir gérontologique spécifique notamment sur les outils de l'évaluation gérontologique mais aussi sur la diversité des réponses médicales, paramédicales, médico-sociales, matérielles, ou encore juridiques, et sur le travail en interdisciplinarité.

Dans son rapport étape sur la " coopération des professions de santé : le transfert de tâches et de compétence "[5], le Pr Berland souligne que les activités de bilan, de coordination et de prise en charge des patients en situation de désavantage devrait être améliorée, d'autant qu'avec le vieillissement de la population on observera un accroissement des effectifs de personnes dépendantes (c'est à dire handicapées) et que l'objectif d'un soutien à domicile de qualité, sans perte de chance, devrait être de mise.

L'INFIRMIÈRE DE L'UNITÉ MOBILE DE GÉRIATRIE DU CH NIORT A DÉJÀ INTÉGRÉ LES OUTILS DE L'ÉVALUATION GÉRONTOLOGIQUE DANS LA DSI [6, 7, 8]

Créée en 1998, l'Unité Mobile de Gériatrie (UMG) du centre hospitalier de Niort, a comme objectif initial de sécuriser la sortie d'hôpital des patients du service de gériatrie présentant des facteurs de risque de ré-hospitalisation. Initialement l'UMG est complètement intégrée dans l'unité de médecine et soins de suite du service de Gériatrie qui comprend 5 lits de médecine et 10 lits de soins de suite, son rôle est alors d'identifier les situations médico-sociales complexes nécessitant un accompagnement spécifique destiné à aider le patient et sa famille dans le projet de retour à domicile. Dans cette configuration, toutes les infirmières de l'unité de médecine et soins de suite gériatriques assurent à tour de rôle la fonction d'infirmière d'UMG pendant 1 à 2 semaines ; dans cette fonction, l'infirmière réalise à l'admission de tout nouveau patient, avec la complicité de l'assistante de service social d'UMG, le traditionnel recueil de données d'entrée (selon Virginia Henderson) précisant la situation actuelle, l'état antérieur (qui constituera un premier niveau de récupération à essayer d'obtenir) et le projet ultérieur envisagé. Si pour certains dossiers, la complexité médico-sociale s'impose d'emblée permettant immédiatement d'envisager l'élaboration de scénarii de sortie, pour d'autres, ce n'est qu'en cours d'hospitalisation que cette complexité se fait jour, du fait de l'évolution péjorative de l'état de santé ou d'autonomie du patient, de la mise à jour de conflits familiaux, de ressources extra-hospitalières d'aides et de soins insuffisantes, ou d'un environnement résidentiel non aménageable. Les infirmières d'UMG synchronisent le passage des soins hospitaliers à celui des soins et aides extra-hospitaliers mis en œuvre après concertation des différents acteurs (patient, famille, professionnels hospitaliers et extra-hospitaliers). Si cette modalité de fonctionnement de l'UMG, intégré au service de gériatrie, a bien le mérite de réduire le taux de ré-hospitalisation de nos patients [6], elle a en contrepartie l'inconvénient majeur de restreindre ces prestations à une partie des patients d'hospitalisation complète du seul service de gériatrie. C'est pourquoi, à partir de Janvier 2001, cette UMG est repositionnée dans le service de gériatrie qui se divise alors en 2 pôles (cf schéma) :

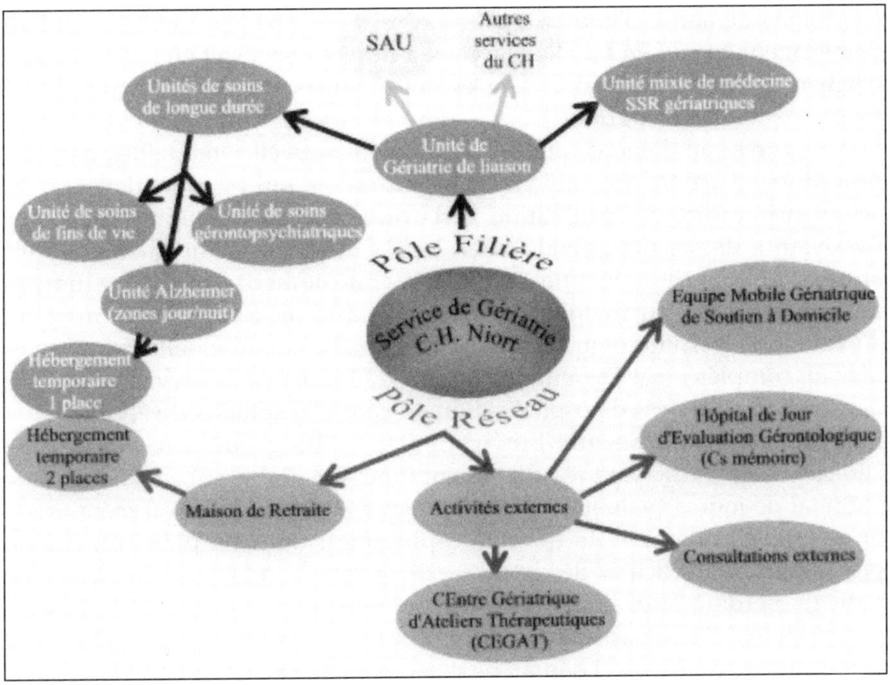

- un pôle filière, correspondant à l'activité gériatrique intra-hospitalière et comprenant :
  * l'unité de gériatrie de liaison avec un gériatre "volant" pouvant consulter tant au service d'accueil urgence que dans les autres services (médecine polyvalente, médecine de spécialité, médecine & soins de suite, chirurgie, et psychiatrie)
  * l'unité mixte de médecine et soins de suite gériatriques
  * les unités de soins de longue durée
- et un pôle réseau correspondant à des activités ambulatoires de gériatrie, en interface hôpital-ville ou ville-hôpital, et comprenant différentes unités fonctionnelles :
  * l'hôpital de jour d'évaluation gérontologique dont l'activité principale s'organise autour des pathologies de la mémoire
  * l'hôpital de jour de soins de suite et de réhabilitation pour patients souffrant de maladie d'Alzheimer et pathologies apparentées
  * la consultation gériatrique
  * et l'UMG.

Dans ce nouveau dispositif, l'UMG est alors organisée en équipe autonome d'intervention gériatrique. Elle peut alors être sollicitée par les différentes unités du service de gériatrie mais aussi par tous les autres services de l'hôpital. Sa mission reste toujours le besoin de sécurisation des conditions de sortie d'hôpital qu'il s'agisse d'un retour à domicile ou d'un déménagement soit en famille d'accueil à titre onéreux soit en établissement d'hébergement pour personnes âgées dépendantes, du fait de la complexité médico-sociale du patient [7]. Ce nouvel environnement d'exercice de l'UMG a très rapidement conduit à établir de nouvelles modalités dans les procédures d'action, notamment pour l'infirmière qui est alors devenue un acteur primordial de l'évaluation gériatrique en collaboration étroite avec l'assistante de service social. Ainsi, après l'expérience acquise dans les années 1998 à 2001, et une formation complémentaire à l'évaluation gérontologique, l'infirmière devient capable de remplir une mission d'évaluation gérontologique globale bio-psycho-fonctionnelle de premier niveau, complétée par l'évaluation sociale de l'assistant de service social à la demande des services d'hospitalisation du centre hospitalier de Niort.

Il faut signaler ici, que l'infirmière d'UMG garde une activité de clinicienne en participant régulièrement (une semaine sur 3) aux activités de l'hôpital de jour d'évaluation gérontologique et de consultation mémoire et que cette double activité dévoile rapidement une complémentarité en permettant de participer dès la phase diagnostique à la prise en charge de patients perdant leur autonomie, et d'aidants ayant besoin d'être soutenu voir déchargé d'une partie du fardeau physique et psychologique généré par l'aide au patient. Ainsi, la démarche diagnostique amorcée à l'hôpital de jour est souvent prolongée par une intervention complémentaire à domicile, continuité généralement assurée par la même infirmière qui devient alors un interlocuteur privilégié du patient, de sa famille et même des professionnels extra-hospitaliers, notamment du médecin traitant. C'est d'ailleurs après de telles expériences que certains médecins généralistes ont interpellé l'infirmière d'UMG pour une évaluation gérontologique directement réalisée à domicile, évitant le recours d'emblée à l'hôpital, celui-ci étant alors réservé au cas les plus difficiles, nécessitant l'avis d'un gériatre hospitalier soit en consultation, en hôpital de jour ou en hospitalisation complète programmée. Les contours d'un travail gradué en réseau semblent de mieux en mieux se dessiner, réseau où l'infirmière rompue à l'exercice de la médecine gériatrique a une place qui lui tend les bras, mais cet exercice nécessite appétence et compétences gérontologiques reposant sur les bases fondamentales de l'exercice de la profession d'infirmière et l'usage complémentaire et intégré des principes de l'évaluation gérontologique " standardisée ". Pour éviter les effets de redondance, il sera sans doute nécessaire de réfléchir aux outils plutôt réservés à l'infirmière de gériatrie et ceux plutôt réservés au gériatre (ou les outils réservés à l'évaluation gérontologique de premier niveau et ceux de deuxième niveau), permettant pleinement l'exercice interdisciplinaire de la gériatrie (langage commun, outils complémentaires ou partagés). Actuellement, la réflexion concerne surtout les outils d'évaluation psycho-cognitive (tableau 1)

Tableau 1

Répartition des outils d'évaluation gérontologique entre l'infirmière et le médecin

Axes d'évaluation	Infirmière UMG		Gériatre
Dépistage des incapacités		SMAF(16)	
Cognition	TELECOM		MMSE / ERFC
Humeur	Mini-GDS		GDS
Motivation	Mini-EAD		EAD
Marche		Get up and go test / timed up and go test	
Equilibre		Test d'appui unipodal	
HypoTA orthostatique		Mesure du pouls & de la TA en clinostatisme et orthostatisme	
Nutrition	Poids (perte de poids) MNA partie dépistage		IMC MNA Albuminémie
Risque d'escarre		Norton	

On conçoit bien, à travers l'expérience des infirmières de l'UMG du CH de Niort, que le rôle propre de l'infirmière peut s'élargir et comprendre des tâches et compétences, habituellement réservées aux médecins notamment dans le domaine de l'évaluation gérontologique standardisée, souvent peu pratiquée par les médecins du fait de sa chronophagie ; ce possible transfert de tâches et de compétences rappelle ce que Virginia Henderson déclarait déjà [10] : " Le rôle propre de l'infirmière " s'élargit " et comprend de plus en plus de tâches autrefois réservées au domaine médical... " et que la Mission Berland semble, aujourd'hui, vouloir reprendre à son compte . Ainsi, demain, l'infirmière (spécialisée en gérontologie clinique) pourrait participer à l'évaluation gérontologique permettant plus de pertinence et d'efficacité tant dans les démarches de diagnostic que dans l'élaboration des plans d'aide et de soins quel que soit le lieu d'exercice, se positionnant comme une collaboratrice indispensable dans l'équipe interdisciplinaire de gériatrie, voire comme un nouveau partenaire dans le paysage de la gériatrie intra et extra-hospitalière.

MAIS, LES INFIRMIÈRES SPÉCIALISÉES EN GÉRIATRIE EXISTENT DÉJÀ [16]

A la différence de la France, l'histoire des soins infirmiers en gériatrie aux USA est remarquable par la rapidité avec laquelle ceux-ci ont répondu à l'explosion des demandes de soins des personnes âgées et de la famille de celles-ci. Dès 1962, l'Association des Infirmières Américaines (A.N.A.) a réuni son premier groupe de réflexion traitant des soins gériatriques. En 1968, la section gériatrique de l'A.N.A. publie les premiers protocoles à suivre en matière de gériatrie, rapidement suivis de la qualification par l'A.N.A. des premières infirmières spécialisées en gériatrie.

Aujourd'hui, l'organisation de la profession d'infirmière se fait schématiquement selon 3 niveaux :

- un niveau licence professionnelle en soins infirmiers permettant une activité d'infirmière généraliste prodiguant des soins à domicile, dans les hôpitaux ou dans les institutions ; ces infirmières ont habituellement une formation rudimentaire en soins gériatriques ;
- un niveau master avec des infirmières gériatriques et des infirmières spécialisées en gérontologie clinique qui interviennent comme les précédentes dans les hôpitaux, les institutions et à domicile mais aussi au niveau de dispensaires; elles font des évaluations, des diagnostics, informent et conseillent les familles et les soignants professionnels ; elles mettent en œuvre des campagnes de promotion de la santé ou de prévention des incapacités (prévention des chutes) ; une évaluation à grande échelle menée par le gouvernement fédéral et des fondations privées a confirmé que les soins donnés par ces infirmières spécialisées étaient efficaces et d'un bon rapport qualité-prix pour les patients âgés souffrant de maladies chroniques ou aiguës; la tendance est de fusionner la formation de ces 2 différents types d'infirmières spécialisées en gériatrie ;
- enfin, un niveau doctorat (8 ans & plus d'études) correspondant aux professeurs en soins infirmiers gériatriques chargés de la recherche et de l'enseignement.

DEMAIN EN FRANCE, DES INFIRMIÈRES SPÉCIALISÉES EN GÉRONTOLOGIE CLINIQUE ?

Face à l'évolution démographique de la population âgée et des professions de santé, à l'évolution des modes de consommation médicales chez les usagers (effet génération), et à l'évolution des connaissances en gériatrie, la coopération des professionnels de santé travaillant auprès des personnes âgées fragiles ou en perte d'autonomie est amenée à évoluer dans les prochaines années, conduisant à une adaptation des rôles et des compétences de chaque catégorie professionnelle. Ainsi, la profession d'infirmière qui a gagné ses lettres de noblesse au cours de sa longue histoire, par ses capacités évolutives et adaptatives, devrait encore évoluer à l'instar d'autres pays nord-américains ou européens, notamment dans le secteur de la gérontologie clinique.

RÉFÉRENCES

1. ARH d'Alsace, La prise en charge hospitalière des personnes âgées, SROSS d'Alsace, 2003, 357- 400
2. Gonthier R, Individualisation des personnes âgées fragiles et filières de soins, Psychol NeuroPsychiatr Vieillissement 2003, 3, 187-196
3. Bulletin de l'Ordre des Médecins 2003, 19, 8-11
4. Circulaire DHOS/O 2/DGS/SD 5 D n° 2002-157 du 18 mars 2002 relative à l'amélioration de la filière de soins gériatrique (texte non paru au JO)
5. Berland Y, Rapport étape de la mission " coopération des professions de santé : le transfert de tâches et de compétences ", Ministère de la santé, de la famille et des personnes handicapées. Octobre 2003
6. Chaumier JA, Garnier D, Coumeau D, & coll, Bilan des 2 premières années de fonctionnement de l'Equipe Mobile Gériatrique de réinsertion sociale du centre hospitalier de Niort. L'Année Gérontologique 2003, 261 - 278.
7. Coumeau D, Chaumier JA, Berger A, Vassort V, Une équipe mobile gériatrique de réinsertion sociale, Gériatries, 2003, 33, 29-38
8. Denis R, L'infirmière d'Unité Mobile Gériatrique : un nouveau partenaire dans le paysage gériatrique? A propos de l'expérience des infirmières de l'unité mobile gériatrique du Centre Hospitalier Georges Renon de Niort (79) Mémoire de capacité de gérontologie, 2003, Université de Poitiers – Faculté de Médecine
9. Henderson V, Principes fondamentaux des soins infirmiers, Association des infirmiers et infirmières du Québec, 1980.
10. Henderson V, La nature des soins infirmiers InterEditions, 1994.
11. Belmin J, Almaberti F, Les soins aux personnes âgées, Masson, Paris, 1997, 392 pages
12. Berger L, Mailloux-Poirier D. Personnes âgées : une approche globale – Démarche de soins par besoins, Maloine / Edisem, Montréal, 1989.
13. ANADI / AFEDI, Diagnostics infirmiers – définitions et classification, Masson, Inter-Editions, Paris, 1998.
14. Grondin L, Phaneuf M, Riopelle L, Planification des soins infirmiers, Modèle d'intervention autonome. Editions Etudes Vivantes, Montréal, Québec
15. Assurance Maladie / MSA, La démarche de Soins Infirmiers, Décembre 2002
16. Mezy MD, Fulmer TT, Soins infirmiers de base, In : Maddox GL & coll (Eds), l'Encyclopédie du vieillissement, édition française coordonnées par Vellas B, Vetel JM, Piette F & Albarède JL, Serdi and Springer Publishing Compagny, Paris 1997

DIX ANS DE TÉLÉ-ASSISTANCE EN CHARENTE-MARITIME : À PROPOS DE L'EXPÉRIENCE DE L'A.S.A.

C. DOURTHE[1], M.P. LORETTE[2]

1. médecin des hôpitaux, service de gériatrie, hôpital des arènes,17108 Saintes cédex (France); 2. assistante de direction, A.S.A., 10bis, rue J.P. Coulon, 17110St Georges de Didonne (France)

L'Association Télé-Assistance (A.S.A.) a été créée en 1986 par J.R.Lepetit et un groupe de retraités de la région royannaise soucieux d'apporter une aide aux gens âgés ou handicapés, vivant à domicile.

Son activité est triple :

La sécurité de ses adhérents par un système télématique informatisé fonctionnant 24h sur 24

La lutte contre la solitude des personnes seules et isolées, par appels téléphoniques des opératrices et visites à domicile par un réseau de bénévoles

L'information aux adhérents pour les aider à trouver les moyens de vivre et bien vieillir à domicile

Un conseil d'administration (composé de 19 membres, 7 personnes morales et 12 personnes physiques, retraitées) a regroupé les membres fondateurs, les représentants des autorités de tutelle, des caisses de retraite, des mutuelles, et quelques personnalités qualifiées dont un médecin gériatre.

Rapidement, l'association a recruté un directeur, technicien et gestionnaire ; des salariés ont été recrutés à temps partiel, et certains grâce aux dispositifs successifs d'emplois aidés.

Ils ont été formés pour assurer les permanences d'écoute à la centrale de veille de Saint Georges de Didonne.

Depuis, une informaticienne, une secrétaire, une assistante de secteur ont complété l'organigramme.

Des bénévoles ont complété le maillage en devenant personnes ressources, auprès d'un administrateur près des centres communaux d'action sociale des grandes villes du département, car l'A.S.A. a vite trouvé une vocation départementale.

Nous présentons dans ce travail l'analyse statistique de l'activité de l'association à propos des dix années écoulées, c'est à dire de 1992 à 2002.

LE MATÉRIEL DE TÉLÉASSISTANCE

La centrale de veille

Le matériel utilisé est de type SRX d'INTERVOX et deux baies de réception sont installées dans les locaux de l'association.

A chacune des baies sont attribués une ligne particulière et un numéro d'appel France TELECOM.

Ces numéros sont enregistrés dans la mémoire du télétransmetteur, lors de sa programmation initiale par le tchnicien de l'A.S.A. ; en cas de panne d'une baie, le télétransmetteur appellerait automatiquement la deuxième.

Chaque baie possède une autonomie d'environ 10 heures grâce à une batterie interne qui permet de pallier une panne d'alimentation prolongée du réseau EDF.

Si la panne se prolongeait, il est possible d'utiliser une batterie externe.

En cas de panne totale de l'informatique, une imprimante manuelle prend immédiatement le relais pour transmettre l'identification de chaque transmetteur appelant.La fiche manuelle correspondant au code du télétransmetteur permet alors, si cela s'avère nécessaire, de porter secours à l'adhérent concerné.

En effet, les ordinateurs connectés aux baies identifient la provenance de l'appel grâce à la programmation préalable de tout télétransmetteur installé chez chaque nouvel adhérent.

Cette identification répond à un code unique à 5 chiffres, spécifique à chaque adhérent jusqu'à sa sortie du dispositif de l'association ; l'identification est double, dans le fichier informatique et sur la fiche " papier " de chaque adhérent, pour des raisons de sécurité et en respectant les directives de la CNIL.

L'exploitation de la centrale de surveillance

Elle fait l'objet d'un ensemble de documents et consignes qui sont la base du travail des opératrices.

Parmi eux :

La procédure à suivre pour la gestion des alarmes où les interventions types sont présentées avec le cadre du suivi à leur donner

Le journal de bord où sont notés tous les appels avec le compte-rendu complet de la gestion des alarmes : motif de l'appel, intervention declenchée par l'opératrice, suivi éventuel, contacts ultérieurs, ainsi que les renseignements nécessaires à la tenue des statistiques

Le fichier des adhérents absents ; chaque départ du domicile de plus de 24 h est noté avec la date prévue du retour et les consignes particulières.

Le terminal de téléassistance : descriptif technique

Connecté directement au réseau EDF et à la ligne téléphonique de l'adhérent, le télétransmetteur (de marque INTERVOX) et son émetteur permettent d'appeler 24 h / 24 la centrale de veille.

Le dialogue en mains libres, même si la personne est loin du téléphone, permet de discuter quelques minutes avec l'opératrice pour rompre la solitude ou faire appel aux secours.

L'émetteur miniaturisé

Léger (25 grammes) et étanche aux projections d'eaux (indice IP 57), il peut se porter en collier pendentif, en bracelet-montre ou en clip.

Sa portée par rapport au télétransmetteur est d'environ 70 mètres (plus ou moins, selon la configuration du domicile, l'épaisseur des murs, etc).

Il se déclenche simplement, par pression sur son bouton central : Le dialogue est alors engagé, dans les secondes qui suivent, avec l'opératrice, en phonie alternée.

La pile lithium a une autonomie de 3 à 5 ans (suivant fréquence d'utilisation).

Quatre émetteurs peuvent être reliés par codage à un même télétransmetteur.

La transmission de l'émetteur se fait sur la fréquence européenne (869,20 – 869,25 MHz) dédiée à l'alarme sociale (prévue en 2006) pour éviter les interférences.

Le télétransmetteur

Peu encombrant (dimensions 50 x 240 x 240 mm), léger (1550 grammes) et compact, il s'adapte et s'intègre dans tous les environnements : Une prise de courant et une prise téléphonique (pour ligne analogique uniquement) suffisent pour son raccordement.

Equipé d'une batterie de secours, il possède une autonomie d'environ 10 heures en cas de coupure secteur.

Il signale à la centrale le débranchement accidentel (ou le dysfonctionnement) de la prise de courant et transmet, toutes les 48 heures, un test automatique de bon fonctionnement, sans dérangement pour l'adhérent.

Le bouton bleu " Service "

Le télétransmetteur possède aussi un bouton bleu " Service " - également appelé " téléservice " - que l'adhérent peut utiliser comme appel de non urgence. Lorsqu'elle reçoit un " téléservice ", l'opératrice sait qu'elle doit rappeler l'adhérent au téléphone, soit pour dialoguer un moment (rupture de la solitude), soit pour lui fournir un renseignement, échanger avec lui une information, enregistrer un changement d'intervenant ou de Médecin sur la fiche, prendre note d'une période d'absence du domicile, etc.

ANALYSE DE L'ACTIVITÉ DE DIX ANS

Le nombre d'adhérents augmente régulièrement chaque année, d'abord autour du lieu d'implantation de la centrale de surveillance de Saint Georges de Didonne.

L'accroissement se fait très progressivement, et la diffusion dans l'ensemble du département devient possible grâce à une convention signée avec la Mutualité de Charente-Maritime.

L'augmentation du nombre des adhérents est d'autant plus importante que la téléassistance fait partie intégrante des plans d'aide mis en œuvre dans le cadre de la prestation dépendance puis de l'allocation personnalisée de l'autonomie.

Le nombre de personnes vivant seules est stable au fil des années, il s'agit de femmes en très grande majorité qui représentent 80% des adhérents, comme le montre le tableau n°1.

Tableau 1

Evolution du nombre des adhérents en fin d'année de 1986 à 2002

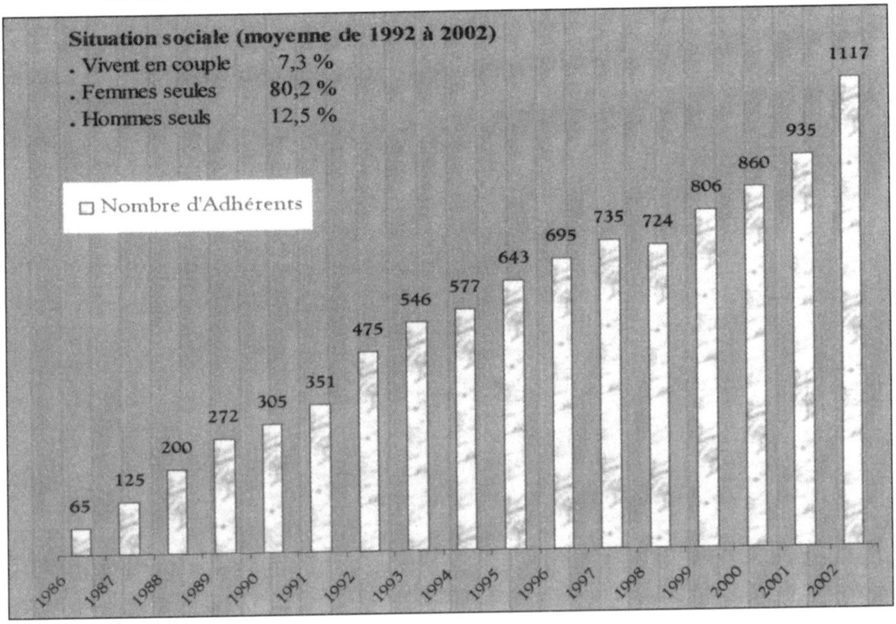

L'analyse des statistiques du nombre d'appels montre que l'activité est importante.

Le tableau n°2 met en évidence la fréquence des appels par jour et l'on constate que le mercredi est le jour où les adhérents appellent le moins ; le dimanche est par contre celui où ils appellent le plus et il est facile de rattacher ces résultats à la solitude des adhérents.

Tableau 2

Cumul des alarmes motivées classées par jour du 1er janvier 1992 au 31 décembre 2002

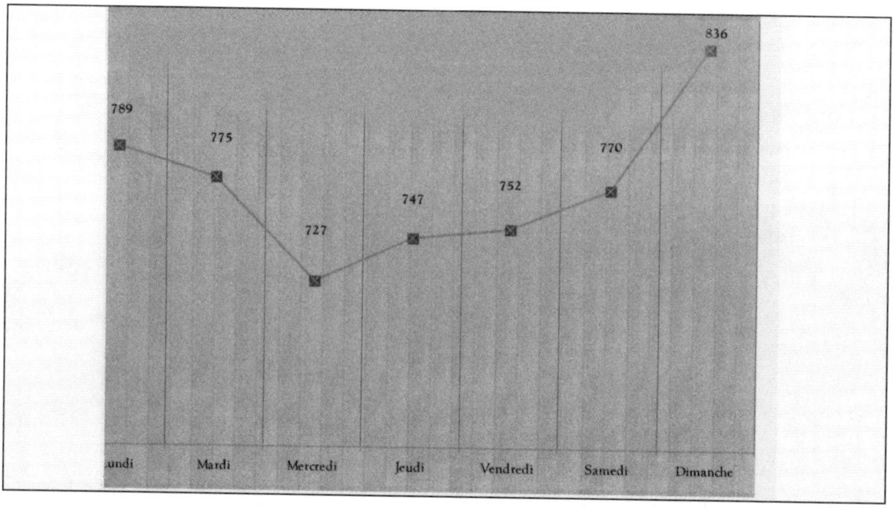

Nous évoquons le fait qu'ils aient davantage de visites le mercredi mais sans certitude aucune et un travail est en cours pour vérifier notre opinion.

L'étude des appels de détresse est intéressante car elle confirme le fait que ces appels augmentent parallèlement au nombre d'adhérents.

Sur une période de neuf ans, cette constatation est notée chaque année à l'exception de trois millésimes sans que nous puissions dire pourquoi. Les variations sont minimes et dépendent de la croissance du nombre des adhérents (faible en 1995, 1997, 1998, 1999) ainsi que du nombre des appels de détresse (faible en 1996, 1999, 2002).

Les causes de ces appels (tableau n°3) sont classiques : les chutes, toutes causes confondues, sont au premier plan ; elles font pourtant l'objet de campagnes de prévention depuis plusieurs années, le journal de l'A.S.A.a relayé les informations de l'assurance maladie, les médecins et infirmiers libéraux sont intervenus, les bénévoles qui visitent les adhérents ont expliqué les situations à risque.

Tableau 3

Action "secours" (récapitulatif sur 9 ans) : Les motifs

pourcentages arrondis

ANNEES :	1994	1995	1996	1997	1998	1999	2000	2001	2002
Nombre moyen d'adhérents pour l'année	561	610	669	715	730	765	833	898	1026
Nombre appels de détresse :	403	395	377	455	553	512	679	725	724
% appels détresse sur nombre adhérents	*72%*	*65%*	*57%*	*63%*	*76%*	*67%*	*81%*	*81%*	*71%*
MOTIFS :									
Chutes (toutes chutes confondues)	**320**	**298**	**279**	**296**	**325**	**310**	**352**	**413**	**459**
pourcentage sur nbre moyen adhérents	*57%*	*49%*	*42%*	*41%*	*45%*	*41%*	*42%*	*46%*	*45%*
pourcentage sur nbre appels de détresse	*79%*	*75%*	*74%*	*65%*	*59%*	*61%*	*52%*	*57%*	*63%*
Malaises	**76**	**96**	**88**	**117**	**119**	**95**	**122**	**132**	**113**
pourcentage sur nbre moyen adhérents	*14%*	*16%*	*13%*	*16%*	*16%*	*12%*	*15%*	*18%*	*11%*
pourcentage sur nbre appels de détresse	*19%*	*24%*	*23%*	*26%*	*22%*	*19%*	*18%*	*18%*	*16%*
Aides domestiques	*Classées fausses alarmes*			**21**	**85**	**66**	**159**	**139**	**117**
pourcentage sur nbre moyen adhérents				*3%*	*12%*	*9%*	*19%*	*15%*	*11%*
pourcentage sur nbre appels de détresse				*5%*	*15%*	*13%*	*23%*	*19%*	*16%*
Divers : angoisse, peur, agressions etc.	**7**	**1**	**10**	**21**	**24**	**41**	**46**	**41**	**35**
pourcentage sur nbre moyen adhérents	*1.2%*	*0.2%*	*1.5%*	*3%*	*3%*	*5%*	*6%*	*5%*	*3%*
pourcentage sur nbre appels de détresse	*2%*	*0.2%*	*2.7%*	*5%*	*4%*	*8%*	*7%*	*6%*	*5%*

Les malaises sont la deuxième cause d'appels, loin derrière les chutes.

Ensuite nous enregistrons des appels pour demander une aide mais sans qu'il y ait de cause directement liée à l'état de dépendance hormis les demandes pour agression de personnes seules où le système de téléassistance a fait la preuve de son efficacité en faisant fuir les importuns lorsqu'ils ont entendu l'opératrice demander à la personne ce qui se passait!

Le tableau n°4 met en évidence le rôle essentiel joué par les voisins dans la solidarité à l'égard des plus âgés et/ou dépendants d'entre nous.

Tableau 4

Action "secours" (récapitulatif sur 9 ans) : Les intervenants

pourcentages arrondis

ANNEES :	1994	1995	1996	1997	1998	1999	2000	2001	2002
Nombre moyen d'adhérents pour l'année	561	610	669	715	730	765	833	898	1026
Nombre appels de détresse :	403	395	377	455	553	512	679	725	724
% appels détresse sur nombre adhérents	*72%*	*65%*	*57%*	*63%*	*76%*	*67%*	*81%*	*81%*	*71%*
MOTIFS :									
Chutes (toutes chutes confondues)	**320**	**298**	**279**	**296**	**325**	**310**	**352**	**413**	**459**
pourcentage sur nbre moyen adhérents	*57%*	*49%*	*42%*	*41%*	*45%*	*41%*	*42%*	*46%*	*45%*
pourcentage sur nbre appels de détresse	*79%*	*75%*	*74%*	*65%*	*59%*	*61%*	*52%*	*57%*	*63%*
Malaises	**76**	**96**	**88**	**117**	**119**	**95**	**122**	**132**	**113**
pourcentage sur nbre moyen adhérents	*14%*	*16%*	*13%*	*16%*	*16%*	*12%*	*15%*	*18%*	*11%*
pourcentage sur nbre appels de détresse	*19%*	*24%*	*23%*	*26%*	*22%*	*19%*	*18%*	*18%*	*16%*
Aides domestiques	*Classées fausses alarmes*			**21**	**85**	**66**	**159**	**139**	**117**
pourcentage sur nbre moyen adhérents				*3%*	*12%*	*9%*	*19%*	*15%*	*11%*
pourcentage sur nbre appels de détresse				*5%*	*15%*	*13%*	*23%*	*19%*	*16%*
Divers : angoisse, peur, agressions etc.	**7**	**1**	**10**	**21**	**24**	**41**	**46**	**41**	**35**
pourcentage sur nbre moyen adhérents	*1.2%*	*0.2%*	*1.5%*	*3%*	*3%*	*5%*	*6%*	*5%*	*3%*
pourcentage sur nbre appels de détresse	*2%*	*0.2%*	*2.7%*	*5%*	*4%*	*8%*	*7%*	*6%*	*5%*

Huit appels de détresse sur dix sont résolus par la seule intervention du voisinage de la personne demandeuse, de façon durable.

Les sapeurs-pompiers sont sollicités dans deux cas sur dix et le médecin de famille est le moins souvent dérangé.

Certaines situations ont bien sûr nécessité l'intervention de tous les acteurs, mais le recours à l'hospitalisation est très rare puisqu'il est inférieur à 15% des cas.

L'analyse plus fine des données dont nous disposons concernant les chutes (tableau n°5) fait ressortir leur survenue plus fréquente à certains moments du cycle des 24h : ainsi nous observons un pic important de 11 à 12 h, et de 17 à 18h, mais la recrudescence lors de ces deux plages horaires survient au cours d'une période de plateau qui correspond à la période de jour ; la nuit, logiquement, le nombre d'alarmes pour chutes est moins important, notamment de 1h à 6h du matin.

Tableau 5

Alarmes motivées pour chutes naturelles et obstacles : cumul par plages horaires de 1992 à 2002

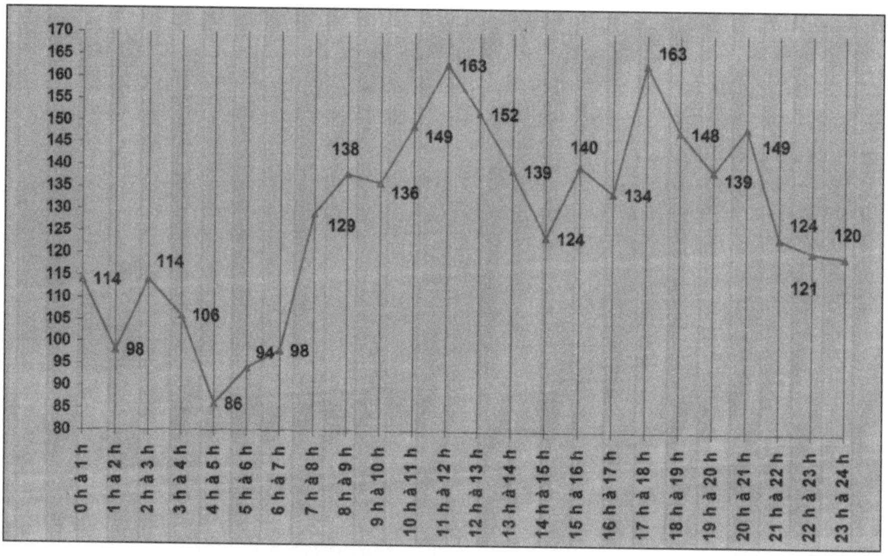

L'étude des informations concernant la survenue de malaises isolés, c'est à dire sans chutes, révèle (tableau n°6) qu'il s'agit d'un phénomène peu fréquent ; nous notons peu de malaises la nuit et dans la période de jour, hormis le pic de 7 à 9h au tout début de la matinée.

Tableau 6

Alarmes motivées pour malaises seuls : cumul par plages horaires de 1992 à 2002

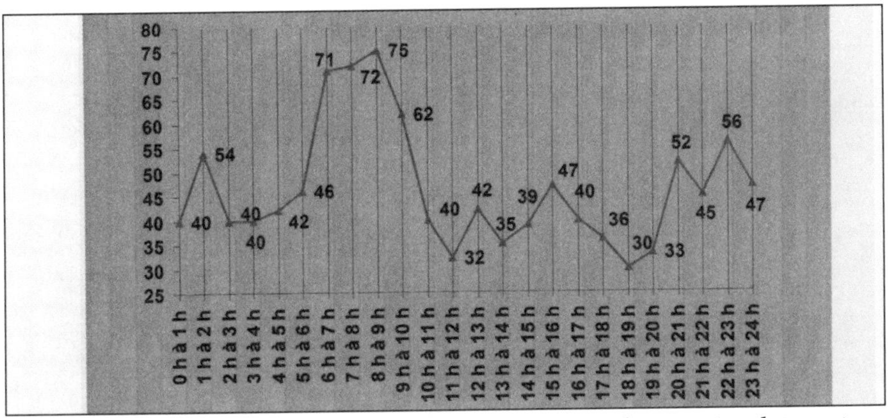

Depuis six ans, nous avons tenté de mieux appréhender le phénomène des chutes ; le tableau n°7 rend compte de ce travail de précision : nous constatons que les chutes sont liées essentiellement à la perte d'équilibre, loin devant la glissade, la chute du lit, et les causes les plus diverses ; l'hospitalisation est rarement nécessaire, ce qui souligne l'intérêt du réseau de voisinage et de la solidarité qui existe autour des adhérents.

Tableau 7

Analyse des chutes : cumul de 1997 à 2002 (6 ans)

N.B : . Nombre d'appels de détresse pour la période = 3648
. Nombre moyen d'adhérents par années, cumulé pour la période = 4967

Motifs	CHUTES (cumul sur 6 ans) Nombre	% sur nombre d'adhérents	% sur nombre d'appels de détresse	HOSPITALISATIONS Nombre	% sur nombre de chutes	% sur nombre d'appels de détresse
Chutes naturelles						
Perte d'équilibre	980	19%	27%	183	10.8%	5%
Glissade sur le sol	233	5%	6%			
Chute du lit	236	5%	6.5%			
Divers (fauteuil, escalier, jardin, etc)	237	5%	6.5%			
Totaux	1686	34%	46%			
Obstacle (tapis, déambulateur, objet, animal familier, etc)	198	4%	5.5%	13	6.5%	0.3%
Malaise	271	5%	7.5%	66	24.3%	1.8%
ENSEMBLE	2155	43%	59%	262		7.1%

Tableau 8

Action "relations humaines" : récapitulatif sur 9 ans

ANNEES	1994	1995	1996	1997	1998	1999	2000	2001	2002
Appels téléphoniques reçus ou donnés par les opératrices	11 640	11 286	9 871	12 528	13 104	13 856	14 920	15 043	13659
Fausses Alarmes : Souvent appels de solitude	6 378	7 437	8 425	8 350	7 658	8 449	10 084	10 625	9527
Téléservices	1 322	1 180	1 142	1 085	1 129	1 161	1 291	1 260	2018
Contacts annuels	19 340	19 903	19 438	21 963	21 891	23 466	26 295	26 928	25204
Soit par jour	53	55	54	61	61	65	73	74	69
Pourcentage Contacts Journaliers sur nombre moyen d'adhérents	9%	9%	8%	8%	8%	8%	8%	8%	6%
Visites d'amitié	474	584	568	765	900	903	914	864	845
Soit par mois	39	49	47	63	75	75	76	72	70

Les chutes liées à l'existence d'un obstacle sont les moins nombreuses, le problème est résolu sans recours à l'hospitalisation ou presque.

Les malaises accompagnant les chutes sont souvent plus graves et aboutissent davantage à l'hospitalisation, comme le montrent les résultats.

Enfin, le tableau n°8 met en évidence l'action de soutien à domicile et de solidarité jouée par l'A.S.A. par l'intermédiaire des professionnels qui y travaillent quotidiennement et par l'action fondamentale des bénévoles qui constituent un réseau local essentiel pour atteindre l'objectif de départ de l'association.

DISCUSSION

Peu de données comparables existent dans la littérature scientifique et les données statistiques des sociétés de téléassistance ayant un site internet ne sont pas publiées.

L'équipe de R. Hugonot a beaucoup travaillé sur le sujet de la téléassistance ; des statistiques de dix ans d'activité auprès de la population du sud du département de l'isère [1] ont révélé la contribution importante de la téléassistance dans l'étude épidémiologique des chutes nocturnes et son intérêt dans une démarche de prévention.

P. Couturier a réfléchi depuis plusieurs années sur les enjeux de la téléassistance et de la télégérontologie en évoquant leur intérêt pour l'avenir de la prise en charge des personnes âgées dépendantes et/ou isolées sans méconnaitre les contraintes sociales, juridiques et psychologiques.

A. Franco poursuit le travail de recherche sur la télégérontologie : il tente de valider une démarche de consultation et d'aide à la décision diagnostique à distance [2].

En effet, les personnes âgées et/ou isolées ne sont pas technophobes [3] et des études récentes ont montré leur capacité à accepter une surveillance [4] et des soins à distance [5].

De plus, les gens équipés d'un tel système et leurs proches sont tout à fait rassurés par la mise en place de cette surveillance [6] qui a aussi été tentée auprès de gens âgés fragiles vivant à domicile avec une installation reliée à la video [7].

Le conseil économique et social est lui aussi intéressé par cette réflexion et un rapport rendu en 2002 en fait mention [8].

Les résultats de notre étude et l'évolution des constatations que nous avons faites montre le recul important des chutes liées à la présence d'un obstacle ; nous y voyons le succès des campagnes de prévention menées par de nombreux partenaires.

En ce qui concerne les autres causes et les malaises, nous évoquons les prises de médicaments, pouvant expliquer les horaires de survenue de ces incidents.

CONCLUSION

Mais l'étude statistique ne peut aller plus loin compte tenu de la confidentialité et du secret médical dû à chacun des adhérents de l'association.

Notre projet serait de mener une enquête prospective auprès des adhérents pour vérifier ces idées que nous évoquons.

Enfin, la mise en réseau des professionnels de santé autour des personnes vivant isolées et/ou dépendantes chez elles, équipées de systèmes de téléassistance voire de vêtements adaptés à cet effet permettra de renforcer la sécurité et la qualité des soins que revendiquent les ainés.

Remerciements au Président de l'A.S.A., Léo Agnoux et à l'ensemble des personnels et bénévoles de l'association.

RÉFÉRENCES

1. R. Hugonot, J. Pasquier, Contribution de la téléalarme à l'étude épidémiologique des chutes nocturnes. La revue de gériatrie, tome 21, n°10,décembre 1996, 687-688
2. P. Couturier, A.Franco, et coll. "télégérontologie" : de la téléassistance à la téléconsultation du malade âgé. Mythe ou réalité ? La revue de gériatrie, tome 21, n°1, janvier 1996, 23-32
3. S.J. Brownwell, D.A. Bradley, R. Bragg, P. Catlin, J. Carlier. Do communityalarm users want telecare? Journal of telemedecine and telecare, vol. 6, n°4, août 2000, 199-204
4. A.Arnaet, L. Delesie, Telenursing for the elderly.The care for care via video-telephony. Journal of telemedecine and telecare, vol. 7, n°6, decembre 2001, 311-316
5. P. Johnson, D.C.Andrews, and all. The use of a new continuous wireless cardiorespiratory telemonitoring system by elderly patients at home, Journal of telemedecine and telecare, vol.7, n°5, octobre 2001, 76-77
6. S.Ohta, H. Nakamoto, and all. A health monitoring system for elderly people living alone, Journal of telemedecine and telecare, vol.8,n°3, mai 2002, 151-156
7. H. Ezumi, N. OCHIAI, and all. Peer support via video-telephony among frail elderly people living at home, Journal of telemedecine and telecare, vol; 9, n°1, fevrier 2003, 30-34
8. J. Gros, Santé et nouvelles technologies de l'information, Rapport remis au conseil économique et social, mai 2002

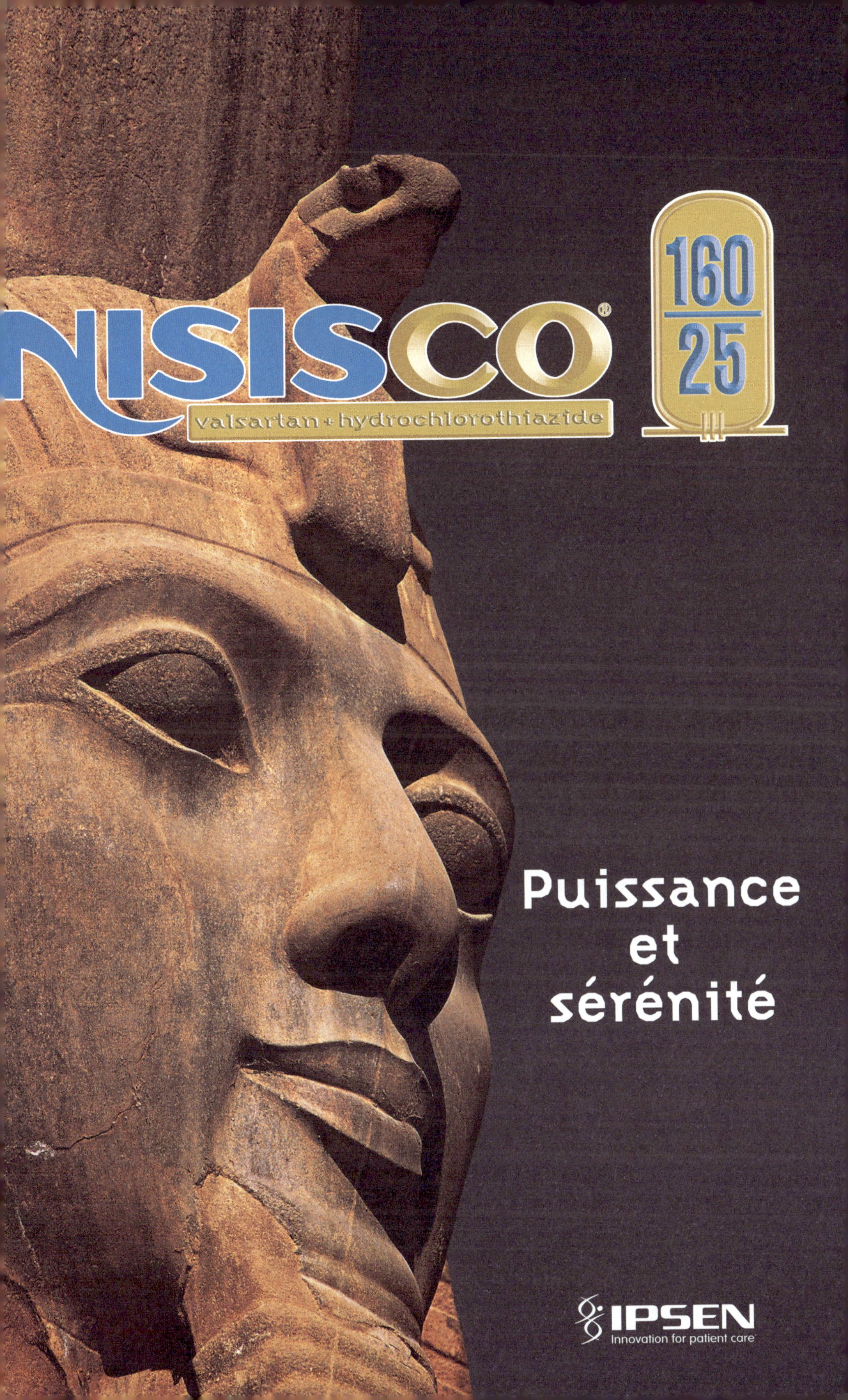
NISISCO®
valsartan+hydrochlorothiazide
160
25
Puissance
et
sérénité
IPSEN
Innovation for patient care

GUIDE PRATIQUE D'UN PROJET RÉSEAU ALZHEIMER

OPTION RÉSEAUX ALZHEIMER

Au-delà de sa mission première qui est de mettre à la disposition des malades des médicaments innovants, Novartis Pharma s'engage depuis plusieurs années déjà, dans de nouveaux domaines d'intervention aux côtés des praticiens des malades et de leur famille.

Depuis 2001 nous soutenons une nouvelle aire de recherche : la proximologie qui se consacre à l'étude des relations entre le malade et ses proches. Cette approche pluridisciplinaire qui fait de l'entourage des personnes malades ou de fond sur les systèmes de soins et les différents acteurs de la santé.

C'est donc tout naturellement que Novartis Pharma a décidé de s'impliquer plus concrètement et plus activement encore aux côtés de ceux qui souhaitent mettre en place des réseaux de santé et plus particulièrement dans la maladie d'Alzheimer.

Les initiateurs d'un nouveau projet de réseau seront immanquablement confrontés à la fastidieuse étape qui consiste à compléter le " dossier promoteur ", étape qui fera émerger de multiples questions auxquels ils devront seuls répondre : le réseau sera-t-il exclusivement un réseau de professionnels ou inclura-t-il des malades ? Ce réseau devra-t-il être dédié à une population (sujets âgés) ou à une pathologie (maladie d'Alzheimer) ?

Si la vocation de Novartis Pharma n'est en aucune façon de suggérer des réponses, le soutien que nous pouvons en revanche apporter aujourd'hui est de mettre à la disposition des promoteurs de réseaux, les ressources d'aide à la réflexion et à la constitution du dossier promoteur d'un groupe d'experts que nous avons régulièrement réunis pendant deux années.

Avec ce guide pratique, notre mission est claire : contribuer à optimiser plus rapidement la pertinence du dossier soumissionné ; en effet, les projets entrent en compétition pour les enveloppes financières limitées, fixées ; plus les projets seront aboutis et intelligemment réfléchis et plus leurs chances de voir le jour seront importantes.

INTRODUCTION

La réalité du vieillissement des populations dans les pays occidentaux est un fait d'évidence. En France notamment, les politiques, les organismes de tutelle et les professionnels de santé ont initié tôt la réflexion et mis en œuvre des premiers plans d'action pour répondre à l'ampleur prévisible du phénomène. Ainsi, les bases de l'action sociale vieillesse ont-elles, à l'échelle nationale, été posées dès les années 1960.

Parmi les handicaps liés à l'avancée en âge, la maladie d'Alzheimer s'impose désormais comme un problème majeur de santé publique et constitue un lourd défi économique et social. Un programme d'actions spécifiques a été lancé en octobre 2001 sous l'égide du Ministère de l'Emploi et de la solidarité, du Ministère délégué à la Santé et du Secrétariat d'Etat aux Personnes Agées.

Six objectifs principaux ont été définis et les consultations mémoire, les Centres Mémoire de Ressources et Recherche (CMRR), et les Centre Locaux d'Information et de Coordination (CLIC), qui se multiplient tiennent une place prépondérante dans le dispositif mis en place.

Des propositions pour une politique coordonnée des soins gériatriques ont été annoncés.

Le développement des réseaux de soins a ainsi été considéré comme l'une des solutions pour améliorer l'organisation de la prise en charge médicale et médico-sociale de cette population.

Si les ordonnances d'avril 1996 portant sur la réforme de la sécurité sociale et de l'hospitalisation avaient à l'époque donnée une légitimité institutionnelle aux réseaux, en prévoyant différentes formes d'agréments, dans les faits, les premiers réseaux apparus alors sont restés essentiellement informels.

Au départ nées de l'initiative locale de praticiens convaincus de l'urgence d'assurer une continuité de soins aux patients, ces coopérations entre professionnels de santé n'ont généralement survécu que grâce aux investissements en énergie, temps et ressources de leurs seuls promoteurs et acteurs.

La véritable reconnaissance du rôle essentiel dévolu aux réseaux dans l'optimisation de la politique de santé publique est encore plus récente puisque c'est la loi du 4 mars 2002 relative aux droits des malades et à la qualité du système de santé qui reconnaît et définit enfin les réseaux de santé. Cette nouvelle volonté s'est traduite concrètement par une simplification du cadre législatif et en pratique par la mise à disposition des acteurs de santé désireux de constituer un réseau, d'un document unique commun (dans sa globalité) à toutes les ARH et URCAM , à compléter pour obtenir l'agrément et/ou le financement : le dossier promoteur

Si ce guide promoteur constitue effectivement une simplification réelle des démarches nécessaires et préalables à la mise en place d'un réseau, le compléter n'en demeure pas moins un projet complexe, long, qui oblige les professionnels de santé à un mode de pensée nouveau – presque à une culture différente – car le nouveau réseau doit notamment s'inscrire dans une problématique de Santé Publique, tant à un niveau national que régional.

C'est précisément en prenant la mesure de l'ambition d'un projet de constitution d'un réseau et de la complexité et l'ampleur de la tâche des promoteurs que Novartis Pharma a conçu ce Guide à destination des promoteurs des réseaux de santé Alzheimer.

Il est la concrétisation des travaux du comité multidisciplinaire " Option Réseaux Alzheimer " (ORA). Durant 2 ans, ce comité rassemblant médecins généralistes, gériatres, neurologues, psychiatres, sociologues et épidémiologistes a piloté le Programme d'observation et d'optimisation des réseaux de santé de la maladie d'Alzheimer. Durant la première année, les réunions régulières de réflexion ont abouti à la conception et réalisation d'une vaste enquête établissant la cartographie des initiatives et permettant d'observer, comprendre et analyser les besoins essentiels des réseaux existants et émergents.

Cette phase exploratoire a clairement mis en évidence les interrogations concrètes auxquelles sont confrontés les initiateurs d'un projet.

Fondant sa réflexion sur le matériau receuilli durant l'enquête et sur l'expérience de chacun de ses membres, le comité multidisciplinaire ORA s'est donc fixé pour objectif en année 2 d'élaborer un outil de conseils et recommandations pratiques susceptible d'accompagner les promoteurs dans la démarche initiale et, plus en amont encore, de susciter et enrichir la réflexion.

L'étape préliminaire, depuis l'instant où l'idée germe de constituer un réseau jusqu'au moment où les promoteurs sont concrètement en mesure de déposer un Dossier pour demande de financement, est cruciale.

Cette période que le comité ORA a choisi d'appeler le " pré-réseau " constitue l'amorce de l'histoire du réseau, spécifie cette phase essentielle des rencontres, des réflexions, des débats et du premier travail collectif des acteurs pressentis... C'est le temps où sont définis les objectifs, mais le temps aussi où se dessinent des " jeux de pouvoir " et celui où doivent être décidées des règles...

C'est pour soutenir et accompagner cette période du " pré-réseau " que ce document a été imaginé.

Si la vocation de Novartis Pharma n'est bien sûr en aucune façon de suggérer des réponses, le soutien que nous pouvons en revanche apporter aujourd'hui est de mettre à la disposition des promoteurs des réseaux, les ressources d'aide à la réflexion et à la constitution du dossier du comité d'experts.

La mission fixée est concrète : contribuer à optimiser plus rapidement la pertinence du dossier soumissionné. Car les projets entrent en compétition pour des enveloppes financières limites, fixées ; le processus est déjà enclenché.

En offrant aux membres du comité la possibilité de se réunir régulièrement, de mettre en place une enquête, d'en assurer l'analyse, et de permettre à cette réflexion de voir le jour, Novartis Pharma concrétise son engagement à s'impliquer plus activement encore aux côtés des différents acteurs de santé de la maladie d'Alzheimer.